国家卫生健康委员会"十四五"规划教材
全国中医药高职高专教育教材

供中医学、针灸推拿、中医骨伤、康复治疗技术等专业用

西医内科学

第5版

主　编　许幼晖
副主编　于晓斌　陈　刚　单伟超　彭筱平

编　委　（按姓氏笔画排序）
于晓斌（四川中医药高等专科学校）
方　宇（湖北中医药高等专科学校）
刘　亚（遵义医药高等专科学校）
许幼晖（江西中医药高等专科学校）
张晓丹（广东江门中医药职业学院）
陈　刚（赣南卫生健康职业学院）
单伟超（承德医学院附属医院）
封国红（安徽中医药高等专科学校附属芜湖市中医医院）
施德泉（江西中医药高等专科学校）
彭筱平（湖南中医药高等专科学校附属第一医院）
程　壕（重庆三峡医药高等专科学校）
童金生（广东医科大学附属东莞第一医院）
谭　鹏（山东医学高等专科学校）

人民卫生出版社
·北京·

图书在版编目（CIP）数据

西医内科学 / 许幼晖主编. —5 版. —北京：人民卫生出版社，2023.12（2025.1重印）

ISBN 978-7-117-34978-9

Ⅰ.①西… Ⅱ.①许… Ⅲ.①内科学 – 高等职业教育 – 教材 Ⅳ.①R5

中国国家版本馆 CIP 数据核字 (2023) 第 253087 号

| 人卫智网 | www.ipmph.com | 医学教育、学术、考试、健康，购书智慧智能综合服务平台 |
| 人卫官网 | www.pmph.com | 人卫官方资讯发布平台 |

西医内科学
Xiyi Neikexue
第 5 版

主　　编：许幼晖

出版发行：人民卫生出版社（中继线 010-59780011）

地　　址：北京市朝阳区潘家园南里 19 号

邮　　编：100021

E - mail：pmph @ pmph.com

购书热线：010-59787592　010-59787584　010-65264830

印　　刷：人卫印务（北京）有限公司

经　　销：新华书店

开　　本：850×1168　1/16　印张：25

字　　数：705 千字

版　　次：2005 年 6 月第 1 版　2023 年 12 月第 5 版

印　　次：2025 年 1 月第 3 次印刷

标准书号：ISBN 978-7-117-34978-9

定　　价：79.00 元

打击盗版举报电话：010-59787491　E-mail：WQ @ pmph.com

质量问题联系电话：010-59787234　E-mail：zhiliang @ pmph.com

数字融合服务电话：4001118166　E-mail：zengzhi @ pmph.com

《西医内科学》
数字增值服务编委会

主　编　许幼晖
副主编　于晓斌　陈　刚　单伟超　彭筱平

编　委（按姓氏笔画排序）

于晓斌（四川中医药高等专科学校）

方　宇（湖北中医药高等专科学校）

邓建英（江西中医药高等专科学校）

刘　亚（遵义医药高等专科学校）

许幼晖（江西中医药高等专科学校）

张晓丹（广东江门中医药职业学院）

陈　刚（赣南卫生健康职业学院）

单伟超（承德医学院附属医院）

封国红（安徽中医药高等专科学校附属芜湖市中医医院）

施德泉（江西中医药高等专科学校）

彭筱平（湖南中医药高等专科学校附属第一医院）

程　壕（重庆三峡医药高等专科学校）

童金生（广东医科大学附属东莞第一医院）

谭　鹏（山东医学高等专科学校）

修订说明

为了做好新一轮中医药职业教育教材建设工作,贯彻落实党的二十大精神和《中医药发展战略规划纲要(2016—2030年)》《教育部 国家卫生健康委 国家中医药管理局关于深化医教协同进一步推动中医药教育改革与高质量发展的实施意见》《教育部等八部门关于加快构建高校思想政治工作体系的意见》《职业教育提质培优行动计划(2020—2023年)》《职业院校教材管理办法》的要求,适应当前我国中医药职业教育教学改革发展的形势与中医药健康服务技术技能人才培养的需要,人民卫生出版社在教育部、国家卫生健康委员会、国家中医药管理局的领导下,组织和规划了第五轮全国中医药高职高专教育教材、国家卫生健康委员会"十四五"规划教材的编写和修订工作。

为做好第五轮教材的出版工作,我们成立了第五届全国中医药高职高专教育教材建设指导委员会和各专业教材评审委员会,以指导和组织教材的编写与评审工作;按照公开、公平、公正的原则,在全国1 800余位专家和学者申报的基础上,经中医药高职高专教育教材建设指导委员会审定批准,聘任了教材主编、副主编和编委;确立了本轮教材的指导思想和编写要求,全面修订全国中医药高职高专教育第四轮规划教材,即中医学、中药学、针灸推拿、护理、医疗美容技术、康复治疗技术6个专业共89种教材。

党的二十大报告指出,统筹职业教育、高等教育、继续教育协同创新,推进职普融通、产教融合、科教融汇,优化职业教育类型定位,再次明确了职业教育的发展方向。在二十大精神指引下,我们明确了教材修订编写的指导思想和基本原则,并及时推出了本轮教材。

第五轮全国中医药高职高专教育教材具有以下特色:

1.立德树人,课程思政 教材以习近平新时代中国特色社会主义思想为引领,坚守"为党育人、为国育才"的初心和使命,培根铸魂、启智增慧,深化"三全育人"综合改革,落实"五育并举"的要求,充分发挥思想政治理论课立德树人的关键作用。根据不同专业人才培养特点和专业能力素质要求,科学合理地设计思政教育内容。教材中有机融入中医药文化元素和思想政治教育元素,形成专业课教学与思政理论教育、课程思政与专业思政紧密结合的教材建设格局。

2.传承创新,突出特色 教材建设遵循中医药发展规律,传承精华,守正创新。本套教材是在中西医结合、中西药并用抗击新型冠状病毒感染疫情取得决定性胜利的时候,党的二十大报告指出促进中医药传承创新发展要求的背景下启动编写的,所以本套教材充分体现了中医药特色,将中医药领域成熟的新理论、新知识、新技术、新成果根据需要吸收到教材中来,在传承的基础上发展,在守正的基础上创新。

3.目标明确,注重三基 教材的深度和广度符合各专业培养目标的要求和特定学制、特定对象、特定层次的培养目标,力求体现"专科特色、技能特点、时代特征",强调各教材编写大纲一定要符合高职高专相关专业的培养目标与要求,注重基本理论、基本知识和基本技能的培养和全面素质的提高。

4. 能力为先,需求为本　教材编写以学生为中心,一方面提高学生的岗位适应能力,培养发展型、复合型、创新型技术技能人才;另一方面,培养支撑学生发展、适应时代需求的认知能力、合作能力、创新能力和职业能力,使学生得到全面、可持续发展。同时,以职业技能的培养为根本,满足岗位需要、学教需要、社会需要。

5. 规划科学,详略得当　全套教材严格界定职业教育教材与本科教育教材、毕业后教育教材的知识范畴,严格把握教材内容的深度、广度和侧重点,既体现职业性,又体现其高等教育性,突出应用型、技能型教育内容。基础课教材内容服务于专业课教材,以"必需、够用"为原则,强调基本技能的培养;专业课教材紧密围绕专业培养目标的需要进行选材。

6. 强调实用,避免脱节　教材贯彻现代职业教育理念,体现"以就业为导向,以能力为本位,以职业素养为核心"的职业教育理念。突出技能培养,提倡"做中学、学中做"的"理实一体化"思想,突出应用型、技能型教育内容。避免理论与实际脱节、教育与实践脱节、人才培养与社会需求脱节的倾向。

7. 针对岗位,学考结合　本套教材编写按照职业教育培养目标,将国家职业技能的相关标准和要求融入教材中,充分考虑学生考取相关职业资格证书、岗位证书的需要。与职业岗位证书相关的教材,其内容和实训项目的选取涵盖相关的考试内容,做到学考结合、教考融合,体现了职业教育的特点。

8. 纸数融合,坚持创新　新版教材进一步丰富了纸质教材和数字增值服务融合的教材服务体系。书中设有自主学习二维码,通过扫码,学生可对本套教材的数字增值服务内容进行自主学习,实现与教学要求匹配、与岗位需求对接、与执业考试接轨,打造优质、生动、立体的学习内容。教材编写充分体现与时代融合、与现代科技融合、与西医学融合的特色和理念,适度增加新进展、新技术、新方法,充分培养学生的探索精神、创新精神、人文素养;同时,将移动互联、网络增值、慕课、翻转课堂等新的教学理念、教学技术和学习方式融入教材建设之中,开发多媒体教材、数字教材等新媒体形式教材。

人民卫生出版社成立70年来,构建了中国特色的教材建设机制和模式,其规范的出版流程,成熟的出版经验和优良传统在本轮修订中得到了很好的传承。我们在中医药高职高专教育教材建设指导委员会和各专业教材评审委员会指导下,通过召开调研会议、论证会议、主编人会议、编写会议、审定稿会议等,确保了教材的科学性、先进性和适用性。参编本套教材的1 000余位专家来自全国50余所院校,希望在大家的共同努力下,本套教材能够担当全面推进中医药高职高专教育教材建设,切实服务于提升中医药教育质量、服务于中医药卫生人才培养的使命。谨此,向有关单位和个人表示衷心的感谢!为了保持教材内容的先进性,在本版教材使用过程中,我们力争做到教材纸质版内容不断勘误,数字内容与时俱进,实时更新。希望各院校在教材使用中及时提出宝贵意见或建议,以便不断修订和完善,为下一轮教材的修订工作奠定坚实的基础。

人民卫生出版社有限公司

2023 年 4 月

前　言

西医内科学是医学专科层次中医学专业的临床应用基础学科，是中医学专业的主干课程之一；是研究人体各系统疾病的发生、发展规律和诊断、防治方法的学科。它通过向学生传授西医内科学的基本知识，培养高等技术应用型中医药人才，使学生具备从事中医学专业的基本知识和技能，达到以服务为宗旨、就业为导向、岗位为前提、能力为重点、素质为根本的培养目标。

本版《西医内科学》的总体形式与第4版教材的编写框架一致。全书共十章，包括绪论和内科系统常见病、多发病。经过各参编院校广泛、深入调研，我们总结和汲取了前4版教材的编写经验和成果，较好地把握了教材的深度和广度，并对一些不足之处进行了修改和完善。在体现科学性的基础上突出"必需、够用"原则，更考虑中医学专科学生的特性，注重与内科临床工作接轨；配合国家执业助理医师考试需要，并与执业医师考试范畴相衔接。

本次修订保留和精选了西医内科学的核心知识，适当调整全书的结构，充实了当代内科学的新发展，并进行了如下修改：一是思政元素的融入，立德树人。二是增补了一些内科常见疾病，如精神分裂症等，增加支原体肺炎、衣原体肺炎的鉴别诊断；精减了部分内容，如肠结核和结核性腹膜炎、原发性三叉神经痛；相关知识点以拓展阅读、鉴别诊断及知识链接等形式再现；增加及更换了部分插图。三是突出启发式教学的思想，着重解决学习中的重点、难点问题。以学生为本，编写文字简明扼要，可读性强，注重提高内容质量。四是教材形式上新颖、活泼，增加了多个知识小模块。五是在某些疾病的知识中体现一些比较成熟的中医药诊疗元素，发挥中医药的优势，有利于促进中西医结合，提高诊疗水平。

为满足教学资源多样化需求，本版教材配有融合教材数字教学资源，方便教师教学和学生复习及自主学习，实现数字化资源共享。

本教材适用于高职高专中医学、针灸推拿、中医骨伤、康复治疗技术等专业学生，也可作为专业教师、临床基层医务工作者、医院管理人员的参考用书。

本书的编者均是从全国中医药高专和其他高等医药院校遴选出来的、各专业有造诣的中青年专家，他们对编写很有热情，为编好本书倾注了大量的心血。

本书的编写参考和采纳了相关教材和资料的一些观点，在此谨向有关作者表示敬意与感谢。修订过程中得到人民卫生出版社和各参编院校的大力支持，同时聘请国内部分专家进一步审定，在此一并表示诚挚的谢意。

本书可能存在某些不足与缺点，敬请广大师生、读者批评指正。

《西医内科学》编委会

2023年4月

目　录

绪 论

　　西医内科学是研究人体各系统疾病的发生、发展规律和诊断、防治方法的现代医学学科。它不仅是整个临床医学的重要基础，也是为医学生做好未来职业准备的大学课程中核心的基础课程之一。西医内科学所阐述的疾病诊断、治疗原则和临床思维方法，对临床各学科的理论和实践均具有普遍性意义。

【西医内科学进展】

（一）社会的发展推动医学进步

　　现代社会，由于人类文明的高度进步和科学技术的巨大发展，人类的社会环境、生活习惯和行为方式也随之发生变化，同时人类的疾病谱也相应发生了明显的变化。例如我国的城镇化、人口迁移、工农业等各行业的生产方式变化，以及伴随而来的环境污染、生态变化、人口老龄化等；肥胖和生活方式改变引发心血管疾病发病率增高；人均寿命延长带来肿瘤高发病率。总之，随着人类的进化、环境的改变，以及诊断技术的发展，会出现两种情况：一是以前已经存在的疾病，当时没有认识，而现在认识了；二是新的条件下发生了新的疾病。故任何一本教科书都需要不断发展、更新内容，以反映对疾病的新发现和新认识。

（二）医学模式的转变

　　几百年来，医学家们在自然科学发展的推动下，应用生物医学模式，在人类诊断、防治疾病方面取得了极其伟大的成就；但这种模式不重视与疾病有关的心理因素和社会因素，只是以生物因素为出发点，着重防病、治病。20世纪以来，随着控制论、信息论、系统工程学科的产生，新的生物-心理-社会医学模式取代了旧的生物医学模式。新的医学模式将生物因素、心理因素和社会因素结合起来考虑人体的健康和疾病的发生、发展与转归。这种新的模式在诊治疾病时，既要注意影响人类健康的生物因素，也要注意心理和社会因素对健康的影响；不仅需要注重疾病的诊断治疗，更要注重平日的身心保健和心理健康。医疗卫生不仅仅是个体的，而且是面向群体的医疗保健；所以，在内科治疗上要采取多样化综合治疗，从医院扩大到社会，变单纯治疗为防治结合等。新的医学模式突出了卫生服务目标的整体观，即从局部到整个人体，从医病到医人，从个体到群体，从生物医学扩展到社会医学、心理医学，使医疗卫生工作从防病治病扩展到对人群的健康监护及提高人体身心素质。

（三）循证医学的发展

　　循证医学是指在临床研究中采用前瞻性随机双盲对照及多中心研究的科学方法，系统地收集、整理大样本研究所获得的客观证据作为医疗决策的基础。它提倡将医师个人的临床实践经验与客观的科学研究证据结合起来，将最正确的诊断、最安全有效的治疗和最精确的预后估计服务于每位具体患者。循证医学保障了临床医疗决策基于科学实验的数据支持，避免了过去仅依靠医师个人经验积累来进行医学决策时可能发生的偏见和失误。

　　循证医学强调任何医疗决策应建立在最佳科学研究证据基础上，其实践包括5个方面：①提出临床实践中需要解决的问题；②高效率寻求解决问题的科学依据；③严格评价证据的真实性和可行性；④将评价结果用于临床实践；⑤对进行的临床实践作出后效评价。循证医学的证据来自临床医学研究并为临床实践服务，二者相辅相成。由此可见，现代科技革命所创造的先进的技术和知识为循证医学的求证和用证创造了强大的技术平台，在深度上有力地促进了循证医学的发展。

（四）诊断技术的进展

内科的诊断技术有了很大进展，如酶联免疫吸附测定，高效液相层析，细胞和血中病毒、细菌的 DNA 与 RNA 测定，分子遗传学分析，单克隆抗体的制备及聚合酶链反应，血液特异性抗原、抗体检查，以及基因检测等，均已在临床实验检查中应用，大大提高了检验水平。临床生化分析已向自动化、高速、高效和超微量发展。血压、心、肺、脑的电子监护系统的临床应用，能及早发现病情，从而提高了抢救危重患者的质量。内镜的改进，大大减轻了患者的痛苦，而且能深入和直接观察。电视、照相、录像、采集脱落细胞或进行活组织，以及致病微生物的检查，为消化道、呼吸道、心血管系统和泌尿系统疾病的早期诊断提供了有效方法。现代影像诊断技术，如计算机体层成像（CT）、磁共振成像（MRI）、磁共振血管成像（MRA）、数字减影法心血管造影、放射性核素的各种新技术（包括正电子发射计算机体层摄影）、24 小时脑电图检测、动脉超声检查等已广泛应用于各系统检查。人工智能辅助诊疗和人工智能辅助影像技术得到发展并且日趋完善。整合医学、"互联网＋"、大数据和精准医学，给西医内科学带来了新的机遇和挑战。

（五）治疗进展

冠心病的支架植入、心律失常的射频消融治疗、先天性心脏病的封堵治疗等，取得了较好的效果。药物联合化疗、干细胞技术显著提高了白血病的疗效，使大多数患者的存活时间明显延长乃至彻底治愈。血液净化技术已广泛应用于急、慢性肾衰竭及某些中毒患者。溶栓疗法、人工心脏起搏、心脏电复律已多年应用于心血管疾病的临床；埋藏式心脏自动复律除颤器可治疗缓慢、快速心律失常并有除颤作用；球囊心导管可以扩张狭窄的动脉及心脏瓣膜等，使严重瓣膜口狭窄、多种心律失常患者均能获得有效治疗。内镜下止血、切除息肉、取结石等也有效用于临床。新的有效药物不断增加，如新一代头孢类、新一代喹诺酮、用基因重组技术生产的促红细胞生成素、分子靶向治疗等已广泛用于内科临床，各系统新药或药物新品种不断问世，极大地提高了内科疾病的治疗效果，越来越多以往认为很难治疗的疾病得到有效控制。微创冠状动脉搭桥术、肝癌选择性定位与导向治疗技术等，已经成为临床常规的医疗方法。三维打印技术可以用来复制一些简单的生物体组织，如肌肉、皮肤、血管等，甚至为患者定制和打印出供人体手术置换的膀胱、肾脏等器官。

【内科学内容和学习要求】

（一）内容

本教材疾病按系统编排，包括呼吸、循环、消化、泌尿、血液系统疾病，内分泌系统及代谢疾病，风湿性疾病，理化因素所致疾病，神经系统疾病和精神疾病，共十章。各系统疾病的基本格式是：概述、病因和发病机制、临床表现（包括症状、体征、临床分型分期、并发症）、辅助检查、诊断和鉴别诊断、治疗、预后和预防。重点阐述常见病、多发病，使学生能学到较全面和较系统的西医内科学基础知识。本书同时提供融合教材数字教学资源服务，便于学生课后复习与自学，为将来进入临床实践打下坚实的理论基础。

（二）学习要求

西医内科学是一门实践性很强的学科，应特别重视理论联系实际。课程教学分为系统学习和毕业实习两个阶段。系统学习包括课堂理论教学，以及与其相结合的临床见习和病案分析。学生在课堂教学时必须认真听讲，课后通读全文以加深理解，力求对疾病的全貌有概括性了解，重点记忆临床表现、辅助检查、诊断和鉴别诊断、治疗，为日后防治疾病奠定理论基础。毕业实习是在上级医师指导下的临床诊疗实践。学生应做到：①注重临床实践，要把书本上的理论知识用于临床实践，通过"学中做""做中学"的过程，进一步深化对内科学知识体系的整体把握；②在实践中要学会收集完整、可靠的病史，进行全面、正确地体格检查，利用必要的辅助检查资料，作出合乎逻辑的客观诊断；③掌握常见病、多发病的治疗方法，能制订出切实可行的治疗计划；④通过理论与实践结合，培养临床思维，不断提高自己独立分析和解决临床问题的能力，为毕业后能进行提升学习和开展科研等打下良好基础。在学习中还需要不断提高计算机和网络使用技能，充分利用融合教材数字教学资源，以及计算机数据库的最新数据。

知识链接

循证医学

循证医学是指在临床研究中采用前瞻性随机双盲对照及多中心研究的科学方法，系统地收集、整理大样本研究所获得的客观证据作为医疗决策的基础。循证医学保障了临床医疗决策基于科学实验的数据支持，避免了过去仅依据医生个体经验积累来进行医疗决策时可能发生的偏见和失误。

【西医内科治疗的原则和方法】

（一）治疗原则

对于患者来说，延长寿命、减轻病痛、提高生活质量和治愈疾病是一切治疗的最终目的，也是临床治疗原则。因而临床上要注意：①治疗要有明确的针对性，在为患者治疗前必须了解所进行治疗的必要性、目的、适应证、禁忌证和治疗方法的优缺点；②在治疗过程中必须体现个体化，因为每一个人的机体状态、心理状态不一样，对治疗的反应也不一样；③要重视患者的心理、精神状态，争取患者和家庭的配合，这是实施治疗的基础。

（二）主要治疗方法

内科主要治疗方法包括：①药物治疗，必须熟悉药物的药效学、药代学及毒副作用；②介入治疗，如球囊扩张、射频消融、局部化疗等；③康复治疗，包括理疗、锻炼、协助肢体功能恢复等；④心理治疗。

【中西医结合】

中医药学是中华民族一个伟大的宝库，在几千年的医药实践中，医学前辈积累了极其丰富的理论知识和实践经验，为我国人民的健康保障和防病、治病工作做出了重要贡献。清代喻昌在《医门法律》中指出："医，仁术也，仁人君子，必笃于情，笃于情，则视人犹己，问其所苦，自无不到之处。""医乃仁术"被普遍信奉为职业伦理原则。

新中国成立以来，党和政府十分关心中医药宝库的发掘与提高，要求医务人员把中医药学与现代医学紧密结合起来，构成我国独有的医药卫生体系，即中西医结合医学。广大医务工作者以热爱祖国和中医药学的情怀，以科学的态度和创新精神，为继承和发扬中医药学，促进中西医结合做了大量工作。临床实践证明，不少内科疾病用中西医结合治疗比单纯中医或西医治疗的效果好。中西医结合治疗内科疾病既能减少单纯中药或西药的剂量、减少各自的不良反应，又能使二者的作用相加，从而增强疗效。走中西医结合道路，集中西方医学精华于一体，就有可能创造出一个具有中国特色的新的医药体系和医学模式。在中医药学和中西医结合的国际影响日益扩大的今天，进一步提倡中西医团结协作，相信在不远的将来，中西医结合会有更大的发展。

（许幼晖）

第一章 呼吸系统疾病

学 习 目 标

1. 掌握急性上呼吸道感染、急性气管支气管炎、慢性阻塞性肺疾病、慢性肺源性心脏病、支气管哮喘的病因、临床表现、诊断与鉴别诊断、治疗原则。哮喘发作期的药物选择，危重症哮喘的处理原则。掌握肺炎球菌肺炎、病毒性肺炎、支气管扩张症的病因、临床表现、诊断和鉴别诊断、治疗原则和药物选择。

2. 熟悉肺结核的临床分型、诊断程序和鉴别诊断、化疗原则和方案。

3. 了解原发性支气管肺癌、慢性呼吸衰竭的临床特征与治疗原则。

呼吸系统疾病是严重危害人类健康和生命的常见病与多发病。呼吸系统疾病（不包括肺癌、慢性肺源性心脏病和肺结核）在我国居民的死亡病因中占第四位。随着吸烟、大气污染、人口老龄化及新发和耐药致病原等问题的日益凸显，使呼吸系统疾病，特别是支气管哮喘、肺癌和慢性阻塞性肺疾病的发病率增加，防治形势也越发严峻。

【解剖生理概要】

呼吸系统是由呼吸道和肺两个主要部分组成。呼吸系统的主要功能是进行气体交换，以保证人体的新陈代谢能顺利进行。

呼吸道是气体出入的通道，包括鼻、咽、喉、气管和各级支气管。临床上常以环状软骨为界将呼吸道分为上、下两部分：鼻、咽、喉称上呼吸道；气管、主支气管及肺内的各级支气管称下呼吸道。气管与喉相连，在胸骨角平面分为左、右主支气管，各自斜向外下方走行，分别经左、右肺门进入左、右肺。左主支气管分为上、下两支，右主支气管分为上、中、下三支，进入相应的肺叶，形成肺叶支气管。肺叶支气管再分支形成肺段支气管，每一肺段支气管的分支及其所连属的肺组织构成一个肺段。通常左肺有 8 个肺段，右肺有 10 个肺段，相邻肺段之间有薄层结缔组织相隔。支气管由肺门进入肺中逐级分支形成支气管树，直径小于 1mm、壁上的软骨和腺体消失者称为细支气管；细支气管的末段称为终末细支气管；当管壁上有肺泡存在时，则称为呼吸性细支气管；呼吸性细支气管继续分支为肺泡管和肺泡囊。每一细支气管连同它的分支和肺泡，组成一个肺小叶。呼吸性细支气管、肺泡管和肺泡囊均有肺泡开口其上。从气管到终末细支气管是气体的传导部分，即气体传导性气道；从呼吸性细支气管到肺泡为气体的交换部分，即气体交换性气道。成人在静息状态下，每天约有 10 000L 的气体进出呼吸道（图 1-1）。

肺是进行气体交换的场所，由肺实质和肺间质组成。肺实质包括支气管树和肺泡。肺泡是肺部气体交换的主要部位，成人约有 3 亿～7.5 亿个肺泡，总呼吸面积近 $100m^2$。肺泡壁主要由两种细胞构成，90% 呈扁平状，称 I 型肺泡上皮细胞，构成气血屏障；少数呈立方形，称 II 型肺泡上皮细胞，嵌在 I 型肺泡细胞之间，可分泌肺表面活性物质，具有降低肺表面张力、增加肺的顺应性、稳定肺泡容积、防止肺萎陷和肺水肿的功能。肺间质包括结缔组织、血管、淋巴管、淋巴结和神经等。肺脏有两组血液循环系统：一组是肺循环的动静脉，为气体交换的功能血管；另一组是体循环的支气管动静脉，为气道和脏层胸膜的营养血管。肺循环的血压仅为体循环的 1/10，具有低压、低阻及高容的特点。当肺毛细血管压增高时，易发生肺水肿；低蛋白血症时会发生肺间质水肿或胸膜腔液体漏出。肺与全身各器官的血液及淋巴循环相通,所以皮肤软组织疖痈的菌栓、深静脉血栓形成的血栓、癌肿的癌栓,都可以到达肺脏,分别引起继发性肺脓肿、肺血栓栓塞症和转移性肺癌;消化系统的肿瘤,如胃癌经腹膜后淋巴结可转移至肺。

肺的神经支配包括传入和传出两部分。传入神经纤维主要为迷走神经的传入纤维,能感受呼吸系统的各种刺激。传出神经纤维包括交感神经传出纤维和副交感神经传出纤维两类,当交感神经传出纤维发生兴奋性冲动后,释放出肾上腺素等介质,作用于相应的受体,能舒张支气管平滑肌、收缩小血管和抑制腺体的分泌;当副交感神经传出纤维发出兴奋性冲动后,释放乙酰胆碱,使支气管平滑肌收缩、腺体分泌增加、血管充血和黏膜肿胀。

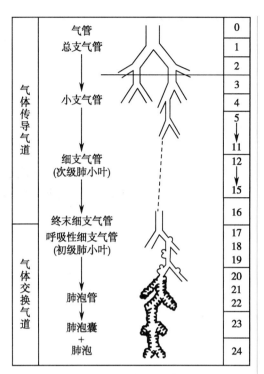

图 1-1　气管 - 支气管树的结构示意图

注:气道分级数按 Weibel 1963 年标准

正常的呼吸道具有完善的防御功能。鼻能过滤吸入的空气,保证呼吸道温暖的环境,鼻中正常的分泌物能加温和湿润空气;气管、支气管黏膜的纤毛规律运动,以及咳嗽反射能净化气道,排除异物和过多的分泌物;细支气管和肺泡能分泌具有抗病毒和细菌作用的免疫球蛋白(IgA);肺泡巨噬细胞能吞噬颗粒和细菌。由于存在以上完善的防御机制,下呼吸道是保持无菌状态的。当各种原因引起呼吸系统的防御功能受损或者外界的刺激过强,均可导致呼吸系统的病变发生。

【常见症状和体征】

主要有咳嗽、咳痰、呼吸困难、咯血、胸痛、异常呼吸音、啰音等,参阅《诊断学基础》相关内容。

第一节　急性上呼吸道感染和急性气管支气管炎

一、急性上呼吸道感染

急性上呼吸道感染,简称上感,是鼻腔、咽和喉部急性炎症的统称,主要病原体是病毒,少数是细菌。各年龄组均可患病。全年均可发病,以冬春季节较多,在气候突变时可小规模流行。通常病情较轻、病程短、有自限性,预后良好。少数可伴有严重并发症,特别是有基础疾病患者、婴幼儿、孕妇和老年人等,并有一定的传染性,应积极防治。人体在其感染后产生的免疫力较弱、时间短,病毒间也无交叉免疫,故可反复发病。

【病因】

70%～80% 由病毒引起,包括鼻病毒、冠状病毒、腺病毒、流行性感冒病毒、副流感病毒、呼吸道合胞病毒、埃可病毒和柯萨奇病毒等。另有 20%～30% 由细菌感染引起,细菌可直接感染,也可继发于病毒感染之后,以溶血性链球菌最为常见,其次为流感嗜血杆菌、肺炎球菌、葡萄球菌等,少数为革兰氏阴性细菌。全身或呼吸道局部防御功能降低为易感因素,如受凉、淋雨、气候突变、过度疲劳等;老幼体弱、免疫功能低下或患有慢性呼吸道疾病的患者更易感染。

【临床表现】

根据患病的部位和感染的病原体不同,临床表现可分为以下类型:

（一）普通感冒

也称伤风、急性鼻炎。多由鼻病毒感染引起，潜伏期1～3天，起病较急，主要表现为鼻部症状，如喷嚏、鼻塞、流清涕，也可表现为咳嗽、咽干、咽痒和咽部烧灼感等。2～3天后鼻涕变稠，可伴咽痛、头痛、流泪、味觉迟钝、呼吸不畅、声嘶等，并发咽鼓管炎时可有听力减退。严重者有发热、轻度畏寒和头痛等。体检可见鼻腔黏膜充血、水肿，咽部轻度充血。一般5～7天痊愈，伴并发症者可致病程迁延。

（二）急性病毒性咽喉炎

由鼻病毒、腺病毒、流感病毒、副流感病毒、肠病毒、呼吸道合胞病毒等引起。潜伏期1～3天，急性起病，咽部受累时表现为咽痒和灼热感，咽痛并不明显，咳嗽少见；喉部受累时则表现为声嘶、说话困难；可有发热、乏力等。体检可见咽喉部充血、水肿，局部淋巴结肿大和触痛，有时可闻及喉部的喘息声。

（三）急性疱疹性咽峡炎

多发于夏季，儿童多见，偶见于成年人。由柯萨奇病毒A引起，表现为明显的咽痛、发热。查体可见咽部充血，软腭、悬雍垂、咽及扁桃体表面有灰白色疱疹及浅表溃疡，周围伴红晕。病程约为1周。

（四）急性咽 - 结膜炎

多发于夏季，由游泳等接触传播，儿童多见。主要由腺病毒、柯萨奇病毒等引起。急性起病，表现为发热、咽痛、畏光、流泪，查体可见咽及结膜明显充血。病程4～6天。

（五）急性咽 - 扁桃体炎

多为溶血性链球菌，其次为流感嗜血杆菌、肺炎链球菌、葡萄球菌等感染。起病急，咽痛明显，伴畏寒、发热，体温可达39℃以上。查体可见咽部明显充血，扁桃体肿大、充血，表面有黄色脓性分泌物；可伴有颌下淋巴结肿大、压痛。

以上几种类型可单独或合并存在。

【辅助检查】

（一）血液检查

若为病毒感染，白细胞总数正常或偏低，淋巴细胞比例升高。细菌感染者可有白细胞总数及中性粒细胞增多。

（二）病原学检查

一般无须病原学检查。必要时可用免疫荧光法、酶联免疫吸附法、血清学诊断或病毒分离鉴定等方法确定病毒的类型。细菌培养可判断细菌类型，并做药物敏感试验以指导临床用药。

【诊断】

根据病史、流行病学、鼻咽部的症状和体征，结合周围血象，排除能引起上呼吸道症状的其他疾病，即可做出诊断。特殊情况下可进行细菌培养和病毒分离，或病毒血清学检查等确定病原体。

　知识链接

流行性感冒

流行性感冒，简称流感，是由流感病毒引起的急性呼吸道传染病。流感病毒分为甲、乙、丙三型。甲型流感病毒常引起大流行，起病急，病情重，主要表现为高热、头痛、乏力、眼结膜炎和全身肌肉酸痛等中毒症状。主要通过接触及空气飞沫传播。大流行时无明显季节性，散发以冬春季较多。由于流感病毒抗原变化较快，人类无法获得持久的免疫力，人群普遍易感，以小儿与青年较多见。流感在全世界已引起多次暴发流行，严重危害人类生命安全。

【治疗】

由于目前尚无特效抗病毒药物，以对症治疗为主，同时戒烟，注意休息、多饮水、保持室内空气流通和防治继发性细菌感染。

（一）对症治疗

1.解热镇痛　对发热、头痛、肌肉酸痛等症状可选用阿司匹林、布洛芬、对乙酰氨基酚等；咽喉肿痛者可选用六神丸、牛黄上清片等。

2.镇咳　对咳嗽较重者，可给予止咳糖浆、右美沙芬等。

3.抗组胺　对喷嚏频繁、流涕较重者，可选用氯苯那敏、氯雷他定等。

4.缓解鼻黏膜充血　鼻黏膜充血水肿时可引起鼻塞、通气困难，可用盐酸伪麻黄碱，也可用盐酸萘甲唑林（滴鼻净）或1%麻黄碱滴鼻。

（二）抗菌药物治疗

对于有白细胞计数及中性粒细胞比例升高、咽部脓苔和咯黄痰等细菌感染证据者，可酌情使用青霉素、第一代头孢菌素、大环内酯类或喹诺酮类等药物。无效时需要做病原学检查和药敏试验，选用敏感的抗菌药物。

（三）抗病毒药物治疗

一般无须应用抗病毒药物。对于免疫缺陷患者，可早期常规使用奥司他韦或利巴韦林等有较广的抗病毒谱的药物，对流感病毒、副流感病毒和呼吸道合胞病毒等有较强的抑制作用，可缩短病程。

（四）中药治疗

可辨证给予清热解毒、辛温解表和有抗病毒作用的中药，有助于改善症状，缩短病程。

【预后】

本病为自限性，多数预后良好。少数年老、体弱患者可并发急性鼻窦炎、中耳炎、气管‐支气管炎，严重时可并发病毒性心肌炎等。有基础疾病的患者可诱发急性加重。

二、急性气管支气管炎

急性气管支气管炎是由感染、物理、化学刺激或变态反应等因素引起的气管、支气管黏膜的急性炎症。常见于寒冷季节或气候突变时。各年龄段人群均可患病，但以小儿和老年人多见。本病也可由上感迁延不愈所致。

【病因和发病机制】

（一）感染

病原体与上呼吸道感染类似，可由病毒、细菌直接感染，或在病毒感染的基础上继发细菌感染。常见病毒有流感病毒、副流感病毒、腺病毒、鼻病毒、呼吸道合胞病毒、单纯疱疹病毒、冠状病毒等；细菌以流感嗜血杆菌、肺炎链球菌、卡他莫拉菌等多见。近年来肺炎衣原体和支原体感染明显增加。

（二）理化因素

冷空气、粉尘、刺激性气体（如二氧化硫、二氧化氮、氨气、氯气等）的吸入，亦可引起气管、支气管黏膜的急性炎症。

（三）变态反应

常见变应原包括花粉、有机粉尘、真菌孢子、动物皮毛、细菌蛋白质等；钩虫、蛔虫的幼虫在肺内移行也可引起气管、支气管的急性炎症反应。

【病理】

气管、支气管黏膜充血、水肿、纤毛细胞损伤脱落，黏膜腺体肥大，分泌物增加，并有淋巴细胞和中性粒细胞浸润。若有细菌感染，分泌物可呈黏液脓性。炎症消退后黏膜的结构和功能可恢复正常。

【临床表现】

（一）症状

1．全身症状　起病较急，全身症状多较轻。若为流感病毒、腺病毒和肺炎支原体等感染，可出现发热，多为低到中度热，伴乏力、头痛、全身酸痛等症状。如积极治疗，上述症状可在3～5天内消退。

2．呼吸道症状　开始为刺激性干咳，随病程进展则出现咳痰，痰为黏液性，可转为黏液脓性或脓性痰，偶可痰中带血。咳嗽可持续2～3周左右。发生支气管痉挛时，可出现胸闷气促。

（二）体征

无明显阳性表现，可有散在干、湿性啰音，啰音部位不固定，咳嗽后可减少或消失。

【辅助检查】

（一）血常规检查

病毒感染者，淋巴细胞可增多；细菌感染时，白细胞总数和中性粒细胞可增高。

（二）X线检查

大多为肺纹理增强，少数无异常发现。

（三）细菌学检查

痰液涂片或培养可发现致病菌。

【诊断和鉴别诊断】

（一）诊断

根据病史、咳嗽和咳痰等症状，两肺散在干、湿性啰音等体征，结合血象和X线胸片可作出临床诊断。病毒和细菌检查有助于病因诊断，需与下列疾病相鉴别。

（二）鉴别诊断

1．流行性感冒　有流行病史；起病急，全身症状如发热、头痛、乏力等显著；呼吸道局部症状轻；血象白细胞总数可减少，流行病学史、分泌物病毒分离和血清学检查可助鉴别。

2．支气管肺炎　多见于儿童，起病有急有缓，全身及呼吸系统症状均明显，X线可表现为非特异性小斑片状肺实质浸润阴影。

【治疗】

（一）一般治疗

适当休息、避免劳累；注意保暖；多饮水，补充足够的热量；避免有害和刺激性气体的吸入。

（二）控制感染

有细菌感染者，可适当选择抗菌药物治疗，如大环内酯类、青霉素类、磺胺类、喹诺酮类或头孢菌素类等药物，多为口服，如阿莫西林0.5g，每日3次；罗红霉素0.15g，每日2次。红霉素0.5g，每日3～4次。病情重者可静脉滴注。肺炎支原体、衣原体对喹诺酮类、大环内酯类敏感。

（三）对症治疗

干咳无痰者，可选用右美沙芬15～30mg，或枸橼酸喷托维林（咳必清）25mg，每日3次，口服；痰稠不易咳出者，用盐酸氨溴索30mg，每日3次，口服；也可选用其他中成药止咳化痰。高热者，可予物理降温，或酌情使用解热镇痛药。如有支气管痉挛，可口服氨茶碱0.1g，每日3次；或硫酸沙丁胺醇（舒喘灵）2～4mg，每日3～4次。

【预后和预防】

（一）预后

多数预后良好，可在短期内治愈。少数年老体弱者可迁延不愈而演变成慢性支气管炎。

（二）预防

增强体质，预防感冒，减少空气污染，避免刺激性气体的吸入。

第二节　慢性支气管炎和慢性阻塞性肺疾病

一、慢性支气管炎

慢性支气管炎，简称慢支，是气管、支气管黏膜及其周围组织的慢性非特异性炎症，临床上以咳嗽、咳痰为主要症状，或有喘息，每年发病持续 3 个月或更长时间，连续 2 年或 2 年以上，并排除具有咳嗽、咳痰、喘息症状的其他疾病。多在寒冷季节发作，尤其是在气候突然变化时。随病情进展可并发阻塞性肺气肿和肺源性心脏病。

【病因和发病机制】

本病的病因尚不完全清楚，可能是多种环境因素与机体自身因素长期相互作用的结果。

（一）长期吸入有害气体和有害颗粒

吸烟是公认的最重要的发病因素，吸烟者的患病率比不吸烟者高 2～8 倍，戒烟后可使症状减轻或消失。烟草中的焦油、尼古丁等化学物质具有多种损伤效应，如损伤气道上皮细胞和纤毛运动；促使支气管黏液腺和杯状细胞增生肥大；刺激副交感神经而使支气管平滑肌收缩；还可使氧自由基产生增多，诱导中性粒细胞释放蛋白酶，破坏肺弹力纤维，诱发肺气肿形成等。

接触职业粉尘、化学物质及空气污染，如粉尘、烟雾、变应原及刺激性气体（二氧化硫、二氧化氮、氯气、臭氧）等。这些理化因素均可损伤气道黏膜上皮，使纤毛清除功能下降，从而影响气道净化功能，造成支气管黏膜的慢性炎症。

（二）感染

感染能造成气管、支气管黏膜的损伤和慢性炎症，是慢性支气管炎发生发展的重要原因之一。主要为病毒、细菌和支原体感染。病毒感染以流感病毒、鼻病毒、黏液病毒、腺病毒和呼吸道合胞病毒多见；细菌感染常继发于病毒感染，常见病原体为流感嗜血杆菌、肺炎球菌、甲型链球菌、卡他莫拉菌及葡萄球菌等。

（三）气候寒冷

寒冷的空气刺激呼吸道，可减弱上呼吸道黏膜的防御功能，还能引起支气管平滑肌收缩、黏膜血液循环障碍、黏液分泌物增加和分泌物排出困难等，有利于继发感染。

（四）其他因素

免疫功能紊乱、气道高反应性、自主神经功能失调、年龄增大等机体因素和气候等环境因素均与慢性支气管炎的发生、发展有关。如老年人肾上腺皮质功能减退，细胞免疫功能下降，溶菌酶活性降低，从而容易造成呼吸道的反复感染。

【病理】

支气管上皮细胞变性、坏死、脱落和鳞状上皮化生；纤毛上皮细胞损坏，纤毛变短、倒伏和脱落；杯状细胞和黏液腺肥大增生、分泌旺盛，大量黏液滞留管腔；支气管壁有中性粒细胞、淋巴细胞和浆细胞等炎性细胞浸润，黏膜充血、水肿；重者支气管平滑肌和弹性纤维断裂萎缩，支气管壁损伤 - 修复过程反复发生，进而支气管结构重塑，进一步发展成阻塞性肺气肿，见肺泡腔扩大，肺泡弹性纤维断裂。电镜检查可见 I 型肺泡上皮细胞肿胀变厚，其中的线粒体肿胀，内质网扩张呈空泡状，II 型肺泡上皮细胞增生。毛细血管基底膜增厚，内皮细胞损伤，毛细血管内血栓形成、管腔闭塞。肺泡壁纤维组织弥漫性增生。

【临床表现】

多在中年以后发病，起病缓慢，病程迁延，反复急性发作可使病情逐年加重。

（一）症状

1.咳嗽与咳痰　以晨间起床和夜晚睡前为主，与体位变动有关，痰呈白色黏液泡沫状，有时黏稠不易咳出。在合并急性化脓性细菌感染时，痰量增多，呈黄色脓性，偶有痰中带血。

2.喘息　仅部分患者出现，喘息明显时称为喘息型慢性支气管炎，也可能伴发支气管哮喘；若伴肺气肿时可表现为活动后气促。

（二）体征

早期多无阳性体征；急性发作期可闻及干、湿性啰音，喘息型支气管炎发作时可闻及广泛哮鸣音。

（三）临床分型和分期

1.临床分型　根据临床表现的不同可分为以下两型。

（1）单纯型：只有咳嗽、咳痰。

（2）喘息型：除咳嗽、咳痰外，还伴有喘息。

2.临床分期

（1）急性加重期：咳嗽、咳痰和（或）喘息任何一种症状加重，持续时间在1周内。

（2）慢性迁延期：咳嗽、咳痰和（或）喘息持续1个月不缓解。

（3）临床缓解期：咳嗽、咳痰和（或）喘息基本消失保持2个月以上。

【辅助检查】

（一）血液检查

急性发作期或并发细菌感染时，可见白细胞总数及中性粒细胞增多。喘息型患者血中嗜酸性粒细胞可增多。

（二）X线检查

胸部X线检查早期可无异常。晚期可见两肺纹理增粗、紊乱，呈网状或条索状、斑点状阴影，以下肺野较明显。

（三）呼吸功能检查

早期常无异常，有小气道阻塞时，表现为最大呼气流速-容量曲线在75%和50%肺容量时流量明显降低，闭合气量和闭合容量明显增高；当使用支气管扩张剂后第1秒用力呼气容积（FEV_1）与用力肺活量（FVC）的比值（FEV_1/FVC）<0.70，提示已发展为慢性阻塞性肺疾病。

（四）痰检查

痰涂片或培养可见肺炎球菌、甲型链球菌、流感嗜血杆菌等致病菌。痰涂片检查可见大量破坏的中性粒细胞和杯状细胞，喘息型者可有较多的嗜酸性粒细胞。

【诊断和鉴别诊断】

（一）诊断标准

1. 慢性咳嗽、咳痰或伴喘息，每年发病持续3个月，连续2年或2年以上。

2. 排除能引起类似症状的其他慢性疾病。

（二）鉴别诊断

1.支气管哮喘　哮喘起病常于幼年或青年时，临床表现为发作性呼吸困难，发病时两肺满布哮鸣音，缓解后消失。常有个人或家族过敏史。哮喘的气流受限多为可逆性，支气管舒张试验阳性。

2.肺结核　结核活动时常有低热、乏力、盗汗、咯血等症状。X线检查可发现肺部有结核病灶，痰检查可有结核菌。

3.支气管扩张症　典型者表现为慢性咳嗽、大量脓痰、反复咯血等，肺部可闻及固定湿啰音。可有杵状指（趾）。胸部 X 线检查常见下肺纹理粗乱呈卷发状。CT 检查可确定诊断。

4. 肺癌 多发生于 40 岁以上男性，有多年吸烟史者，常有刺激性咳嗽，反复发生或持续的痰中带血。X 线检查及 CT 可发现有块状阴影或阻塞性肺炎，经抗菌治疗未能完全消散，应考虑肺癌的可能。痰脱落细胞学检查及经纤维支气管镜活检可明确诊断。

【治疗】

（一）急性加重期治疗

以控制感染、祛痰和镇咳为主；有喘息时，加用解痉平喘药物。

1. 一般治疗 发热、喘息时应卧床休息，避免劳累；保持房间空气新鲜，避免吸入刺激性气体和变应原；注意保暖；给予高热量、高蛋白、高维生素饮食；必要时低流量吸氧。

2. 控制感染 为主要的治疗措施。依据患者所在地常见病原菌经验性选用抗生素，一般口服，病情严重时静脉给药。可选用磺胺类、青霉素类、大环内酯类、喹诺酮类和头孢菌素类等药物。如阿莫西林 0.5g/ 次，每日 3 次；罗红霉素 0.15g/ 次，每日 2 次；左氧氟沙星 0.5g，每日 1 次；头孢拉定 0.25～0.5g/ 次，每日 4 次，口服。抗菌治疗疗程一般 7～10 天，病情未见好转者，应根据药敏试验结果，选择敏感抗生素。

3. 祛痰镇咳 可给氨溴索 30mg，或羧甲基半胱氨酸（化痰片）500mg，每日 3 次，口服。刺激性干咳者可用枸橼酸喷托维林 25mg，每日 3 次，口服。慢性支气管炎除刺激性干咳外，不宜单用镇咳药物，因痰液不能排出，反使病情加重。

4. 解痉平喘 有喘息者可用氨茶碱 0.1g，每日 3 次，口服；或 0.25～0.5g，加入液体中静脉滴注。也可给沙丁胺醇（舒喘灵）气雾剂吸入。

（二）缓解期治疗

1. 反复呼吸道感染者可试用免疫调节剂，如流感疫苗、肺炎疫苗、卡介苗多糖核酸、胸腺素等，部分患者可见效。

2. 中医中药治疗，扶正固本。

【预后和预防】

（一）预后

慢性支气管炎很难彻底治愈，但如能积极预防感染，控制并发症，则预后良好。如果病因持续存在，反复发作，迁延不愈，使气道发生不完全性阻塞，加之肺泡壁弹性减退，则并发阻塞性肺气肿。病变继续进展、加重则发生肺心病。

（二）预防

1. 戒烟，包括主动与被动吸烟；避免其他有害及刺激性气体的吸入，避免接触已知的变应原。

2. 适当锻炼身体，增强体质，提高抗病能力。注意防寒保暖，预防感冒。

3. 对已患病者，积极除去病因，改善肺通气，以防肺功能进一步受损。

二、慢性阻塞性肺疾病

慢性阻塞性肺疾病（chronic obstructive pulmonary disease，COPD），简称慢阻肺，是一种常见的、可预防和治疗的疾病，其特征是持续存在的呼吸系统症状和气流受限，通常与显著暴露于有害颗粒或气体引起的气道和（或）肺泡异常有关。肺功能检查对确定气流受限有重要意义。

COPD 与慢性支气管炎和慢性阻塞性肺气肿密切相关。慢性支气管炎已如前所述。慢性阻塞性肺气肿是指由于慢性气道阻塞，终末细支气管远端气道弹性减退，过度充气和膨胀，使肺容积增大，并伴有气道壁破坏的一种病理状态。患慢性支气管炎和慢性阻塞性肺气肿的患者，如肺功能检查出现持续气流受限时，则诊断为COPD；若无持续气流受限，则不能诊断。

慢阻肺患病率和病死率均很高。2018年发布的我国慢阻肺流行病学调查结果显示，40岁以上人群的慢阻肺患病率达13.7%。慢阻肺造成巨大的社会和经济负担。

【病因和发病机制】

（一）病因

病因较复杂，与慢性支气管炎相似，可能是多种环境因素与机体自身因素长期相互作用的结果，具体见慢性支气管炎部分。

（二）发病机制

1. 炎症机制 气道、肺实质和肺血管的慢性炎症是慢阻肺的特征性改变，中性粒细胞、巨噬细胞、T淋巴细胞等炎症细胞参与了慢阻肺的发病过程。中性粒细胞的活化和聚集是慢阻肺炎症过程的一个重要环节，通过释放中性粒细胞弹性蛋白酶等多种生物活性物质，引起慢性黏液高分泌状态并破坏肺实质。

2. 蛋白酶-抗蛋白酶系统失衡 吸入有害气体和有害物质可以促使肺内蛋白水解酶增加，尤其是弹性蛋白酶增加，损害肺组织和肺泡壁，致多个肺泡融合成肺大疱或气肿。抗蛋白酶对多种蛋白酶具有抑制作用，其中以 α_1-抗胰蛋白酶（α_1-AT）活性最强。蛋白酶-抗蛋白酶系统处于平衡状态，是保护肺组织结构免受破坏的重要环节，如弹性蛋白酶增多或抗蛋白酶减少，可导致肺组织结构损伤、破坏产生肺气肿。

3. 氧化应激机制 许多研究表明，慢阻肺患者的氧化应激增加。氧化物主要有超氧阴离子、羟根、次氯酸、H_2O_2 和一氧化氮等。氧化物可直接作用并破坏许多生化大分子，如蛋白质、脂质、核酸等，导致细胞功能障碍或细胞死亡，还可以破坏细胞外基质；引起蛋白酶-抗蛋白酶系统失衡；促进炎症反应，参与多种炎症介质的转录及诱导型一氧化氮合酶（NOS）和环氧合物酶等的转录。

4. 其他 除上述主要因素外，自主神经功能失调、营养因素、气温突变等也可能参与COPD的发生发展。

上述机制共同作用，最终产生两种重要病变。①小气道病：包括小气道炎症、小气道纤维组织形成、小气道管腔黏液栓等，使小气道阻力明显升高。②肺气肿病变：使肺泡对小气道的正常拉力减小，小气道易塌陷；同时肺气肿使肺泡弹性回缩力明显降低。这种小气道病变与肺气肿病变共同作用，造成慢阻肺特征性的持续性气流受限。

【病理生理改变】

慢阻肺特征性的病理改变按照累及肺小叶的部位，可将阻塞性肺气肿分为小叶中央型、全小叶型及介于两者之间的混合型三类，其中以小叶中央型为多见。

病理生理变化为持续气流受限导致的肺通气功能障碍。随着病情的发展，肺组织弹性日益减退，肺泡持续扩大，回缩障碍，则残气量及残气量占肺总量的百分比增加。肺气肿加重导致大量肺泡周围的毛细血管受肺泡膨胀的挤压而退化，致使肺毛细血管大量减少，肺泡间的血流量减少，此时肺泡虽有通气但肺泡壁无血液灌流，导致生理无效腔气量增大；也有部分肺区虽有血液灌流，但肺泡通气不良，不能参与气体交换，导致功能性分流增加，从而产生通气与血流比例失调。同时，通气和换气功能障碍引起缺氧和二氧化碳（CO_2）潴留，可发生不同程度的低氧血症和高碳酸血症，最终出现呼吸衰竭。

【临床表现】

起病缓慢，病程较长，反复急性发作而逐渐加重。

（一）症状

1. 慢性咳嗽 随病程发展可终身不愈，常晨间咳嗽明显，夜间阵咳或排痰。气候寒冷或呼吸道感染时加重。

2．咳痰　一般为白色黏液或浆液泡沫性痰，偶可带血丝，清晨排痰较多。急性发作期痰量增多，可有脓性痰。

3．胸闷及气短　早期在较剧烈活动时出现，后逐渐加重，以致在日常活动甚至休息时也感到呼吸困难，是慢阻肺的标志性症状。

4．喘息　重症或急性加重期患者可出现喘息。

5．其他　晚期患者有体重下降、食欲减退、骨质疏松等全身症状。

（二）体征

早期多无异常体征。随病情进展可出现肺气肿体征，有桶状胸，呼吸浅快；双侧语颤减弱；肺部叩诊过清音，肺下界和肝浊音界下移，心浊音界缩小；听诊两肺呼吸音减弱，呼气延长，部分患者可闻及干、湿性啰音。

（三）临床分期

按病情进展可将 COPD 分为两期：

1．急性加重期　咳嗽、咳痰、呼吸困难比平时加重，或痰量增多，或咯黄痰，需要改变用药方案。

2．稳定期　指咳嗽、咳痰、喘息和（或）气短症状轻微或基本消失。

（四）并发症

1．慢性肺源性心脏病　除呼吸系统的表现外，还可出现右心扩大和右心衰竭的表现。肺血管床减少、低氧血症和二氧化碳潴留等可引起肺动脉高压，使心脏负荷加重，诱发右心衰竭。

2．慢性呼吸衰竭　常在 COPD 急性加重期发生，呼吸功能障碍进一步加重，可出现缺氧和（或）二氧化碳潴留的临床表现。

3．自发性气胸　COPD 患者易并发自发性气胸。如有突然加剧的呼吸困难，伴有明显胸痛、发绀，叩诊患侧肺部呈鼓音，听诊呼吸音减弱或消失等，应考虑气胸的存在。通过胸部 X 线检查可明确诊断。

ER-1-4

拓展阅读

【辅助检查】

（一）血液检查

急性加重期或并发肺部感染时，可见白细胞总数及中性粒细胞增多。稳定期多无明显变化。

（二）痰液检查

合并细菌感染时，涂片或培养可见致病菌，如肺炎链球菌、流感嗜血杆菌等。

（三）X 线检查

早期可无异常。以后可出现肺纹理增粗、紊乱等非特异性改变，也可出现肺气肿。X 线胸片改变对慢阻肺诊断的特异性不高，但对于与其他肺疾病进行鉴别具有重要价值，特别是用于鉴别自发性气胸、肺炎等常见并发症。

（四）CT 检查

CT 检查可见慢阻肺小气道病变、肺气肿的表现，以及并发症的表现，但其主要临床意义在于鉴别其他具有相似症状的呼吸系统疾病。高分辨率 CT 对辨别肺气肿类型及确定肺大疱的大小和数量，有较高的敏感性和特异性，对预估肺大疱切除或外科减容手术等效果有一定价值。

（五）肺功能检查

对 COPD 的诊断、评价严重程度、疾病进展、治疗反应及预后有重要意义，是判断气流受限的主要客观指标。

吸入支气管舒张药后第 1 秒用力呼气容积占用力肺活量百分比（FEV_1/FVC）＜70% 及第 1 秒用力呼气容积（FEV_1）＜80% 预计值者，可确定为持续气流受限；肺容积增加，包括肺总量（TLC）、功能残气量（FRC）和残气量（RV）增加，表明肺过度充气，对诊断 COPD 有一定的参考价值。

（六）血气分析

用于判断低氧血症、高碳酸血症、酸碱平衡失调及呼吸衰竭的类型。

【诊断和鉴别诊断】

（一）诊断

诊断要点：①有吸烟等高危因素史；②出现慢性咳嗽、咳痰、喘息和逐渐加重的呼吸困难等症状；③体检有桶状胸，语颤减弱，肺部叩诊呈过清音，听诊呼吸音减弱，可闻及干、湿性啰音等体征；④呼吸功能检查有持续气流受限。根据以上条件可做出诊断。其中持续气流受限是诊断COPD的必备条件。

（二）稳定期病情严重程度评估

目前多主张稳定期慢阻肺采用综合指标体系进行病情严重程度评估。

1. 肺功能评估　可使用 GOLD 分级：COPD 患者吸入支气管扩张剂后 $FEV_1/FVC<70\%$；再依据其 FEV_1 下降程度进行气流受限的严重程度分级，见表1-1。

表1-1　COPD 患者气流受限严重程度的肺功能分级

肺功能分级	患者 FEV_1 占预计值的百分比（$FEV_1\%pred$）
GOLD 1 级：轻度	$FEV_1\%pred \geqslant 80\%$
GOLD 2 级：中度	$50\% \leqslant FEV_1\%pred < 80\%$
GOLD 3 级：重度	$30\% \leqslant FEV_1\%pred < 50\%$
GOLD 4 级：极重度	$FEV_1\%pred < 30\%$

2. 急性加重风险评估　上一年发生 2 次或 2 次以上急性加重，或者 1 次及 1 次以上需要住院治疗的急性加重，均提示今后急性加重风险增加。

依据上述症状、急性加重风险和肺功能改变等，即可对稳定期慢阻肺患者的病情严重程度做出综合性评估，并依据评估结果选择稳定期的治疗药物。

（三）鉴别诊断

应注意与支气管哮喘、支气管扩张症、肺结核、支气管肺癌等进行鉴别诊断。

【治疗】

治疗目的在于延缓病情进展，改善呼吸功能，提高患者工作、生活能力。

（一）急性加重期治疗

1. 一般治疗　应多休息；注意保暖；给予易消化的高热量、高蛋白、高维生素饮食；避免产气食物；必要时可应用胃管饮食或全胃肠道外营养。

2. 低流量吸氧　有低氧血症者可给予鼻导管低浓度、低流量吸氧，氧浓度一般为 28%～30%，应避免吸氧浓度过高引起二氧化碳潴留。

3. 控制感染　应依据患者所在地常见病原菌及其药物敏感情况积极选用抗生素治疗。常用的有青霉素类、头孢菌素类、喹诺酮类等，一般静脉滴注给药，如头孢曲松钠 2.0g，每日 1 次；或舒巴坦钠 - 头孢哌酮钠 2.0g，每日 2～4 次，静脉滴注。

4. 支气管舒张药　如果喘息严重，可较大剂量雾化吸入，如沙丁胺醇 500μg 或异丙托溴铵 500μg，或沙丁胺醇与异丙托溴铵合用，雾化吸入缓解症状。

5. 祛痰治疗　对于痰多而稠、不易咳出者可以选用祛痰剂，以促进痰液排出，有利于通畅气道和控制感染。可给氨溴索 30mg，或羧甲司坦（化痰片）500mg，每日 3 次，口服；也可用溴己新 8～16mg，每日 3 次，口服。

6. 糖皮质激素　对病情较重患者可考虑予口服泼尼松龙 30～40mg/d，也可静脉给予甲泼尼龙 40～80mg，每日 1 次。连用 5～7 天。

（二）稳定期治疗

1．一般治疗　视病情安排活动，但应以不加重症状、不感到疲劳为度。戒烟是目前使COPD 患者病情得以稳定和改善预后的确切措施之一。因职业或环境粉尘、刺激性气体所致者，应脱离污染环境。

2．长期家庭氧疗（LTOT）　是目前可改善 COPD 病情的确切防治措施。使用 LTOT 的指征为：①$PaO_2 \leq 55mmHg$ 或 $SaO_2 \leq 88\%$；②PaO_2 55～60mmHg 或 $SaO_2 < 89\%$，并有肺动脉高压、右心衰竭，或血细胞比容 >0.55 者。LTOT 方法：鼻导管吸氧，氧流量为 1～2L/min，吸氧时间 10～15h/d。目的是使患者在静息状态下，达到 $PaO_2 \geq 60mmHg$ 和（或）使 SaO_2 升至 90% 以上。

3．支气管舒张药　是现有控制症状的主要措施，可依据患者病情严重程度、用药后患者的反应等因素选用。联合应用不同药理机制的支气管扩张剂可增加支气管扩张效果。①肾上腺素受体激动剂：短效制剂如沙丁胺醇气雾剂，雾化吸入，疗效持续 4～5 小时。长效制剂如沙美特罗、福莫特罗等，每日吸入 2 次；茚达特罗每日仅吸入 1 次。②抗胆碱药：短效制剂如异丙托溴铵气雾剂，雾化吸入，持续 6～8 小时，每天 3～4 次。长效制剂有噻托溴铵粉吸入剂，每天吸入 1 次。③茶碱类药：茶碱缓释或控释片 0.2g，每 12 小时 1 次；氨茶碱 0.1g，每天 3 次。

4．祛痰剂　对痰不易咳出者可应用。常用药物有盐酸氨溴索 30mg，每日 3 次；N-乙酰半胱氨酸 0.6g，每日 2 次；羧甲司坦 0.5g，每日 3 次。后两种药物可以降低部分患者急性加重的风险。应避免使用强镇咳药物。

5．糖皮质激素　对高风险患者，有研究显示，糖皮质激素与长效肾上腺素受体激动剂的长期联合使用可增加运动耐量、减少急性加重频率、提高生活质量。目前常用剂型有沙美特罗加氟替卡松、福莫特罗加布地奈德。

6．康复治疗　可以使因进行性气流受限、严重呼吸困难而很少活动的患者改善活动能力、提高生活质量，是稳定期患者的重要治疗手段，具体包括呼吸生理治疗、肌肉训练、营养支持、精神治疗与教育等多方面措施。

（三）外科治疗

外科方法仅适用于少数有特殊指征的患者，选择适当病例可以取得一定疗效，使患者肺功能有所改善，呼吸困难有所减轻。手术方式包括肺大疱切除术和肺减容手术。肺移植术为终末期慢阻肺患者提供了一种新的治疗选择，但存在技术要求高、供体资源有限、手术费用昂贵等诸多问题。

 知识拓展

肺减容术（LVRS）

用胸腔镜进行微创肺减容术，只需在胸部打几个"洞"，在通过核医学设备准确找到无功能肺的情况下，通过切割缝合器进行减容，切除只占地方不干活的无功能肺组织，使邻近正常肺组织扩张、弹性回缩力增加，扩大正常肺脏的工作空间，改善肺通气功能，使晚期肺气肿患者的生活质量明显提高。手术创伤小，痛苦轻，感染率低，术后恢复快。

【预后和预防】

（一）预后

COPD 患者预后不良，最终常死于呼吸衰竭或肺源性心脏病。气道阻塞的严重程度影响COPD 患者的生存率。有资料统计 $FEV_1 \geq 50\%$ 预计值的 COPD 患者死亡率与一般人群相似。FEV_1 在 20% 预计值的患者 1 年内的死亡率约为 30%，10 年内的死亡率约为 95%。高碳酸血症是预后的不利因素，高龄者死亡率明显增加。早发现早治疗可减缓 COPD 发病进程，长期家庭氧疗能降低 COPD 患者的死亡率。

（二）预防

戒烟是预防慢阻肺最重要的措施，在疾病的任何阶段戒烟都有助于防止慢阻肺的发生和发展。控制环境污染，减少有害气体或有害颗粒的吸入。积极防治婴幼儿和儿童期的呼吸系统感染。流感疫苗、肺炎链球菌疫苗、细菌溶解物、卡介苗多糖核酸等对防止慢阻肺患者反复感染可能有益。加强体育锻炼，增强体质，提高机体免疫力，可帮助改善机体一般状况。此外，对于有慢阻肺高危因素的人群，应定期进行肺功能监测，以尽可能早期发现慢阻肺并及时干预。

第三节　慢性肺源性心脏病

慢性肺源性心脏病，简称慢性肺心病，是由肺组织、肺血管或胸廓的慢性病变致肺血管阻力增加，肺动脉压力增高，继而右心室结构和（或）功能改变的疾病。慢性肺心病发病年龄多在40 岁以上，无明显性别差异。本病患病率北方高于南方，农村高于城市，在冬春季节、气候多变时易出现急性发作，呼吸道感染是其常见诱因。

【病因和发病机制】

（一）病因

1. 支气管和肺疾病　以慢阻肺最为多见，约占 80%～90%；其次为支气管哮喘、支气管扩张、重症肺结核、肺尘埃沉着病及间质性肺疾病等疾病。

2. 胸廓运动障碍性疾病　较少见，严重的胸廓或脊椎畸形（如脊椎后、侧凸，脊柱结核）、神经肌肉病变等均可引起胸廓运动障碍；支气管受压、扭曲、变形，可导致肺功能受限。

3. 肺血管疾病　很少见，反复发生的肺小动脉栓塞、肺小动脉炎，以及原发性肺动脉高压等均可引起肺小动脉狭窄或阻塞，形成肺动脉高压。

4. 其他　原发性肺泡通气不足及先天性口咽畸形、睡眠呼吸暂停低通气综合征等均可产生低氧血症，引起肺血管收缩，导致肺动脉高压，发展成慢性肺心病。

（二）发病机制

1. 肺动脉高压的形成　肺的功能和结构发生不可逆性改变，导致肺血管阻力增加，肺动脉血管重构，产生肺动脉高压。功能性因素较解剖学因素更为重要。

（1）功能性因素：缺氧使肺血管收缩，是肺动脉高压形成的最重要因素。缺氧时收缩血管的活性物质明显增多，如前列腺素、白三烯、5- 羟色胺（5-HT）、血管紧张素Ⅱ、血小板活化因子等；同时，缺氧还可使平滑肌细胞膜对钙离子的通透性增加，增强肌肉兴奋 - 收缩耦联效应，直接使肺血管收缩；另外，内皮源性收缩因子和内皮源性舒张因子的平衡失调也在肺血管收缩中起一定作用；高碳酸血症时，氢离子浓度增高，使肺血管平滑肌对缺氧的敏感性增强，使肺动脉压增高。

（2）解剖学因素：①肺小动脉炎。支气管、肺的慢性炎症可累及邻近肺血管，引起血管炎，管壁增厚，管腔狭窄，使肺血管阻力增加。②肺毛细血管床减少。肺气肿时肺泡内压增高，压迫肺泡毛细血管，使毛细血管管腔狭窄或闭塞；肺泡壁破裂造成毛细血管网毁损，当减损超过 70% 以上时，即可发生肺动脉高压。③肺血管重塑。慢性缺氧使肺血管收缩，管壁张力增高，同时使肺内产生多种生长因子，可直接刺激管壁平滑肌细胞、内膜弹力纤维和胶原纤维增生。④肺微小动脉血栓形成。尸检发现，部分慢性肺心病急性发作期患者存在多发性肺微小动脉原位血栓形成，引起肺血管阻力增加，加重肺动脉高压。

（3）血容量增多和血液黏度增加：慢性缺氧继发红细胞生成增多，血液黏度增加；缺氧可使肾小动脉收缩，肾血流量减少，致水钠潴留；缺氧还可使醛固酮分泌增多，加重水钠潴留，血容量增加。血液黏度增加和血容量增多促进肺动脉压增高。

2.心脏病变和心力衰竭　肺循环阻力增加导致肺动脉高压,右心为克服肺动脉高压而发生右心室肥厚。肺动脉高压早期,右心室尚能代偿,舒张末期压仍正常。随着病情的进展,特别是急性加重期,肺动脉压持续升高,超过右心室的代偿能力,右心失代偿,右心排血量下降,右心室收缩末期残留血量增加,舒张末期压增高,促使右心室扩大和右心衰竭。

3.其他重要脏器损害　缺氧和高碳酸血症尚可引起脑、肾、肝、胃、肠及内分泌系统和血液系统等发生病理改变,引起多脏器功能损害。

【临床表现】

本病进展缓慢,病程较长。根据其心、肺功能情况可分为代偿期和失代偿期,但其界限有时并不明显。

（一）肺、心功能代偿期

1.原发病表现　如慢性咳嗽、咳痰、气促等症状,常有肺气肿体征。

2.肺动脉高压表现　肺动脉瓣区第二心音亢进。

3.右心室肥大表现　三尖瓣区出现收缩期杂音或剑突下见明显心脏搏动。

（二）肺、心功能失代偿期

常由急性呼吸道感染而诱发,除呼吸道感染的表现外,还表现为呼吸衰竭和右心衰竭。

1.呼吸衰竭　表现为严重的呼吸困难,发绀;常有头痛、乏力、失眠、食欲减退等。二氧化碳潴留严重时,皮肤血管扩张,表现为皮肤潮红、多汗,可有球结膜充血、水肿。病情严重时可出现表情淡漠、神志恍惚、嗜睡、谵妄等肺性脑病表现。

2.右心衰竭　表现为心悸、食欲减退、腹胀、恶心等。查体可有发绀、颈静脉怒张、肝大并有压痛、肝颈静脉回流征阳性、下肢水肿等体征（参阅第二章第一节心力衰竭）。

（三）并发症

1.肺性脑病　由于呼吸功能衰竭,缺氧和（或）二氧化碳潴留引起的各种神经精神症状,如头痛、精神错乱、抽搐、意识障碍等。是肺心病死亡的首要原因,需积极防治。

2.电解质及酸碱平衡紊乱　是肺心病最常见的并发症。肺心病出现呼吸衰竭时,有缺氧和（或）二氧化碳潴留,机体可发生各种不同类型的酸碱失衡及电解质紊乱,使病情进一步恶化,应积极进行监测,及时采取治疗措施。

3.心律失常　多表现为房性期前收缩及阵发性室上性心动过速,其中以紊乱性房性心动过速最具特征性。也可有心房扑动及心房颤动。一般的心律失常经过控制感染、纠正缺氧、酸碱失衡和电解质紊乱后,可自行消失。如果持续存在,可根据心律失常的类型选用药物。

其他并发症尚有休克、弥散性血管内凝血、上消化道出血及深静脉血栓形成等。

【辅助检查】

（一）X线检查

胸部 X 线检查的表现为（图 1-2）:①肺部基础疾病,以慢性支气管炎、肺气肿最常见;②肺动脉高压表现,右下肺动脉横径≥15mm,右下肺动脉横径与气管横径比值≥1.07,肺动脉段突出或其高度≥3mm,中央肺动脉扩张而外周血管纤细;③右心室增大征。

（二）心电图检查

主要是右心室、右心房肥大的改变,如电轴右偏,重度顺钟向转位,$RV_1+SV_5≥1.05mV$;右心房肥大可出现肺型 P 波。

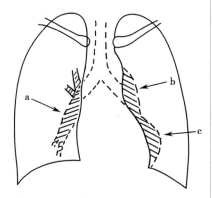

图1-2　慢性肺心病X线胸片正位

右下肺动脉干增宽（a）,肺动脉段凸出（b）,心尖上凸（c）

（三）超声心动图检查

超声心动图诊断肺心病的阳性率为60.6%～87.0%。可显示右肺动脉内径≥18mm，右肺动脉干≥20mm，右心室流出道内径≥30mm，右心室内径≥20mm，左、右心室内径比值<2等，对诊断慢性肺心病有重要价值。

（四）动脉血气分析

可出现低氧血症甚至呼吸衰竭，或合并高碳酸血症。

（五）其他检查

肺功能检查可在缓解期进行，患者均有通气和换气功能障碍。血液检查可有红细胞及血红蛋白升高，血液黏度增加。痰细菌学检查可指导急性加重期患者选用抗菌药物。

【诊断和鉴别诊断】

（一）诊断

诊断要点：①有慢性支气管炎、COPD或其他慢性胸肺疾病病史和表现；②逐渐出现并加重的肺动脉高压、右心室肥大乃至右心衰竭表现；③心电图、X线检查、超声心动图有肺动脉高压、右心房及右心室肥大的征象；④排除右室肥大的其他心脏疾病。

（二）鉴别诊断

1. 冠状动脉粥样硬化性心脏病（冠心病）　冠心病与肺心病均多见于老年人，而且常有两病共存。冠心病常有心绞痛病史，若有高血压、高脂血症、糖尿病病史也有助于冠心病诊断；一般患者无慢性咳嗽、咳痰、喘息症状。X线及心电图检查以左室肥大为主要征象，冠状动脉造影提示冠状动脉狭窄可资鉴别。单纯的肺心病与冠心病的鉴别一般并不困难，但若冠心病合并肺心病时鉴别比较困难，应详细询问病史，认真体检和进行有关的心、肺功能检查以资鉴别。

2. 风湿性心脏病（风心病）　慢性肺心病的相对三尖瓣关闭不全与风心病的三尖瓣关闭不全产生的杂音相似，易于混淆。风心病常见于40岁以下患者，常有风湿性关节炎和心肌炎的表现，其他瓣膜如二尖瓣、主动脉瓣也易受累。在X线、心电图、超声心动图上常有特殊表现，以此可予鉴别。

慢性肺心病尚需与原发性心肌病、缩窄性心包炎等疾病相鉴别。

【治疗】

（一）肺、心功能代偿期

可采用综合治疗措施，延缓基础支气管、肺疾病的进展；增强患者的免疫功能，预防感染，减少或避免急性加重，加强康复锻炼和营养；必要时给予长期家庭氧疗或家庭无创呼吸机治疗等，以改善患者的生活质量。

（二）肺、心功能失代偿期

治疗原则为积极控制感染，通畅呼吸道，改善呼吸功能，纠正缺氧和二氧化碳潴留，控制呼吸衰竭和心力衰竭，防治并发症。

1. 一般治疗　卧床休息，协助患者采取舒适体位，如半卧位或者坐位；保持病房空气清新，避免刺激性气味；定时翻身、拍背有利于排痰；有水肿时应限制水、盐的摄入，钠盐<3g/d，水<1 500ml/d；给予容易消化的高热量、高蛋白、高维生素饮食，避免高糖和产气食物。

2. 控制感染　呼吸系统感染是引起慢性肺心病急性加重，致肺、心功能失代偿的常见原因，需积极控制感染。抗生素可参考痰培养及药物敏感试验选用有效抗菌药物。培养结果未出来前，可根据经验用药（参考慢阻肺急性加重）。

3. 控制呼吸衰竭　给予扩张支气管、祛痰等治疗，通畅呼吸道，改善通气功能。合理氧疗以纠正缺氧，必要时给予无创正压通气或气管插管有创正压通气治疗。同时维持水电解质和酸碱平衡、防治并发症为原则（参阅本章第九节慢性呼吸衰竭的治疗）。

4. 控制心力衰竭　肺心病患者心力衰竭的治疗与其他心脏病心力衰竭的治疗有所不同，大多数肺心病患者经过有效控制呼吸道感染、改善呼吸功能后心力衰竭便得以改善。在经过上述处理后无效或病情较重者，可适当选用以下药物：

（1）利尿剂：小剂量、间歇、联合用药。一般选用氢氯噻嗪（双氢克尿噻）25mg，口服，每日1～3次，一般不超过4天；可联用保钾利尿剂，如螺内酯（安体舒通）20～40mg，口服，每日2次。水肿严重的患者可短期应用呋塞米（速尿），口服或肌内注射。利尿药应用后易出现低钾、低氯性碱中毒，痰液黏稠不易排痰和血液浓缩，应注意预防。

（2）强心剂：慢性肺心病患者由于缺氧、二氧化碳潴留、感染等，对洋地黄类药物耐受性较差，易导致中毒。因此应慎用或不用，且用药前应注意纠正缺氧，防治低钾血症，以免发生药物毒性反应。确需应用时可选择作用快、排泄快的洋地黄制剂，用量为常规剂量的1/2～1/3，如毛花苷丙0.2～0.4mg或毒毛花苷K 0.125～0.25mg加入10%葡萄糖溶液20ml中静脉缓慢推注。

（3）血管扩张剂：钙通道阻滞药、川芎嗪等能降低肺动脉压，对部分顽固性心力衰竭有一定的效果。但血管扩张剂可同时扩张肺动脉和体动脉，降低肺动脉压的同时也引起体循环压下降，反射性地产生心率增快、血氧分压下降、二氧化碳分压上升等副作用，限制了血管扩张剂在慢性肺心病中的应用。

5. 抗凝治疗　应用肝素或低分子肝素防止肺微小动脉血栓形成。

6. 对症治疗　控制酸碱平衡失调及电解质紊乱、心律失常、肺性脑病等。

【预后和预防】

（一）预后

目前虽然加强了对本病的防治，病死率有所下降，但仍在10%～15%左右，死亡原因主要是由于呼吸道感染而导致的呼吸衰竭和心力衰竭。但本病经积极治疗可以延长寿命，提高患者的生活质量。

（二）预防

肺心病预防的关键是积极有效地防治原发疾病，如慢性支气管炎、慢性阻塞性肺气肿等。主要措施有：①宣传、提倡戒烟；②预防呼吸道感染；③避免有害物质的吸入；④加强体育锻炼，提高抗病能力。

　病案分析

病案：

患者男性，68岁，因"反复咳、痰、喘20余年，加重伴下肢水肿2日"入院。患者20余年每入冬季即出现咳嗽、咳痰，偶伴发热，在当地诊所使用抗生素和氨茶碱等治疗，病情有所缓解，但症状反复。近5年出现活动后气短加重并伴有双下肢水肿，并有逐年加重趋势。平素不规则吸入支气管扩张剂联合吸入激素治疗。2天前因受凉后咳嗽加重，伴发热、喘息、咳黄黏痰，自行服用头孢氨苄等不见好转，送来我院。既往有吸烟史，戒烟5年。查体：T 38.5℃，P 102次/min，R 28次/min，Bp 130/80mmHg，口唇发绀，颈静脉充盈；双肺叩诊过清音，可闻及干、湿啰音，肺动脉瓣区第二心音亢进；双下肢中度凹陷性水肿。实验室检查：血常规WBC $12×10^9$/L，中性粒细胞占比81%，Hb 170g/L。血气分析 pH 7.36，PaO_2 50mmHg，$PaCO_2$ 55mmHg。

讨论：

1. 该患者的初步诊断、诊断依据。

2. 尚需做哪些检查以助诊断？

3. 提出治疗方法与措施。

第四节　支气管哮喘

支气管哮喘，简称哮喘，是一种以慢性气道炎症和气道高反应性为特征的异质性疾病。主要特征包括气道慢性炎症，气道对多种刺激因素呈现的高反应性，多变的可逆性气流受限，以及随病程延长而导致的一系列气道结构的改变，即气道重构。临床表现为反复发作的喘息、气急、胸闷或咳嗽等症状，常在夜间及清晨发作或加重，多可自行缓解或经治疗后缓解。根据全球和我国哮喘防治指南提供的资料，全球约有 3 亿、我国约有 3 000 万哮喘患者，经过长期规范化治疗和管理，80% 以上的患者可以达到哮喘的临床控制。

【病因和发病机制】

（一）病因

1. 遗传因素　哮喘是一种复杂的、具有多基因遗传倾向的疾病，其发病具有家族集聚现象，亲缘关系越近，患病率越高。目前采用 GWAS 鉴定了多个哮喘易感基因，如 *YLK40*、*IL6R*、*PDE4D*、*IL33* 等。具有哮喘易感基因的人群发病与否受环境因素的影响较大。

2. 环境因素　包括变应原性因素，如室内变应原（尘螨、家养宠物、蟑螂）、室外变应原（花粉、草粉）、职业性变应原（油漆、活性染料）、食物（鱼、虾、蛋类、牛奶）、药物（阿司匹林、抗生素），和非变应原性因素，如大气污染、吸烟、运动、肥胖等。

（二）发病机制

尚不完全清楚。目前可概括为气道免疫 - 炎症机制、神经调节机制及其相互作用。

1. 气道免疫 - 炎症机制

（1）气道炎症形成机制：气道慢性炎症是由多种炎症细胞、炎症介质和细胞因子共同参与、相互作用的结果。

外源性变应原进入机体后，被抗原提呈细胞内吞并激活 T 细胞。一方面，活化的辅助性 Th2 细胞产生白介素（IL）激活 B 淋巴细胞并合成特异性 IgE，后者结合于肥大细胞和嗜碱性粒细胞等表面的 IgE 受体。若变应原再次进入人体内，可与结合在细胞表面的 IgE 交联，使该细胞合成并释放多种活性介质，导致气道平滑肌收缩、黏液分泌增加和炎症细胞浸润，产生哮喘的临床症状，这是一个典型的变态反应过程。另一方面，活化的辅助性 Th2 细胞分泌的 IL 等细胞因子可直接激活肥大细胞、嗜酸性粒细胞及巨噬细胞等，并使之聚集在气道。这些细胞进一步分泌多种炎症因子，如组胺、白三烯、前列腺素、活性神经肽、嗜酸性粒细胞趋化因子、转化生长因子（TGF）等，构成了一个与炎症细胞相互作用的复杂网络，导致气道慢性炎症。近年来认识到嗜酸性粒细胞在哮喘发病中不仅发挥着终末效应细胞的作用，还具有免疫调节作用。

根据变应原吸入后哮喘发生的时间，可分为早发型哮喘反应（立即发生，15～30 分钟达高峰，2 小时后逐渐恢复正常）、迟发型哮喘反应（约 6 小时后发生，持续时间长，可达数天）和双相型哮喘反应。

（2）气道高反应性（airway hyperresponsiveness，AHR）：是指气道对各种刺激因子表现为过强或过早的收缩反应。AHR 是哮喘的基本特征，可通过支气管激发试验来量化和评估，有症状的哮喘患者几乎都存在 AHR。目前普遍认为气道慢性炎症是导致 AHR 的重要机制之一。

2. 神经调节机制　支气管受复杂的自主神经支配，除肾上腺素能神经、胆碱能神经外，还有非肾上腺素能、非胆碱能（NANC）神经系统。哮喘患者 β 肾上腺素受体功能低下，胆碱能神经张力增加。NANC 神经系统能释放舒张支气管平滑肌的神经介质及收缩支气管平滑肌的介质，两者平衡失调则可引起支气管平滑肌收缩。此外，从感觉神经末梢释放的活性物质导致血管扩张、血管通透性增加和炎症渗出,此即为神经源性炎症,并通过局部轴突反射释放感觉神经肽而引起哮喘发作。有关哮喘发病机制总结见图1-3。

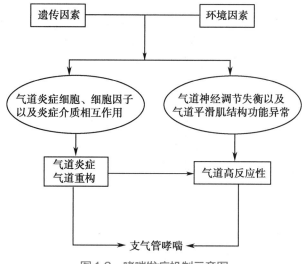

图1-3 哮喘发病机制示意图

【病理】

气道慢性炎症为哮喘的基本特征,表现为气道上皮下肥大细胞、嗜酸性粒细胞、巨噬细胞、淋巴细胞及中性粒细胞等的浸润,以及气道黏膜下组织水肿、微血管通透性增加、支气管平滑肌痉挛、纤毛上皮细胞脱落、杯状细胞增殖及气道分泌物增加等病理改变。若哮喘长期反复发作,可见支气管平滑肌肥大、增生,气道上皮细胞黏液化生,上皮下胶原沉积和纤维化,血管增生及基底膜增厚等气道重构的表现。

【临床表现】

1. 症状 典型症状为发作性伴有哮鸣音的呼气性呼吸困难,可伴有气促、胸闷或咳嗽。症状可在数分钟内发作,并持续数小时至数天,可经平喘药物治疗后缓解或自行缓解。夜间及清晨发作或加重是哮喘的重要临床特征。

有些患者尤其是青少年,其哮喘症状在运动时出现,称为运动性哮喘。此外,临床上还存在没有喘息症状的不典型哮喘,对以咳嗽为唯一症状的不典型哮喘称为咳嗽变异性哮喘;对以胸闷为唯一症状的称为胸闷变异性哮喘;以阿司匹林为代表的非甾体类药物诱发的称阿司匹林性哮喘。

2. 体征 发作时典型体征为双肺广泛的哮鸣音,呼气音延长。但病情危重时,哮鸣音反而减弱,甚至消失,称"沉默肺"。非发作期体检可无异常发现。

【并发症】

严重哮喘发作时可并发气胸、肺不张、纵隔气肿,长期反复发作后可并发慢阻肺、支气管扩张和肺源性心脏病。

【辅助检查】

（一）血常规检查

哮喘发作时可有嗜酸性粒细胞增高,如并发细菌感染可有白细胞总数和中性粒细胞增高。

（二）痰液检查

诱导痰液中嗜酸性粒细胞计数增高（>2.5%）,可作为评价哮喘气道炎症指标之一,也是评估糖皮质激素治疗反应性的敏感指标。

（三）肺功能检查

1. 通气功能检测 哮喘发作时呈阻塞性通气功能改变,有关呼气流速的指标均显著下降。

如第 1 秒用力呼气容积（FEV₁）、第 1 秒用力呼气容积占用力肺活量百分比［FEV₁/FVC（%）］及最大呼气流量（PEF）均减少；残气量（RV）增加、肺总量（TLC）增加、残气量占肺总量的比值（RV/TLC）增高。缓解期上述指标渐恢复正常。

2. 支气管激发试验　用以测定气道反应性。常用乙酰胆碱、组胺等激发剂吸入。吸入激发剂后通气功能下降、气道阻力增加，如 FEV₁ 下降≥20%，可诊断为激发试验阳性。

3. 支气管舒张试验　用以测定气道可逆性。有效的支气管舒张药可使气道痉挛得到改善，肺功能指标好转。常用的吸入剂有沙丁胺醇、特布他林等。当吸入上述药物 20 分钟后，FEV₁ 较用药前增加≥12%，且其绝对值增加≥200ml，则判断为阳性，提示存在可逆性的气道阻塞。

4. 最大呼气流量（PEF）及其变异率测定　哮喘发作时 PEF 下降。PEF 平均每日昼夜变异率（连续 7 天，每日 PEF 昼夜变异率之和 /7）>10%，或 PEF 周变异率{（2 周内最高 PEF 值 – 最低 PEF 值）/［（2 周内最高 PEF 值 + 最低 PEF 值）×1/2］>100%}>20%，提示存在气道可逆性的改变。

（四）动脉血气分析

哮喘严重发作时可有缺氧，PaO₂ 降低，由于过度通气可使 PaCO₂ 下降，pH 上升，表现为呼吸性碱中毒；若病情进一步恶化，可同时出现缺氧和 CO₂ 滞留，表现为呼吸性酸中毒。重症发作时气道阻塞严重，可有缺氧、呼吸性酸中毒或伴代谢性酸中毒等改变。

（五）X 线 /CT 检查

哮喘发作时胸部 X 线可见两肺透亮度增加，呈过度通气状态，缓解期多无明显异常。胸部 CT 在部分患者可见支气管壁增厚、黏液阻塞。

（六）特异性变应原检测

外周血变应原特异性 IgE 增高，结合病史有助于病因诊断；血清总 IgE 测定对哮喘诊断价值不大，但其增高的程度可作为重症哮喘使用抗 IgE 抗体治疗的依据。体内变应原试验包括皮肤变应原试验和吸入变应原试验。

【诊断和鉴别诊断】

（一）诊断标准

1. 反复发作喘息、呼吸困难、胸闷、咳嗽，多与接触冷空气、变应原、病毒性上呼吸道感染、运动等有关。

2. 发作时双肺可闻及哮鸣音。

3. 上述症状可经治疗缓解或自行缓解。

4. 除外其他疾病所引起的喘息、气急、胸闷和咳嗽。

5. 临床表现不典型者应至少具备下列三项中的一项：①支气管激发试验或运动试验阳性；②支气管舒张试验阳性；③昼夜 PEF 变异率≥20%。

符合 1～4 条或 4、5 条者，均可诊断为支气管哮喘。

（二）哮喘的分期及控制水平分级

哮喘可分为急性发作期、慢性持续期和临床缓解期。

1. 急性发作期　指喘息、气急、胸闷或咳嗽等症状突然发生或症状加重，伴有呼气流量降低，常因接触变应原等刺激物或治疗不当所致。急性发作时严重程度可分为轻度、中度、重度和危重共四级。

轻度：步行或上楼时气短，可有焦虑，呼吸频率轻度增加，闻及散在哮鸣音，肺通气功能和血气检查正常。

中度：稍事活动感气短，讲话常有中断，时有焦虑，呼吸频率增加，可有三凹征，闻及响亮、弥漫的哮鸣音，心率增快，可出现奇脉，使用支气管舒张剂后 PEF 占预计值的 60%～80%，SaO₂ 91%～95%。

重度：休息时感气短，端坐呼吸，只能发单字表达，常有焦虑和烦躁，大汗淋漓，呼吸频率＞30 次 /min，常有三凹征，闻及响亮、弥漫的哮鸣音，心率增快常＞120 次 /min，奇脉，使用支气管舒张剂后 PEF 占预计值＜60% 或绝对值＜100L/min 或作用时间＜2 小时，PaO_2＜60mmHg，$PaCO_2$＞45mmHg，SaO_2≤90%，pH 可降低。

危重：患者不能讲话，嗜睡或意识模糊，胸腹矛盾运动，哮鸣音减弱甚至消失，脉率变慢或不规则，严重低氧血症和高二氧化碳血症，pH 降低。

2. 慢性持续期　指患者虽然没有哮喘急性发作，但在相当长的时间内仍有不同频度和不同程度的喘息、咳嗽、胸闷等症状，可伴有肺通气功能下降。目前应用最为广泛的慢性持续期哮喘严重性评估方法为哮喘控制水平，这种评估方法包括目前临床控制评估和未来风险评估，临床控制又可分为良好控制、部分控制和未控制 3 个等级，具体指标见表 1-2。

表 1-2　慢性持续期哮喘控制水平的分级

A：哮喘症状控制	哮喘症状控制水平		
	良好控制	部分控制	未控制
过去四周，患者存在： 日间哮喘症状＞2 次 / 周　　是□否□ 夜间因哮喘憋醒　　　　　　是□否□ 使用缓解药次数＞2 次 / 周　是□否□ 哮喘引起的活动受限　　　　是□否□	无	存在 1～2 项	存在 3～4 项
B：未来风险评估（急性发作风险，病情不稳定，肺功能迅速下降，药物不良反应）			
与未来不良事件风险增加的相关因素包括： 临床控制不佳；过去 1 年频繁急性发作；曾因严重哮喘而住院治疗；FEV_1 低；烟草暴露；高剂量药物治疗			

3. 临床缓解期　指患者无喘息、气急、胸闷、咳嗽等症状，维持 1 年以上。

（三）鉴别诊断

1. 左心衰竭引起的呼吸困难　发作时因出现阵发性咳嗽、呼吸困难、双肺闻及广泛的哮鸣音等症状与支气管哮喘相似，因此支气管哮喘应与左心衰竭引起的呼吸困难鉴别（表 1-3）。在未确诊前可暂用氨茶碱平喘，忌用肾上腺素或吗啡，以免造成生命危险。

表 1-3　支气管哮喘与左心衰竭引起的呼吸困难的鉴别

鉴别项	支气管哮喘	左心衰竭引起的呼吸困难
病史	可有过敏病史，有哮喘反复发作史	多有高血压、冠心病或心瓣膜病史
发病年龄	青少年较多见	老年人多见
哮喘形式	为带有哮鸣的呼气性呼吸困难	吸气和呼气均感困难，重者咳粉红色泡沫痰
肺部体征	两肺可闻及哮鸣音	两肺可闻及广泛湿啰音和哮鸣音
心脏体征	心脏无异常	原有心脏病体征
X 线检查征象	哮喘发作时两肺透亮度增加	有肺淤血或肺水肿征和心脏扩大影像

2. 慢性阻塞性肺疾病　多见于中老年人，多有长期吸烟或接触有害气体的病史和慢性咳嗽史，喘息长年存在，有加重期。体检双肺呼吸音明显下降，可有肺气肿体征，两肺或可闻及湿啰音。如患者同时具有哮喘和慢阻肺的特征，可以诊断哮喘合并慢阻肺或慢阻肺合并哮喘。

3. 上气道阻塞　中央型支气管肺癌、气管支气管结核、复发性多软骨炎等，可出现喘鸣或类似哮喘样呼吸困难，肺部可闻及哮鸣音。但根据病史，特别是出现吸气性呼吸困难，胸部影像、支气管镜检查,常可明确诊断。

【治疗】

虽然目前哮喘不能根治,但长期规范化治疗可使大多数患者达到良好或完全的临床控制。哮喘治疗的目标是长期控制症状、预防未来风险的发生,使患者与正常人一样生活、学习和工作。

(一)确定并减少危险因素接触

部分患者能找到引起哮喘发作的变应原或其他非特异刺激因素,使患者脱离并长期避免接触这些危险因素是防治哮喘最有效的方法。

(二)药物治疗

治疗哮喘的药物分为控制性药物和缓解性药物。控制性药物需长期使用,主要治疗气道的慢性炎症,亦称抗炎药,包括吸入型糖皮质激素(ICS)、白三烯调节剂、长效 β_2 受体激动剂、缓释茶碱等;缓解性药物主要作用为迅速舒张支气管,也称支气管舒张药,包括短效 β_2 受体激动剂、短效吸入型抗胆碱能药物、短效茶碱、全身用糖皮质激素等。根据作用机制的不同分为以下几种。

1. β_2 受体激动剂　主要通过激动气道的 β_2 受体,舒张支气管、缓解哮喘症状。有吸入、口服和静脉三种制剂,首选吸入给药。由于副作用大,只在其他疗法无效时使用。分为短效 β_2 受体激动剂(SABA)和长效 β_2 受体激动剂(LABA)

SABA:作用时间约为 4~6 小时,为治疗哮喘急性发作的首选药物。常用药物有沙丁胺醇和特布他林。SABA 应按需间歇使用,不宜长期、单一使用。主要不良反应有心悸、骨骼肌震颤、低钾血症等。

LABA:作用时间为 10~12 小时,与 ICS 联合是目前最常用的哮喘控制性药物。常用 LABA 有沙美特罗和福莫特罗。福莫特罗属快速起效的 LABA,也可按需用于哮喘急性发作的治疗。目前常用 ICS 加 LABA 的联合制剂有:氟替卡松 / 沙美特罗吸入干粉剂,布地奈德 / 福莫特罗吸入干粉剂。特别注意,LABA 不能单独用于哮喘的治疗。

2. 茶碱类药　通过抑制磷酸二酯酶,提高平滑肌细胞内的 cAMP 浓度,拮抗腺苷受体,舒张支气管平滑肌,另外还有抗炎作用,是目前治疗哮喘的有效药物之一。

口服:用于轻至中度哮喘急性发作及哮喘的维持治疗,常用药物有氨茶碱和缓释茶碱,常用剂量为每日 6~10mg/kg。口服缓释茶碱尤适用于夜间哮喘症状的控制。小剂量缓释茶碱与 ICS 联合是目前常用的哮喘控制性药物之一。

静脉给药:氨茶碱首剂负荷量为 4~6mg/kg,注射速度不宜超 0.25mg/(kg·min),维持剂量为 0.6~0.8mg/(kg·h)。每日最大用量一般不超过 1.0g(包括口服和静脉给药)。静脉给药主要用于重症和危重症哮喘。

茶碱的主要不良反应包括恶心、呕吐、心律失常、血压下降及多尿,偶可兴奋呼吸中枢,严重者可引起抽搐乃至死亡。由于茶碱的"治疗窗"窄,以及茶碱代谢存在较大的个体差异,有条件的应在用药期间监测其血药浓度。发热、妊娠、小儿或老年,患有肝、心、肾功能障碍及甲状腺功能亢进者尤须慎用。

3. 抗胆碱药　通过阻断节后迷走神经通路,降低迷走神经张力而起到舒张支气管、减少黏液分泌的作用。常用药物有异丙托溴铵,为短效抗胆碱药,可雾化吸入,每次 40~80μg,每日 3~4 次;或 100~150μg/ml 的溶液持续雾化吸入。其副作用少,与 β_2 受体激动剂合用能增强疗效,尤适用于夜间哮喘及痰多哮喘。长效抗胆碱药(LAMA)噻托溴铵为选择性 M_1、M_3 受体拮抗剂,作用时间可达 24 小时,主要用于哮喘合并慢阻肺的治疗。

4. 糖皮质激素　是目前控制哮喘最有效的药物。激素通过作用于气道炎症形成过程中的诸多环节有效抑制气道炎症。分为吸入、口服和静脉用药。

吸入型糖皮质激素由于其局部抗炎作用强、全身不良反应少，已成为目前哮喘长期治疗的首选药物。常用药物有倍氯米松、布地奈德、氟替卡松等。根据哮喘病情选择吸入不同剂量。少数患者可出现口咽念珠菌感染、声音嘶哑，吸入药后用清水漱口可减轻局部反应和胃肠吸收。为减少吸入大剂量激素的不良反应，可采用低、中剂量激素与长效 β_2 受体激动剂、白三烯调节剂或缓释茶碱联合使用。

口服：常用泼尼松和泼尼松龙。用于吸入激素无效或需要短期加强治疗者。起始 30～60mg/d，症状缓解后逐渐减量至≤10mg/d，然后停用或改用吸入剂。

静脉给药：重度或严重哮喘发作时应及早静脉给予激素。可选择琥珀酸氢化可的松，常用量 100～400mg/d；或甲泼尼龙，常用量 80～160mg/d。无激素依赖倾向者，可在短期（3～5 天）内停药；有激素依赖倾向者应适当延长给药时间，症状缓解后逐渐减量，然后改口服和吸入剂维持。

5. 白三烯调节剂　通过调节白三烯的生物活性而发挥抗炎、舒张支气管平滑肌作用，是目前除 ICS 外唯一可单独应用的哮喘控制性药物，尤适用于阿司匹林哮喘、运动性哮喘和伴有过敏性鼻炎哮喘患者的治疗。常用药物有孟鲁司特和扎鲁司特。不良反应通常较轻微，主要是胃肠道症状。

6. 抗 IgE 抗体　是人源化的重组鼠抗人 IgE 单克隆抗体，能阻断游离的 IgE 与 IgE 效应细胞表面受体的结合，中止变态反应和炎症反应的发生。主要用于其他药物治疗后症状仍未控制，且血清 IgE 水平增高的重症哮喘患者。使用方法为每 2 周皮下注射 1 次，持续 3～6 个月。

（三）急性发作期的治疗

目标是尽快缓解气道痉挛，纠正低氧血症，恢复肺功能，预防进一步恶化或再次发作，防治并发症。根据发作程度的不同，采取不同的治疗方法。

1. 轻度　定量雾化吸入短效 β_2 受体激动剂，在第 1 小时内每 20 分钟吸入 1～2 喷，然后调整为每 3～4 小时吸入 1～2 喷。效果不佳时可加用茶碱缓释片 0.1～0.2g/d，每日 2 次，口服；或异丙托溴铵定量雾化吸入，每次 40～80μg，每日 3 次。

2. 中度　下述方法联合应用：①雾化吸入短效 β_2 受体激动剂，在第 1 小时内可持续雾化吸入，然后根据病情调整吸入间隔时间；②异丙托溴铵定量雾化吸入，每次 40～80μg，每日 3～4 次，或 100～150μg/ml 的溶液持续雾化吸入；③倍氯米松或布地奈德混悬液 200～500μg/d 吸入；④氨茶碱注射液 0.25g 加入 20% 葡萄糖溶液 20～40ml，缓慢静脉注射。

3. 重度和危重度　需积极救治：①吸氧，氧浓度一般不超过 40%；②持续雾化吸入短效 β_2 受体激动剂；③异丙托溴铵 100～150μg/ml 的溶液持续雾化吸入；④倍氯米松或布地奈德混悬液 1 000～2 000μg/d 雾化吸入；⑤琥珀酸氢化可的松 100～400mg/d，或甲泼尼龙 80～160mg/d，静脉滴注，症状缓解后逐渐减量；⑥氨茶碱注射液 0.25g 加入 20% 葡萄糖溶液 20～40ml，缓慢静脉注射，然后以 0.6～0.8mg/（kg·h）静脉滴注维持；⑦维持水、电解质和酸碱平衡，预防呼吸道感染。

经过上述治疗，临床症状和肺功能无改善甚至继续恶化者，应及时给予机械通气治疗。其指征为呼吸肌疲劳、$PaCO_2$≥45mmHg、意识改变。

（四）慢性持续期的治疗

在评估和监测患者哮喘控制水平的基础上，定期根据长期治疗分级方案作出调整。根据哮喘的控制水平选择合适的治疗方案。见表 1-4。

对哮喘患者进行健康教育、有效控制环境、避免诱发因素，要贯穿于整个哮喘治疗过程中。对大多数未经治疗的持续性哮喘患者，初始治疗应从第 2 级方案开始，如果初始评估提示哮喘处于严重未控制，治疗应从第 3 级方案开始。在每一级中缓解药物都应按需使用，以迅速缓解哮喘症状。如果使用该级治疗方案不能够使哮喘得到控制，治疗方案应该升级直至达到哮喘控制

表1-4　哮喘长期治疗方案

治疗方案	第1级	第2级	第3级	第4级	第5级
推荐选择控制药物	不需使用药物	低剂量ICS	低剂量ICS加LABA	中/高剂量ICS加LABA	加其他治疗,如口服糖皮质激素
其他选择控制药物	低剂量ICS	白三烯受体拮抗剂	中/高剂量ICS	中/高剂量ICS加LABA加LAMA	加LAMA
		低剂量茶碱	低剂量ICS加白三烯受体拮抗或加茶碱	高剂量ICS加白三烯受体拮抗剂	加IgE单克隆抗体
				高剂量ICS加茶碱	加IL-5单克隆抗体
缓解药物	按需使用SABA	按需使用SABA	按需使用SABA或低剂量布地奈德/福莫特罗或倍氯米松/福莫特罗		

为止。当达到哮喘控制之后并能够维持至少3个月以上,且肺功能恢复并维持平稳状态,可考虑降级治疗。建议减量方案如下:①单独使用中至高剂量ICS的患者,将剂量减少50%;②单独使用低剂量ICS的患者可改为每日1次用药;③联合吸入ICS/LABA的患者,先将ICS剂量减少50%,继续使用联合治疗。以上方案为基本原则,必须个体化,以最小量、最简单的联合、不良反应最少、达到最佳哮喘控制为原则。

(五)免疫疗法

分为特异性和非特异性两种。特异性免疫治疗,采用特异性变应原如螨、花粉、猫毛等作定期反复皮下注射,(如螨、花粉、猫毛等)配制成各种不同浓度的提取液,通过皮下注射、舌下含服或其他途径给予对该变应原过敏的病人,剂量由低至高,以产生免疫耐受性,当再次接触该变应原时,不再诱发哮喘或诱发程度减轻。一般治疗1~2年,若治疗反应良好,可坚持3~5年。非特异性疗法是指注射卡介苗、转移因子、疫苗等生物制品抑制变应原反应的过程,有一定辅助的疗效。目前采用基因工程制备的人工重组抗IgE单克隆抗体治疗中、重度变应性哮喘,已取得较好效果。

【哮喘的教育与管理】

哮喘患者的教育与管理是提高疗效,减少复发,提高患者生活质量的重要措施。为每位初诊哮喘患者制订长期防治计划,使患者在医生和专科护士指导下学会自我管理,包括了解哮喘的激发因素及避免诱因的方法、熟悉哮喘发作先兆表现及相应处理办法、学会在家中自行监测病情变化并进行评定、重点掌握峰流速仪的使用方法、坚持记哮喘日记、学会哮喘发作时进行简单的紧急自我处理方法、掌握正确的吸入技术、知道什么情况下应去医院就诊,以及和医生共同制订防止复发、保持长期稳定的方案。

【预后和预防】

(一)预后

哮喘的预后与起病年龄、病情轻重、病程长短、治疗是否及时合理,以及是否有家族遗传史有关。及时合理治疗,可减轻发作,部分患者可以治愈。儿童哮喘的转归一般较好,死亡率约为2~4/10万。据统计约有80%的儿童经过治疗或到成年期可完全缓解。如诱发因素持续存在,哮喘反复发作而加重,可并发阻塞性肺气肿甚至肺源性心脏病。

(二)预防

部分患者能找到引起哮喘发作的变应原或其他非特异刺激因素,使患者脱离并长期避免接触这些危险因素,是防治哮喘最有效的方法。

(封国红)

第五节　肺　　炎

肺炎是指终末气道、肺泡和肺间质的炎症。可由病原微生物、理化因素、免疫损伤、过敏及药物等多种因素引起。其中细菌性肺炎最常见，约占肺炎的80%。抗生素的出现曾一度使肺炎病死率明显下降，但近年来，肺炎的发病率有增高的趋势。

知识导览3

肺炎的分类方法很多，常按解剖学、病因学和患病环境加以分类。按病因分类更有利于指导临床治疗。

（一）按解剖部位分类

1.大叶性（肺泡性）肺炎　病原体先在肺泡引起炎症，经肺泡间孔（Cohn孔）向其他肺泡扩散，致使部分肺段或整个肺叶受累发生炎症。典型者表现为肺实质炎症，通常并不累及支气管。致病菌多为肺炎链球菌。X线胸片显示肺叶或肺段的实变阴影。

2.小叶性（支气管性）肺炎　病原体经支气管侵入，引起细支气管、终末细支气管及肺泡的炎症。常继发于其他疾病，如支气管炎、支气管扩张及长期卧床的危重患者。其病原体有肺炎链球菌、葡萄球菌、病毒、肺炎支原体，以及军团菌等。X线影像显示为沿着肺纹理分布的不规则斑片状阴影，边缘密度浅而模糊，肺下叶常受累。

3.间质性肺炎　以肺间质为主的炎症，可由细菌、支原体、衣原体、病毒或肺孢子菌等引起。因病变仅在肺间质，故呼吸道症状较轻，但病变广泛时则可出现明显呼吸困难。X线通常表现为一侧或双侧肺下部的不规则阴影，可呈磨玻璃状、网格状，其间可有小片肺不张阴影。

（二）按病因分类

1.细菌性肺炎　有肺炎链球菌、金黄色葡萄球菌、肺炎克雷伯菌、甲型溶血性链球菌、流感嗜血杆菌、铜绿假单胞菌肺炎等。

2.非典型病原体肺炎　如军团菌、支原体和衣原体肺炎。

3.病毒性肺炎　有流感病毒、冠状病毒、腺病毒、单纯疱疹病毒、呼吸道合胞病毒、巨细胞病毒肺炎等。

4.真菌性肺炎　如白念珠菌、曲霉菌、隐球菌、肺孢子菌肺炎等。

5.其他病原体所致肺炎　如立克次体、弓形虫、寄生虫肺炎等。

6.理化因素所致的肺炎　如放射性肺炎，胃酸吸入引起的化学性肺炎等。

（三）按患病环境分类

1.社区获得性肺炎（community-acquired pneumonia，CAP）　指在医院外机体受微生物感染而发生的肺炎。CAP常见病原体为肺炎链球菌、支原体、衣原体、流感嗜血杆菌和呼吸道病毒等。

2.医院获得性肺炎（hospital-acquired pneumonia，HAP）　指患者入院时不存在，也不处于感染潜伏期，而在入院48小时后在医院内发生的肺炎。常见病原菌包括鲍曼不动杆菌、铜绿假单胞菌、肺炎克雷伯菌、大肠埃希菌、金黄色葡萄球菌等。

本节主要讲述较为常见的细菌性肺炎和病毒性肺炎。

一、肺炎球菌肺炎

肺炎球菌肺炎，是由肺炎球菌感染所引起的急性肺部渗出性炎症。约占医院外感染性肺炎的40%。通常急性起病，以寒战、高热、咳嗽、咳铁锈色痰、胸痛、肺实变体征等为其特征。好发于冬春季，以青壮年男性较多见。近年来，由于抗菌药物的广泛应用，本病典型者少见。

【病因和发病机制】

（一）病因

肺炎球菌为革兰氏阳性球菌，因常成对或呈短链状排列，故又名肺炎双球菌。菌体外有荚膜，其毒力大小与荚膜的多糖体结构及含量有关。现已知该菌有 86 个血清型，以第 3 型毒力最强。肺炎球菌在干燥痰中可存活数月，但在阳光下直射 1 小时或加热至 52℃ 10 分钟即可杀灭，对各种消毒剂亦甚敏感。

（二）发病机制

肺炎球菌是寄居在口腔、鼻咽部的一种正常菌群，机体免疫功能正常时一般不致病；当机体免疫功能受损或呼吸道防御功能受损时，细菌可侵入人体而致病。肺炎球菌不产生毒素，其致病力主要在于荚膜对组织的侵袭作用。首先引起肺泡壁水肿及红细胞、白细胞渗出，肺泡内有大量红细胞渗出，随痰液咳出，可呈血痰；渗入肺泡内的红细胞被破坏，释出含铁血黄素，混入痰中咳出，可出现铁锈色痰。含菌的渗出液经肺泡间孔向周围肺泡扩散，甚至累及几个肺段或整个肺叶。因病变开始于肺的外周，故肺叶间分界清楚，易累及胸膜，引起渗出性胸膜炎。

【病理】

肺炎球菌肺炎的病理改变可分为充血期、红色肝变期、灰色肝变期和消散期。早期由于细菌荚膜对组织的侵袭，首先引起肺组织充血、水肿，肺泡内浆液渗出。发病后 3～4 天，肺泡内有大量红细胞渗出，受累肺叶明显肿大，质地变实如肝，切面呈灰红色。发病后第 5～6 天，肺泡内的红细胞大部分溶解消失，而纤维素渗出显著增多，同时有大量中性粒细胞渗出，肺叶肿胀，质地仍如肝脏，呈灰白色。发病后 1 周左右，病原菌被巨噬细胞吞噬、溶解，中性粒细胞变性、坏死，并释放出大量蛋白溶解酶，使渗出的纤维蛋白溶解，大部分经气道咳出，部分经淋巴管吸收，肺泡重新充气，实变的肺组织变软称为消散期。上述病理阶段实际上并无确切分界，特别是随着早期应用抗菌药物治疗，典型病理的分期已经很少见。病变消散后肺组织结构多无损坏，不留纤维瘢痕。极个别患者肺泡内纤维蛋白吸收不完全，甚至有成纤维细胞形成，形成机化性肺炎。老年人及婴幼儿感染可沿支气管分布，形成支气管肺炎。若未及时使用抗菌药物，5%～10% 的患者可并发脓胸，10%～20% 的患者因细菌经淋巴管、胸导管进入血液循环，可引起脑膜炎、心包炎、心内膜炎、关节炎和中耳炎等肺外感染。

【临床表现】

起病较急，冬季与初春多见，常与呼吸道病毒感染相伴行。患者多为原来健康的青壮年或老年与婴幼儿，男性较多见。

（一）症状

1. 全身中毒症状　起病急骤，发病前多有受凉、淋雨、疲劳、醉酒、精神创伤、上呼吸道感染等诱发因素。可伴有寒战、高热和全身肌肉酸痛。体温常在数小时内上升至 39～40℃，多呈稽留热，但早期应用抗生素治疗后热型可不典型，可有乏力、头痛；少数患者可出现食欲下降、恶心、呕吐、腹胀、腹泻等消化道症状；重症患者可出现精神神经系统症状，如烦躁不安、谵妄、嗜睡、昏迷等。

2. 呼吸系统症状　病初多为干咳、少痰，痰液可呈血性或铁锈色痰液（抗菌治疗后此种典型痰液表现已不多见），以后渐转为黏液脓性痰，最后为淡黄色痰。咯血少见。常伴有患侧胸痛，系炎症累及胸膜所致，多为尖锐刺痛，可放射到肩部或腹部，随咳嗽和深呼吸加剧。下叶肺炎可刺激膈胸膜引起腹痛，易误诊为急腹症。

（二）体征

呈急性热病容，面颊绯红，鼻翼扇动，口角及鼻周有单纯疱疹，部分患者有气急、发绀。早期肺部可无异常体征，实变期患侧呼吸运动度减弱，触诊语音震颤增强，叩诊呈浊音或实音，听诊呼吸音减弱或消失，并出现病理性支气管呼吸音；消散期可闻及湿啰音。累及胸膜者，可有胸膜摩擦音或胸腔积液体征。

本病自然病程 1～2 周。发病 5～10 天，体温可自行骤降或逐渐消退，使用有效的抗菌药物后可使体温在 1～3 天内恢复正常，其他症状与体征亦随之逐渐消失。

（三）并发症

随着医疗技术的提高及早期抗生素的使用，近年肺炎球菌肺炎的并发症已较少见。重症患者可继发严重脓毒症或毒血症而导致感染性休克，尤其是老年人。表现为面色苍白、大汗淋漓、血压降低、四肢厥冷、发绀、心动过速、尿少甚至无尿、意识障碍等；而高热、胸痛、咳嗽等症状并不突出。

其他较少发生的并发症有胸膜炎、脓胸、心包炎、脑膜炎和关节炎等。

【辅助检查】

（一）血液检查

白细胞计数明显增高，可达（10～30）×10⁹/L，中性粒细胞占比 80% 以上，可有核左移或中毒颗粒；年老、体弱或免疫功能低下者，白细胞计数可正常或下降，但中性粒细胞百分比仍增高。肺部炎症显著但白细胞总数不增高，多提示病情严重。

（二）痰液检查

涂片可见革兰氏染色阳性、成对或成短链状排列的球菌，痰培养可在 24～48 小时明确病原体，做出病原诊断。聚合酶链反应（PCR）及荧光标记抗体检测可提高病原学诊断率。重症肺炎应做血培养。如合并胸腔积液，应积极抽取积液进行细菌培养。

（三）X 线检查

典型的肺实变表现为按肺叶或肺段分布的大片炎症浸润阴影或实变影，多以叶间裂为界，边界清晰，在实变区可见支气管气道征，肋膈角变钝提示少量胸腔积液；消散期示炎症浸润逐渐吸收，可有片状区域吸收较快，呈现出假空洞征，多数患者在 3～4 周后完全消散；老年患者消散缓慢，也可转为机化性肺炎。

【诊断和鉴别诊断】

（一）诊断

诊断要点：①有突发寒战、高热、咳嗽、咳铁锈色痰、胸痛等典型症状；②有肺实变体征；③白细胞计数及中性粒细胞占比明显增高；④X 线胸片显示按肺叶或肺段分布的大片均匀的高密度阴影；⑤痰、血培养找到病原菌是确诊的主要依据。

（二）鉴别诊断

1. 葡萄球菌肺炎　常发生于有基础疾病如糖尿病、血液病、肝病、艾滋病等免疫功能缺陷的患者。全身中毒症状重，易并发多发性脓肿病灶，咳痰多为脓血性，量多。胸部 X 线检查具有易变性，典型者显示肺呈小叶样浸润，可有单个或多个液气囊腔。痰或血的细菌学检查是诊断的主要依据。

2. 克雷伯菌肺炎　多见于老年人，毒血症状严重。痰或血的细菌学培养是诊断的主要依据。

3. 干酪性肺炎　浸润性肺结核病灶呈大叶状，X 线检查与肺炎球菌肺炎相似。其特点是常先有长期发热、乏力等结核中毒症状，病变多在上叶，易形成空洞和有支气管播散，痰结核菌检查可确诊。

4. 支气管肺癌　肺癌伴阻塞性肺炎时易与本病混淆。其特点是易在同一部位反复发生，常无全身毒血症状，抗生素治疗后炎症不消散或消散后又出现。CT、MRI、纤维支气管镜检查、反复痰脱落细胞检查等方法有助于鉴别诊断。

【治疗】

（一）一般治疗

卧床休息，鼓励多饮水，每天 1～2L；给予高热量、高蛋白、高维生素、易消化饮食。高热者可用物理降温，必要时给予解热药物；剧烈胸痛时给予可待因 15mg，每日 3 次，口服；咳嗽、痰液黏稠者给予溴己新 8~16mg，每天 3 次；气急、发绀者应给氧。

（二）抗感染治疗

首选青霉素 G，800 万~1 000 万 U/d，分 3 次静脉滴注；重症及并发脑膜炎者可增至 1 000 万~3 000 万 U/d，分 4 次静脉滴注。对青霉素过敏者，或感染耐青霉素菌株者，用呼吸氟喹诺酮类、头孢噻肟或头孢曲松等药物，感染耐药菌株者可用万古霉素、替考拉宁或利奈唑胺。2~3 天后病情无改变或继续恶化者可结合细菌培养和药敏试验结果调换抗生素。抗菌药物疗程一般为 5~7 天，或在退热后 3 天停药。

（三）并发症的处理

经抗菌药物治疗后，高热常在 24 小时内消退或数天内逐渐下降。若体温降而复升或 3 天后仍不降者，应考肺炎球菌的肺外感染，如脓胸、心包炎或关节炎等；若持续发热应寻找其他原因。如伴发胸腔积液，应酌情取胸腔积液检查及培养以确定其性质。若治疗不当，可并发脓胸，应积极引流排脓。

（四）感染性休克的治疗

1．加强监护　尽早转入 ICU 进行监护治疗。宜采取抗休克体位，注意保暖、防止烫伤；密切观察体温、呼吸、脉搏、血压、尿量的变化；及时测定电解质、肾功能、氧分压等指标；吸氧，注意保持呼吸道通畅，必要时给予机械通气支持。

2．抗感染治疗　感染性休克患者，抗生素使用的原则为早期、联用、静脉给药。对病因不明的严重感染可采用降阶梯方法，首先选用广谱强效抗生素，兼顾革兰氏阳性及阴性菌，待病情稳定或病原菌明确后再降低抗生素等级或根据药敏试验选择抗生素。

3．抗休克治疗

（1）补充血容量：是抢救休克的关键措施。一般原则为先盐后糖、先快后慢、先晶体后胶体、见尿补钾。可先给平衡盐液或右旋糖酐 40，以补充有效血容量。血容量补足的主要临床指标有：手足温暖，收缩压>90mmHg，脉压>30mmHg，脉率<100 次/min，尿量>30ml/h。有条件者可监测中心静脉压作为调整输液的指标。

（2）使用血管活性药物：经扩容、纠酸处理后，血压仍不回升者，可选用血管活性药物，如异丙肾上腺素、多巴胺、山莨菪碱（654-2）等药物来帮助改善微循环，恢复血压，保障重要脏器的血供。

（3）纠正酸中毒：感染性休克时酸中毒发生早且严重，可先予 5% 碳酸氢钠 125~250ml 静脉滴注，以后根据血气分析测定结果酌情选用。

（4）糖皮质激素的应用：重症患者，全身毒血症症状严重，可加用糖皮质激素，如氢化可的松 100~200mg/d，或地塞米松 10~30mg/d，静脉滴注，3~5 天即可停药，有利于改善感染中毒症状。

4．器官支持　并发呼吸衰竭，氧合指数<300，可给予无创或有创呼吸支持，改善患者氧合；并发心、肾、肝功能不全等，可给予连续性肾脏替代治疗（CRRT）、血浆置换或体外膜氧合（ECMO）等。

【预后和预防】

（一）预后

经有效抗菌治疗，肺炎球菌肺炎多数预后良好。但年老体弱或原有慢性心、肺、肝肾疾病者，免疫缺陷者，病变广泛、多叶受累者，并发症严重者预后差。

（二）预防

避免受寒、疲劳、醉酒等诱发因素，锻炼身体，增强机体抵抗能力，对易感人群可注射肺炎免疫疫苗。

二、病毒性肺炎

病毒性肺炎是由病毒侵入呼吸道上皮及肺泡上皮细胞引起的肺间质及实质性炎症。主要表现为急性起病的发热、头痛、全身酸痛、干咳等。四季均可发病，以冬春季节多见，可暴发或散发流行。病毒是成人社区获得性肺炎除细菌外第二大常见病原体，大多可自愈。近年来，新的变异病毒（如 SARS 冠状病毒等）不断出现，产生暴发流行，死亡率较高，成为公共卫生防御的重要疾病之一。

【病因】

引起病毒性肺炎的病毒有甲型和乙型流感病毒、腺病毒、呼吸道合胞病毒和冠状病毒等。对于免疫抑制者，疱疹病毒、巨细胞病毒等亦可引起肺部感染。患者可同时受一种以上病毒感染，并常继发细菌感染。呼吸道病毒可通过飞沫与直接接触传播。

【病理】

病毒侵入细支气管上皮引起细支气管炎，气道上皮广泛受损，黏膜发生溃疡，其上覆盖纤维蛋白被膜。感染可波及肺间质与肺泡而致肺炎，单纯病毒性肺炎多为间质性肺炎，炎症从支气管及细支气管开始，沿肺间质发展，导致间质充血、水肿，有淋巴细胞和单核细胞浸润。重者肺泡受累，出现由浆液、少量纤维蛋白、红细胞及巨噬细胞组成的炎性渗出物。肺炎多为局灶性或弥漫性，偶呈实变。肺泡细胞及巨噬细胞内可见病毒包涵体。由于炎性介质释出，作用于支气管平滑肌使支气管痉挛。病变吸收后可留有肺纤维化。

【临床表现】

临床症状一般较轻，但起病较急，可表现为发热、头痛、咳嗽、咽痛、全身酸痛、倦怠等，全身症状较突出。咳痰出现较早，少痰或呈白色黏液痰。胸部体征不明显，病情严重者有呼吸浅速、心率增快、发绀、肺部干湿性啰音。小儿、老年人或合并慢性基础疾病者，易发展成重症肺炎，表现为呼吸困难、发绀、嗜睡、精神萎靡，甚至发生休克、心力衰竭、呼吸衰竭或急性呼吸窘迫综合征等严重并发症。

【辅助检查】

（一）血液检查

白细胞计数正常、稍高或偏低，血沉通常在正常范围。

（二）痰液检查

痰涂片所见的白细胞以单核细胞居多，痰培养常无致病细菌生长。

（三）X 线检查

可见肺纹理增多，小片状浸润或广泛浸润，病情严重者显示双肺弥漫性结节性浸润，但大叶实变及胸腔积液者均不多见。由于致病原不同，其 X 线征象亦有不同的特征。

【诊断和鉴别诊断】

（一）诊断

根据临床症状及胸部 X 线及 CT 改变，并排除由其他病原体引起的肺炎可初步诊断。确诊则有赖于病原学检查，包括病毒分离、血清学检查，以及病毒抗原的检测。

（二）鉴别诊断

1.肺炎支原体肺炎　是由肺炎支原体引起的呼吸道和肺部急性炎症改变。支原体传染性小，起病缓慢，特征性表现多为阵发性剧咳。辅助检查血白细胞总数正常或略增高，以中性粒细胞为主。起病 2 周后，约 2/3 的患者冷凝集试验阳性，滴度≥1：32，如需早期诊断可直接检测呼吸道标本中肺炎支原体抗原。X 线检查显示肺部多种形态的浸润影，节段性分布，以肺下野多见，有的从肺门附近向外伸展，病变常经 3～4 周后自行消散。早期使用适当抗生素可减轻症状及缩短病程,大环内酯类抗生素为首选。

2. 肺炎衣原体肺炎　是由肺炎衣原体引起的急性肺部炎症,大部分为轻症,发病常隐匿,没有性别差异,四季均可发生。常累及上下呼吸道,可引起咽炎、喉炎、扁桃体炎、鼻窦炎、支气管炎和肺炎。本病多见于学龄儿童,但3岁以下的儿童较少患病。早期表现为上呼吸道感染症状,与支原体肺炎颇为相似。通常症状较轻,伴有发热寒战、肌痛、干咳,非胸膜炎性胸痛,头痛不适和乏力,少有咯血。辅助检查血白细胞正常或稍高,血沉多增快。从咽拭子、咽喉分泌物、支气管肺泡灌洗液中直接分离出肺炎衣原体是诊断的金标准。目前本病的诊断主要依靠血清学衣原体抗体滴度检测。X线检查显示疾病早期以单侧下叶肺泡渗出为主,后期可发展成双侧病变,表现为肺间质和肺泡渗出混合存在,病变可持续几周。大环内酯类抗生素为首选。

【治疗】

（一）一般治疗

卧床休息,居室保持空气流通;保持呼吸道通畅,及时清除呼吸道分泌物。注意隔离消毒,预防交叉感染。多饮水,补充营养,酌情吸氧及静脉输液。

（二）抗病毒治疗

1. 利巴韦林　具有广谱抗病毒活性,包括呼吸道合胞病毒、腺病毒、副流感病毒和流感病毒。0.8~1.0g/d,分3~4次服用;10~15mg/(kg·d),分2次静脉滴注或肌内注射;亦可用雾化吸入,每次10~30mg,加蒸馏水30ml,每日2次,连续5~7天。

2. 阿昔洛韦　具有广谱、强效和起效快的特点,临床用于疱疹病毒、水痘病毒感染,尤其对免疫缺陷或应用免疫抑制剂者应尽早应用。每次5mg/kg,静脉滴注,每日3次,连续给药7天。

3. 更昔洛韦　可抑制DNA合成,主要用于巨细胞病毒感染。7.5~15mg/(kg·d),连用10~15天。

4. 奥司他韦　为神经氨酸酶抑制剂,对甲、乙型流感病毒均有很好作用,每次75mg,每天2次,连用5天。

5. 金刚烷胺　有阻止某些病毒进入人体细胞及退热作用,临床用于流感病毒等感染。成人量每次100mg,早晚各1次,连用3~5天。

6. 阿糖腺苷　具有广泛的抗病毒作用。多用于治疗免疫缺陷患者的疱疹病毒与水痘病毒感染。5~15mg/(kg·d),静脉滴注,每10~14天为1疗程。

（三）抗菌药物的使用

原则上无细菌感染时不宜应用,一旦明确已合并细菌感染,应及时选用敏感的抗菌药物。

【预后和预防】

（一）预后

经有效治疗,多数预后良好。但年老体弱,免疫缺陷,病变广泛,合并严重并发症者预后差。

（二）预防

避免各种诱发因素,锻炼身体,增强机体抵抗能力,对易感人群可注射相关疫苗。

第六节　肺　结　核

肺结核是由结核分枝杆菌引起的呼吸系统的慢性传染病。临床主要表现有低热、盗汗、乏力、消瘦、咳嗽、咯血等。病程长,易复发为其特点。若能及时诊断,并予合理正规治疗,大多可获临床痊愈。

20世纪80年代中期以来,全世界范围内结核病疫情出现恶化趋势,我国结核病的疫情更具有高感染率、高患病率、高耐药率、高死亡率等特点,是全球22个结核病高负担、高危险性的国家之一。多年来我国一直在加强结核病的防治工作，但由于耐多药结核病的增多、人口流动性大等原因，结核病的防治任务仍十分艰巨。

【病因和发病机制】

（一）病原菌

结核菌属分枝杆菌，分为人型、牛型、非洲型和鼠型 4 型，人类肺结核 90% 以上由人型结核菌感染所致，少数为牛型和非洲型结核菌感染引起。结核分枝杆菌可经抗酸染色呈红色，故称抗酸杆菌。结核分枝杆菌为需氧菌，培养时营养要求高，生长缓慢，接种后培养 3～4 周才出现肉眼可见的菌落。

结核菌对外界抵抗力强，在阴湿环境中可以存活数月，在干燥环境中可存活数月至数年。结核菌对紫外线敏感，在烈日曝晒下 2 小时或煮沸 1 分钟即可被杀灭。70% 的乙醇 2 分钟可杀死结核菌。煮沸消毒和高压消毒是最有效的消毒方法，而将痰吐在纸上烧掉是最简便的灭菌方法。

结核菌中含有类脂质、蛋白质和多糖类。类脂质中的磷脂能增强菌体蛋白的致敏作用，产生干酪样坏死；脂肪酸有促进结核结节形成的作用。结核蛋白有数种，其中重要的蛋白质是结核菌素，结核菌素与蜡质 D 结合，能引起较强的迟发型变态反应；其他蛋白质可引起机体产生相应的抗体，但无保护作用；糖类是参与免疫反应的抗原物质。

根据生长速度和对抗结核药的敏感性不同，结核病灶中的菌群可分为以下四种。A 群：在细胞外，代谢旺盛，致病力强，传染性大，但易被抗结核药物所杀灭。B 群：在吞噬细胞内，受细胞内的酸性环境抑制，繁殖缓慢，对吡嗪酰胺敏感。C 群：为偶尔繁殖菌，存在于干酪坏死灶内，细菌处于半静止状态，只对利福平等少数药物敏感。D 群：为休眠菌，无致病力和传染性，一般耐药，但多自然死亡或逐渐被吞噬细胞所消灭。B 群菌和 C 群菌为顽固菌，可存活数月至数年，多是日后复发的根源。

变异性是结核菌重要的生物学特性之一，变异导致结核菌出现耐药性直接关系到治疗的成败。结核菌在繁殖过程中可因染色体基因突变而产生耐药性，称为天然耐药；当结核菌与抗结核药物接触后，有些结核菌发生诱导变异，能在含药环境下继续生存，称为继发耐药。耐药性问题在临床治疗中十分重要，任何药物联合错误、药物剂量不足、用药不规则等均可导致细菌耐药，终致治疗失败或复发。因此，避免细菌耐药是结核病化学药物治疗成功的关键。

（二）流行病学

1. 传染源 痰中查出结核分枝杆菌的开放性肺结核患者，即痰涂片阳性者是重要的传染源。痰中结核菌的多少决定传染性的大小。

2. 传播途径 空气飞沫传播是最主要的传播途径，主要通过咳嗽、喷嚏、大笑、大声谈话等方式把含有结核分枝杆菌的微滴排到空气中而传播。饮用未经消毒的牛乳亦可感染致病；其他感染途径如经皮肤、泌尿生殖系统等已少见。

3. 易感人群 机体对结核分枝杆菌的抵抗力与遗传因素有关，有观点认为可能是与宿主免疫应答相关的免疫基因发生了变异，这部分人对结核分枝杆菌的抵抗力下降。另外居住拥挤，营养不良，婴幼儿细胞免疫系统不完善，老年人、HIV 感染者、免疫抑制剂使用者、慢性疾病患者等免疫力低下，都是结核病的易感人群。

（三）结核病在人体的发生与发展

1. 免疫力和变态反应

（1）免疫力：人体对各种病原微生物的感染具有非特异性的自然免疫力，称先天免疫力；在接种卡介苗或感染结核菌后可获得特异性的后天免疫力，此后天免疫力强于先天免疫力。在机体免疫力强，大于结核菌的致病力时，免疫力就能将结核菌杀死或包围，阻止其繁殖扩散，促使病灶愈合。结核病的免疫主要是细胞免疫。

（2）变态反应：当结核菌侵入人体 4～8 周后，身体组织对结核菌及其代谢产物可发生迟发型（第Ⅳ型）变态反应。此时如做结核菌素试验可呈阳性反应，除注射局部充血、水肿，甚至水疱、坏死之外，还可有发热、乏力等全身症状。

在结核分枝杆菌感染时，细胞免疫与迟发型变态反应同时存在，免疫对人体有保护作用，而变态反应通常伴有组织破坏。所以，人体免疫力和变态反应的强弱，以及入侵结核菌的数量及毒力等决定了人体感染结核菌后疾病的发生、发展及转归。如果机体免疫力强，变态反应轻，细菌数量少、毒力弱，机体可不发病，否则即可引起结核病。

2. 初感染与再感染　将结核分枝杆菌注入未受感染的豚鼠，最初几天无明显反应，10～14天后出现注射局部红肿，逐渐形成溃疡，并沿淋巴及血液循环向全身播散，豚鼠易于死亡。若在4～6周前先用小剂量结核菌感染豚鼠，再将同等剂量的结核菌注入，则所发生的反应与前者明显不同：注射后2～3天，局部出现红肿、溃疡等剧烈反应，但愈合较快，无全身播散。这种机体对结核菌初次感染和再感染的不同反应的现象称为科赫（Koch）现象。初感染时机体对结核菌无免疫力，而再感染时机体对结核菌已具有免疫力，故剧烈的局部反应也易于愈合，不播散。

科赫现象同临床上原发型肺结核和继发型肺结核的不同表现是一致的。肺部首次感染结核菌（多见于小儿）后，可有肺门淋巴结肿大和全身播散；而在成人，由于在儿童时期受过结核感染或接种过卡介苗，机体已有一定的免疫力，此时的再感染多以剧烈的局部反应为主，而不易发生全身播散。

继发性结核病的发病，目前认为有两种方式：原发性结核感染时期遗留下来的潜在病灶中的结核分枝杆菌重新活动而发生的结核病，此为内源性复发；另一种方式是由于受到结核分枝杆菌的再感染而发病，称为外源性重染。两种不同发病方式主要取决于当地的结核病流行病学特点与严重程度。

【病理】

（一）基本病理变化

肺结核的病理改变取决于结核分枝杆菌的数量、毒力及机体抵抗力、对结核分枝杆菌的过敏反应。其基本病变主要有渗出、增生和变质。三种病变多同时存在，一般以某种病变为主，但可相互转变。

1. 渗出为主的病变　病理改变为充血、水肿和白细胞浸润。病灶中结核菌数量较多。多发生于变态反应强的患者。常见于结核性炎症的早期、病灶恶化或浆膜结核。

2. 增生为主的病变　大单核细胞吞噬并消化了结核菌后，细菌的磷脂成分使大单核细胞变得大而扁平，类似上皮细胞，称"上皮样细胞"。上皮样细胞聚集成团，互相融合可形成多核巨大的朗汉斯巨细胞，在其外围常有较多的淋巴细胞，形成典型的结核结节，为结核病的特征性病变，"结核"也因此得名。病灶中结核菌很少，多发生于免疫力较强的患者。

3. 变质（干酪）为主的病变　当结核菌数量过多和毒力较强，在渗出或增殖性病变的基础上，组织发生凝固性坏死。坏死物肉眼观察呈浅黄块状，颇似乳酪，故名干酪样坏死。坏死物中常有大量结核菌。多发生在机体免疫力低下而变态反应过于剧烈的患者。

（二）结核病变的转归

如未经有效治疗，干酪样坏死病变常发生液化，液化的干酪样坏死物部分可被吸收，部分由支气管排出后形成空洞，或在肺内引起支气管播散。当人体免疫力增强及使用抗结核药物治疗时，病灶可逐渐愈合。渗出性病灶通过单核 - 吞噬细胞系统的吞噬作用而吸收消散，甚至不留瘢痕。病灶在愈合过程中常伴有纤维组织增生，形成条索状瘢痕。干酪样病灶亦可因失水、收缩及钙盐沉着，最终形成钙化灶而愈合。

【临床表现】

肺结核大多起病隐匿，病程漫长。临床表现多种多样，但也常有共同之处，临床症状一般缺乏特异性。

（一）症状

1．呼吸系统症状

（1）咳嗽咳痰：是肺结核最常见的症状。咳嗽较轻，多为干咳或有少量黏液痰。有空洞形成时，痰量增多。若合并支气管结核，表现为刺激性咳嗽。

（2）咯血：约1/3的患者有咯血。多数患者为少量咯血，少数为大咯血。

（3）胸痛：病变累及胸膜时可出现胸痛，并随呼吸运动和咳嗽而加重。

（4）呼吸困难：重症肺结核、干酪样肺炎或合并大量胸腔积液患者，可出现呼吸困难。

2．全身症状（结核中毒症状）

发热为最常见的症状，多为午后潮热；部分患者同时伴有盗汗、乏力、消瘦、食欲减退等。育龄期女性患者可有月经不调。

（二）体征

肺结核的体征，取决于病变性质及范围。早期病变范围较小，位置深，常无特别体征。渗出性病变范围较大或干酪样坏死时，则可有肺实变体征，如触觉语颤增强，叩诊浊音，听诊可闻及支气管呼吸音和细湿啰音。较大的空洞性病变听诊也可闻及支气管呼吸音。当有较大范围的纤维条索形成时，气管向患侧移位，患侧胸廓塌陷、叩诊浊音、听诊呼吸音减弱并可闻及湿啰音。结核性胸膜炎时有胸腔积液体征：气管向健侧移位，患侧胸廓视诊饱满、触觉语颤减弱、叩诊实音、听诊呼吸音消失。支气管结核可有局限性哮鸣音。

少数患者可有类似风湿热样表现，称为结核性风湿症。多见于青少年女性。常累及四肢大关节，在受累关节附近可见结节性红斑或环形红斑，间歇出现。

【辅助检查】

（一）影像学检查

1．X线检查

是早期发现和诊断肺结核的常规首选方法。可显示病灶的部位、范围、性质等，同时对观察疗效、确定传染性有参考意义。常见的X线表现有：病变多位于上叶的尖后段、下叶的背段和后基底段，呈多态性，即浸润、增殖、干酪、纤维化病变可同时存在。渗出性病灶表现为云雾状或片絮状阴影，密度较淡，边缘模糊不清；干酪样病灶表现为密度较高，边缘清晰，有环形透光区的空洞等；纤维化、钙化、硬结病灶表现为密度较高，边缘清晰的斑点、条索或结节状阴影。渗出、干酪样病灶均属活动性病灶；纤维化、钙化、硬结病灶为非活动性病灶。

2．CT

能提高分辨率，显示的是横断面图像，由于减少了组织影像重叠，能清晰显示各型肺结核病变的部位、特点和性质，还可发现微小或隐蔽性病变。常用于对肺结核的诊断及与其他胸部疾病的鉴别诊断，也可用于引导穿刺、引流和介入性治疗等。

（二）痰结核菌检查

是确诊肺结核的主要方法，是制订治疗方案、判断疗效的重要指标，也是确定传染源的唯一方法。方法有直接涂片法和培养法。

1．直接涂片法

涂片抗酸染色镜检简便快速。在我国，非结核性分枝杆菌尚属少见，故结核分枝杆菌阳性，肺结核诊断基本可成立。

2．培养法

更精确，常作为结核病诊断的"金标准"，同时也为药物敏感性测定和菌种鉴定提供菌株。但因结核菌生长缓慢，常需2～8周才出报告。近期临床采用液体培养基和测定细菌代谢产物的BACTEC-TB 960法，10日可获得结果并提高10%分离率。如将标本用聚合酶链反应（PCR）法检测，2天即可出报告，快速、简便、特异性高，不足之处是有假阳性或假阴性。

痰菌阳性是确诊肺结核的主要依据，也表明病灶是开放的，具传染性。但痰菌阴性者，也不能轻易否定肺结核的诊断及其传染性，因痰菌的阳性率受病灶部位、病灶是否与支气管相通等因素影响。

（三）结核菌素（简称结素）试验

结核菌素试验广泛应用于检出结核分枝杆菌的感染而非检出结核病。结核菌素是结核菌的代谢产物,旧结核菌素(OT)杂质较多,已逐渐被结核菌素的纯蛋白衍化物(PPD)所取代。

1.试验方法　选择左侧前臂曲侧中上部 1/3 处,用 0.1ml(5IU)PPD 皮内注射,试验后 48～72 小时观察和记录结果,手指轻摸硬结边缘,测量硬结的横径和纵径,得出平均直径=(横径＋纵径)/2,而不是测量红晕直径。硬结为特异性变态反应,而红晕为非特异性反应。

2.结果判断　硬结直径≤4mm 为阴性,5～9mm 为弱阳性,10～19mm 为阳性,≥20mm 或虽<20mm 但局部出现水疱和淋巴管炎为强阳性反应。结核菌素试验反应愈强,对结核病的诊断,特别是对婴幼儿的结核病诊断愈重要。

3.临床意义

(1)结核菌素试验阳性反应:只表示受过结核菌感染或接种过卡介苗,现在并不一定患病。我国城市成人居民结核菌感染率在 60% 以上,故一般阳性结果意义不大,但强阳性者常提示体内有活动性结核灶。结核菌素试验年龄越小诊断意义越大,因为年龄越小,自然感染率越低;3 岁以下儿童结核菌素试验呈阳性反应,应考虑活动性结核病。

(2)结核菌素试验阴性反应:除提示没有结核菌感染外,还可见于结核菌感染后变态反应产生之前、应用糖皮质激素等免疫抑制剂、营养不良或肺结核危重症患者。

(四)其他检查

血象一般无异常。活动性肺结核红细胞沉降率可增加,对诊断无特异性,但对已明确诊断的患者可作为考核疗效的参考指标。纤维支气管镜检查可用于采集病理活检标本和培养标本,同时可用于支气管内膜结核的诊断和与肺癌等其他肺部疾病的鉴别诊断。

【临床类型】

(一)原发型肺结核

是初次感染结核菌引起的疾病,又称初染结核。当人体抵抗力降低时,吸入的结核菌在肺部形成渗出性炎性病灶,即原发病灶。肺部原发病灶好发于通气良好的肺区,如上叶的下部、中叶和下叶的上部,并引起局部的淋巴管炎和肺门淋巴结炎,构成 X 线胸片上典型的原发综合征(图 1-4)。原发病灶偶可形成干酪样坏死,出现空洞而造成结核播散。若 X 线胸片只有肺门淋巴结肿大,则诊断为胸内淋巴结结核。原发型肺结核多见于儿童,临床表现轻微,90% 以上不治自愈,儿童生长发育不受影响。

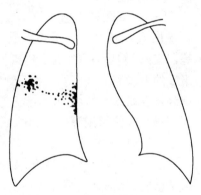

图 1-4　原发型肺结核示意图

(二)血行播散型肺结核

多由原发型肺结核发展而来,也可继发于肺或其他脏器结核感染。临床上又分为急性和亚急性(或慢性)两型:

1.急性粟粒型肺结核　起病急,全身中毒症状重,可有高热、呼吸困难等,常伴结核性脑膜炎。在症状出现两周左右,X 线胸片及 CT 检查显示两肺有分布均匀、大小相同、密度一致的粟粒状阴影,直径在 2mm 左右(图 1-5,图 1-6)。

2.亚急性或慢性血行播散型肺结核　机体在具有一定免疫力的基础上,由于少量结核菌多次侵入血液循环引起。病情发展较慢,临床常无明显结核中毒症状。X 线检查表现为大小不等、密度不同、新旧不一的病灶,多在两肺上中叶。临床较少见。

(三)继发型肺结核

多发生于已感染过结核病的成年人,在原发病变已静止或痊愈一个时期后,又发生了活动性肺结核。此型病程长,易反复,临床症状因病灶性质、范围和人体反应性而有所不同。包括浸润性肺结核、纤维空洞性肺结核和干酪性肺炎等。

1.浸润性肺结核　多发生在肺尖和锁骨下,初以渗出性病变为主,中心部易干酪样坏死,液

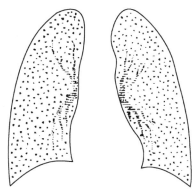

图1-5 急性粟粒型肺结核

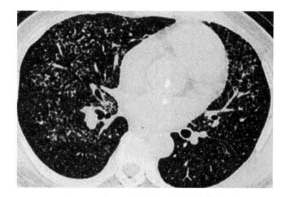

图1-6 （CT）急性粟粒型肺结核

双侧肺野内见密度均匀、大小一致、分布均匀的粟粒样结节影

化后形成空洞，易产生支气管播散。临床表现轻重不等，可有发热、咳嗽、咳痰、咯血等症状。X线检查为小片或斑点状阴影，中央密度较高，边缘模糊（图1-7）。

2. 空洞性肺结核 结核的干酪渗出病变可溶解，形成洞壁不明显的、多个空腔的虫蚀样空洞，内有坏死液化物质和大量结核菌，排出则成为重要传染源，也可形成支气管播散。临床表现为发热、咳嗽、咳痰和咯血等。X线检查可见斑片阴影中有低密度区，或为边缘清楚的薄壁空洞。空洞性肺结核患者应用有效的化学治疗后，能使空洞逐渐缩小、闭合。部分患者出现空洞不闭合，但长期多次查痰菌阴性，空洞壁由纤维组织或上皮细胞覆盖，诊断为"净化空洞"。有些患者空洞还残留一些干酪组织，长期多次查痰阴性，临床上诊断为"开放菌阴综合征"。须随访。

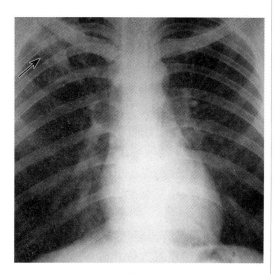

图1-7 浸润性肺结核胸片表现

右上肺野斑片状阴影（黑色箭头示）

3. 结核球 多由干酪样病变吸收和周边纤维膜包裹或干酪空洞阻塞性愈合而形成，俗称"结核球"。结核球内有钙化灶或液化坏死形成空洞，同时80%以上的结核球有卫星灶。X线表现为边界清楚、密度较高的球形阴影，常有钙化，直径2～4cm，多小于3cm，可作为诊断和鉴别诊断的参考。

4. 干酪样肺炎 多见于免疫力降低、感染菌量过多、变态反应强烈者，也可由支气管淋巴结干酪坏死穿破支气管向肺叶播散所致。右上叶较多，初为大片渗出性病变，迅速干酪坏死、溶解形成无壁空洞。大叶性干酪性肺炎X线影像呈大叶性密度均匀磨玻璃状阴影，逐渐出现溶解区，呈虫蚀样空洞，可出现播散病灶，痰中能查出结核分枝杆菌。小叶性干酪性肺炎的症状和体征都比大叶性干酪性肺炎轻，X线影像呈小叶斑片播散病灶，多发生在双肺中下部。

5. 纤维空洞性肺结核 病程长，病灶吸收、修复或恶化反复交替出现，肺功能严重受损。由于空洞长期不愈，经常排菌，是主要的传染源。临床表现为慢性咳嗽、咳痰和咯血，肺功能损害可出现呼吸困难甚至呼吸衰竭。X线检查显示一侧或两侧单个或多个厚壁空洞（图1-8），多伴有支气管播散病灶；因肺组织纤维化，肺门被牵拉使肺纹理呈垂柳状，纵隔向患侧移位。

以上的结核病变发生在肺部，为肺结核的分型。以下为结核病变的其他类型。

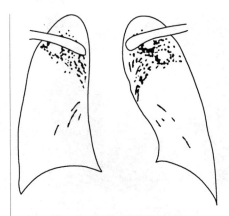

图1-8　纤维空洞性肺结核

（四）结核性胸膜炎

是胸膜感染结核菌或对结核菌过敏反应所致，常见于青壮年，临床分为干性、渗出性和结核性脓胸三种。

1.干性胸膜炎　当机体对结核菌过敏反应较低时，则发生干性胸膜炎。结核中毒症状较轻。由于胸膜表面有纤维蛋白渗出，致使胸膜增厚粗糙。运动时脏层和壁层胸膜相互摩擦，可出现胸痛，深呼吸和咳嗽时加重。体检可查到患侧呼吸运动受限、胸膜摩擦感和胸膜摩擦音。X线检查无明显异常。

2.渗出性胸膜炎　当机体对结核菌及其代谢产物呈高度过敏时，则炎症迅速发展，形成大量渗液。患者可出现畏寒、盗汗、乏力、全身不适、逐渐发热、胸痛、咳嗽，出现积液后胸痛反而减轻或消失。大量积液可引起呼吸困难、发绀、纵隔及心脏移向健侧。患侧肋间饱满增宽，语颤减弱，叩诊实音，呼吸音减弱或消失，积液上方肺脏可闻及支气管呼吸音。X线检查显示外高内低的圆弧形积液影（图1-9）。

3.结核性脓胸　常因肺结核空洞或胸膜下干酪样病灶破裂感染胸膜引起，其他的原因有脊椎结核的椎旁脓肿直接蔓延、胸膜腔感染引起脓气胸、长期不吸收的渗出性胸膜炎积液发展成脓胸等。有结核中毒症状，体征与渗出性胸膜炎相似。X线检查可见患侧胸膜肥厚，肋间隙窄，纵隔向患侧移位，横膈升高。胸腔穿刺抽出稀薄的脓液，内含干酪样物质。

（五）其他肺外结核

当结核菌侵入人体并破坏肺以外其他脏器时，即引起该脏器的结核病，如肾结核、骨关节结核、结核性腹膜炎等。

（六）菌阴肺结核

是指三次痰涂片和一次结核菌培养阴性，但有结核病的临床表现和X线胸片表现，抗结核治疗有效，能除外其他非结核性疾病的一类肺结核。

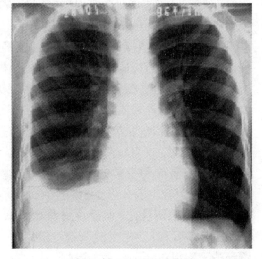

图1-9　渗出性胸膜炎
右侧胸腔呈外高内低的弧形积液影

【诊断和鉴别诊断】

（一）诊断

1.诊断内容

（1）肺结核分型：按新的结核病分类标准分为原发性肺结核、血型播散型肺结核（须在类型后加括号注明"急性""亚急性"，或"慢性"）和继发型肺结核（如有干酪性肺炎也应在类型后加括号注明）。结核性胸膜炎与肺结核密切相关，包括干性、渗出性和结核性脓胸三种。

（2）病变部位和范围：按左、右侧分别记录，每侧又以上、中、下肺野标明病变所在位置。有空洞或结核球者，在相应肺野部位注明（纤维空洞）、（结核球）表示。

（3）痰结核菌检查结果：以"涂""培"分别表示涂片法、培养法。痰菌检查结果分别以（+）或（-）表示阳性或阴性。患者无痰或未查痰者，也应注明"无痰"或"未查"。

（4）活动性：综合患者的临床表现、肺部病变特征、有无空洞及痰菌检查等情况，进一步明确有无活动性。如在胸片上出现边缘模糊不清的斑片状阴影，甚或中心有溶解和空洞，或出现播散病灶,痰菌检查阳性,则为活动性病变。胸片上表现为钙化、硬结或纤维化,痰检查阴性,无任何症状,则为无活动性肺结核。

（5）治疗史:分初治和复治两种。

有下列情况之一者属初治:①未接受抗结核治疗的患者;②正进行标准化疗方案用药而未满疗程的患者;③不规则化疗未满 1 个月者。

有下列情况之一者属复治:①初治失败的患者;②规则用药满疗程后痰菌又复阳性者;③不规则化疗超过 1 个月者;④慢性排菌者。

2. 记录格式 肺结核的记录格式按结核病的临床类型、病变部位及范围、痰菌情况及化疗史程序书写。并发症、并存病、手术可在化疗史后按顺序书写。如:

原发性肺结核 右中 涂（-）,初治。

继发型肺结核（浸润性） 右中 涂（-）,初治。

血行播散型肺结核（急性粟粒型） 双肺 涂（+）,复治,肺不张,糖尿病,胸廓成形术后。

（二）鉴别诊断

肺结核常与多种肺部疾病表现相似,易误诊,需仔细鉴别。

1. 支气管肺癌 多好发于 40 岁以上男性,有多年吸烟史,无明显结核中毒症状,结合痰菌检查、脱落细胞学检查、X 线或 CT 检查、纤维支气管镜及活检等,有助于鉴别。肺癌与肺结核同时并存时亦须及时发现。

2. 肺炎球菌肺炎 浸润性肺结核形成干酪性肺炎时,可出现高热、咳嗽、胸痛及肺内大片炎症影像,易误诊。肺炎球菌肺炎 X 线胸片表现为按肺叶或肺段分布的大片均匀的高密度阴影,经抗菌治疗后体温迅速下降,痰液细菌学检查有助于鉴别。

3. 肺脓肿 肺脓肿空洞多见于肺下叶,空洞内伴液平面。肺结核空洞常在肺上叶,洞内少有液平面。此外,肺脓肿患者咳大量脓臭痰,痰中无结核菌但有化脓性细菌等可供鉴别。

【治疗】

治疗目的是治愈病变、防止复发、消灭传染源。所有开放性肺结核患者都要加强隔离措施。治疗主要方法是化学治疗,而传统的营养、休息等疗法仅起辅助作用。

（一）一般治疗

注意休息,避免劳累,重症患者应卧床休息。给予高热量、高蛋白、高维生素饮食。干性咳嗽者可服用喷托维林或可待因;痰液黏稠者给予祛痰剂;高热者可以物理降温,或小剂量退热剂口服;盗汗明显者,睡前给予口服阿托品 0.3mg。

（二）结核病的化学药物治疗（简称化疗）

合理的抗结核药物治疗,对控制肺结核起决定性的作用,是治疗肺结核、控制和消灭传染源的首选方法。

1. 适应证 所有活动性肺结核患者。

2. 化疗原则 ①早期:即一旦确诊立即化疗,有利于迅速达到杀菌效果。②联合:即根据病情和化疗药物的作用特点,联合两种以上药物提高疗效、减少耐药性产生。③适量:即根据不同个体、不同病情给予不同剂量,剂量过大易发生中毒,过小影响疗效和增加耐药性。④规律:包括规律用药、不漏服、不随意换药或停药,以避免耐药性产生。⑤全程:即坚持按照化疗方案所制订的疗程治满全程,提高治愈率和降低复发率。

3. 常用的抗结核病药物 理想的用于治疗结核病的药物应具有较强的杀菌或抑菌作用,毒性低,副作用少,使用方便,价格低廉,药源充足,经口服或注射后能在血液中达到有效浓度。目前常用的药物有以下几种:

（1）异烟肼（isoniazid,INH 或 H）:是单一抗结核药中杀菌力最强者,主要通过抑制结核菌 DNA 的合成,杀灭细胞内外的代谢活跃和静止的结核菌。常用剂量成人为 300mg/d,每日一次,口服。对重症结核如结核性脑膜炎、急性粟粒性肺结核可适当加量,症状缓解后改常规剂量。主要不良反应有周围神经炎,偶有肝功能损害。维生素 B_6 300mg/d 可预防 INH 引起的周围神经炎,但大剂量维生素 B_6 可影响 INH 的疗效,故使用一般剂量 INH 时,无须加用维生素 B_6。

(2) 利福平(rifampicin, RFP 或 R):主要通过抑制结核菌 mRNA 合成,能快速杀灭细胞内、外代谢旺盛或偶尔繁殖的结核分枝杆菌。常用剂量成人为 450~600mg/d,每日一次,口服。常与异烟肼联合应用。主要不良反应有消化道不适、肝功能损害、过敏反应等。

(3) 吡嗪酰胺(pyrazinamide, PZA 或 Z):主要通过吡嗪酸抑菌,杀灭细胞内静止的结核菌。常用剂量成人为 1.5g/d,每日 3 次,口服。主要不良反应有胃肠不适、肝功能损害、高尿酸血症等。

(4) 乙胺丁醇(ethambutol, EMB 或 E):主要通过抑制结核菌 RNA 合成,对结核菌有抑菌作用,可延缓细菌对其他化疗药物产生耐药性,故多与其他药联用。常用剂量成人为 0.75~1g/d,每日一次,口服。不良反应较少,剂量过大可致视神经炎,停药多可恢复。

(5) 链霉素(streptomycin, SM 或 S):主要通过干扰结核菌蛋白质合成,对细胞外的结核菌有杀灭作用。常用剂量成人为 0.75~1g/d,肌内注射。主要不良反应有听力障碍、前庭功能损害、肾功能损害、过敏反应等,妊娠慎用。

根据药物的疗效、副作用及药源等情况,把抗结核药分为一线药和二线药。以上 5 种即是一线抗结核药,氨硫脲(TB1)以前是二线药,现已划为一线药。二线药包括对氨基水杨酸钠(PAS)、乙硫异烟胺(Eto)、丙硫异烟胺(Pro)、阿米卡星(Am)、卡那霉素(Km)、卷曲霉素(CPM)、紫霉素(VM)、环丝氨酸(Cs)、莫西沙星(Mfx)、左氧氟沙星(Lfx)、氧氟沙星(Ofx)等。常用抗结核药物的用法、用量及主要不可反应见表1-5。

表1-5　抗结核药物的用法、用量及主要不良反应

药名	缩写	每日剂量(g)	间歇疗法 一日量(g)	作用机制	主要不良反应
异烟肼	H, INH	0.3	0.6~0.8	抑制 DNA 合成	周围神经炎,偶有肝功能损害
利福平	R, RFP	0.45~0.6*	0.6~0.9	抑制 mRNA 合成	肝功能损害、过敏反应
链霉素	S, SM	0.75~1.0△	0.75~1.0	干扰蛋白合成	听力障碍、眩晕、肾功能损害
吡嗪酰胺	Z, PZA	1.5~2.0	2~3	吡嗪酸抑菌	胃肠不适、肝功能损害、高尿酸血症、关节痛
乙胺丁醇	E, EMB	0.75~1.0**	1.5~2.0	抑制 RNA 合成	视神经炎

注: * 体重<50kg 用 0.45g,≥50kg 用 0.6g;S、Z 用量亦按体重调节;△老年人每次 0.75g;** 前 2 个月 25mg/kg,其后减至 15mg/kg。

4. 化疗方法　过去常规采用抗结核药物治疗 12~18 个月,称标准疗法。但由于疗程太长,患者往往不能坚持而致治疗失败。为解决化疗方案不合理、费用高、效果差等问题,考虑到疗效、治疗费用、患者接受性、药源供应等情况,对初治活动性肺结核和复治涂阳肺结核推荐使用标准方案。

实验证明结核菌与药物接触数小时后常延缓数天生长,故有规律地间歇给药与每日给药能达到同样的效果。因此可根据具体情况采用每日用药方案或间歇用药方案,每个方案又可分为强化期和巩固期两个阶段。

(1) 初治活动性肺结核(含涂阳和涂阴):

1) 每日用药方案:①强化期。异烟肼、利福平、吡嗪酰胺和乙胺丁醇联用,顿服,连续 2 个月。②巩固期。异烟肼、利福平,顿服,连续 4 个月。简写为:2HRZE/4HR。

2）间歇用药方案：①强化期。异烟肼、利福平、吡嗪酰胺和乙胺丁醇联用，隔日 1 次或每周 3 次，顿服，连续 2 个月。②巩固期。异烟肼、利福平，隔日 1 次或每周 3 次给药，顿服，连续 4 个月。简写为：$2H_3R_3Z_3E_3/4H_3R_3$。

（2）复治涂阳肺结核：应根据药敏试验决定用药。

1）每日用药方案：①强化期。异烟肼、利福平、吡嗪酰胺、乙胺丁醇和链霉素，顿服，连续 2 个月。②巩固期。异烟肼、利福平和乙胺丁醇，顿服，连续 6～10 个月。简写为：2HRZES/6～10HRE。

2）间歇用药方案：①强化期。异烟肼、利福平、吡嗪酰胺、乙胺丁醇和链霉素，顿服，隔日 1 次或每周 3 次，连续 2 个月。②巩固期。异烟肼、利福平和乙胺丁醇，顿服，隔日 1 次或每周 3 次，连续 6～10 个月。简写为：$2H_3R_3Z_3E_3S_3/6～10H_3R_3E_3$。

（3）耐多药结核病：指至少耐异烟肼和利福平的结核病（MDR-TB），应根据药敏试验决定用药。不使用交叉耐药的药物，避免只选用一种新药加到原失败的方案中继续治疗。现在推荐的治疗方案至少包括吡嗪酰胺、喹诺酮类、注射用卡那霉素或阿米卡星、乙硫或丙硫异烟胺和 PAS 或环丝氨酸，其中至少包括 4 种二线的敏感药物。剂量依体重决定，强化期为 9～12 个月，总疗程为 20 个月或更长。

5．疗效判定 考核疗效的首要指标是痰结核菌检查持续 3 个月呈阴性，X 线检查、痰培养和临床表现作为参考指标。

（三）咯血治疗

1．小量咯血 安静休息、消除紧张情绪，使用氨基己酸、氨甲苯酸（止血芳酸）、卡巴克络（安络血）等止血药物。

2．中等量咯血 ①应严格卧床休息，取患侧卧位，轻轻将气管内的积血咳出；②吸氧；③止血药物可选用垂体后叶素 5～10U 加入 25% 葡萄糖液 40ml 中静脉缓慢推注，继以 10～20U 加入 5% 葡萄糖溶液 500ml 中静脉滴注维持，高血压、冠心病、心力衰竭患者和孕妇禁用；④咯血量过多时，可给予适量输血。

3．大量咯血 除静脉使用止血药物外，还可经纤维支气管镜发现出血部位后局部滴入止血药物。对支气管动脉破坏造成的大咯血可采用支气管动脉栓塞法。

由于窒息是大咯血患者死亡的主要原因，所以应积极预防和抢救窒息。向患者解释咯血时绝对不屏气，以免诱发喉头痉挛，血液引流不畅形成血块，导致窒息。并嘱患者轻轻将气管内存留的积血咳出。当患者出现胸闷、气憋、唇甲发绀、面色苍白、冷汗淋漓、烦躁不安等窒息先兆表现时，应立即取头低脚高位，轻拍背部，促进血块排出，并尽快吸出口、咽、鼻部的血块。必要时可做气管插管或气管切开，以解除呼吸道阻塞。反复大咯血经内科治疗无效，在明确出血部位的情况下，可考虑外科手术做肺叶、段切除术。

（四）糖皮质激素治疗

急性粟粒型肺结核、干酪性肺炎、结核性脑膜炎等有严重毒性症状，或结核性胸膜炎伴大量胸腔积液者，可在使用有效抗结核化疗药物的同时，加用糖皮质激素以减轻毒性症状，促进渗液吸收，减少胸膜粘连的发生。但应注意糖皮质激素具有抑制机体免疫力的作用，单独使用可使结核病灶扩散，病情恶化，必须在有效抗结核化疗药物的基础上使用。

（五）手术治疗

对于多重耐药的厚壁空洞、大块干酪病灶、结核性脓胸、支气管胸膜瘘和大咯血经合理的内科治疗无效者，可根据指征，做相应的外科手术治疗。

【预后和预防】

（一）预后

对肺结核已经有相对完善和有效的治疗及预防方案，经及时正确治疗，大多数肺结核可获治愈。但也有极少数的患者出现恶化,肺内炎性病灶发生干酪坏死甚至液化,形成空洞。有资料表明如果肺结核的患者不经治疗,只有约30%的患者转阴自愈,其余恶化甚至死亡。

（二）预防

1. 控制流行 隔离传染源、切断传播途径、保护易感人群。

2. 及时发现、隔离和正确规范化疗结核病患者,做到查出必治,治必彻底。

3. 对于未受到过结核菌感染的人群,如新生儿、儿童或者结核菌素试验阴性的青少年,给予卡介苗预防接种。

第七节　原发性支气管肺癌

原发性支气管肺癌,简称肺癌,是起源于呼吸上皮细胞(支气管、细支气管和肺泡)或腺体的恶性肿瘤,为最常见的肺部原发性恶性肿瘤。资料显示,肺癌的发病率和死亡率均居全球癌症首位。本病好发于40岁以上人群,发病高峰在55~65岁,男女之比约为2.1:1。

【病因和发病机制】

病因和发病机制迄今未明,一般认为与下列因素有关:

（一）吸烟

吸烟是肺癌死亡率进行性增加的首要原因,也是目前公认的重要危险因素。烟雾中的苯并芘、尼古丁、苯甲蒽和亚硝胺及焦油、少量放射性元素钋等均有致癌作用;与不吸烟比较,吸烟者发生肺癌的危险性平均高9~10倍,重度吸烟者高10~25倍,且开始吸烟的年龄越小、吸烟时间越长、吸烟量越大,肺癌的发病率越高。同时,被动吸烟与环境吸烟也是肺癌的病因之一。

（二）职业因素

已被确认的可致人类肺癌的职业因素包括石棉、砷、二氯甲醚、铬、镍、氡及氡气、芥子气、氯乙烯、煤烟、焦油、烟草的加热产物、电离辐射和微波辐射等。其中石棉可能是最常见的职业因素。

（三）空气污染

包括室内小环境和室外大环境污染。如室内被动吸烟、燃料燃烧和烹饪过程中释放的油烟雾等均可产生致癌物。据统计,城市居民的肺癌发病率高于农村,且随城市化程度的升高而升高。重工业城市肺癌的发病率和死亡率均高于轻工业城市,提示了大气污染在肺癌发病中的作用。

（四）饮食与营养

动物实验证明维生素 A 及其衍生物 β 胡萝卜素能够抑制化学致癌物诱发的肿瘤。饮食中缺乏上述成分的人肺癌发生的危险性也高。较多地食用含 β 胡萝卜素的绿色、黄色和橘黄色的蔬菜水果,可减少肺癌发生的危险性。

（五）电离与辐射

大剂量电离辐射可引起肺癌,电离辐射约49.6%来源于自然界,44.6%为医疗照射,其中 X 线诊断的占36.7%。

（六）遗传和基因改变

遗传因素与肺癌的相关性受到重视。例如有早期肺癌(60岁前)家族史的亲属,其患肺癌的危险性升高2倍;同样的香烟暴露水平,女性发生肺癌的危险性高于男性。与肺癌发生关系较为密切的癌基因主要有 *HER* 家族、*RAS* 基因家族、*Myc* 基因家族、*ALK* 融合基因、*Sox* 基因,以及 *MDM2* 基因等。相关的抑癌基因包括 *p53*、*Rb*、*p16*、*nm23*、*PTEN* 基因等。与肺癌发生、发展相关的分子发病机制还包括生长因子信号转导通路激活、肿瘤血管生成、细胞凋亡障碍和免疫逃避等。

（七）其他

美国癌症学会将结核列为肺癌发病因素之一。有慢性肺部疾病者较无此病者肺癌发病率更高。已经逐步认识到肺癌可能是一种外因通过内因发病的疾病，上述的外因可诱发细胞的恶性转化和不可逆的基因改变。此外，病毒和真菌感染等都可能与肺癌的发生有关。

【分类】

（一）按解剖学部位分类

1．中央型肺癌　发生在段及以上支气管的肺癌，约占 3/4，以鳞状上皮细胞癌和小细胞肺癌较多见。

2．周围型肺癌　发生在段支气管以下的癌，约占 1/4，腺癌多见。

（二）按组织病理学分类

1．非小细胞肺癌

（1）鳞状上皮细胞癌（简称鳞癌）：多见于老年男性，与吸烟关系密切；以中央型肺癌多见。此型肺癌易发展成息肉或无蒂肿块，并有向腔内生长的倾向，易引起支气管狭窄，导致肺不张或阻塞性肺炎。鳞癌生长缓慢，转移迟，手术切除的机会相对较多，5 年生存率较高，但对放射治疗和化学药物治疗不如小细胞癌敏感。

（2）腺癌：是最常见的类型，女性多见，与吸烟关系不大，癌肿多生长在肺边缘小支气管，因此常见于周围型肺癌。腺癌约占原发性肺癌的 25%，局部浸润和血行转移较鳞癌早，易转移至肝、脑、骨，更易累及胸膜而引起胸腔积液。

（3）大细胞癌：可发生在肺门附近或肺边缘的支气管，较为少见，占肺癌的 10% 以下。其转移较小细胞癌晚，手术切除概率较高。

（4）其他：还有腺鳞癌、肉瘤样癌、唾液腺型癌等。

2．小细胞肺癌　肺神经内分泌肿瘤包括类癌、非典型类癌、小细胞癌和大细胞神经内分泌癌。是肺癌中恶性程度最高的一种，占原发性肺癌的 10%～15%，多见于 40～50 岁吸烟者。癌细胞具有内分泌和化学受体功能，能分泌 5-羟色胺、儿茶酚胺、组胺、激肽等物质，可引起类癌综合征。小细胞肺癌以增殖快速和早期广泛转移为特征，初次确诊时 60%～88% 已有脑、肝、骨或肾上腺等转移，只有约 1/3 患者局限于胸内。小细胞肺癌多为中央型，典型表现为肺门肿块和肿大的纵隔淋巴结引起的咳嗽和呼吸困难。小细胞肺癌对化疗和放疗较敏感。

【临床表现】

（一）由原发肿瘤引起的症状

1．咳嗽　为常见的早期症状。常为无痰或少痰的刺激性干咳，当肿瘤引起支气管狭窄后咳嗽可加重，多呈持续性高调金属音或刺激性呛咳；如有继发性细菌感染时，痰量增多，且呈黏液脓痰。

2．咯血　以中央型肺癌多见。由于癌组织血管丰富，常引起咯血，可有间歇或持续性痰中带血，如果病变严重侵蚀大血管，则可引起大咯血。

3．胸闷、气短、喘鸣　由于肿瘤引起支气管部分阻塞或狭窄，可有胸闷、喘鸣、呼吸困难等表现，听诊时可出现局限性哮鸣音，位置固定不变。

4．发热　多与癌肿引起的阻塞性肺炎有关，也可能由肿瘤组织坏死所致，抗生素治疗效果不佳。

5．体重下降　消瘦为肿瘤的常见晚期症状。由于肿瘤毒素和消耗，并有感染、疼痛所致的食欲减退等因素，可表现为消瘦甚至恶病质。

（二）肿瘤胸内扩展引起的症状和体征

1．胸痛　近半数患者肿瘤直接侵犯胸膜和胸壁，引起不同程度的胸痛，多为不规则的钝痛或隐痛，疼痛于咳嗽、呼吸时加重；约 10% 的患者有不同程度的胸腔积液；肋骨、脊柱受侵犯时，则有局部压痛点,与呼吸、咳嗽无关。

2.吞咽困难　侵犯或压迫食管可引起吞咽困难,尚可引起支气管-食管瘘,导致肺部感染。

3.声音嘶哑　因癌肿直接压迫,或转移至纵隔淋巴结压迫喉返神经所致,多见于左侧。

4.浆膜腔积液　当肿瘤转移累及胸膜、心包膜或肺淋巴回流受阻时,可出现不同程度的胸腔积液、心包积液,严重者可能出现心脏压塞症状。

5.上腔静脉阻塞综合征　肿瘤侵犯纵隔,压迫上腔静脉时,上腔静脉回流受阻,产生头面部、颈部、上肢,以及胸前淤血水肿和颈静脉扩张等。可引起头痛、头昏或眩晕,患者常诉上衣领口变紧。

6.霍纳(Horner)综合征　肺尖部的肺癌称肺上沟瘤(Pancoast tumor),易压迫颈部交感神经,可引起患侧上眼睑下垂、瞳孔缩小、眼球内陷,同侧额部无汗或少汗。

(三)癌肿胸外转移引起的症状

以小细胞肺癌居多,其次为未分化大细胞癌、腺癌、鳞癌。

1.转移至中枢神经系统　可出现头痛、恶心、呕吐等颅内压增高等神经系统症状体征,偏瘫、小脑功能障碍、语言障碍等较少见。

2.转移至骨骼　可有局部疼痛和病理性骨折。常见部位为肋骨、脊椎、骨盆和四肢长骨,多为溶骨性病变。

3.转移至腹部　转移至肝可有肝区疼痛、肝大、黄疸和腹水等,转移至胰腺可有胰腺炎和阻塞性黄疸的表现。

4.转移至淋巴结　锁骨上淋巴结是肺癌常见的转移部位,肿大的淋巴结无痛感,坚硬而固定,可逐渐增大、增多。腹膜后淋巴结转移也常见。

(四)非转移性胸外表现

也称为副癌综合征,主要有以下几方面表现:

1.内分泌综合征　小细胞肺癌和支气管类癌分泌促肾上腺皮质激素样物引起库欣综合征,大细胞肺癌分泌促性腺激素引起男性轻度乳房发育,分泌抗利尿激素引起稀释性低钠血症,鳞癌骨转移或肿瘤分泌过多甲状旁腺激素引起高钙血症等。

2.肥大性肺性骨关节病　原因不明,多侵犯上、下肢长骨远端,发生杵状指(趾)和肥大性骨关节病。

3.神经肌肉综合征　包括小脑皮质变性、脊髓小脑变性、周围神经病变、重症肌无力和肌病等。它可以发生于肿瘤出现前数年,也可与肿瘤同时发生,原因不明,多见于小细胞肺癌。

4.类癌综合征　主要表现为皮肤潮红、发绀,多见于面部和颈部,胃肠痉挛、腹泻、心动过速、喘息等。与肿瘤释放的5-羟色胺、缓激肽、血管舒缓素和儿茶酚胺等血管活性物质有关,由小细胞肺癌引起。

5.血液学异常及其他　1%～8%患者有凝血或其他血液学异常,包括游走性血栓性静脉炎、弥散性血管内凝血伴出血、贫血、粒细胞增多和红白血病。肺癌伴发血栓性疾病的预后较差。

【辅助检查】

(一)X线检查

是发现肺癌最常用的方法。可通过胸部X线透视,正、侧位X线摄片,发现块影或可疑肿块阴影。中央型肺癌多为一侧肺门类圆形阴影,边缘毛糙,有时有分叶或切迹;与肺不张或阻塞性肺炎并存时,下缘可表现为倒S状影像,是右上叶中央型肺癌的典型征象。周围型肺癌,肿瘤发生在段以下支气管,早期常呈局限性斑片状阴影,边缘不清,密度较淡,易误诊为肺炎或结核;随病情发展,阴影逐渐增大,密度增高,呈圆形或类圆形,边缘常呈分叶状,伴有脐凹或细毛刺,常有胸膜牵拉。

（二）CT

CT 的优点在于具有更高分辨率，可发现肺部微小病变，能显示普通胸片难以显示的部位和微小病变（如心脏后、脊柱旁沟、肺尖等隐蔽部位）。CT 能帮助辨认有无肺门和纵隔淋巴结肿大。螺旋 CT 能显示 <5mm 的小结节，近年来已经取代胸片成为较敏感的肺结节评估工具。CT 引导下经皮穿刺活检是重要的组织学诊断技术。

（三）MRI

MRI 在明确肿瘤与心脏大血管之间的关系方面明显优于 CT，在发现小病灶（<5mm）方面又远不如螺旋 CT。

（四）正电子发射计算机体层显像（PET）

癌细胞的代谢较正常细胞快，对葡萄糖的摄取也较正常细胞多。经静脉注入 18- 氟 -2 脱氧 -D- 葡萄糖（PDG），一定时间后（1 小时）在肿瘤细胞内大量积聚，经 PET 扫描仪扫描，即可显示出异常的影像。对肺癌的敏感性可达 95%。

（五）痰脱落细胞检查

是简单而有效的早期诊断方法之一。阳性率与标本收集是否得当、检查技术水平、标本送检的次数（3～4 次为宜）等因素有关。

（六）纤维支气管镜检查

是确诊支气管肺癌的主要方法之一。对位于近端气道内的肿瘤经纤维支气管镜刷检，结合钳夹活检，阳性率为 90%～93%。对位于远端气道内而不能直接窥视的病变，可在荧光屏的透视指导下经纤维支气管镜肺活检。

（七）其他检查

胸腔积液细胞学检查、针吸细胞学检查、胸腔镜、纵隔镜或开胸肺活检等检查，肿瘤标志物检查如癌胚抗原（CEA）、神经元特异性烯醇酶（NSE）等。

【诊断和鉴别诊断】

（一）诊断

1. 诊断方法　一般依靠详细的病史采集、系统的体格检查和有关的辅助检查进行综合判断，约 80%～90% 的患者可以得到确诊。但确诊时大多已属晚期，5 年生存率较低。因此，提高早期诊断率，对改善预后至关重要。

2. 早期诊断　肺癌的早期诊断包括两方面的重要因素：一是普及肺癌的防治知识，对任何可疑的肺癌症状及时进一步检查；二是医务人员应对肺癌早期征象提高警惕，避免漏诊、误诊。

3. 排癌检查　对 40 岁以上长期大量吸烟者（吸烟指数 >400 支 / 年），有下列情况应进行排癌检查：①无明显诱因的刺激性咳嗽持续 2～3 周，治疗无效；②原有慢性呼吸道疾患，咳嗽性质改变；③持续或反复痰中带血而无其他原因可解释者；④反复发作的同一部位的肺炎，特别是段性肺炎；⑤原因不明的肺脓肿，无中毒症状，无大量脓痰，无异物吸入史，抗感染治疗效果不显著者；⑥原因不明的四肢关节疼痛及杵状指（趾）；⑦X 线检查示局限性肺气肿或段、叶性肺不张；⑧孤立性圆形病灶和单侧肺门阴影增大；⑨原有的肺结核病灶已稳定，而形态或性质发生改变；⑩无中毒症状的血性胸腔积液，积液量进行性增加。

有上述表现之一者，应及时安排有关检查以便早期诊断。通过痰脱落细胞检查、纤维支气管镜检查、针吸细胞学检查、开胸肺活检、胸腔镜检查等查到癌细胞可确定诊断。

（二）鉴别诊断

肺癌常与某些肺部疾患共存，或其影像学形态表现与某些疾病相类似，常易误诊或漏诊，必须及时进行鉴别，以便早期诊断。

1. 肺结核　痰脱落细胞学检查，痰涂片抗酸染色和经纤维支气管镜肺活组织检查常可帮助明确诊断。

（1）肺结核球：常需与周围型肺癌相鉴别。多见于年轻患者，病灶多位于结核好发部位，边界清楚，可有包膜，有时含钙化点，周围有纤维结节状病灶，随访多年无明显改变。

（2）肺门淋巴结结核：与中央型肺癌鉴别。多见于儿童青少年，多有发热、盗汗等结核中毒症状，结核菌素试验多呈强阳性，抗结核治疗有效。

2. 肺炎　应与癌性阻塞性肺炎相鉴别。肺炎大多起病急骤，先有寒战、高热等全身症状，继而出现呼吸道症状，抗菌药物治疗效果显著，病灶吸收迅速而完全。而癌性阻塞性肺炎炎症吸收缓慢，常在同一部位反复发生，抗菌药物治疗无效。

3. 肺脓肿　应与癌性空洞继发感染相鉴别。原发性肺脓肿起病急，中毒症状严重，多有寒战、高热、咳嗽、咳大量脓臭痰，周围血象白细胞总数和中性粒细胞分类计数增高。X线胸片上空洞壁薄，内有液平，周围有炎症改变。癌性空洞常先有刺激性咳嗽，然后出现咳脓痰、反复咯血等。胸片可见肺癌为偏心空洞，壁厚，内壁凹凸不平。纤维支气管镜检查和痰脱落细胞检查可以帮助鉴别。

【治疗】

肺癌的治疗应根据患者的身体状况、肿瘤的病理类型、侵犯的范围和发展趋向，进行有计划、合理地选择手术、化疗、放疗、生物靶向等治疗手段。辅以免疫和中医药治疗等综合治疗措施，以最大限度提高治愈率和患者的生活质量。

非小细胞肺癌以手术治疗为主，小细胞肺癌以化疗为主要治疗方法。

（一）一般治疗

保持环境安静，保证患者充分休息。给予高蛋白、高热量、高维生素饮食；不能进食者，给予鼻饲、静脉高营养疗法。疼痛患者按"三阶梯疗法"（表1-6）按时给予止痛药物，避免患者为疼痛困扰。

表1-6　疼痛的三阶梯疗法

疼痛程度	治疗药物
轻度疼痛	非阿片类止痛药±辅助药物
中度疼痛	弱阿片类止痛药±非阿片类止痛药±辅助药物
重度疼痛	强阿片类止痛药±非阿片类止痛药±辅助药物

（二）手术治疗

是非小细胞肺癌的主要治疗方法。通常最适宜的手术是肺叶切除，必要时考虑肺段或全肺切除。近年来有扩大手术治疗适应证、缩小手术切除范围及气管隆凸成形术等新进展。目前建议对高度怀疑为Ⅰ期和Ⅱ期肺癌可直接手术切除。

（三）药物治疗

1. 化学药物治疗（简称化疗）　应当严格掌握适应证，充分考虑患者的疾病分期、体力状况、自身意愿、药物不良反应、生活质量等，避免治疗过度或治疗不足。化疗是治疗小细胞肺癌的首选方法，小细胞肺癌对化疗有高度的反应性，联合化疗可明显提高小细胞肺癌的生存率，但对非小细胞肺癌大多反应率低，毒性大。化疗还可用于手术后患者的辅助化疗、术前新辅助化疗及联合放疗的综合治疗等。常使用的联合方案是依托泊苷加顺铂或卡铂，3周1次，共4~6周期。

2. 靶向药物治疗　是以肿瘤组织或细胞的驱动基因变异及肿瘤相关信号通路的特异性分子为靶点，利用分子靶向药物特异性阻断该靶点的生物学功能，选择性地从分子水平逆转肿瘤细胞的恶性生物学行为，从而达到抑制肿瘤生长甚至使肿瘤消退的目的。目前靶向治疗主要应用于非小细胞肺癌中的腺癌患者。常用的靶向治疗药物有厄洛替尼、艾乐替尼、色瑞替尼、贝伐珠单抗等。

（四）放射治疗

简称放疗，放射线对癌细胞有杀伤作用。癌细胞受照射后，射线可直接引起其 DNA 分子断裂，射线引起的电离物质还可使癌细胞发生变性，被吞噬细胞吞噬，最后被成纤维细胞替代。放疗对小细胞肺癌效果较好，其次为鳞癌和腺癌，对明确有颅脑转移者应给予全脑高剂量放疗（40Gy）。

（五）介入治疗

1. 支气管动脉灌注化疗 适用于失去手术指征，全身化疗无效的晚期患者。此方法毒副作用小，可缓解症状，减轻患者痛苦。

2. 经支气管镜介入治疗 ①血卟啉染料激光治疗和 YAG 激光切除治疗：切除气道腔内肿瘤解除气道阻塞和控制出血，可延长患者的生存期。②经支气管镜行腔内放疗：可缓解肿瘤引起的阻塞和咯血症状。③超声引导下的介入治疗：可直接将抗癌药物等注入肿瘤组织内。

（六）生物反应调节治疗

可增强机体的免疫力，提高人体对肿瘤细胞的杀伤能力。应用最多的为干扰素（IFN），其次为白介素 -2（IL-2）。

（七）其他疗法

中西医结合治疗肿瘤是我国的特色。在肺癌的治疗中，中医有许多方剂可以减少患者对放疗、化疗的反应，提高机体抗病能力，促进机体功能恢复，可与西医治疗起协同作用。

【预后和预防】

（一）预后

肺癌预后不良。如果不能早期发现，多数患者在确诊后 5 年内死亡。若能早期发现，病变局限，及时手术根除治疗，5 年生存率可达 50%。随着以手术、化疗和放疗为基础的综合治疗进展，近 30 年肺癌总体 5 年生存率几乎翻了一倍。

（二）预防

不吸烟和及早戒烟是预防肺癌最有效的方法。同时控制大气污染，减少有害致癌物的吸入，开展肺癌普查，普及防癌知识，以便早期发现患者，及时治疗。

第八节　支气管扩张症

支气管扩张症主要指急、慢性呼吸道感染和支气管阻塞后，反复发生支气管化脓性炎症，致使支气管壁结构破坏，管腔增厚，引起支气管异常和持久性扩张的一类异质性疾病的总称，分为原发和继发。临床主要表现为慢性咳嗽、大量脓痰和（或）反复咯血。儿童及青年期发病较多。近年由于麻疹、百日咳疫苗的预防接种，以及抗生素的应用，呼吸道感染得到很好的控制，已使本病的发病率大为减少。

【病因和发病机制】

（一）支气管 - 肺组织感染和支气管阻塞

是支气管扩张的主要病因。支气管 - 肺组织反复感染使支气管管腔黏膜充血、水肿，分泌物排出受阻使管腔阻塞、引流不畅而进一步加重感染，感染和阻塞相互影响，互为因果，终致支气管扩张的发生。儿童期支气管管腔狭窄，管壁薄弱，在患麻疹、百日咳等传染病合并支气管炎时极易受损，可发生阻塞，致使支气管变形而发生支气管扩张。

（二）支气管先天遗传性因素

较少见。支气管先天发育障碍，如软骨发育不全或弹力纤维不足，导致局部管壁薄弱或弹性较差，可发生支气管扩张；与遗传有关的肺囊性纤维化、遗传性 α_1-抗胰蛋白酶缺乏症等也可伴有支气管扩张。

（三）机体免疫功能失调

目前发现一些免疫反应性疾病如类风湿关节炎、系统性红斑狼疮等可同时伴有支气管扩张。有些病因不明的支气管扩张患者存在不同程度的免疫功能异常，提示支气管扩张可能与机体免疫功能失调有关。

【病理】

支气管扩张多数发生于一个肺段，也有多个肺段同时发生者。左下叶支气管较细长，又受心脏血管的压迫，影响痰液引流，易发生感染，故左下叶发病较多。舌叶支气管开口接近下叶背支，常因下叶感染而受累及，因此舌叶与左下叶的支气管扩张常同时存在。受累的管壁发生炎性改变和结构的破坏，可见黏膜表面慢性溃疡形成，纤毛柱状上皮细胞鳞状化生或萎缩，管壁弹力组织、肌肉及软骨组织破坏，由纤维组织替代，管腔变形扩张。扩张形态可分为柱状、囊状和不规则扩张三种，亦常混合存在。扩张的支气管内可积聚稠厚脓性分泌物，咳出则形成脓痰。炎症可致支气管壁血管增多，并伴相应支气管动脉扩张及支气管动脉和肺动脉吻合，形成血管瘤，破裂可出现咯血。病变支气管相邻的肺实质也可存在纤维化、肺气肿、支气管肺炎和肺萎陷。

【临床表现】

无明显诱因者病情常隐匿，病情加重时可出现下述典型的表现：

1. 慢性咳嗽、大量脓痰 与体位改变有关，由于支气管扩张部位分泌物积储，改变体位时分泌物刺激支气管黏膜而引起咳嗽和排痰。痰量取决于支气管病变的轻重、感染程度和引流是否通畅，急性感染发作时每日可达数百毫升；痰液为黏液性、黏液脓性或脓性，可呈黄绿色，如有厌氧菌感染，痰有恶臭。收集痰液于玻璃瓶中静置可见痰液分层现象：上层为泡沫，中层为混浊黏液，下层为脓性成分，底层为坏死组织。

2. 反复咯血 50%～70%的患者有程度不等的咯血病史。咯血量与病情的严重程度、病变范围有时不一致；轻者痰中带血，重者大量咯血。有些患者以反复咯血为唯一症状，临床称为"干性支气管扩张"，其病变多位于引流良好的上叶支气管，常见于结核性支气管扩张。

3. 啰音 病情严重或反复继发感染时可在相应病变部位闻及固定而持久的局限性湿啰音。

4. 反复肺部感染 由于扩张的支气管清除分泌物的功能丧失，引流差，易于发生感染，其特点是在同一肺段反复发生肺炎并迁延不愈。

5. 慢性感染中毒症状 反复继发肺部感染可引起全身毒血症症状，如发热、头痛、乏力、贫血、杵状指（趾）等。

【辅助检查】

（一）血常规检查

白细胞总数一般正常，细菌感染时白细胞总数及中性粒细胞可增高。贫血者血红蛋白下降。

（二）X线检查

典型的胸部X线表现为肺纹理增多，支气管柱状扩张可见"轨道征"，囊状扩张的特征表现为出现蜂窝状或卷发状阴影，合并感染时阴影内有液平面（图1-10）。

（三）胸部高分辨率CT扫描（HRCT）

可在横断面上清晰地显示扩张的支气

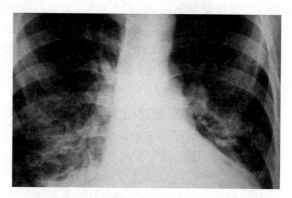

图1-10 支气管扩张胸部X线表现

双侧下肺野肺纹理增多、紊乱，呈不规则的蜂窝状或卷发状阴影

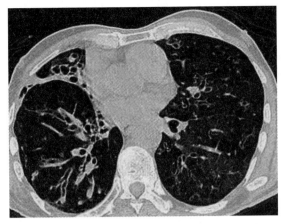

图1-11　支气管扩张CT表现

双侧肺野内可见支气管管壁增厚的柱状扩张或成串成簇的囊状改变

管（图1-11）。由于其无创伤性，易被患者所接受。

（四）纤维支气管镜检查

可明确病变部位，还可经纤支镜进行局部灌洗，采取灌洗液标本进行涂片、细菌学和细胞学检查，协助诊断和指导治疗。

（五）肺功能测定

可证实由弥漫性支气管扩张或相关阻塞性肺病导致的气流受限，以及指导临床使用支气管舒张剂。

【诊断和鉴别诊断】

（一）诊断

诊断要点：①有慢性咳嗽、大量脓痰、反复咯血及局限性湿啰音等病史和体征；②X线及HRCT检查有特征性改变。根据以上两点一般可做出诊断。以往确诊需做支气管造影检查，现已被高分辨率CT所取代，如其显示支气管扩张的异常影像学改变，即可明确诊断。

（二）鉴别诊断

1. 慢性支气管炎　多发生在中年以上患者，咳嗽、咳痰多在冬春季节明显或加重，多咳白色黏液痰，感染急性发作时可出现脓性痰，但反复咯血较少见，湿啰音多在两肺底，咳嗽后可消失，部位不固定。

2. 肺结核　多有低热、盗汗等结核中毒症状，干、湿啰音以上肺较多见，X线检查和痰结核菌检查有助于诊断。

3. 肺脓肿　起病较急，有高热、咳嗽、大量脓臭痰等，X线检查可见局部浓密炎症影，内可见伴有液平面的空洞，经有效抗菌治疗后可完全消退。

课堂互动

常见呼吸系统疾病胸部X线片若干，分别辨认出慢性支气管炎、肺气肿、肺炎、肺结核、气胸、胸腔积液、支气管扩张症等胸片。

【治疗】

主要目的是防治呼吸道感染，保持呼吸道引流通畅。

（一）一般治疗

注意休息，痰量多或咯血者应卧床休息；给予高热量、高蛋白、高维生素易消化饮食。鼓励多饮水，每日不少于1 500～2 000ml。

（二）控制感染

是急性感染期的主要治疗措施，急性加重期开始抗菌药物治疗前应常规送痰培养，根据痰培养和药敏结果指导抗生素运用，但在等待培养结果时即应开始经验性抗菌药物治疗。轻症者可口服治疗，一般可选用青霉素类，第一、二代头孢菌素类，喹诺酮类药物口服，如阿莫西林0.5g，每日4次；头孢克洛0.25g，每日3次；氧氟沙星0.2g，每日3次。重症患者需静脉联用药，可选用青霉素类、第三代头孢菌素类、氨基糖苷类药物。如痰有臭味，提示有厌氧菌感染，可加用甲硝唑注射液0.5g，8小时1次，7日为1个疗程；或替硝唑注射液0.8g，每日1次，静脉缓慢滴注，一般疗程5～7日。

（三）对症治疗

1. 清除痰液，保持呼吸道通畅

（1）祛痰药：盐酸氨溴索 30mg，每日 3 次，口服；或盐酸氨溴索注射液 30mg，每日 2 次，缓慢静脉滴注；复方氯化铵合剂 10ml，每日 3 次；重组脱氧核糖核酸酶 5 万单位溶于生理盐水中雾化吸入。

（2）体位引流：是治疗支气管扩张症的一项重要措施，与抗生素治疗具有同等重要的作用。根据病变的部位不同，采取适当体位，使病变肺处于高位，其引流支气管开口朝下，促使痰液从支气管引流至气管而咳出。具体方法为：①若病变在上叶，可取坐位；②若病变在中叶，可取头低脚高仰卧位；③若病变在下叶，仍取头低脚高位，但要交替俯卧及仰卧位。同时嘱患者间歇做深呼吸和用力咳痰，或用手轻拍患部，可提高引流效果。每日 2～4 次，每次 15～30 分钟，一般安排在空腹时进行。但有严重高血压、心功能不全、呼吸功能不全、近 1～2 周内有大出血史、体弱不能耐受者不宜行头低足高位的体位引流。

2. 咯血处理　少量咯血经休息、镇静、止咳和止血处置，出血可迅速停止。大咯血抢救最重要的环节是积极清除呼吸道积血，防治窒息，同时采用适当的止血措施。如垂体后叶素 10～20U 加入 5% 葡萄糖溶液 500ml 缓慢静脉滴注，必要时 6～8 小时重复一次。大咯血不止者，可做介入栓塞治疗或手术治疗。

（四）手术治疗

反复呼吸道感染或大咯血，病变范围比较局限，内科治疗无效，全身情况良好，可考虑行肺段或肺叶切除术。

【预后和预防】

（一）预后

支气管扩张范围局限，病情轻者，经积极治疗可使病情稳定，对生活多无不良影响。如病变范围广泛，肺功能损害严重者，可引起呼吸衰竭。大咯血可导致窒息引起死亡。

（二）预防

防治麻疹、百日咳、肺结核等呼吸道急、慢性传染病；增强体质，提高抗病能力；预防呼吸道感染等，对预防支气管扩张症都具有重大意义。

第九节　慢性呼吸衰竭

呼吸衰竭是指各种原因引起的肺通气和（或）换气功能严重障碍，使静息状态下也不能维持足够的气体交换，导致低氧血症伴（或不伴）高碳酸血症，进而引起一系列病理生理改变和相应临床表现的综合征。呼吸衰竭的临床表现缺乏特异性，明确诊断有赖于动脉血气分析：在海平面、静息状态、呼吸空气条件下，动脉血氧分压（PaO_2）<60mmHg，伴或不伴二氧化碳分压（$PaCO_2$）>50mmHg，可诊断为呼吸衰竭。

【分类】

（一）按发病急缓分类

1. 急性呼吸衰竭　是指由于某些突发原因，如严重肺疾患、电击、溺水等，导致呼吸功能突然衰竭，出现急性缺氧甚至二氧化碳潴留，病变进展迅速，机体缺乏代偿，须及时抢救。

2. 慢性呼吸衰竭　是指由慢性胸肺疾病，如 COPD、肺结核、间质性肺疾病、神经肌肉病变等引起的呼吸功能障碍逐渐加重，最终发展成为呼吸衰竭，其中以 COPD 最常见。

（二）按动脉血气分析分类

1. I 型呼吸衰竭　即低氧性呼吸衰竭，PaO_2<60mmHg，$PaCO_2$ 降低或正常。主要见于肺换

气功能障碍,如严重肺部感染性疾病、间质性肺疾病、急性肺栓塞等。

2. Ⅱ型呼吸衰竭　　即高碳酸血症性呼吸衰竭,$PaO_2 < 60mmHg$,同时伴有 $PaCO_2 > 50mmHg$。系肺泡通气不足所致。单纯通气不足、低氧血症和高碳酸血症的程度是平行的,若伴有换气功能障碍,则低氧血症更为严重,如 COPD。

(三)按发病机制分类

可分为通气性呼吸衰竭和换气性呼吸衰竭,也可分为泵衰竭和肺衰竭。

本节主要介绍慢性呼吸衰竭。

【病因和发病机制】

(一)病因

1. 支气管 - 肺疾病　　慢性阻塞性肺疾病(COPD)是引起慢性呼吸衰竭最常见的病因。其他如严重肺结核、肺间质纤维化等也可引起。

2. 胸廓和神经肌肉病变　　如脊柱胸廓畸形、胸部创伤、广泛胸膜增厚、脊髓侧索硬化症等。

(二)发病机制

呼吸衰竭的本质是缺氧和(或)伴有二氧化碳潴留,其发生机制有:

1. 通气量不足　　致肺泡氧分压下降,二氧化碳分压上升。

2. 通气 / 血流比失调　　正常肺泡通气量与肺毛细血管血流量的比值维持在 0.8 才能保证有效的气体交换。若比值<0.8,通气量减少,肺动脉血未能充分氧合即进入肺静脉形成肺内动 - 静脉分流;若比值>0.8,肺血流减少,吸入气体不能与血液进行有效的交换,形成无效腔或死腔样效应。两种结果通常只引起缺氧而无二氧化碳潴留,但严重的通气 / 血流比失调也可导致二氧化碳潴留。

3. 弥散障碍　　肺内气体交换是通过弥散过程实现的,气体弥散的速度和量受肺泡膜两侧气体分压差、气体弥散系数、肺泡膜的弥散面积、厚度和通透性、血液与肺泡接触时间、通气 / 血流比例的影响。因为氧的弥散能力只有二氧化碳的 1/20,故弥散障碍时,通常只引起缺氧而无二氧化碳潴留。

4. 氧消耗量增加　　发热、寒战、呼吸困难、抽搐等均可增加氧消耗量,加重缺氧。

在临床上,由单一机制引起的呼吸衰竭非常少见,通常是由多种发病机制同时存在或者是随病情的发展先后参与而发挥作用的。当呼吸衰竭发生后,主要体现为缺氧或伴二氧化碳潴留,此种血气改变将影响到全身组织器官的新陈代谢和生理功能,也决定了呼吸衰竭的临床表现。

【临床表现】

除原发病的症状体征外,主要是缺氧和二氧化碳潴留引起的多脏器功能障碍和代谢紊乱的表现。

(一)呼吸困难

是慢性呼吸衰竭最早出现和最突出的症状。缺氧和二氧化碳潴留可引起反射性通气增强,出现呼吸急促等表现;但严重的缺氧和二氧化碳潴留可转而抑制呼吸,出现呼吸浅慢甚至停止。危重者,有脑水肿及呼吸中枢受损,还可出现潮式呼吸、间停呼吸或抽泣样呼吸。

(二)发绀

发绀是缺氧的典型表现。因缺氧时血红蛋白不能充分氧合,致还原型血红蛋白含量显著增高,动脉血氧饱和度低于 90% 时,可在血流量较大的口唇、甲床等处出现发绀。因发绀的程度与还原型血红蛋白的含量有关,故红细胞增多时易出现发绀,严重贫血者可无明显发绀。发绀还受皮肤色素及心功能的影响。

(三)神经精神症状

慢性呼吸衰竭伴二氧化碳潴留时,随 $PaCO_2$ 升高可表现为先兴奋后抑制现象。兴奋症状包括失眠、烦躁、夜间失眠而白天嗜睡。但此时切忌用镇静或催眠药，以免加重二氧化碳潴留，发生肺性脑病。肺性脑病表现为神志淡漠、肌肉震颤或扑翼样震颤、间歇抽搐、昏睡，甚至昏迷等。亦可出现腱反射减弱或消失、锥体束征阳性等。

（四）循环系统表现

缺氧和二氧化碳潴留可反射性兴奋交感神经，引起心率增快，血压升高。慢性缺氧可导致心肌损坏，出现心肌纤维化、硬化。缺氧和二氧化碳潴留还可引起肺小动脉痉挛，肺动脉高压，增加右心负荷，最终发展致肺源性心脏病。二氧化碳潴留还可使皮肤血管扩张，主要表现为皮肤发红、充血、多汗和球结膜充血水肿等。严重低氧血症和酸中毒可导致心肌损害，亦可引起周围循环衰竭、血压下降、心律失常、心搏停止。

（五）血液系统表现

长期慢性缺氧可出现代偿性红细胞增多，增加血液黏度，会加重肺循环阻力和右心负担。

（六）消化系统表现

慢性呼吸衰竭可致胃酸分泌增多，黏膜屏障受损，引起黏膜充血、糜烂或应激性溃疡，甚而发生上消化道出血。缺氧还可直接或间接损害肝细胞，引起转氨酶增高，血浆白蛋白减少。

（七）泌尿系统表现

缺氧可使肾血流量减少，肾功能受损，引起蛋白尿和管型尿。

（八）电解质和酸碱平衡紊乱

当二氧化碳潴留时，可发生呼吸性酸中毒。在酸中毒时细胞内的 K^+ 向细胞外转移，细胞外的 Na^+ 和 H^+ 向细胞内转移，形成细胞内酸中毒和细胞外高 K^+ 的环境。血中 HCO_3^- 和 Cl^- 之和相对恒定，$PaCO_2$ 升高可使 Cl^- 大量排出体外，造成低氯性碱中毒。如在治疗过程中使用大量葡萄糖、利尿剂、激素等可使 K^+ 大量丢失，可造成低 K^+ 和低 Cl^- 性碱中毒。

【辅助检查】

（一）动脉血气分析

可以确定缺氧和二氧化碳潴留的程度和呼吸衰竭的类型，并协助判断酸碱平衡的类别及其程度，以指导治疗。

1. **动脉血氧分压（PaO_2）** 正常为 80～100mmHg，呼吸衰竭时 $PaO_2 < 60$mmHg。

2. **动脉血二氧化碳分压（$PaCO_2$）** 正常为 35～45mmHg。$PaCO_2 > 50$mmHg 为通气不足，$PaCO_2 < 35$mmHg 为通气过度。

3. **动脉血氧饱和度（SaO_2）** 正常为 95%～100%，呼吸衰竭时下降，缺氧越重，SaO_2 越低。

4. **pH** 正常为 7.35～7.45。酸中毒时下降，低于 7.35 时为失代偿性酸中毒；碱中毒时升高，高于 7.45 时为失代偿性碱中毒。

5. **碱剩余（BE）** 正常为（0±2.3）mmol/L，BE 不受呼吸因素的影响，用以反映体内血碱较正常人增多或者减少的具体程度。代谢性酸中毒时 BE 的负值增大，代谢性碱中毒时 BE 的正值增大。

（二）二氧化碳结合力（CO_2-CP）

CO_2-CP 反映体内碱的储备，正常为 22～31mmol/L。代谢性酸中毒或呼吸性碱中毒时 CO_2-CP 减低，代谢性碱中毒或者呼吸性酸中毒时 CO_2-CP 增高。

（三）胸部影像学检查

主要用于发现肺部的原发疾病。

【诊断和鉴别诊断】

（一）诊断

诊断要点：①具有可能发生呼吸衰竭的疾病病史或原因；②有缺氧伴或不伴二氧化碳潴留的临床表现；③血气分析 $PaO_2 < 60$mmHg 或伴有 $PaCO_2 > 50$mmHg。

（二）鉴别诊断

当呼吸衰竭伴有神经症状时，应与脑血管意外、感染性中毒性脑病等疾病进行鉴别。

【治疗】

治疗原则是治疗原发病，去除诱因，畅通气道，纠正缺氧和二氧化碳潴留，维持电解质和酸碱平衡。

（一）一般治疗

1. 限制活动量，保证良好休息，重者应卧床休息，并协助患者采取舒适体位，如半卧位或坐位。

2. 补充营养，给予高蛋白、高脂肪、低糖、高维生素和多种微量元素的易消化食物，必要时给予肠外营养。

（二）控制原发病，去除诱因

根据原发病的不同做相应处理。诱因以呼吸道感染最常见，抗菌药物可根据痰培养和药敏试验选择有效的抗生素及时控制呼吸道感染。根据经验选药时，常选用头孢菌素类、喹诺酮类、氨基糖苷类分别组合静脉滴注。

（三）保持呼吸道通畅

使呼吸道保持通畅，是纠正呼吸衰竭的重要措施。方法有：①清除口咽部分泌物，痰多、黏稠者，应及时清除痰液，多翻身拍背，给予祛痰药、雾化吸入等；②解除支气管痉挛，可给予硫酸沙丁胺醇、氨茶碱或糖皮质激素；③病情危重者，可给予气管插管或气管切开建立人工气道给予呼吸机辅助通气改善氧合。

（四）纠正缺氧

常用的方法有鼻导管或鼻塞吸氧、面罩吸氧、气管内给氧。

1. **I型呼吸衰竭**　给予高浓度、高流量间断吸氧。吸入氧浓度可达 50%～60% 或更高（鼻导管吸入氧浓度 %=21+4× 氧流量 L/min），保证患者 PaO_2 达 60mmHg 或血氧饱和度在 90% 以上。

2. **II型呼吸衰竭**　II型呼吸衰竭患者呼吸中枢的化学感受器对 CO_2 反应性差，呼吸主要靠低氧血症对颈动脉体、主动脉体化学感受器的刺激来维持。给予低浓度（浓度<35%）低流量持续吸氧，既可解除严重缺氧，保持机体基本代谢和生理功能，又可维持机体缺氧状态对外周化学感受器的刺激作用。

（五）呼吸兴奋剂的使用

当呼吸中枢兴奋性降低，CO_2 潴留明显时，在气道通畅的前提下可使用呼吸兴奋剂。临床上常用的药物是尼可刹米、洛贝林、阿米三嗪。如尼可刹米 1.875～3.75g（5～10 支）加入 500ml 液体中静脉缓慢滴注；阿米三嗪 50～100mg，2 次/d，口服。

（六）机械通气

经上述治疗病情无明显改善或继续恶化者，应尽快采用机械通气。机械通气的目的是改善通气和换气功能及减少呼吸功耗。由于经人工气道机械通气时，气管插管或气管切开有一定的创伤性，且易出现并发症，故近年多先采用面罩或鼻罩进行人工通气，如果效果不佳再改用气管插管或切开。机械通气治疗的效果除与呼吸机的性能有关外，还与操作者对呼吸机的熟练程度、是否合理使用有关。因此在机械通气期间要掌握对呼吸和心血管各项参数的调节，及早发现和解决通气中的异常情况。

（七）纠正水、电解质和酸碱平衡紊乱

慢性呼吸衰竭易出现脱水和低钾、低钠等电解质紊乱，应根据临床表现和检测结果进行纠正。在慢性呼吸衰竭的诊治过程中，常见的酸碱平衡紊乱有：

1. **呼吸性酸中毒**　主要由于肺通气不足，二氧化碳潴留引起高碳酸血症而导致。治疗的关

键在于改善肺泡通气量,纠正二氧化碳潴留。

2.呼吸性酸中毒合并代谢性碱中毒　主要由于呼吸衰竭时碱性药物补充过量,机械通气使用不当,二氧化碳排出过多,或应用利尿剂等药物致低钾血症等原因所致。治疗上应避免以上医源性因素,适量补充氯化钾,病情严重者可考虑补充精氨酸盐。

3.呼吸性酸中毒合并代谢性酸中毒　慢性呼吸衰竭时,由于严重缺氧、周围循环衰竭等原因,使体内酸性代谢产物增多,或因肾脏功能损害,酸性物质排泄减少,可使患者在呼吸性酸中毒基础上合并代谢性酸中毒。治疗应积极去除致病因素,并适量补碱。

【预后和预防】

(一)预后

主要取决于呼吸衰竭患者原发病的严重程度及肺功能情况。原有疾病相对较轻,诱因易消除者,经采用积极治疗方法多能缓解;如原有基础疾病严重,或反复发生呼吸衰竭,或合并有多种严重并发症(如肺性脑病、DIC、多器官功能衰竭等),往往预后不良。

(二)预防

坚持原发病的治疗和管理,积极预防和及早治疗呼吸道感染,增强抗病能力,此外尚需积极防治慢性阻塞性肺疾病、肺结核等各类基础疾病。

（程　壕）

扫一扫,测一测

?　复习思考题

1. 简述慢性肺源性心脏病的临床表现。
2. 试述肺炎球菌肺炎的治疗。
3. 简述支气管哮喘的诊断标准。
4. 试述肺结核大咯血的处理原则。
5. 试述肺癌的早期诊断方法。
6. 叙述慢性呼吸衰竭的氧疗方法及其机制。

第二章　循环系统疾病

PPT 课件

知识导览1

知识导览2

学习目标

1. 掌握慢性心力衰竭、心律失常、原发性高血压、冠状动脉粥样硬化性心脏病、心脏瓣膜病的病因、临床表现、诊断、鉴别诊断要点及治疗原则。

2. 熟悉急性心力衰竭、高血压急症、高血压亚急症的抢救措施。熟悉常见心律失常、急性心肌梗死的心电图表现特点。

3. 了解心肌疾病、感染性心内膜炎、心包炎的病因、临床特征、诊断、鉴别诊断要点及治疗原则。

循环系统包括心脏、血管和相关神经体液调节器官，其功能是为全身组织器官运输血液，将氧气等营养物质和激素供给器官、组织和细胞，并将代谢产物运送至排泄器官，以保证人体正常的新陈代谢。心肌细胞和血管内皮细胞能分泌心房钠尿肽、内皮舒张因子、内皮素等活性物质，可调节血管的收缩和舒张，而心房钠尿肽不仅能使血管舒张，还能促进肾脏排钠和排水；同时，心肌细胞所特有的受体和信号传导系统在心血管的功能调节方面起着重要作用。

循环系统疾病包括心脏病和血管病，合称心血管疾病，是危害人民健康和影响社会劳动力的主要疾病，也是近年来造成人类死亡的最主要病因。每年心血管疾病的死亡人数多于任何其他疾病和事故。

【心血管疾病分类】

（一）病因分类

1. 先天性心脏病（简称先心病）　为心脏和大血管在胎儿期发育异常，出生后病变可累及心脏各部位及大血管，如房间隔缺损、室间隔缺损、动脉导管未闭、法洛四联症等。

2. 后天性心血管疾病　为心脏受到外来或机体内在因素作用而致病，有以下几种类型。①动脉粥样硬化：常累及主动脉、冠状动脉、脑动脉、肾动脉、周围动脉等。②原发性高血压：显著而持久的动脉血压增高，可导致心、脑、肾和血管等靶器官损害。③肺源性心脏病（简称肺心病）：为肺组织、肺血管或胸腔疾病引起肺循环阻力增高而导致的心脏病。④风湿热：急性期引起风湿性心脏炎，慢性期主要形成瓣膜狭窄和（或）关闭不全，称为风湿性心脏病（简称风心病）。⑤感染性心脏病：为病毒、细菌、真菌、立克次体、寄生虫感染侵犯心脏而导致的心脏病，如病毒性心肌炎。⑥内分泌性心脏病：如甲状腺功能亢进性心脏病（简称甲亢性心脏病）等。⑦血液病性心脏病：如贫血性心脏病等。⑧营养代谢性心脏病：如维生素 B_1 缺乏性心脏病等。⑨心脏神经症：为自主神经功能失调引起的心血管功能紊乱。⑩其他：如药物或化学制剂中毒、结缔组织疾病、神经肌肉疾病、放射线、高原环境或其他物理因素引起的心脏病、心脏肿瘤和原因不明的心肌病等。

（二）病理解剖分类

心血管疾病可累及心内膜、心肌、心包或大血管，并具有不同特征性的解剖变化，可反映不同病因的心血管疾病的特点。

1. 心内膜病　如心内膜炎、心瓣膜脱垂、黏液样变性、纤维化等导致心瓣膜狭窄或关闭不全。

2．心肌病　如心肌炎症、变性、肥厚、缺血、坏死、纤维化（硬化）等导致心脏扩大，心肌收缩力下降，还可导致乳头肌或腱索断裂、室壁瘤等。

3．心包病　如心包炎，心包积液、积血等。

4．大血管疾病　如动脉粥样硬化、动脉瘤、主动脉夹层分离、血管炎症、血栓形成、栓塞等。

5．其他　各组织结构的先天性畸形。

（三）病理生理分类

不同病因的心血管疾病可引起相同或不同的病理生理变化。

1．心力衰竭　主要指心脏机械收缩或舒张功能不全。见于各种心血管疾病，尤其是晚期。按病程可分为急性或慢性心衰，按部位可分为左心、右心或全心衰竭。

2．休克　为周围循环血液灌注不良造成的内脏和外周组织缺血、微循环障碍等一系列变化。

3．冠状动脉循环功能不全　为冠状动脉供血不足或堵塞造成的心肌缺血或坏死改变。

4．乳头肌功能不全　二尖瓣或三尖瓣乳头肌缺血或病变，不能正常调节瓣叶开闭，引起瓣叶关闭不全。

5．心律失常　为心脏的自律、兴奋或传导功能失调，引起心动过速、过缓或心律不规则的变化。

6．高动力循环状态　为心排血量增多、血压增高、心率增快、周围循环血液灌注增多的综合状态。

7．心脏压塞　为心包腔大量积液、积血或积气，妨碍心脏充盈和排血，并造成静脉淤血。

8．其他　体动脉或肺动脉、体静脉或肺静脉压力的增高或降低；体循环与肺循环之间、动脉或静脉之间的血液分流等。

【心血管疾病的诊断】

诊断心血管疾病时，应根据病史、临床症状和体征、实验室和辅助检查等资料作出综合分析。规范的心血管疾病诊断应将病因、病理解剖和病理生理分类诊断先后同时列出。例如诊断风湿性心瓣膜病时要列出：①风湿性心脏病（病因诊断）；②二尖瓣狭窄和关闭不全（病理解剖诊断）；③心力衰竭（病理生理诊断）；④心房颤动（并发症诊断）等。

（一）常见症状和体征

主要有心源性呼吸困难、胸痛、心悸、心源性水肿、心源性晕厥等。多数为非特异性症状，分析时要仔细鉴别。参阅《诊断学基础》相关内容。

（二）辅助检查

除常规血、尿检查外，多种生化、微生物和免疫学检查亦有助于诊断。如风心病时有关链球菌抗体和炎症反应指标的检查；动脉粥样硬化时血液各种脂质检测；急性心肌梗死时血清心肌酶、肌钙蛋白的测定；心力衰竭标注物脑钠肽测定等。

（三）心脏器械检查

1．侵入性检查　主要有右、左心导管检查和选择性心血管造影（包括选择性冠状动脉造影），漂浮导管血流动力学监测，心腔内心电图检查、希氏束心电图检查、心内膜和外膜心电标测（以上三项检查合称临床心脏电生理检查），心内膜心肌活组织检查，心腔内和血管腔内超声，光学相干断层扫描，血流储备分数，心包穿刺等。这些检查可能带来一些创伤，但可得到比较直接的诊断资料，为介入性治疗提供较确切的参数。

2．非侵入性检查　包括常规心电图、遥测心电图、动态心电图、食管导联心电图、心电运动负荷试验等，24小时动态血压监测；超声心动图和多普勒血流图检查、X线摄片、冠状动脉CT造影（CTA）、放射性核素心肌和心血池显像、磁共振成像（MRI）及磁共振血管造影等。这些检查对人体无创伤,更易接受,诊断价值也在迅速提高。

【心血管疾病的防治】

（一）预防

主要是控制或消除病因,如治疗甲状腺功能亢进症（简称:甲亢）可使甲亢性心脏病减少。对无明确病因者,有多种危险因素导致的疾病如高血压、冠心病等,则采取控制致病的危险因素的方法,以预防高血压、冠心病的发生,称为一级预防;进一步控制心血管疾病的各种危险因素,减少靶器官损害,如控制高血压、血脂异常、控制糖代谢异常等措施,以减少冠心病、脑卒中等事件的发生,称为二级预防。

（二）治疗

1.纠正病理解剖病变　目前大多数先心病可用外科手术或介入性治疗根治。某些心瓣膜病,可用瓣膜交界分离、瓣膜修复或人造瓣膜替换等手术治疗;血管病变包括冠状动脉粥样硬化,可施行经皮介入手术治疗等,也可行外科冠状动脉旁路移植术;病变严重难以修复的心脏可施行心脏移植术。

2.纠正病理生理紊乱　对目前尚无法根治的血管病,主要是纠正其病理生理变化。有些病理变化发生迅速且很严重,如急性心力衰竭、严重心律失常、休克等,需紧急治疗,并密切监测病情变化,适时调整治疗措施;有些病情迁延,持续时间长,如高血压、慢性心房颤动等,需长期治疗,多采用药物纠正心血管疾病的病理生理变化;机械辅助循环、心脏再同步化治疗则是顽固性心力衰竭的可选择措施;而人工心脏起搏和电复律等是治疗心律失常的有效措施。

3.康复治疗　根据患者的心脏病变、年龄、体力等情况,制订动静结合的康复治疗方案,进行适度的运动,对改善心脏功能、促进身体康复有良好的作用。康复治疗中还要注意心理治疗,解除患者的思想顾虑,坚定患者与疾病作斗争的信念。

第一节　心力衰竭

心力衰竭是各种心脏结构或功能性疾病导致心室充盈和（或）射血功能受损,心排血量不能满足机体代谢的需要,以肺循环和（或）体循环淤血,器官、组织血液灌注不足为临床表现的一组综合征。临床表现主要是呼吸困难、体力活动受限和体液潴留。心功能不全是一个更广义的概念,有心功能不全者不一定就是心力衰竭,伴有临床症状的心功能不全才称为心力衰竭。

【病因】

（一）基本病因

所有类型的心血管疾病均可引起心力衰竭,反映心脏的泵血功能障碍。从病理生理的角度来看,心肌舒缩功能障碍大致上可分为原发性心肌损害,以及心脏负荷过重,二者皆可导致心脏功能由代偿最终发展为失代偿。

1.原发性心肌损害

（1）缺血性心肌损害:冠心病心肌缺血和（或）心肌梗死是引起心力衰竭的最常见的原因之一;各种类型的心肌炎及心肌病均可导致心力衰竭,以病毒性心肌炎及原发性扩张型心肌病最为常见。

（2）心肌代谢障碍性疾病:以糖尿病心肌病、甲亢性心肌病为常见。其他罕见者有严重的维生素 B_1 缺乏及心肌淀粉样变性等。

2.心脏负荷过重

（1）压力负荷过重:见于高血压、主动脉瓣狭窄、肺动脉高压、肺动脉瓣狭窄等左、右心室收缩期射血阻力增加的疾病。为克服增高的阻力，心室肌代偿性肥厚以保证射血量，久之心肌容易发生一定限度的结构和功能改变而致失代偿，心排血量下降。

（2）容量负荷过重：见于以下三种情况。①瓣膜关闭不全，血液反流，如主动脉瓣关闭不全致左心室负荷增加、二尖瓣关闭不全致左心房负荷增加等；②某些先天性心血管疾病中左、右心或动静脉分流，如房间隔缺损、动脉导管未闭等；③伴有全身血容量增多或循环血量增多的疾病如慢性贫血、甲状腺功能亢进等，心脏的容量负荷也必然增加。容量负荷增加早期，心室腔代偿性扩大，心肌收缩功能尚能维持正常，但超过一定限度，心肌结构和功能发生改变即出现心力衰竭失代偿表现。

（二）诱因

有基础心脏病的患者，其心力衰竭症状往往由一些心脏负荷增加的因素诱发。常见的诱因有：

1.感染　呼吸道感染是最常见、最重要的诱因。感染性心内膜炎作为心力衰竭的诱因并不少见，但常因其发病隐匿而易漏诊。

2.心律失常　心房颤动是器质性心脏病，是风心病最常见的心律失常，也是诱发心力衰竭最重要的因素。其他各种类型的快速性心律失常，以及严重的缓慢性心律失常均可诱发心力衰竭。

3.血容量增加　如摄入钠盐过多，静脉输入液体过多、过快等。

4.过度体力活动或情绪激动　如妊娠后期及分娩过程，较重的体力活动或运动、悲伤、兴奋、暴怒等。

5.治疗不当　如不恰当停用洋地黄类药物或洋地黄中毒，降压药使用不当，血压控制不达标等。

6.原有心脏病变加重或并发其他疾病　如急性冠脉综合征发生心肌梗死、风湿性心瓣膜病出现风湿活动，合并甲亢或贫血等。

【病理生理】

当基础病变损及心脏功能时，机体可通过多种代偿机制，使心功能在一定时间内维持在相对正常水平，此时属于心功能代偿期。随着病情的发展，代偿超过一定的限度，即出现心功能失代偿。在某些急性情况下，代偿机制不能及时有效地发挥作用，即引起急性心力衰竭。心力衰竭时病理生理变化比较复杂，其中最重要的可归纳为以下三个方面：

（一）代偿机制

当心肌收缩力减弱时，为了保证正常的心排血量，机体通过以下的机制进行代偿。

1.Frank-Starling 机制　即通过增加心脏的前负荷使心室扩大，回心血量增多，心室舒张末期容积增加，从而增加心排血量及提高心脏做功量。但由于心室扩张，心室舒张末期容积增加，舒张末压力也增高，心房压、静脉压也随之相应升高。待后者达到一定高度时即出现肺的阻性充血或腔静脉系统充血。

2.心肌肥厚　当心脏后负荷增高时常以心肌肥厚作为主要的代偿机制。心肌肥厚，心肌收缩力增强，克服后负荷阻力，使心排血量在相当长时间内维持正常水平。可无心力衰竭症状，但心室肌细胞持续过度肥厚会引起心肌细胞能量供应相对不足而加重心肌损害。

3.神经体液的代偿机制

（1）交感神经兴奋性增强：心力衰竭患者血中去甲肾上腺素水平升高，作用于心肌 β_1-肾上腺素能受体，产生两种有利作用。①增强心肌收缩力，增加心排血量；②使心率加快，根据心排血量＝每搏输出量×心率的原则，心率加快也有利于提高心排血量。但与此同时周围血管收缩，增加心脏后负荷，加之心率加快，使心肌耗氧量增加；另外，去甲肾上腺素对心肌细胞有直接毒性作用，二者可促使心肌细胞凋亡，推动心脏重塑过程。

（2）肾素 - 血管紧张素 - 醛固酮系统（RAAS）激活：由于心排血量降低，肾血流量随之减低，肾近球细胞受刺激而分泌肾素增多，从而使 RAAS 被激活。其有利的一面是心肌收缩力增强，周围血管收缩维持血压，调节血液的再分配，保证心、脑等重要脏器的血液供应；同时促进醛固酮分泌，使水钠潴留，增加总体液量及心脏前负荷，对心力衰竭起到代偿作用。另一方面 RAAS 被激活后，血管紧张素 II 和醛固酮分泌增加，使心肌、血管平滑肌、血管内皮细胞发生一系列变化，称为细胞和组织重塑，加重心肌损害和心功能恶化。RAAS 又进一步激活神经 - 体液机制，如此形成恶性循环，使病情日趋恶化。

（3）其他体液因子的改变

精氨酸升压素（AVP）：由垂体释放，具有抗利尿和促周围血管收缩作用。其释放受心房牵张感受器调控，心衰时心房牵张感受器敏感性下降，不能抑制 AVP 分泌而使血浆 AVP 水平升高。AVP 通过 V_1 受体引起全身血管收缩，通过 V_2 受体减少游离水的清除，致水潴留增加，同时增加心脏前、后负荷。心衰早期 AVP 的效应有一定代偿作用，而长期的 AVP 增加将使心衰进一步恶化。

利钠肽类：人类有三种利钠肽类，心钠肽（atrial natriuretic peptide，ANP）脑钠肽（brain natriuretic peptide，BNP）和 C 型利钠肽（C-type natriuretic peptide，CNP）。ANP 主要由心房分泌，心室肌也有少量表达，心房压力增高时释放，其生理作用为扩张血管和利尿排钠，对抗肾上腺素、肾素 - 血管紧张素和 AVP 系统的水钠潴留效应。BNP 主要由心室肌细胞分泌，生理功能与 ANP 相似但较弱，BNP 水平随心室壁张力而变化并对心室充盈压具有负反馈调节作用。CNP 主要位于血管系统内，生理作用尚不明确，可能参与或协同 RAAS 的调节作用。心力衰竭时心室壁张力增加，ANP 和 BNP 分泌明显增加，其增加程度和心力衰竭的严重程度呈正相关，可作为评定心衰进程和判断预后的指标。

其他如内皮素、一氧化氮、缓激肽，以及一些细胞因子、炎症介质等参与心衰的发生和发展，在扩张血管和利尿排钠、维持血浆渗透压和参与心脏重塑等方面，起着重要作用。

（二）心室重塑

在心脏功能受损，心室扩大、肥厚的代偿过程中，心肌细胞、胞外基质、胶原纤维网等产生相应变化，即心室重塑，是心衰发生发展的基本病理机制。除了因为代偿能力有限、代偿机制的负面影响外，心肌细胞的能量供应相对或绝对不足，及能量的利用障碍导致心肌细胞坏死、纤维化也是心室重塑的一个重要因素。心肌细胞减少使心肌整体收缩力下降，纤维化的增加又使心室的顺应性下降，心肌重塑更趋明显，心肌收缩力不能发挥其应有的射血效应，为此形成恶性循环，终至不可逆转的终末阶段。

【心力衰竭的类型】

（一）按心衰发生的部位分为左心衰竭、右心衰竭和全心衰竭

左心衰竭指左心室排血量下降而发生的心力衰竭，临床较常见，以肺循环淤血为特征。单纯的右心衰主要见于肺心病及某些先心病，以体循环淤血为主要表现。左心衰后肺静脉淤血肺动脉压力增高，使右心负荷加重，继发右心衰竭，最终演变为全心衰竭。心肌病患者往往左、右心同时受损，左、右心衰可同时出现。单纯二尖瓣狭窄引起的是一种特殊类型的心衰，它不涉及左室的收缩功能，而是直接因左心房压力升高而导致肺循环高压，引起明显的肺淤血和右心功能不全。

（二）按心衰发生的急缓分为急性和慢性心衰

急性心衰系因急性的严重心肌损害或突然加重的心脏负荷，使功能正常或处于代偿期的心脏在短时间内发生衰竭，或使慢性心衰急剧恶化。临床上以急性左心衰常见，表现为急性肺水肿或心源性休克。慢性心衰有一个缓慢的发展过程，一般均有代偿性心脏扩大或肥厚及其他代偿机制参与。

（三）按心衰发生时左心室射血分数（LVEF）分为射血分数降低性心衰（HFrEF）和射血分数保留性心衰（HFpEF）

左室射血分数<40%的心衰称为HFrEF，即传统概念中的收缩性心衰。左室射血分数≥50%的心衰称为HFpEF，以前称之为舒张性心衰。大多数HFrEF患者同时存在舒张功能不全，而HFpEF患者也同时存在轻微的收缩功能异常。射血分数在40%～49%之间者称为中间范围射血分数心衰，这些患者通常以轻度收缩功能障碍为主，同时伴有舒张功能不全的特点。

【心功能分级和分期】

（一）心功能分级

1.目前常用分级方法　美国纽约心脏病学会（NYHA）提出的心功能分级方法，按体力活动受限程度将心功能的受损情况分为四级。

Ⅰ级：患有心脏病，但日常活动不受限。

Ⅱ级：心脏病患者体力活动受到轻度限制，一般活动下可出现疲乏、呼吸困难等心衰症状。休息时无自觉症状。

Ⅲ级：心脏病患者体力活动明显受限，低于平时一般活动即引起心衰症状。

Ⅳ级：心脏病患者不能从事任何体力活动，休息状态下也出现心衰症状，活动后加重。

这种分级方法优点是简单易行，但容易受患者主观感受和（或）医生的主观评价影响。

2.评定运动耐力　6分钟步行试验是一项简单易行、安全、方便的试验，用以评定慢性心衰患者运动耐力的方法。要求患者在平直走廊里尽可能快地行走，测定6分钟的步行距离。若6分钟步行距离<150m，表明为重度心功能不全；150～425m为中度心功能不全；426～550m为轻度心功能不全。

（二）心力衰竭分期

1.前心衰阶段　存在导致心衰高危因素，尚无心脏结构或功能异常，也无心衰体征和（或）症状。如高血压、冠心病、糖尿病和肥胖、代谢综合征，以及使用心肌毒性药物等。

2.前临床心衰阶段　已有心脏结构改变，如左心室肥厚、左室射血分数降低，但无心力衰竭体征和（或）症状。

3.临床心衰阶段　已有心脏结构改变，既往或目前有心衰症状和（或）体征。

4.难治性终末期心衰阶段　患者虽经严格优化药物治疗，但休息时仍有症状，常伴心源性恶病质，须反复长期住院治疗。

一、慢性心力衰竭

慢性心衰是心血管疾病的终末期表现和最主要的死因，是21世纪心血管领域的两大挑战之一。据统计我国成人心衰患病率为0.9%。随年龄增加，心衰患病率迅速增加，70岁以上人群患病率上升到10%以上。近年来高血压、冠心病已成为慢性心衰的最主要病因，瓣膜性心脏病和肺心病也是较常见病因。高原性心脏病在我国也具有一定的地域高发性。

【临床表现】

临床上左心衰竭最为常见，单纯右心衰竭较少见。左心衰后继发右心衰而致全心衰者，以及由于严重广泛心肌疾病而发生全心衰者临床上更为多见。

（一）左心衰竭

主要表现为肺淤血及左心排血量降低。

1.肺循环淤血症状

（1）呼吸困难：表现为程度不同的呼吸困难，引起呼吸困难的运动量随心衰程度加重而减少。由轻到重，为劳力性呼吸困难、端坐呼吸、夜间阵发性呼吸困难；重者可有哮鸣音，称为"心源性哮喘"。急性肺水肿是"心源性哮喘"的进一步发展，是左心衰呼吸困难最严重的形式。

（2）咳嗽、咳痰、咯血：咳嗽、咳痰是肺泡和支气管黏膜淤血所致，常于夜间及活动后发生，坐位或立位时咳嗽可减轻，白色浆液性泡沫状痰为其特点，偶可见痰中带血丝。长期慢性淤血，肺静脉压力升高，导致肺循环和支气管血液循环之间形成侧支，在支气管黏膜下形成扩张的血管，此种血管一旦破裂可引起大咯血。

2. 心排血量降低导致的症状 乏力、疲倦、头晕、心慌是心排血量不足，器官、组织灌注不足及代偿性心率加快所致的主要症状。少尿及肾功能损害症状，亦是组织灌注不足所致症状。

3. 体征

（1）肺部体征：由于肺毛细血管压增高，液体渗出到肺泡而出现肺部湿性啰音。随着病情由轻到重，肺部啰音可从局限于肺底部直至全肺，甚则产生满肺湿啰音或哮鸣音。侧卧时下垂的一侧啰音较多。

（2）心脏体征：除基础心脏病的固有体征外，慢性左心衰的患者均有心脏扩大（单纯舒张性心衰除外）、心音低钝、心率增快及心尖区闻及舒张期奔马律。

（二）右心衰竭

以体循环淤血的表现为主。

1. 症状

（1）消化道症状：胃肠道及肝脏淤血引起腹胀、食欲缺乏、恶心、呕吐等是右心衰最常见的症状。

（2）呼吸困难：表现为劳力性呼吸困难，但无端坐呼吸和夜间阵发性呼吸困难。

2. 体征

（1）水肿：体循环压力升高使皮肤等软组织出现水肿，其特征为首先出现于身体低垂部位水肿，常为对称性和凹陷性。严重者发生全身水肿、胸腔积液、腹腔积液。

（2）颈静脉充盈征：颈静脉搏动增强、充盈、怒张是右心衰时的主要体征，肝颈静脉反流征阳性是特征性体征。

（3）肝大：肝脏淤血肿大，持续慢性右心衰可导致心源性肝硬化，晚期可出现黄疸及大量腹水。

（4）发绀：为周围性发绀。

（5）心脏体征：除基础心脏病的相应体征外，胸骨左缘第3、4肋间还可闻及舒张期奔马律；肺动脉高压时，肺动脉瓣区第二心音亢进；右心室显著扩大时，可出现三尖瓣相对性关闭不全的反流性杂音。

（三）全心衰竭

同时具有左、右心衰的表现。但继发于左心衰后形成的右心衰，由于右心排血量减少，因此肺淤血的症状、体征反而有所减轻。扩张型心肌病等表现为左、右心室同时衰竭者，肺淤血征往往不很严重，左心衰的表现主要为心排血量减少的相关症状和体征。

【辅助检查】

1. X线检查 是诊断左心衰肺水肿的常用检查，并有助于心衰和哮喘的鉴别。心影大小及外形为心脏病的病因诊断提供重要的参考资料，根据心脏扩大的程度和动态改变也间接反映心脏功能状态。肺淤血的有无及其程度直接反映心功能状态。早期肺静脉压增高时，主要表现为肺门血管影增强，上肺血管影增多，甚至多于下肺。进一步出现间质性肺水肿可使肺野模糊，Kerley B线是在肺野外侧清晰可见的水平线状影，是肺小叶间隔内积液的表现，也是慢性肺淤血的特征性表现。急性肺泡性肺水肿时肺门呈蝴蝶状，肺野可见大片融合的阴影。左心衰还可见胸腔积液和叶间胸膜增厚。

2. 超声心动图 能准确地检测各心腔大小变化及心瓣膜结构和功能情况，方便快捷地评估心功能和判断病因,是诊断心衰最主要的辅助检查。左室射血分数(LVEF)反映收缩功能,虽不够精确,但方便实用。超声多普勒是临床上最实用的判断舒张功能的方法,舒张早期心室充盈速度最大值为 E 峰,舒张晚期心室充盈最大值为 A 峰,正常 E/A 值≥1.2;舒张功能不全时,E/A 值降低。

3.心电图检查   无特异性改变,但能帮助判断心肌缺血,既往心肌梗死、传导阻滞及心律失常等。

4.心脏磁共振(CMR)   用于评价左右心室容积、心功能、阶段性室壁运动、心肌厚度、心脏肿瘤、瓣膜、先天性畸形及心包等。因其精确性及可重复性而成为评价心室容积、室壁运动的金标准。

5.冠状动脉造影(CAG)   对于拟诊冠心病或有心肌缺血症状、心电图或负荷试验提示有缺血改变者,可行冠状动脉造影明确病因诊断。

6.放射性核素检查   准确评价心脏大小和 LVEF,还可反映心室舒张功能,评价存活 / 缺血心肌。

【诊断和鉴别诊断】

(一)诊断要点

1.左心衰竭   ①有明确的器质性心脏病史和左心室扩大等;②具有心源性呼吸困难及咳嗽或伴有咯血;③双肺底闻及湿性啰音,心尖区闻及舒张期奔马律;④X 线胸片发现肺淤血的特征性表现;⑤超声心动图显示 LVEF<40%(HFrEF)或 E/A 值降低(HFpEF)。

2.右心衰竭   ①有明确的器质性心脏病病史和右心室扩大;②低垂性水肿、肝脏淤血肿大及周围性发绀;③颈静脉充盈或怒张,并伴有肝颈静脉反流征阳性;④胸骨左缘第 3、4 肋间闻及舒张期奔马律。

3.全心衰竭   具有左、右心衰的共同表现。

(二)鉴别诊断

1.支气管哮喘   心源性哮喘应与支气管哮喘相鉴别(参阅表 1-3)。测定血浆 BNP 水平对鉴别心源性哮喘和支气管哮喘有较重要的参考价值。

2.右心衰竭与心包积液、缩窄性心包炎的鉴别   后两者由于腔静脉回流受阻同样可以引起颈静脉怒张、肝大、低垂性水肿等表现。根据病史、心脏和周围血管体征,以及有无严重心肌损害等差异,及 X 线、超声心动图检查可加以区别。

3.右心衰竭与肝硬化腹水伴下肢水肿的鉴别   除基础心脏病体征有助于鉴别外,非心源性肝硬化不会出现颈静脉怒张等上腔静脉回流受阻的体征。

【治疗】

(一)治疗原则和目的

1.治疗原则   防治基本病因和诱因,针对病因和病理生理变化,控制心衰的发生和延缓其发展,缓解心衰症状,改善预后和降低病死率。加强对导致心功能受损的危险因素的控制,如冠心病、高血压、糖尿病的早期治疗;调节心衰的代偿机制,阻止心肌重塑。

2.治疗目的   对临床心衰患者,除缓解症状外,还应达到以下目的:①提高运动耐量,改善生活质量;②阻止或延缓心肌损害进一步加重。

(二)病因治疗

1.基本病因的治疗   对所有可能导致心功能受损的疾病如高血压、冠心病等进行早期有效的治疗。对于少数病因未明的疾病如原发性扩张型心肌病等也应早期干预,从病理生理层面延缓心肌重塑过程。病因治疗的关键在早发现、早期有效干预。

2.消除诱因   感染是诱发和加重心衰的常见诱因,特别是呼吸道感染,应积极控制感染。心律失常特别是快速心房颤动也是诱发心律失常的常见原因,应尽快控制心室率,如有可能应及时复律。治疗潜在的甲状腺功能亢进、贫血；避免过度劳累及情绪激动等有助于防止心衰的发生或加重。

（三）一般治疗

1. 休息 控制体力活动，避免精神刺激，降低心脏负荷，有利于心功能的恢复。

2. 控制钠盐摄入 减少钠盐摄入有利于减轻水肿等症状。应注意在应用强效排钠利尿剂时，过分严格限盐可导致低钠血症。

（四）药物治疗

1. 利尿剂的应用 利尿剂是心衰治疗中改善症状的基石，通过排钠排水减轻心脏容量负荷，对缓解淤血症状、减轻水肿有十分显著的效果。对慢性心衰患者原则上利尿剂应长期维持，但是不能将利尿剂作单一治疗。常用的利尿剂有：

（1）噻嗪类利尿剂：以氢氯噻嗪为代表，作用于肾远曲小管，抑制钠的再吸收，由于钠-钾交换机制也使钾的吸收降低。噻嗪类为中效利尿剂，轻度心衰可首选此药，12.5～25mg，每日1次为起始剂量；可逐渐加量增至75～100mg/d，分2～3次服用，同时补充钾盐。不良反应有低血钾，干扰糖和胆固醇代谢，抑制尿酸排泄诱发痛风发作等，长期运用应注意监测。

（2）袢利尿剂：以呋塞米为代表，作用于髓袢升支粗段，在排钠的同时也排钾，为强效利尿剂。口服用20mg，2～4小时达高峰。对重度慢性心衰者用量可增至100mg，每日2次，口服或静脉注射。低血钾是这类利尿剂的主要副作用，必须注意补钾。

（3）保钾利尿剂：①螺内酯（安体舒通）。作用有二：首先，通过干扰醛固酮的作用，使肾脏远曲小管对钾离子吸收增加，同时排钠利尿，利尿效果不强，但在与噻嗪类或袢利尿剂合用时能加强利尿并减少钾的丢失；第二，通过阻断醛固酮的效应，对抑制心血管的重塑、改善慢性心衰的远期预后有很好的作用。一般用20～40mg，每日1～3次。②氨苯蝶啶。直接作用于肾远曲小管，排钠保钾，利尿作用不强。常与排钾利尿剂合用，起到保钾作用，一般50～100mg，每日2次。保钾利尿剂可能产生高钾血症，但与排钾利尿剂联合应用时，发生高血钾的可能性不大，不宜同时服用钾盐。

（4）AVP受体拮抗剂（托伐普坦）：通过结合V_2受体减少水的重吸收，不增加排钠，可应用于伴有低钠血症的心衰。

2. RAAS抑制剂

（1）血管紧张素转换酶抑制剂（ACEI）：ACEI治疗心衰有预防和治疗双重作用，除了发挥扩血管作用改善心衰时的血流动力学、减轻淤血症状外，更重要的是降低心衰代偿性神经-体液的不利影响，限制心肌、小血管重塑，以达到保护心肌功能、推迟充血性心衰的进展、降低远期死亡率的目的。

ACEI从小剂量开始，如能耐受则逐渐加量，开始用药后1～2周监测肾功能和血钾，后定期复查，长期维持终身用药。

ACEI的副作用有低血压、肾功能一过性恶化、高血钾及干咳。临床上血管性水肿、无尿性肾功能衰竭、妊娠哺乳期妇女及ACEI过敏者，禁用本类药物。双侧肾动脉狭窄、血肌酐水平明显升高（＞265μmol/L）、高血钾（＞5.5mmol/L），以及低血压者慎用本类药物。由于本类药物有潴钾作用，故不主张与保钾利尿药合用。

（2）血管紧张素Ⅱ受体阻滞剂（ARB）：ARB可阻断经血管紧张素转换酶（ACE）和非ACE途径产生的血管紧张素Ⅱ（ATⅡ）与AT_1受体结合，阻断RAAS的效应，但无抑制缓激肽降解作用，因此干咳和血管性水肿的副作用较少见。心衰患者治疗首选ACEI，当ACEI引起干咳、血管性水肿时，不能耐受者可改用ARB，但如已使用ARB且症状控制良好者无须换为ACEI。ARB除干咳发生率明显低于ACEI，其他副作用与ACEI基本相同，用药注意事项也与ACEI类同。

（3）血管紧张素受体脑啡肽酶抑制剂（ARNI）：通过沙库巴曲代谢产物LBQ657抑制脑啡肽

酶，同时通过缬沙坦阻断 AT_1 受体，抑制血管收缩，改善心室重塑，显著降低心衰住院和心血管死亡风险，改善心衰症状和生活质量，推荐用于 HFrEF 患者。

3. β受体拮抗剂　可抑制交感神经激活，阻断其在代偿过程中对心脏的损害，还可明显提高运动耐力，降低死亡率。因此，一般认为在临床上所有心功能不全且病情稳定的患者均应使用β受体拮抗剂，除非有禁忌证不能耐受。由于β受体拮抗剂确实具有负性肌力作用，临床应用仍应十分慎重。应待心衰情况稳定后，首先从小量开始，逐渐增加剂量，适量长期维持。症状改善常在用药后 2～3 个月才出现。β受体拮抗剂的禁忌证为支气管痉挛性疾病、心动过缓、Ⅱ度及Ⅱ度以上房室传导阻滞、严重周围血管疾病（如雷诺病）、重度急性心衰。

4. 正性肌力药

（1）洋地黄类药物

药理作用：①洋地黄主要是通过抑制心肌细胞膜上的 Na^+-K^+-ATP 酶，使细胞内 Na^+ 浓度升高，K^+ 浓度降低，Na^+ 与 Ca^{2+} 进行交换，使细胞内 Ca^{2+} 浓度升高而使心肌收缩力增强，而细胞内 K^+ 浓度降低，又成为洋地黄中毒的重要原因；②抑制心脏传导系统，对房室交界区的抑制最为明显，大剂量时可提高心房、交界区及心室的自律性，当血钾过低时，更易发生各种快速性心律失常；③兴奋迷走神经系统是洋地黄一个独特的优点，可对抗心衰时交感神经兴奋的不利影响；④作用于肾小管细胞，减少钠的重吸收并抑制肾素分泌。

洋地黄制剂的选择：常用的为地高辛、洋地黄毒苷、毛花苷丙（西地兰）、毒毛花苷 K 等。①地高辛：口服，0.125～0.25mg/d。适用于中度心衰的维持治疗，对 70 岁以上老人或肾功能不全者宜酌情减量。②毛花苷丙：为静脉注射制剂，0.2～0.4mg 稀释后静脉注射，10 分钟起效，1～2 小时达高峰。24 小时总量 0.8～1.2mg，适用于急性心衰或慢性心衰加重者，特别适用于心衰伴快速心房颤动者。③毒毛花苷 K：也为静脉速效制剂，静脉注射 5 分钟起作用，0.5～1 小时达高峰，每次 0.25mg 稀释后静脉注射，24 小时总量 0.5～0.75mg，用于急性心衰。

应用洋地黄的适应证：适用于中、重度心力衰竭者，特别适用于心衰伴有快速心房颤动/房性心动过速者；对于代谢异常而发生的高排量心衰，如贫血性心脏病、甲亢性心脏病所致的心衰疗效欠佳。

禁忌证：预激综合征伴心房颤动，Ⅱ、Ⅲ度房室传导阻滞，肥厚梗阻型心肌病，主动脉瓣狭窄。

洋地黄中毒表现：①心律失常，是洋地黄最严重的中毒反应，最常见的是室性期前收缩，多呈二联律；非阵发性交界区心动过速，房性期前收缩，心房颤动及房室传导阻滞。快速性心律失常伴有传导阻滞是洋地黄中毒的特征性表现。②胃肠道反应，如纳差、恶心、呕吐，不具有特征性，有警示性。③神经系统表现，如视力模糊、黄视或绿视、倦怠等，十分少见。

洋地黄中毒的处理：发生洋地黄中毒后应立即停用洋地黄并补充钾盐，一般给予口服补钾，如血钾浓度降低较明显时应静脉输入钾盐。如果出现心律失常表现，应根据心律失常情况给予相应处理：①单发性室性期前收缩、一度房室传导阻滞等，停药后常自行消失，不需要抗心律失常治疗；②对快速性心律失常患者，应给予相应治疗，如使用利多卡因或苯妥英钠，但禁用电复律以免发生心室颤动；有传导阻滞及缓慢性心律失常者，可用阿托品 0.5～1.0mg 皮下或静脉注射，一般不需安置临时心脏起搏器。

（2）非洋地黄类正性肌力药

1）肾上腺素能受体兴奋剂：①多巴胺是去甲肾上腺素的前体，其作用随应用剂量的大小而表现不同。较小剂量 2～5μg/(kg·min)，表现为心肌收缩力增强，血管扩张，特别是肾小动脉扩张，降低压力负荷。如果用大剂量 5～10μg/(kg·min)，则收缩周围小动脉，不利于心衰治疗。②多巴酚丁胺是多巴胺的衍生物，可通过兴奋 $β_1$ 受体增强心肌收缩力，扩血管作用不如多巴胺明显，对加快心率的反应也比多巴胺小。用药剂量与多巴胺相似。

2）磷酸二酯酶抑制剂：作用机制是抑制磷酸二酯酶活性促进 Ca^{2+} 通道膜蛋白磷酸化，使 Ca^{2+} 内流增加，心肌收缩力增强。临床应用的制剂有米力农，用量为 $50\mu g/kg$ 稀释后静脉注射，继以 $0.37\sim0.5\mu g/(kg\cdot min)$ 静脉滴注维持。仅限于重症心衰使用其他各项措施仍然不能控制症状时短期使用。

心衰患者的心肌处于血液或能量供应不足的状态，过度或长期应用正性肌力药物将扩大心肌能量的供需矛盾，使心肌损害更为严重，因此，在心衰治疗中不应以正性肌力药取代其他治疗用药。

5. 伊伐布雷定　选择性特异性窦房结 I_f 电流抑制剂，减慢窦性心律，延长舒张期，改善左心室功能及生活质量，对心脏内传导、心肌收缩及心室复极化无影响，且无 β 受体拮抗剂的不良反应及反跳现象。

6. 扩血管药物　慢性心衰的治疗并不推荐应用血管扩张药物，仅在伴有心绞痛或高血压的患者可考虑联合治疗。对于依赖升高的左室充盈压来维持心排血量的二尖瓣狭窄、主动脉瓣狭窄及左室流出道梗阻的心衰患者，不宜应用强效的血管扩张剂。

（五）非药物治疗

1. 心脏再同步化治疗（CRT）　慢性心衰患者 I 类适应证包括：已接受最佳药物治疗仍持续存在心衰症状的窦性心律患者、NYHA 分级 II～IV级、LVEF≤35%、QRS 波呈完全性左束支传导阻滞（CLBBB）图形、QRS 间期＞130 毫秒。对于有高度房室传导阻滞和心室起搏指征的射血分数减低的心衰患者，无论 NYHA 分级如何，均推荐使用 CRT，包括房颤患者。II a 类适应证包括：已接受最佳药物治疗仍持续存在心衰症状的窦性心律患者、NYHA 分级 II～IV级、LVEF≤35%、QRS 波呈非 CLBBB 图形、QRS 间期＞150 毫秒。但部分患者对 CRT 治疗反应不佳，CLBBB 是 CRT 有反应的最重要预测指标。

2. 植入型心律转复除颤器（ICD）　中、重度心衰患者超半数死于恶性室性心律失常所致的心脏性猝死，而 ICD 可用于 LVEF≤35%，优化药物治疗 3 个月以上 NYHA 仍为 II 或 III 级患者的一级预防，也可用于 HFrEF 心脏停搏幸存者或伴血流动力学不稳定持续性室性心律失常患者的二级预防。

3. 左室辅助装置（LVAD）　适用于严重心脏事件后或准备行心脏移植术患者的短期过渡治疗和急性心衰的辅助性治疗。LVAD 的小型化、精密化、便携化已可实现，有望用于药物疗效不佳的心衰患者，成为心衰器械治疗的新手段。

（六）HFpEF 的治疗

治疗原则与 HFrEF 有所差别，主要措施如下：

1. 积极寻找并治疗基础病因　如治疗冠心病或主动脉狭窄、有效控制血压等。

2. 降低肺静脉压　限制钠盐摄入，应用利尿剂；若肺淤血症状明显，可小剂量应用静脉扩张剂（硝酸盐制剂）减少静脉回流，但应避免过量致左心室充盈量和心排血量明显下降。

3. β 受体拮抗剂　主要通过减慢心率使舒张期相对延长而改善舒张功能，同时降低高血压，减轻心肌肥厚，改善心肌顺应性。因此其应用不同于收缩性心衰，一般治疗目标为维持基础心率 50～60 次 /min。

4. 钙通道阻滞药　降低心肌细胞内钙浓度，改善心肌主动舒张功能；降低血压，改善左心室早期充盈，减轻心肌肥厚，主要用于肥厚型心肌病。维拉帕米和地尔硫䓬尽管有一定的负性肌力作用，但能通过减慢心率而改善舒张功能。

5. ACEI/ARB　有效控制高血压，从长远看改善心肌及小血管重构，有利于改善舒张功能，最适用于高血压性心脏病及冠心病。

6. 维护心功能　尽量维持窦性心律，保持房室顺序传导，保证心室舒张期充分的容量。在无收缩功能障碍的情况下，禁用正性肌力药物。

【预后与预防】

（一）预后

导致慢性心衰的死因主要是电解质紊乱、洋地黄中毒，以及感染等。心衰越重，病程越久，电解质越易紊乱，并发症越多，预后越差。

（二）预防

积极防治各种器质性心脏病；避免各种心衰的诱发因素，防治呼吸道感染；避免过劳和情绪过激，控制心律失常，限制钠盐，戒烟戒酒；积极防治影响心功能的并发症，如贫血、慢性营养不良和肾功能不全等。

二、急性心力衰竭

急性心力衰竭是指心衰急性发作和（或）加重的一种临床综合征，可表现为急性新发或慢性心衰急性失代偿。

【类型】

（一）临床分类

1. 急性左心衰竭　急性发作或加重的心肌收缩力明显降低、心脏负荷加重，造成急性心排血量骤降、肺循环压力突然升高、周围循环阻力增加，出现急性肺淤血、肺水肿并可伴组织器官灌注不足和心源性休克的临床综合征。包括慢性心衰急性失代偿、急性冠脉综合征、高血压急症、急性心瓣膜功能障碍、急性重症心肌炎、围生期心肌病和严重心律失常。

2. 急性右心衰竭　右心室心肌收缩力急剧下降或右心室的前后负荷突然加重，引起右心排血量急剧减低的临床综合征，常由右心室梗死、急性大面积肺栓塞、右心瓣膜病所致。

（二）严重程度分类

Killip 分级适用于评价急性心肌梗死时心力衰竭的严重程度。

Ⅰ级：无心力衰竭的临床症状与体征。

Ⅱ级：有心衰的临床症状与体征。肺部 50% 以下肺野湿性啰音，心脏第三心音奔马律。

Ⅲ级：严重的心衰临床症状与体征。严重肺水肿，肺部 50% 以上肺野湿性啰音。

Ⅳ级：心源性休克。

【临床表现】

（一）症状

突发严重呼吸困难，呼吸频率常达每分钟 30～50 次，强迫坐位、面色灰白、发绀、大汗、烦躁、恐惧、窒息感，严重时发生心源性休克；同时频繁咳嗽，咳粉红色泡沫状痰。极重者可因脑缺氧而致神志模糊。

（二）体征

听诊时两肺满布湿性啰音和哮鸣音，心尖部第一心音减弱，频率快；心尖区可闻及舒张早期奔马律，肺动脉瓣第二心音亢进。

【诊断和鉴别诊断】

（一）诊断要点

根据典型症状与体征，一般不难作出诊断。①原有心血管疾病史或其他相关疾病史；②突发严重呼吸困难、端坐呼吸、发绀、咳粉红色泡沫样痰；③心尖区闻及舒张早期奔马律、两肺闻及广泛性湿啰音及哮鸣音；④常有血压下降，严重时发生心源性休克；⑤胸片呈现肺水肿改变。

（二）鉴别诊断

急性呼吸困难与支气管哮喘的鉴别前已述及。与肺水肿并存的心源性休克与其他原因所致休克也不难鉴别,后者无肺水肿的体征,胸部 X 线检查无肺水肿征象。

【治疗】

急性左心衰竭时的缺氧和严重呼吸困难是致命的威胁,必须尽快使之缓解。治疗原则包括解除急性心衰的病因和诱因,减轻心脏负荷,增强心肌收缩力,改善心脏舒缩功能。

（一）一般治疗

1. 患者取坐位,双腿下垂,减少静脉回流。

2. 吸氧。立即高流量鼻管给氧,对病情特别严重者应采用无创呼吸机辅助呼吸,使肺泡内压增加,一方面可以使气体交换加强,另一方面可以对抗组织液向肺泡内渗透。

（二）药物治疗

1. **吗啡** 吗啡 3～5mg 缓慢静脉注射或皮下注射,不仅可以使患者镇静,减少躁动所带来的额外心脏负担,还具有舒张小血管减轻心脏负荷。必要时每间隔 15 分钟重复一次,共 2～3 次。老年患者可酌减剂量或改为肌内注射。

2. **快速利尿** 呋塞米 20～40mg 静脉注射,于 2 分钟内推完,10 分钟内起效,可持续 3～4 小时,4 小时后可重复一次。呋塞米除利尿作用外,还有静脉扩张作用,有利于肺水肿缓解。

3. **氨茶碱** 解除支气管痉挛,并有一定的增强心肌收缩、扩张外周血管作用。

4. **洋地黄类药物** 毛花苷丙静脉给药,最适合用于有心房颤动伴有快速心室率、并已知有心室扩大伴左心室收缩功能不全者。首剂可给 0.4～0.8mg,静脉注射,2 小时后可酌情再给 0.2～0.4mg。

（三）血管活性药物

1. **血管扩张剂** 需密切监测血压变化,小剂量慢速给药并合用正性肌力药。

（1）硝酸酯类:扩张小静脉,降低回心血量,使左心室舒张末压（LVEDP）及肺血管压降低。患者对本药的耐受量个体差异很大,常用硝酸甘油,可先以 10μg/min 开始,然后每 10 分钟调整一次,每次增加 5～10μg,密切观察血压变化。

（2）硝普钠:为动、静脉血管扩张剂,静脉注射后 2～5 分钟起效,起始剂量为 0.3μg/(kg·min) 静脉滴注,根据血压调整用量。硝普钠含有氰化物,应避光,用药时间不宜连续超过 24 小时。

（3）α 受体拮抗剂:扩张血管,降低外周阻力,减轻心脏后负荷,并降低肺毛细血管压,减轻肺水肿,也有利于改善冠状动脉血供。常用药物乌拉地尔,其扩张静脉作用大于动脉,且对心率无明显影响。

（4）人重组脑钠肽（rhBNP）:奈西立肽（nesiritide）扩张静脉和动脉,降低前、后负荷,并具有排钠利尿、抑制 RAAS 和交感神经系统、扩张血管等作用,适用于急性失代偿性心衰。

2. **正性肌力药**

（1）β 受体激动剂:小到中等剂量多巴胺可通过降低外周阻力,增加肾血流量,增加心肌收缩力和心排血量而均有利于改善症状;但大剂量可增加左心室后负荷和肺动脉压,对患者有害。多巴酚丁胺起始剂量同多巴胺,根据尿量和血流动力学监测结果调整,应注意其致心律失常的副作用。

（2）磷酸二酯酶抑制剂:米力农有正性肌力作用及降低外周血管阻力的作用。急性心衰在扩血管利尿的基础上短时间应用米力农可取得较好疗效。起始剂量为 25μg/kg 稀释后于 10～20 分钟内静脉推注,继以 0.375～0.5μg/(kg·min) 静脉滴注。

（3）左西孟旦:通过结合于心肌细胞上的肌钙蛋白 C 增强心肌收缩,并通过介导腺苷三磷酸敏感的钾通道,扩张冠状动脉和外周血管,改善顿抑心肌的功能,减轻缺血并纠正血流动力学紊乱,适用于无显著低血压或低血压倾向的急性左心衰患者。

（四）非药物治疗

1. **机械通气** 包括无创机械通气和气管插管机械通气,应用于合并严重呼吸衰竭经常规治疗不能改善者及心肺复苏患者。

2. 连续性肾脏替代治疗（continuous renal replacement therapy，CRRT） 在高容量负荷且对利尿剂抵抗、低钠血症且出现相应临床症状、肾功能严重受损且药物不能控制时，可用于代谢废物和液体的滤除，维持体内稳态。

3. 机械辅助循环支持装置 急性心衰经常规药物治疗无明显改善时可应用。

（1）主动脉内球囊反搏（intra-aortic balloon counterpulsation，IABP）：可用于冠心病急性左心衰患者，有效改善心肌灌注，降低心肌耗氧量并增加心排血量。

（2）体外膜式氧合（extracorporeal membrane oxygenation，ECMO）：在心脏不能维持全身灌注或者肺不能进行充分气体交换时，提供体外心肺功能支持。急性心衰时可替代心脏功能，使心脏有充分的时间恢复，可作为心脏移植过渡治疗。

（3）可植入式电动左心室辅助泵 Impella：在急性心衰时通过辅助心室泵血来维持外周灌注并减少心肌耗氧量，从而减轻心脏的损伤。常用于左心室，也有用于右心室的设备。可用于高危冠心病患者。

（五）病因治疗

应根据条件适时对诱因及基本病因进行治疗。

第二节　心　律　失　常

正常心律起源于窦房结，以一定的频率（成人 60～100 次 /min）沿正常的房室传导系统在一定的时间内顺序激动心房和心室。心律失常是指心脏冲动的频率、节律、起源部位、传导速度和激动次序的异常。

【病因和发病机制】

（一）病因

1. 器质性心脏病，如冠心病、心肌病、心肌炎、风湿性心脏病、预激综合征等，尤其多发生于心衰或急性心肌梗死时。

2. 药物作用，如洋地黄、抗心律失常药物等。

3. 电解质和酸碱平衡紊乱、内分泌失调、低温、麻醉、胸腔或心脏手术等。

4. 健康者或自主神经功能失调患者的心律失常也不少见。

5. 部分病因不明。

（二）发病机制

心律失常的发病机制包括冲动形成异常、冲动传导异常，或两者兼而有之。

1. 冲动形成异常

（1）窦房结发生冲动异常：窦房结发生冲动过快、过慢、不规则或暂停，可分别引起窦性心动过速、过缓、不齐或窦性停搏。

（2）异位冲动的形成：除窦房结外，结间束、冠状窦口附近、房室结的远端和希氏束 - 浦肯野系统等处的自律性心肌细胞兴奋性改变，不适当的冲动发放，导致异常节律的形成。此外，无自律性的心肌细胞（如心房、心室肌细胞）亦可在心肌缺血、药物、电解质紊乱、儿茶酚胺增高等病理状态下，出现异常自律性，形成异位冲动，导致心律失常。如房性期前收缩或房性心动过速，室性期前收缩或室性心动过速等。

（3）触发活动：心房、心室、希氏束 - 浦肯野组织在某种情况下，如儿茶酚胺增高、低血钾、高血钙、洋地黄中毒等，在动作电位后产生除极活动，被称为后除极。若后除极电位达到阈值时，便可引起反复激动。触发活动与自律性不同，但亦可引起持续的快速性心律失常。

2. 冲动传导异常

（1）折返：是所有快速心律失常最常见的发生机制。产生折返的基本条件是：①心脏两个或多个部位的传导性与心肌不应期各不相同，相互连接形成一个闭合环；②其中一条通道发生单向传导阻滞；③另一通道传导缓慢，使原先发生阻滞的通道有足够时间恢复兴奋性；④原先阻滞的通道再次激动，从而完成一次折返激动。冲动在环内反复循环，产生持续而快速的心律失常。（图2-1）

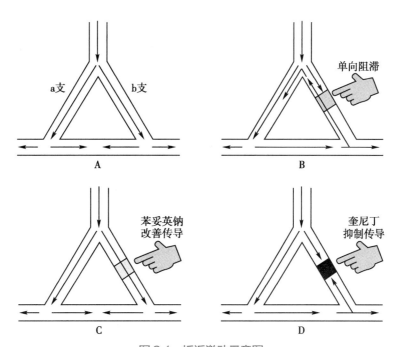

图 2-1　折返激动示意图

A：正常　B：单向阻滞形成折返　C：消除单向阻滞　D：变为双向阻滞消除折返

（2）传导阻滞：当激动抵达部位的心肌细胞仍处于绝对不应期或有效不应期，此时心肌细胞不能兴奋或不能发生可扩播性兴奋，即发生完全性传导阻滞；若抵达部位的心肌细胞处于相对不应期，此时传导速度变慢，即发生传导延缓和不完全性传导阻滞。临床上可引起不同类型、不同程度的传导阻滞，如窦房传导阻滞、房内传导阻滞、房室传导阻滞、束支及束支分支传导阻滞。

（3）不应期的影响：当两个冲动在较短的时间内先后抵达心脏某一部位时，由于第二个冲动到达该部位时恰逢该处心肌处于前一个冲动引起的绝对不应期中，因此，第二个冲动不能传入，这种现象称为生理性阻滞或干扰现象，连续干扰称为分离。

（4）附加传导途径：某些人除正常传导系统外，尚具有附加传导途径（如房室旁道或 Kent 束），窦房结发出的冲动除沿正常传导系统下传外，尚可沿附加传导途径提前下传心室，引起预激综合征。在附加传导途径基础上，可发生折返激动，引起快速性心律失常，如阵发性室上性心动过速、心房颤动等。

【分类】

（一）按心律失常的发生机制分类

1. 冲动形成异常

（1）窦性心律失常：①窦性心动过速；②窦性心动过缓；③窦性心律不齐；④窦性停搏。

（2）异位心律：①被动性异位心律。逸搏（房性、房室交界性、室性）；逸搏心律（房性、房室交界性、室性）。②主动性异位心律。期前收缩（房性、房室交界性、室性）；阵发性心动过速（房性、房室交界性、室性）；心房扑动与心房颤动；心室扑动与心室颤动。

2．冲动传导异常

（1）生理性：干扰及房室分离。

（2）病理性：①窦房传导阻滞；②房内传导阻滞；③房室传导阻滞；④室内传导阻滞（左、右束支及左束支分支传导阻滞）。

3．房室间传导途径异常　预激综合征。

（二）按临床发作时心率的快慢分类

1．快速性心律失常　包括窦性心动过速、期前收缩、阵发性心动过速、扑动与颤动（心房、心室）等。

2．缓慢性心律失常　包括窦性心动过缓、窦性停搏、窦房传导阻滞、病态窦房结综合征、房室交界性心律、心室自主心律、房室传导阻滞和心室内传导阻滞等。

【诊断】

（一）病史

心律失常的诊断需详尽采集病史，通过病史可以了解心律失常的有无、类型、发作诱因、发作时的症状、持续时间、发作频次、终止方式、治疗经过及疗效和有无器质性心脏病等，为心律失常的诊断提供重要的线索和资料。

（二）体征

通过心脏听诊有助于作出心律失常的初步诊断。如心房颤动听诊特点为心律绝对不规则，第一心音强弱不等和脉搏短绌；期前收缩听诊特点为在规则心律基础上，突然提前出现一次心跳，其后有一较长间歇，期前收缩的第一心音增强及第二心音减弱或消失；Ⅲ度房室传导阻滞可闻及房室同步收缩产生的特别响亮的第一心音（大炮音）；右束支传导阻滞时肺动脉瓣第二心音分裂，左束支传导阻滞可伴第二心音反常分裂。

（三）心电图检查

1．常规心电图　是诊断心律失常最常用的检查方法，也是最重要的一项无创伤性检查技术。良好的心电图记录可以判定绝大多数心律失常的类型。应记录 12 导联心电图，并延长记录清楚显示 P 波导联的心电图以备分析，通常选择 V_1 或Ⅱ导联。心电图系统分析包括：心房与心室节律是否规则，频率各为多少；PR 间期是否恒定；P 波与 QRS 波群形态是否正常；P 波与 QRS 波群的相互关系等。

2．动态心电图　连续记录患者 24 小时的心电图，有利于诊断间歇性发作的严重心律失常，明确心律失常或心肌缺血发作与日常活动的关系及昼夜分布特征，协助评价抗心律失常药物的疗效等。

3．运动试验　可评价心律失常与运动的相关性。运动试验诊断心律失常的敏感性不如动态心电图。

4．食管心电生理检查　解剖上左心房后壁毗邻食管，将食管电极经鼻腔送入食管的心房水平，可记录心房和心室电活动（食管心电图），并能进行心房快速起搏或程序电刺激，常用于鉴别室上性心动过速的类型。食管心电图还能清晰地识别心房与心室电活动，确定房室电活动的关系，鉴别室性心动过速与室上性心动过速伴室内差异性传导。经食管快速起搏心房可使预激图形更为清晰，有助于明确不典型预激综合征患者。应用电刺激诱发与终止心动过速还可用于协助评价抗心律失常药物疗效、评估窦房结功能、终止药物无效的某些折返性室上性心动过速。食管电生理检查简单易行、安全性高。

5．心腔内电生理检查　是将几根多电极导管经静脉和（或）动脉置于心腔内的不同部位，辅以 8～12 通道以上多导生理仪同步记录各部位电活动。同时可应用程序电刺激和快速心房或心室起搏，测定心脏不同组织的电生理功能，诱发临床出现过的心动过速，预测和评价不同的治疗措施（如药物、起搏器、植入型心律转复除颤器、导管消融与手术治疗）的疗效。心腔内电生理检查主要包括三个目的：诊断性应用、治疗性应用和判断预后。心电生理检查的适应证：窦房结功能测定、房室与室内阻滞、心动过速、不明原因晕厥。

6. 三维心脏电生理标测及导航系统　是近年来迅速发展并广泛应用的新标测技术，能够减少X线曝光时间，加深对心律失常发生机制的认识和理解，提高消融治疗成功率。

7. 基因检测　对于无器质性心脏病而反复发生恶性心律失常甚至猝死的患者，可应用基因检测，明确是否存在离子通道病。基因检测有助于筛查家系中潜在的患者，指导治疗方案。基因检测准确率较高，但目前尚有很多离子通道病的致病基因未明确。

【治疗】

（一）一般治疗

1. 积极治疗各种器质性心脏病，调整自主神经功能。精神过度紧张或兴奋，以及情志忧郁均对心律失常有不良影响，所以，患者应调适情志，避免过激情绪。

2. 对于偶发、无器质性心脏病的心律失常，注意劳逸结合；对有血流动力学改变的轻度心律失常患者应适当休息，避免劳累；严重心律失常者应卧床休息，直至病情好转后再逐渐起床活动。

3. 戒烟、酒，不宜饮浓茶、咖啡。

4. 坚持服药，不得随意增减或中断治疗。定期随访，检测心电图，随时调整治疗方案。

（二）病因治疗

是治疗心律失常的根本措施。重视基础心脏病的治疗和病因与诱因的纠正，某些病因去除后，心律失常即可消失，如心肌缺血、电解质紊乱、甲状腺功能异常或药物不良反应引起的心律失常等。

（三）药物治疗

并非所有的心律失常均需应用抗心律失常药物治疗，只有直接导致明显的症状或血流动力学障碍或具有引起致命危险的恶性心律失常时才需要选择抗心律失常药物治疗。众多无明显症状无明显预后意义的心律失常，如期前收缩、短阵非持续性心动过速，心室率不快的心房颤动，一度或二度Ⅰ型房室传导阻滞，一般不需要抗心律失常治疗。注意抗心律失常药物的不良反应，包括对心功能的影响，致心律失常作用和对全身其他脏器与系统的不良反应。

目前运用抗心律失常药物种类繁多，根据药物对心肌细胞动作电位的作用，将其分为四大类：

1. Ⅰ类　即钠通道阻滞剂，阻断心肌和心脏传导系统的钠通道，具有膜稳定作用，降低动作电位0相除极上升速率和幅度，减慢传导速度，延长APD和ERP。对静息膜电位无影响。根据药物对钠通道阻滞作用的不同，又分为Ⅰa、Ⅰb、Ⅰc三个亚类：

（1）Ⅰa类：适度阻滞钠通道，以延长ERP最为显著，药物包括奎尼丁、普鲁卡因胺、丙吡胺等。此类药物由于毒副作用太大，现在很少应用。

（2）Ⅰb类：轻度阻滞钠通道，降低自律性，药物包括利多卡因、苯妥英钠、美西律等。

（3）Ⅰc类：明显阻滞钠通道，减慢传导性的作用最强。药物包括普罗帕酮、恩卡尼、氟卡尼等。

2. Ⅱ类　即β受体阻断药，抑制交感神经兴奋所致的起搏电流、钠电流和L-型钙电流增加，表现为减慢4相舒张期除极速率而降低自律性，降低动作电位0相上升速率而减慢传导性。药物包括普萘洛尔、阿替洛尔、美托洛尔等。

3. Ⅲ类　延长动作电位时程药，抑制多种钾电流，药物包括胺碘酮、索他洛尔、溴苄铵、依布替利和多非替利等。

4. Ⅳ类　即钙通道阻滞药。阻断慢钙通道，抑制自律性，延长不应期及减慢传导。如维拉帕米、地尔硫䓬等。

由于抗心律失常药物在治疗心律失常的同时，也有致心律失常作用，甚至引起患者死亡，故应严格掌握使用抗心律失常药物适应证、禁忌证与不良反应（表2-1）。

表2-1　常用抗快速心律失常药物的适应证和不良反应

药名	适应证	不良反应
奎尼丁	各种快速型心律失常，包括：①房性和室性期前收缩；②转复心房扑动和心房颤动，转复室上性和室性心动过速；③预激综合征	胃肠道反应；视觉、听觉障碍，意识模糊；皮疹、发热、血小板减少、溶血性贫血；心脏方面：QT间期延长与尖端扭转性室性心动过速、晕厥、低血压
利多卡因	血流动力学稳定的室性心动过速及心室颤动/无脉室性心动过速（但均不作为首选）	眩晕及不同程度意识障碍；心脏方面：少数引起窦房结抑制、房室传导阻滞
美西律	急、慢性室性快速型心律失常（特别是QT间期延长者）；常用于小儿先天性心脏病与室性心律失常	恶心、呕吐、运动失调、震颤、步态障碍、皮疹；心脏方面：低血压（发生在静脉注射时）、心动过缓
普罗帕酮	各种室上性和室性期前收缩、室上性和室性心动过速、伴发心动过速和心房颤动的预激综合征	眩晕、味觉障碍、视物模糊；胃肠道不适；可能加重支气管痉挛；心脏方面：窦房结抑制、房室传导阻滞、加重心力衰竭
β受体阻滞剂	控制需要治疗的窦性心动过速；症状性期前收缩；心房扑动/心房颤动；多形性及反复发作单形性室性心动过速；预防上述心律失常再发；降低冠心病、心力衰竭患者猝死及总死亡率	加剧哮喘与COPD；间歇性跛行、雷诺现象、精神抑郁；糖尿病患者可能引致低血糖、乏力；心脏方面：低血压、心动过缓、充血性心力衰竭、心绞痛患者突然撤药引起症状加重、心律失常、急性心肌梗死
胺碘酮	各种室上性（包括心房扑动与颤动）与室性快速型心律失常（不用于QT间期延长的多形性室性心动过速）；心肌梗死后室性心律失常、复苏后预防室性心律失常复发，尤其适用于器质性心脏病、心肌梗死后伴心功能不全的心律失常	转氨酶升高；光过敏，角膜色素沉着；胃肠道反应；肺间质纤维化、甲亢或甲减；心脏方面：心动过缓，致心律失常很少发生，偶尔发生尖端扭转性室性心动过速
维拉帕米	各种折返室上性心动过速，预激综合征利用房室结作为通道的房室折返性心动过速；心房扑动与颤动时减慢心室率；某些特殊类型室性心动过速	心脏方面：已应用β受体阻滞剂或有血流动力学障碍者易引起低血压、心动过缓、房室传导阻滞、心搏停顿。禁用于：严重心力衰竭，二、三度房室传导阻滞，心房颤动经房室旁路作前向传导，严重窦房结病变，室性心动过速，心源性休克，以及其他低血压状态
腺苷	房室结折返或利用房室结的房室折返性心动过速的首选药物；心衰、严重低血压者及新生儿均适用；鉴别阵发性室上性心动过速伴有室内差异性传导与室性心动过速	皮肤潮红，呼吸困难，胸部压迫感，通常持续短于1分钟，可有短暂的窦性停搏、室性期前收缩或短阵室性心动过速
伊布利特多非利特	近期发作的房扑或房颤转复，房性心动过速，阵发性室上性心动过速	室性心律失常，特别是致QT间期延长后的尖端扭转型室性心动过速
决奈达隆	阵发性和持续性房颤转复后维持窦性心律	心力衰竭加重、肝功能损害、QT间期延长
毛花苷丙（西地兰）	控制房扑或房颤心室率，尤其适合心功能不全合并快速型房扑或房颤的控制	恶心、呕吐等消化道症状；视物模糊，黄视，绿视等视神经系统症状；心脏方面：房室传导阻滞、室性心律失常
伊伐布雷定	用于不能耐受或禁用β受体阻滞剂的窦性心动过速患者	心动过缓或者一度房室传导阻滞，与心动过缓相关的头晕、头痛；闪光现象（光幻觉）和复视等眼部疾病

（四）电学治疗

1. 复律与除颤　电转复与除颤是指用一定强度的电流通过心脏，使心肌在瞬间除极，以恢复窦房结对心脏的控制。其适应证是各种严重的，甚至危及生命的恶性心律失常，以及各种持续时间较长的快速性心律失常。

根据电转复时电复律器放电与患者心搏是否同步，可分为同步电复律和非同步电除颤。同步电复律必须使电刺激落入 QRS 波群 R 波的降支或 R 波起始后 30ms 左右的心室绝对不应期内，以免发生室颤，主要用于室性和室上性心动过速、心房颤动和心房扑动的转复；非同步电除颤则可在任何时间内放电，主要用于心室扑动和心室颤动的转复。

2. 射频消融术（RFCA）　症状性局灶性房性心动过速；发作频繁、心室率不易控制的房扑；发作频繁、症状明显的房颤；预激综合征合并房颤和快速心室率；房室结折返及房室折返性心动过速；症状明显或药物治疗效果不佳或不明原因左室功能障碍的频发室性期前收缩（>10 000次/24 小时）；无器质性心脏病证据的室性心动过速（特发性室性心动过速）呈反复发作或合并有心动过速心肌病或血流动力学不稳定；发作频繁和（或）症状重、药物预防发作效果差的合并器质性心脏病的室性心动过速，多作为 ICD 的补充治疗。

3. 临时性心脏起搏　主要适用于急需心脏起搏且有可能恢复的严重缓慢性心律失常患者。

4. 永久性心脏起搏　通过不同的起搏方式纠正心率和心律异常，以及左右心室的协调收缩，提高患者的生存质量，减少病死率。主要适应证：病态窦房结综合征（SSS）、三度房室传导阻滞或二度Ⅱ型房室传导阻滞等严重缓慢性心律失常患者。

知识拓展

心导管射频消融术与人工心脏起搏术

心导管射频消融术是指通过心导管将射频电流引入心脏内特定部位，通过导管头端的电极释放射频电能，使局部心肌受热、脱水、变性、坏死，自律性和传导性均发生改变，从而阻断折返环路或消除病灶，达到根治或控制心律失常发作的一种介入性治疗方法。

人工心脏起搏术是通过起搏器发放一定形式的电脉冲，刺激和带动心脏使之激动和收缩，维持心脏泵血功能，主要用于治疗缓慢性心律失常，也可用于快速性心律失常的治疗与诊断。心脏起搏器是一种植入于体内的电子治疗仪器，通过脉冲发生器发放由电池提供能量的电脉冲，经过导线电极的传导，刺激电极所接触的心肌，使心脏激动和收缩。

常用的起搏模式分：单腔起搏 AAI 模式和 VVI 模式，双腔起搏有 DDD 模式和 VDD 模式。

1. AAI 模式　工作方式为心房起搏、心房感知，感知心房自身电活动后抑制起搏器脉冲的发放。

2. VVI 模式　工作方式为心室起搏、心室感知，感知心室自身电活动后抑制起搏器脉冲的发放，又称心室按需型起搏。

3. DDD 模式　工作方式为具有房室双腔顺序起搏、心房心室双重感知、触发和抑制双重反应的生理性起搏模式，又称房室全能型起搏。

4. VDD 模式　工作方式为起搏功能，心房心室双重感知，又称心房同步心室抑制型起搏器。模式的特点为心房起搏时能房室同步，而心房感知时房室不能同步。它不作为一个单独的起搏模式而仅作为 DDD（R）发生模式转换后的工作方式。

（五）手术治疗

外科治疗快速性心律失常的目的在于切除、隔离参与心动过速生成、维持与传导的心肌组织，保存和改善心脏功能。如手术切断预激综合征旁路治疗室上性心动过速，冠脉搭桥治疗心肌缺血引起的心律失常等。

一、窦性心律失常

窦性心动过速

正常窦性心律的冲动起源于窦房结，成人频率为 60～100 次 /min。窦性心律的心电图特点是：①P 波在 Ⅰ、Ⅱ、aVF 及 V_3～V_6 导联直立，aVR 导联倒置，即窦性 P 波；②P-R 间期为 0.12～0.20s；③P-P 间距之差小于 0.12s；④心率 60～100 次 /min。

成人窦性心律频率>100 次 /min，称为窦性心动过速。

【心电图检查】

符合窦性心律，P 波频率>100 次 /min。窦性心动过速通常逐渐开始和终止，频率大多在 100～150 次 /min，偶可高达 200 次 /min。刺激迷走神经可使其频率逐渐减慢，停止刺激后又恢复至原来水平（图 2-2）。

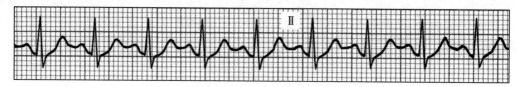

图 2-2　窦性心动过速

Ⅱ导联的 P 波正向，PR 间期 0.14s，心率 135 次 /min

【临床意义】

生理情况下，健康人在吸烟、饮茶或咖啡、饮酒、体力活动及情绪激动时可发生；某些病理状态，如发热、甲状腺功能亢进、贫血、休克、心肌缺血、心力衰竭，以及应用肾上腺素、阿托品等药物时，均可引起窦性心动过速。

【治疗】

窦性心动过速一般不必治疗。治疗应针对原发疾病本身，同时去除诱发因素等。必要时应用 β 受体阻滞剂如普萘洛尔、美托洛尔，或非二氢吡啶类钙通道阻滞药地尔硫䓬、维拉帕米等减慢心率。

窦性心动过缓或伴不齐

窦性心律频率<60 次 /min，称为窦性心动过缓，部分患者常同时伴有窦性心律不齐。

【心电图检查】

符合窦性心律，P 波频率<60 次 /min。常伴有窦性心律不齐（不同 P-P 间距之间的差异大于 0.12s）（图 2-3）。

【临床意义】

生理情况下，常见于健康的青年人、运动员、老年人与睡眠状态等。病理情况包括颅内疾

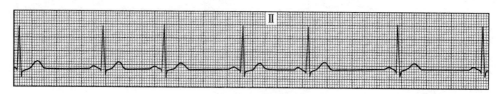

图 2-3　窦性心动过缓伴不齐

Ⅱ导联的 P 波正向，PR 间期 0.14s，心率 50 次 /min，第 5 个 PP 间期与第 2 个 PP 间期之差大于 0.12s

患、严重缺氧、低温、甲状腺功能减退、尿毒症等，以及应用拟胆碱药物、胺碘酮、β受体阻滞剂、普罗帕酮（心律平）、非二氢吡啶类钙通道阻滞药或洋地黄等药物。窦房结病变和急性下壁心肌梗死亦常发生窦性心动过缓。

【治疗】

无症状的窦性心动过缓通常无需治疗。如心率过慢，出现心排血量不足的症状，可应用阿托品、异丙肾上腺素等药物。持久严重的窦性心动过缓应考虑安置永久性心脏起搏器治疗。

窦 性 停 搏

窦性停搏又称窦性静止，是指窦房结不能持续产生冲动。

【心电图检查】

符合窦性心律，在规律的窦性 P-P 间距中突然 P 波脱落，出现较长的 P-P 间距，较长的 P-P 间距与基本的窦性 P-P 间距不成倍数关系。长时间的窦性停搏后，可出现低位（多为房性或房室交界性）逸搏或逸搏性心律（图 2-4）。

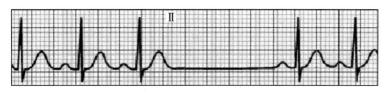

图 2-4　窦性停搏

Ⅱ导联第 3 个 P 波与第 4 个 P 波之间长达 1.44s，其间无明确 P 波，长 PP 间期与窦性 PP 间期无倍数关系

【临床意义】

过长时间的窦性停搏，患者可出现黑矇、短暂意识障碍或晕厥，严重者可发生阿 - 斯综合征。迷走神经张力增高或颈动脉窦过敏均可发生窦性停搏。此外，急性下壁心肌梗死、窦房结变性与纤维化、脑血管意外等病变、应用洋地黄药物等也可引起窦性停搏。

【治疗】

无症状的窦性停搏通常无需治疗。如出现短暂意识障碍或晕厥等心排血量不足的症状，可应用阿托品、异丙肾上腺素等药物。持久严重的窦性停搏应考虑安置永久性心脏起搏器治疗。

病态窦房结综合征

病态窦房结综合征（sick sinus syndrome，SSS），简称病窦综合征，是由窦房结病变导致功能减退，产生多种心律失常的综合表现。患者可在不同时间出现一种以上的心律失常。病窦综合征经常同时合并心房自律性异常。部分患者同时有房室传导功能障碍。

【病因】

众多病变过程，如淀粉样变性、甲状腺功能减退、纤维化与脂肪浸润、硬化与退行性变等，均可损害窦房结，导致窦房结起搏与窦房传导功能障碍；窦房结周围神经和心房肌的病变，窦房结动脉供血减少也是病窦综合征的病因。迷走神经张力增高，某些抗心律失常药物抑制窦房结功能，也可导致窦房结功能障碍，应注意鉴别。

【临床表现】

患者出现与心动过缓有关的心、脑等脏器供血不足的症状，如发作性头晕、黑矇、乏力等，严重者可发生晕厥；如有心动过速发作，则可出现心悸、心绞痛等症状。

【心电图检查】

心电图主要表现：①持续而显著的窦性心动过缓（<50 次 /min），且并非由于药物引起；②窦

性停搏与窦房传导阻滞；③窦房传导阻滞与房室传导阻滞同时并存；④心动过缓 - 心动过速综合征，指心动过缓与房性快速性心律失常交替发作。

病窦综合征的其他心电图改变为：①在没有应用抗心律失常药物下，心房颤动的心室率缓慢，或其发作前后有窦性心动过缓和（或）一度房室传导阻滞；②房室交界区性逸搏心律等。

根据心电图的典型表现，以及临床症状与心电图改变存在明确的相关性，便可确定诊断。为确定症状与心电图改变的关系，可作单次或多次动态心电图或事件记录器检查，如在晕厥等症状发作的同时记录到显著的心动过缓，即可提供有力佐证。

【治疗】

若患者无心动过缓有关的症状，不必治疗，仅定期随诊观察。对于有症状的病窦综合征患者，应接受起搏器治疗。心动过缓 - 心动过速综合征患者发作心动过速，单独应用抗心律失常药物治疗，可能加重心动过缓。应用起搏治疗后，患者仍有心动过速发作，可同时应用抗心律失常药物。

二、期前收缩

期前收缩，是指异位起搏点提前发出的冲动引起的心脏提早搏动，为最常见的心律失常。按异位起搏点部位的不同，可分为房性、房室交界性及室性三种，其中以室性期前收缩最常见，房性次之，房室交界性较少见。

期前收缩可偶发也可频发（≥5 次 /min）；可不规则地发生，也可每隔 1 个、2 个或 3 个正常心搏之后规律地出现，分别称为二联律、三联律或四联律。室性期前收缩还可表现为多源性（从多个异位起搏点发出，期前收缩形态各异、配对间期不一致）、多形性（从多个异位起搏点发出，期前收缩形态各异，但配对联律间期一致）、间位性（期前收缩位于前后两个窦性激动中间）、成对出现（两个期前收缩连续出现）、R-on-T 现象（期前收缩起始于前一个窦性激动的 T 波上）。

【病因】

（一）功能性

正常人偶可发生期前收缩，过量饮酒、吸烟、过度疲劳、情绪激动、饮用浓茶及咖啡等因素均可诱发。

（二）器质性心脏病

见于各种心脏病，如冠心病、风湿性心脏病、心肌炎、心肌病、高血压性心脏病等。

（三）药物影响

洋地黄、奎尼丁、肾上腺素、异丙肾上腺素、麻黄素、咖啡因等。

（四）其他

如电解质紊乱、胸部手术或心导管术、缺氧、消化道疾病、中枢神经系统疾病等。

【临床表现】

（一）症状

期前收缩可无明显症状。但多数患者感心悸、心前区不适、撞击感或停跳感，少部分患者有喉部梗阻感或伴有短阵咳嗽。频发期前收缩使心排血量降低时，可引起全身乏力、胸闷、头晕甚至晕厥等，冠心病患者可诱发心绞痛发作。

（二）体征

听诊时发现有提前出现的心跳，随后有一长间歇。期前收缩的第一心音增强，第二心音减弱或消失。由于期前收缩时心室排血量减少，桡动脉搏动较弱或摸不到，常形成脉搏短绌。

【心电图检查】

（一）房性期前收缩心电图特征(图 2-5)

1. 提前出现的房性异位 P′ 波，其形态与窦性 P 波不同。

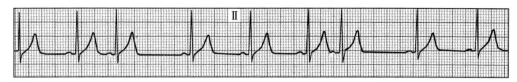

图2-5　房性期前收缩

Ⅱ导联第3、7个P波为房性期前收缩，提早出现且形态与窦性P波不同，PR间期正常（0.12s），QRS波群正常，其后有不完全的代偿间歇

2. P′-R间期≥0.12s。

3. P′波的QRS波群有三种可能：①绝大多数与窦性心律的QRS波群相同；②因室内差异性传导出现宽大畸形的QRS波群；③发生很早的P′波（有时重叠于前面的T波上），由于不能下传心室，故P′波后无QRS波群，称为未下传的房性期前收缩。

4. 房性期前收缩后有一个不完全性代偿间歇（即期前收缩前后两个窦性心搏相隔的时间小于两个正常窦性心动周期），这是由于房性异位冲动侵犯窦房结使之提前发生冲动所致。

（二）房室交界性期前收缩心电图特征（图2-6）

1. 产生逆行性P′波（PⅡ、Ⅲ、aVF倒置，aVR直立）；逆行性P′波可在QRS波群之前（激动在房结区产生，P′-R间期<0.12s）、之后（激动在结室区产生，R-P′间期<0.20s），也可无P′（激动在房室结处产生，P′埋于QRS波群之中）。

2. 提前出现的QRS波群，其形态与窦性者相同或因室内差异性传导而变形。

3. 大多数代偿间歇完全。

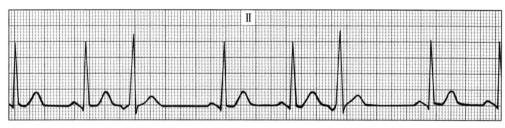

图2-6　房室交界性期前收缩

Ⅱ导联第3、6个QRS波群提前发生，形态正常，PR间期<0.12s

（三）室性期前收缩的心电图特征（图2-7）

1. 提前出现宽大畸形的QRS波群，时限≥0.12s，QRS波群前无相关的P波；

2. T波与QRS波群主波方向相反；

3. 室性期前收缩与其前面的窦性搏动之间期（配对间期）多数恒定；

4. 其后有一完全性代偿间歇。

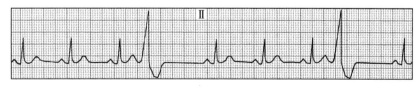

图2-7　室性期前收缩

Ⅱ导联第4、8个QRS波群提前发生，明显宽大畸形，其前无P波，其后有完全性代偿间歇

【治疗】

（一）房性期前收缩

房性期前收缩一般无需治疗。吸烟、饮酒与咖啡可诱发本病，应劝导患者改变生活习性；当

症状明显或因器质性心脏病而导致频发房性期前收缩可选用 β 受体阻滞剂、普罗帕酮、胺碘酮等药物治疗，预防快速性室上性心律失常发生。

（二）交界性期前收缩

交界性期前收缩通常无需治疗。当症状明显或因房室交界性期前收缩触发室上性心动过速时，可予普罗帕酮、β 受体阻滞剂等治疗。

（三）室性期前收缩

首先应对患者室性期前收缩的类型、症状及其原有心脏病作全面了解，然后根据不同的临床状况决定是否给予治疗，采用何种方法治疗，以及确定治疗的终点。对于期前收缩的治疗应尽可能去除病因。

1. 无器质性心脏病　无明显症状或期前收缩偶发者，一般无需特殊治疗。自觉症状明显者，可选用 β 受体阻滞剂、非二氢吡啶类钙通道阻滞药、普罗帕酮、美西律等。

2. 器质性心脏病者　器质性心脏病合并心功能不全者，原则上只处理心脏本身疾病，不必应用治疗室性期前收缩的药物。若症状明显，可选用 β 受体阻滞剂、非二氢吡啶类钙通道阻滞药和胺碘酮等。急性心肌缺血或梗死合并室性期前收缩患者，首选再灌注治疗，不主张预防性应用抗心律失常药物。如果实施再灌注治疗前已出现频发室性期前收缩、多源性室性期前收缩，可应用 β 受体阻滞剂，并纠正诱因，尤其是电解质紊乱如低钾、低镁血症。避免使用 I a 类抗心律失常药物，尽管其能有效减少室性期前收缩，但由于药物本身具有致心律失常作用，可能使总死亡率和猝死的风险增加。

3. 导管消融治疗　少部分起源于右心室流出道或左心室后间隔的频发室性期前收缩，若患者症状明显，抗心律失常药物疗效不佳，或不能耐受药物治疗，且无明显器质性心脏病，可考虑经导管射频消融治疗，成功率较高。起源于其他部位的单形性室性期前收缩，亦可射频消融治疗，但成功率较低。

三、阵发性心动过速

阵发性心动过速是 3 个或 3 个以上连续发生的期前收缩，可持续数秒、数分钟，也可持续数小时、数天；呈发作性的心动过速，常突然发作、突然终止。根据异位冲动发放的部位不同可分为房性、房室交界性及室性三大类。前两者在心电图上不易区别，故统称为阵发性室上性心动过速，后者称为阵发性室性心动过速。临床上以阵发性室上性心动过速较多见。

阵发性室上性心动过速

阵发性室上性心动过速（paroxysmal supraventricular tachycardia，PSVT），简称室上速，是起源于心房和房室交界区快速、短暂发作的心动过速，其发生主要与房室折返机制有关。

【病因】

常见于无器质性心脏病的年轻人，亦可见于各种器质性心脏病、甲状腺功能亢进、预激综合征、低血钾和洋地黄中毒等。

【临床表现】

（一）发作特点

突然发作、突然终止的快速心律，持续时间长短不一，可为数秒、数分钟、数小时或数天不等。

（二）常见症状

发作时常有心悸、焦虑不安、心前区不适、恐惧、晕厥和心绞痛，甚至发生心力衰竭与休克。症状轻重取决于发作时心室率快速的程度及持续时间，亦与原有病变的严重程度有关。

（三）主要体征

体检心尖区第一心音强度恒定，心律绝对规则，心率常在150～250次/min，脉搏快而细弱。

【心电图检查】

（一）R-R间距

R-R间距通常在0.24～0.40s之间，故心室率多为150～200次/min，节律规则。

（二）P波

大多数患者P波不明显；如能发现P波，即可区分为阵发性房性心动过速或阵发性房室交界性心动过速。其P波的特点、P-R间期、P波与QRS波群的关系和房性期前收缩、房室交界性期前收缩一致。由于大多数患者P波与QRS波群或T波融合，不能辨认是属于房性或房室交界性，故统称为阵发性室上速。

（三）QRS波群

QRS波群形态基本正常，偶尔因伴室内差异性传导而使QRS波群形态异常。起始突然，通常由一个房性或房室交界性期前收缩触发，下传的P-R间期显著延长，随之引起心动过速发作（图2-8）。

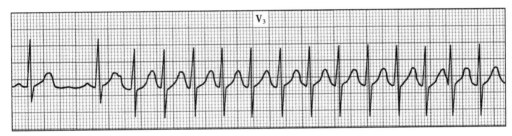

图2-8 阵发性室上性心动过速

V₃导联示连续快速、规则的QRS波群，其形态和时限均正常，频率185次/min，未见明确P波，心内电生理检查证实为房室结内折返性心动过速

【治疗】

（一）急性发作期治疗

1. 机械刺激迷走神经 如患者血压与心功能良好，可先尝试刺激迷走神经的方法。此方法简便易行，对部分患者有效。具体方法：①刺激咽部诱发恶心、呕吐；②Valsalva动作（先深吸气后屏息，再用力作呼气动作）；③颈动脉窦按摩（患者取仰卧位，先行右侧，每次5～10s，无效再按左侧，切忌双侧同时按摩，且要边按摩边听心率，一旦心率突然下降，则立即停止按摩）。

2. 药物治疗 刺激迷走神经无效后，可选用抗心律失常药物。①对无明显器质性心脏病患者，首选腺苷（6～12mg，快速静脉注射），无效改用维拉帕米（5mg，静脉注射，若仍无效时可间隔10分钟再静脉注射5mg），上述药物有效率均在90%以上；②伴心力衰竭患者则首选洋地黄制剂，以毛花苷丙0.2～0.4mg稀释后静脉注射；③其他可选药物有β受体阻滞剂、普罗帕酮、胺碘酮等。

3. 同步直流电复律 当患者出现严重的心绞痛、心肌缺血、低血压、充血性心力衰竭时，应立即行同步直流电复律治疗；急性发作经药物治疗无效亦应施行电复律；但应注意，已应用洋地黄者不应接受电复律治疗。对不宜电复律的患者，可改用经静脉心房、心室超速起搏或程序刺激，也可用食管心房起搏，大多能有效终止心动过速。

（二）预防复发

导管消融技术已十分成熟，安全、有效且能根治心动过速，应优先应用。暂时不能行导管消融术者且又发作频繁和症状显著者，可考虑应用长效β受体阻滞剂、长效钙通道阻滞药或洋地黄预防发作；如发作不频繁、可较好耐受、持续时间短、可自行终止或患者自行容易终止者，则不必预防性用药。

阵发性室性心动过速

阵发性室性心动过速（paroxysmal ventricular tachycardia，PVT），是发生于希氏束分叉及以下部位的异位性心动过速。

【病因】

（一）器质性心脏病

最常见为冠心病，尤其是急性心肌梗死、室壁瘤患者，其次是心肌病、二尖瓣脱垂、心瓣膜病、高血压性心脏病等。

（二）其他

见于：①药物中毒（如洋地黄、奎尼丁等）；②代谢障碍；③电解质紊乱（如低血钾）；④QT间期延长综合征等。

（三）偶发室性心动过速

可发生于无器质性心脏病者。

【临床表现】

（一）发作特点

突然发作、突然终止，持续时间长短不一，可为数秒、数分钟、数小时或数天不等。

（二）常见症状

室性心动过速的临床症状轻重视发作时心室率、持续时间、基础心脏病变和心功能状况不同而异。

1. 非持续性室性心动过速   发作时间短于30秒，能自行终止的患者通常无症状，或有晕厥等缺血症状，但持续时间较短。

2. 持续性室性心动过速   发作时间超过30秒，需药物或电复律始能终止。由于快速心率及心房、心室收缩不协调而导致心排血量降低，常有头晕、乏力、呼吸困难、低血压、晕厥等缺血症状。若原有心脏病较严重，心室率很快，心动过速持续时间长，常引起休克和心力衰竭。

（三）主要体征

听诊心律轻度不规则，心率常在100~250次/min，第一心音强弱不等，也可经常发生变化。

【心电图检查】

1. 3个或3个以上的室性期前收缩连续出现，通常发作突然开始。

2. QRS波群宽大畸形，时限超过0.12s；ST段及T波方向与QRS波群主波方向相反。

3. 心室率通常为100~250次/min，心律略不规则。

4. 当心室率＞心房率时，P波与QRS波群无固定关系，形成干扰性房室分离。

5. 出现心室夺获和室性融合波。心室夺获是指室性心动过速发作时少数室上性冲动下传心室，提前夺获心室，表现为P波之后，提前出现一次正常的QRS波群；室性融合波指室上性冲动和室性的冲动同时激动心室，其QRS波群形态介于窦性与室性之间。心室夺获和室性融合波是确立室性心动过速的重要诊断依据（图2-9）。

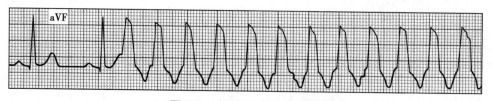

图2-9   阵发性室性心动过速

aVF导联示一系列快速、增宽畸形的心室波群，时限0.16s，频率150次/min，RR间期略不规则

【治疗】

治疗原则：①持续性室性心动过速发作，无论有无器质性心脏病，均应给予治疗；②有器质性心脏病的非持续性室性心动过速亦应予治疗；③无器质性心脏病患者发生非持续性室性心动过速，如无症状及晕厥发作，处理原则同室性期前收缩。

（一）终止室性心动过速发作

1. 药物治疗　无显著血流动力学障碍者，首选利多卡因 50～100mg 静脉注射，继而以 1～3mg/min 速度持续静脉滴注。无效时，可选用普鲁卡因胺、普罗帕酮、胺碘酮等药物。洋地黄中毒引起者，首选苯妥英钠静脉注射。

2. 同步直流电复律　如患者已有低血压、休克、心绞痛、心力衰竭或脑缺血的症状，首选同步直流电复律。洋地黄中毒引起者不宜用电复律，以免引起更严重的心室颤动。

（二）预防复发

积极寻找和治疗诱发室性心动过速的各种病因，如心肌缺血、低血压、电解质紊乱等。治疗心衰有助于减少室性心动过速发作。急性心肌缺血合并室性心动过速的患者，首选冠脉血运重建，也可应用 β 受体阻滞剂预防室性心律失常。β 受体阻滞剂能降低心肌梗死后猝死发生率，其作用可能是通过降低交感神经活性与改善心肌缺血实现。如果室性心动过速频繁发作，且不能被电复律有效控制，可静脉应用胺碘酮。经完全血运重建和最佳药物治疗后，仍反复发作室性心动过速或电风暴者，可植入心律转复除颤器（ICD）。

ICD 植入治疗亦可应用于持续性多形性室性心动过速及遗传性心律失常综合征患者。药物治疗后仍反复发作单形性室性心动过速或 ICD 植入后反复电击的患者可考虑导管消融治疗。

四、扑动与颤动

心 房 扑 动

心房扑动，简称房扑，是一种起源于心房的异位性心动过速，心房内产生 250～350 次 /min 冲动，引起快速而协调的心房收缩，心室律多数规则（房室传导比例多为 2～4：1），少数不规则（房室传导比例不匀），心室率常在 140～160 次 /min。房扑发生率较房颤少，也分为阵发性和持久性两种类型，可恢复窦性心律或进展为心房颤动，后者常持续数月至数年。

【病因】

房扑可发生于无器质性心脏病患者，也可见于一些心脏患者，包括风湿性心脏病、冠心病、肺源性心脏病和心肌病等。其他病因有肺栓塞、慢性充血性心力衰竭、甲状腺功能亢进、酒精中毒、心包炎等。

【临床表现】

（一）症状

房扑的临床表现取决于心室率的多少。轻者可无明显不适，或仅有心悸、乏力；严重者头晕、晕厥、心绞痛或心衰。少数患者可因心房内血栓形成脱落而引起脑栓塞。

（二）体征

1. 心脏体征包括以下几点。①心率 140～160 次 /min，心律规则或不规则。②心率有不稳定倾向：刺激迷走神经，如按摩颈动脉窦时，产生抑制房室传导效应，心率突然成比例减慢，停止刺激后又恢复至原来心率水平；反过来，患者运动、增加交感神经张力或降低迷走神经张力，由于促进房室传导，房扑的心率成倍数增加，同样，刺激因素解除后，心率又恢复原有心率水平。③当房室传导比例发生改变时，第一心音强度也发生改变（心率减慢时减弱，加快时增强）。

2. 可见快速的颈静脉扑动。

【心电图检查】

（一）扑动波

P波消失，代之以大小、形态、间距一致、有规律的锯齿样扑动波（称为F波），频率为250～300次/min，F波在V_1、Ⅱ、Ⅲ、aVF导联中最为明显（图2-10）。

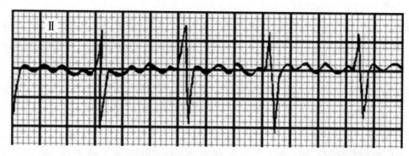

图2-10　心房扑动

Ⅱ导联示一系列快速而规则的锯齿状扑动波（F波），频率为330次/min，QRS波群时限0.12s，为室内差异性传导所致，RR间期规则，频率约为60次/min。房室传导比例4∶1

（二）QRS波群

呈室上性，当出现室内差异性传导或原有束支传导阻滞、或经房室旁路下传时，QRS波群增宽、形态异常。

（三）心室率

由于大多数患者房室传导比例固定（如2∶1、3∶1、4∶1传导），故心室率多规则，如房室传导比例不恒定，或伴有文氏传导现象，则心室率不规则。

（四）不纯性房扑

表现为F波大小、形态、间距不一致，且心房扑动频率>350次/min。

【治疗】

（一）主要是针对基础疾病治疗

（二）其他治疗

1．药物治疗　减慢心室率的药物包括β受体阻滞剂、钙通道阻滞药（维拉帕米、地尔硫䓬）或洋地黄制剂（地高辛、毛花苷丙）。转复房扑并预防复发的药物包括Ⅰa类、Ⅰc和Ⅲ类（伊布利特、多非利特和胺碘酮）抗心律失常药。伊布利特用于新发房扑复律治疗，禁用于严重器质性心脏病、QT间期延长和窦房结功能障碍者；多非利特亦可选用。应用Ⅰa和Ⅰc类药物复律前应先控制心室率，避免因房扑频率减慢后房室传导加快而导致心室率增加，但合并冠心病、充血性心力衰竭的房扑患者，应用Ⅰa与Ⅰc类药物容易导致严重室性心律失常，故应选用胺碘酮。长期维持窦性心律可选用胺碘酮、多非利特或索他洛尔等药物。

2．非药物治疗　直流电复律是终止房扑最有效的方法。通常应用很低的电能（低于50J），便可迅速将房扑转复为窦性心律。食管调搏也是转复房扑的有效方法，尤其适用于服用大量洋地黄制剂患者。导管消融可根治房扑，因房扑的药物疗效有限，对于症状明显或引起血流动力学不稳定的房扑，应选用导管消融治疗。

3．抗凝治疗　持续性房扑的患者发生血栓栓塞的风险明显增高，应给予抗凝治疗。具体抗凝策略同心房颤动。

心 房 颤 动

心房颤动，简称房颤，是一种常见的快速性心律失常。主要是由于心房内的异位起搏点快而不规则地发出冲动，其心房频率每分钟达350～600次。房颤发作可呈阵发性或持续性。据统计，我国 30 岁以上人群中，房颤发生率为 0.77%，并随年龄而增加，男性高于女性。

【病因】

房颤常发生于器质性心脏病患者，多见于风湿性心瓣膜病（二尖瓣狭窄最多见）、冠心病、高血压性心脏病、心肌病、甲状腺功能亢进，其次慢性肺心病、缩窄性心包炎、感染性心内膜炎、预激综合征，老年也可引起房颤。部分房颤原因不明，可见于正常人，在情绪激动、手术后、运动或大量饮酒时发生。房颤发生在无心脏病的中青年时称为孤立性房颤。

一般将房颤分为首诊房颤、阵发性房颤、持续性房颤、长期持续性房颤及永久性房颤（表 2-2）。

表 2-2　房颤的临床分类

名称	临床特点
首诊房颤	首次确诊（首次发作或首次发现）
阵发性房颤	持续时间≤7 天（常≤48 小时），能自行终止
持续性房颤	持续时间>7 天，非自限性
长期持续性房颤	持续时间≥1 年，患者有转复愿望
永久性房颤	持续时间>1 年，不能终止或终止后又复发

【临床表现】

（一）症状

房颤症状的轻重主要取决于心室率的快慢。

1. 缺血症状　心室率不快者，症状不明显。心室率超过 150 次 /min，可出现心悸、胸闷、气促、心前区不适、头晕等症状，重者可致晕厥、急性心功能不全和心绞痛发作。

2. 动脉栓塞　房颤时左心房因血流淤滞而易于形成附壁血栓，血栓脱落致体循环动脉栓塞，发生率约 8%，其中以脑栓塞最为常见。

（二）体征

主要表现为三个不一致：心脏听诊心尖区第一心音强弱不一致；心律快慢不一致（心室率绝对不规则）；心率与脉率不一致（即脉搏短绌）。

【心电图检查】

1. 窦性 P 波消失，代之以大小不等、形态不一、间距不均的心房颤动波（称为 f 波），频率为350～600 次 /min，在 V_1、Ⅱ、Ⅲ、aVF 等导联中较明显。

2. R-R 间距绝对不等，心室率通常在 100～160 次 /min 之间。

3. QRS 波群形态通常为室上性。但当心率过快时，可因伴有室内差异性传导，QRS 波群增宽变形（图 2-11）。

【治疗】

治疗原则：①积极寻找房颤的原发疾病和诱发因素，作出相应处理；②有恢复窦性心律指征

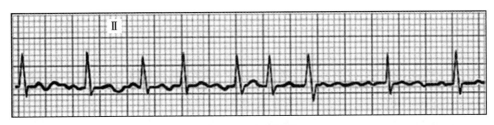

图 2-11　心房颤动

V_1 导联示 P 波消失，代之以一系列快速、大小不等、形态各异的心房颤动波（f 波），频率为460 次 /min，QRS 波群形态和时限正常，RR 间期绝对不规则，频率约为 60 次 /min

者,应尽量争取药物复律或电复律;③不能复律者应控制心室率,并抗凝治疗。

(一)抗凝治疗

房颤患者的栓塞发生率较高,因此,抗凝治疗是房颤治疗的重要内容。对于合并瓣膜病患者,需应用华法林抗凝。对于非瓣膜病患者,需使用 $CHADS_2$ 或 CHA_2DS_2-VASc 评分系统进行血栓栓塞的危险分层。$CHADS_2$ 评分简单易行,但对脑卒中低危患者的评估不够准确。故临床上多采用 CHA_2DS_2-VASc 评分系统(表2-3)。CHA_2DS_2-VASc 评分≥2分者,需抗凝治疗;评分1分者,根据获益与风险权衡,优选抗凝治疗;评分为0分者,无需抗凝治疗。房颤患者抗凝治疗前需同时进行出血风险评估,临床上常用 HAS-BLED 评分系统(表2-4)。HAS-BLED 评分≥3分为高出血风险。但应当注意,对于高出血风险患者应积极纠正可逆的出血因素,不应将 HAS-BLBD 评分增高视为抗凝治疗的禁忌证。

表2-3　非瓣膜病性心房颤动脑卒中危险 CHA_2DS_2-VASc 评分

危险因素	CHA_2DS_2-VASc(分)
充血性心力衰竭/左心室功能障碍(C)	1
高血压(H)	1
年龄≥75岁(A)	2
糖尿病(D)	1
脑卒中/TIA/血栓栓塞病史(S)	2
血管疾病(V)	1
年龄65~74岁(A)	1
性别(女性,Sc)	1

注:TIA=短暂性脑缺血发作;血管疾病包括既往心肌梗死、外周动脉疾病、主动脉斑块。

表2-4　出血风险评估 HAS-BLED 评分

临床特点	计分(分)
高血压(H)	1
肝、肾功能异常(各1分,A)	1或2
脑卒中(S)	1
出血(B)	1
INR值易波动(L)	1
老年(年龄>65岁,E)	1
药物或嗜酒(各1分,D)	1或2
最高值	9

注:高血压定义为收缩压>160mmHg;肝功能异常定义为慢性肝病(如肝纤维化)或胆红素>2倍正常值上限,丙氨酸氨基转移酶>3倍正常值上限;肾功能异常定义为慢性透析或肾移植或血清肌酐≥200μmol/L;出血指既往出血史和(或)出血倾向;国际标准化比值(INR)易波动指 INR 不稳定,在治疗窗内的时间<60%;药物指合并应用抗血小板药物或非甾体消炎药。

华法林是房颤抗凝治疗的有效药物。口服华法林,使凝血酶原时间国际标准化比值(INR)维持在 2.0~3.0,能安全而有效地预防脑卒中发生。房颤持续不超过24小时,复律前无需作抗凝治疗。否则应在复律前接受华法林有效抗凝治疗3周,待成功复律后继续治疗3~4周;或行食管超声心动图除外心房血栓后再行复律,复律成功后仍需华法林有效抗凝治疗4周。紧急复律治疗可选用静脉注射肝素或皮下注射低分子量肝素抗凝。新型口服抗凝药物(NOACs)如达比加群酯、利伐沙班、阿哌沙班等,目前主要用于非瓣膜性房颤的抗凝治疗。NOACs 的特点是不需常规凝血指标监测，较少受食物或药物的影响，安全性较好。经皮左心耳封堵术是预防脑卒中和体循环栓塞事件的策略之一。对于 CHA$_2$DS$_2$-VASc 评分≥2 的非瓣膜性房颤，且不适合长期抗凝治疗或长期规范抗凝治疗基础上仍发生卒中或栓塞事件、HAS-BLED 评分≥3 分的患者，可考虑行经皮左心耳封堵术。

（二）转复并维持窦性心律

将房颤转复为窦性心律的方法包括药物复律、电复律及导管消融治疗。Ⅰa（奎尼丁、普鲁卡因胺）、Ⅰc（普罗帕酮）或Ⅲ类（胺碘酮、伊布利特）抗心律失常药物均可能转复房颤，成功率 60% 左右。奎尼丁可诱发致命性室性心动过速，增加死亡率，目前已很少应用。Ⅰc 类亦可致室性心律失常，严重器质性心脏病患者不宜应用。胺碘酮致心律失常发生率最低，是目前常用的维持窦性心律药物，特别适用于合并器质性心脏病的患者。其他维持窦性心律的药物还有多非利特、普罗帕酮、索他洛尔、决奈达隆，但临床疗效均不及胺碘酮。药物复律无效时，可改用电复律。如患者发作开始时已呈现急性心力衰竭或血压下降明显，宜紧急施行电复律。复律治疗成功与否与房颤持续时间的长短、左心房大小和年龄有关。

对于症状明显、药物治疗无效的阵发性房颤，导管消融可以作为一线治疗；病史较短、药物治疗无效且无明显器质性心脏病的症状性持续性房颤，以及存在心衰和（或）LVEF 减少的症状性房颤患者，亦可行导管消融治疗。此外，外科迷宫手术也可用于维持窦性心律，且具有较高的成功率。

（三）控制心室率

临床研究表明，持续性房颤患者选择控制心室率加抗凝治疗，预后与经复律后维持窦性心律者并无显著差异，且更简便易行，尤其适用于老年患者。控制心室率的药物包括 β 受体阻滞剂、钙通道阻滞药、洋地黄制剂和某些抗心律失常药物（如胺碘酮、决奈达隆），可单用或者联合应用，但应注意这些药物的禁忌证。对于无症状的房颤，且左心室收缩功能正常，控制静息心室率＜110 次/min。对于症状明显或出现心动过速心肌病时，应控制静息心室率＜80 次/min 且中等运动时心室率＜10 次/min。达到严格心室率控制目标后，应行 24 小时动态心电图监测以评估心动过缓和心脏停搏情况。

对于房颤伴快速心室率、药物治疗无效者，可施行房室结消融或改良术，并同时安置永久起搏器。对于心室率较慢的房颤患者，最长 R-R 间期＞5 秒或症状显著者，则应考虑起搏器治疗。

心室扑动与心室颤动

心室扑动或心室颤动是一种致命性心律失常。

【病因】

（一）器质性心脏病

如急性心肌梗死、急性心肌炎。

（二）严重心律失常

如完全性房室传导阻滞、Q-T 间期延长综合征、尖端扭转性室性心动过速。

（三）药物作用和电解质影响

前者如洋地黄、奎尼丁、盐酸普鲁卡因胺、肾上腺素、锑剂等；后者见于严重低血钾与高血钾。

（四）心脏手术、心血管造影或心导管检查、低温麻醉等

（五）意外事件

如电击、溺水等。

（六）其他

如严重缺氧、各种疾病的临终前。

【临床表现】

临床症状包括意识丧失、抽搐、呼吸停顿,甚至死亡,听诊心音消失,大动脉搏动消失,血压也无法测到。

【心电图检查】

(一)心室扑动

无正常 QRS-T 波,代之以连续快速而相对规则的大振幅波,呈正弦图形,频率 150~300(通常＞200)次/min(图 2-12)。

(二)心室颤动

QRS-T 波完全消失,代之以大小不等、形态各异、间距不一致,极不匀齐的低小波,频率 200~500 次/min(图 2-12)。

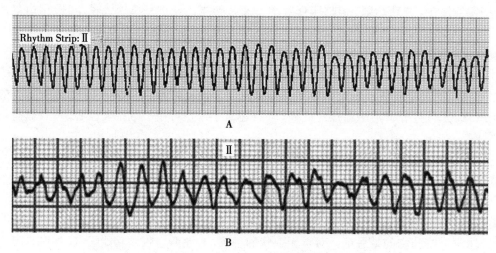

图 2-12　心室扑动与心室颤动

A. Ⅱ导联呈连续的波动、形态似正弦波,频率次 330 次/min,无法分辨 QRS 波群、ST 段及 T 波,为心室扑动。B. Ⅱ导联呈形态、振幅各异的不规则波动,频率 300 次/min,QRS-T 波群消失,为心室颤动(粗颤)

【治疗】

按心脏骤停处理,尽早除颤复律,行心肺复苏,高级生命支持。

第三节　原发性高血压

原发性高血压是以血压升高为主要临床表现伴或不伴有多种心血管危险因素的综合征,通常简称为高血压。高血压是最常见的心血管疾病之一,也是多种心、脑、肾、血管疾病的重要病因和危险因素,长期高血压可影响心、脑、肾和血管的结构和功能,最终导致脏器功能衰竭,并伴有全身代谢性改变。

不同地区、种族及年龄人群高血压发病率不同。发达国家较发展中国家高。我国高血压的患病率,城市高于农村,沿海高于内地,北方高于南方,华北和东北属于高发区,高原少数民族地区患病率较高。血压水平随年龄而增高,老年人较为常见,尤以单纯收缩期高血压为多。我国近 10 年来高血压的患病率显著增长,2002 年我国 18 岁以上成人高血压患病率已经达到 18.8%。因此,高血压是危害我国人民健康最重要的问题之一,也是心血管疾病死亡的主要原因之一。

【病因和发病机制】

原发性高血压的病因为多因素,是遗传易感性和环境因素相互作用的结果。

（一）病因

1. 遗传因素 高血压病有明显的遗传倾向，父母均有高血压，子女的发病概率高达46%，约60%的高血压患者可询问到有高血压家族史。

2. 环境因素

（1）饮食因素：不同地区人群血压水平和高血压患病率与钠盐平均摄入量显著相关，钠盐摄入越多，血压水平和患病率越高；钾摄入量与血压呈负相关；饮酒量与血压水平呈线性关系，每天饮酒量超过50g乙醇者高血压发病率明显增高；高蛋白、高脂肪饮食也属于升压因素。高血浆同型半胱氨酸与高血压发病呈正相关。

（2）精神因素：脑力劳动者高于体力劳动者；从事高度精神紧张的职业、长期生活在噪声环境中者患高血压者较多。

3. 其他因素 ①超体重或肥胖是血压升高的重要危险因素；②口服避孕药也可引起血压升高，停药后3～6个月血压恢复正常；③睡眠呼吸暂停低通气综合征者50%有高血压。

（二）发病机制

1. 交感神经活性亢进 长期的精神紧张、焦虑、压抑等可导致机体处于反复的应激状态，使大脑皮质对皮质下中枢的调节发生紊乱，交感神经和副交感神经之间平衡失调，交感神经活性增加，从而引起小动脉、静脉收缩，心排血量增加，使血压升高。交感神经活性亢进为较早期血压升高的机制，此时血压波动性较大，去除影响血压升高的因素后，血压多可恢复正常。

2. 肾素-血管紧张素-醛固酮系统（renin-angiotensin-aldosterone system，RAAS）活性增高 由于交感神经活性亢进，引起全身小动脉收缩的同时，肾小球动脉痉挛、缺血，使肾小球入球动脉的球旁细胞因缺血而分泌肾素增多，后者可作用于肝合成的血管紧张素原而生成血管紧张素Ⅰ，然后经肺循环的血管紧张素转换酶（ACE）作用转变为血管紧张素Ⅱ；血管紧张素Ⅱ是RAAS的主要效应物质，作用于血管紧张素Ⅱ受体，可使小动脉平滑肌收缩，外周血管阻力增加；并可刺激肾上腺皮质分泌醛固酮，使水钠潴留，继而引起血容量增加；还可作用到交感神经末梢使去甲肾上腺素分泌增加。这些均可使血压升高，是参与高血压发病的重要机制。

近来研究证实，血管壁、心脏、中枢神经、肾脏及肾上腺等组织，也有RAAS组成成分，使RAAS在高血压发生和维持中可能有更大影响。肾灌注减低、血容量降低、利尿剂及精神紧张、寒冷、直立运动等可激活RAAS。

3. 水钠潴留 各种原因引起水钠潴留，通过全身血流自身调节使外周血管阻力和血压升高。这些因素包括肾脏排钠激素（前列腺素、激肽酶、肾髓质素）分泌减少、肾外排钠激素（内源性类洋地黄物质、心房肽）分泌异常，或潴钠激素（18-羟去氧皮质酮、醛固酮）释放增多。

除了以上发病机制，细胞膜离子转运异常和胰岛素抵抗（IR）也是高血压病的发病机制。

【病理变化及靶器官损害】

高血压早期无明显病理改变。心脏和血管是高血压病理生理作用的主要靶器官。长期高血压引起全身小动脉病变，主要是壁腔比值增加和管腔内径缩小，最终导致心、脑、肾等靶器官缺血损害。

（一）血管

高血压早期仅表现为心排血量增加和全身小动脉张力的增加。随着高血压的持续和进展则可使全身小动脉发生玻璃样变，中层平滑肌细胞增殖、管壁增厚、管腔狭窄。长期高血压及伴随的危险因素可促进中等和大动脉粥样硬化的形成及发展，严重者可能发生主动脉中层囊样坏死和夹层分离，可表现为突发性剧烈胸痛，向上可蔓延至颈部，向下可蔓延至会阴部为其特点。高血压合并下肢动脉粥样硬化时，可造成下肢疼痛、间歇性跛行。

（二）心脏

长期周围血管阻力升高，刺激心肌细胞肥大和间质纤维化，使左心室肥厚扩大，称高血压性心脏病,最终可致心力衰竭。长期高血压还可促使冠状动脉粥样硬化的形成及发展,使心肌氧耗量增加,可出现心绞痛、心肌梗死或猝死。

(三)脑

长期高血压可导致脑中型动脉的粥样硬化,可并发脑血栓,进而引起脑梗死。脑小动脉闭塞性病变,引起针尖样小范围梗死病灶,称为腔隙性脑梗死。高血压脑损害可表现为:①短暂性脑缺血发作(TIA);②脑梗死和脑出血;③高血压脑病。

(四)肾

长期高血压可使肾小球入球动脉硬化,肾实质缺血。持续高血压致肾小球和肾小管纤维化、萎缩,有效的肾单位逐渐减少,最终导致肾衰竭。

(五)视网膜

视网膜小动脉早期痉挛,继而可发生硬化,严重者出现视网膜出血和渗出、水肿。

【临床表现】

(一)症状

大多数患者起病及进展缓慢,一般缺乏特殊的临床表现。约1/5患者无症状,仅在测量血压时或发生心、脑、肾等并发症时才被发现。

一般常见症状有头晕、头痛、颈项板紧、疲劳、心悸等,或轻或重,可自行缓解,紧张或劳累后加重;也可出现视力模糊、鼻出血等较重症状。症状与血压水平有一定的关联,因高血压性血管痉挛或扩张所致。

高血压患者还可以出现受累器官的症状,如胸闷、心绞痛、多尿等。

(二)体征

高血压时体征一般较少。周围血管搏动、血管杂音、心脏杂音是体检的重点项目。常见并应重视的部位是颈部、背部两侧肋脊角、上腹部脐两侧、腰部肋脊处的血管杂音。听诊时可有主动脉瓣听诊区第二心音亢进、收缩期杂音或收缩早期喀喇音等。血管杂音提示血管腔内血流紊乱,存在血管狭窄、粥样斑块阻塞或者代偿性血流量增多、加快。

(三)高血压急症和亚急症

高血压急症是指原发性或继发性高血压患者,在某些诱因作用下,血压突然升高(一般超过180/120mmHg),伴有进行性心、脑、肾等重要靶器官功能不全的表现。高血压急症包括高血压脑病、颅内出血(脑出血和蛛网膜下腔出血)、脑梗死、急性心力衰竭、急性冠脉综合征、主动脉夹层、子痫、肾危象、嗜铬细胞瘤危象及围术期严重高血压等。

1. 恶性高血压　多见于中青年人,病情急骤发展,舒张压持续≥130mmHg,并有头痛,视物模糊,眼底出血、渗出和视盘水肿,肾脏损害突出,持续蛋白尿、血尿与管型尿,并很快出现肾衰竭;进展迅速,若不及时有效治疗,常在短期内死于脑卒中、心衰和肾衰竭。

2. 高血压脑病　发生在重症高血压者,由于较持久的过高血压突破了脑血流自动调节范围,脑组织血流灌注过多引起脑水肿。临床表现以脑病症状与体征为特点,表现为弥漫性严重头痛、烦躁、恶心、呕吐,重者可有神志改变、意识模糊、抽搐、癫痫样发作,甚至昏迷。

3. 高血压亚急症　是指血压明显升高但不伴严重临床症状及进行性靶器官损害。患者可以有血压明显升高造成的症状,如头痛、胸闷、鼻出血和烦躁不安等。

血压升高的程度不是区别高血压急症和亚急症的标准,区别两者的唯一标准是有无新近发生的急性进行性靶器官损害。

(四)老年收缩期高血压

是老年高血压的一种特殊类型。表现为单纯收缩期高血压,脉压明显增大。发生机制与老年高血压患者动脉壁变厚、变硬、钙化,顺应性下降有关。此外,由于老年人压力感受器功能明显障碍,调节血压的能力减退,所以血压波动较大,且容易产生直立性低血压;由于老年人心脏收缩及舒张功能减退,收缩压升高,后负荷增大,心脏要克服增大的后负荷作功,所以容易发生心力衰竭,尤其是左心衰、急性肺水肿。

(五)并发症

包括脑血管病、心力衰竭和冠心病、慢性肾衰竭、主动脉夹层等。

【辅助检查】

(一)常规检查

尿常规,血糖,血胆固醇,低密度、高密度脂蛋白,血甘油三酯,血电解质,肾功能,血尿酸和心电图,超声心动图等。这些检查有助于发现相关的危险因素和靶器官损害。

(二)24小时动态血压监测

有助于判断血压升高严重程度,了解血压昼夜节律及评价降压药物疗效。

(三)眼底检查

目前采用 Keith-Wagener 眼底分级法,其分级标准如下:Ⅰ级,视网膜动脉变细、反光增强;Ⅱ级,视网膜动脉狭窄、动静脉交叉压迫;Ⅲ级,上述血管病变基础上有眼底出血、棉絮状渗出;Ⅳ级,上述基础上出现视盘水肿。高血压眼底改变与病情的严重程度和预后相关。

【诊断和鉴别诊断】

(一)诊断

高血压诊断标准:以非药物状态下2次或2次以上非同日多次重复血压测定所得的平均值为依据,收缩压≥140mmHg 和(或)舒张压≥90mmHg,且排除继发性高血压者,可诊断为原发性高血压。根据血压增高的水平,可进一步分为高血压第1、2、3级(表2-5)。

表2-5 原发性高血压的水平和分类

类别	收缩压(mmHg)	舒张压(mmHg)
正常血压	<120	<80
正常高值	120～139	80～89
高血压		
1级高血压("轻度")	140～159	90～99
2级高血压("中度")	160～179	100～109
3级高血压("重度")	≥180	≥110
单纯收缩期高血压	≥140	<90

注:当收缩压和舒张压分属于不同分级时,以较高的级别为标准。以上诊断标准适用于男女两性任何年龄的成人。

由于原发性高血压的严重程度并不单纯与血压升高的水平有关,必须结合患者心血管疾病危险因素及合并的靶器官损害作全面评价,即进行危险分层(表2-6),结合影响高血压患者心血管预后的重要因素(表2-7),进行指导治疗、判断预后。

表2-6 高血压患者心血管危险分层标准

其他危险因素和病史	血压水平		
	1级	2级	3级
无其他危险因素	低危	中危	高危
1～2个危险因素	中危	中危	很高危
≥3个危险因素,或糖尿病,或靶器官损害	高危	高危	很高危
有并发症	很高危	很高危	很高危

表2-7　影响高血压患者心血管预后的重要因素

心血管危险因素	靶器官损害	伴随临床疾患
<ul><li>高血压（1～3级）</li><li>年龄＞55岁（男性），＞65岁（女性）</li><li>吸烟</li><li>糖耐量受损和（或）空腹血糖受损</li><li>血脂异常血胆固醇＞5.7mmol/L，或低密度脂蛋白胆固醇 3.3mmol/L，或高密度脂蛋白胆固醇＜1.0mmol/L</li><li>早发心血管病家族史（一级亲属发病年龄男性＜55岁，女性＜65岁）</li><li>腹型肥胖（腹围：男性≥90cm，女性≥85cm），或体重指数 BMI＞28kg/m²</li><li>血同型半胱氨酸升高≥10μmol/L</li></ul>	<ul><li>左心室肥厚 心电图 SV_1+RV_5＞38mm 超声心动 LVMI 男性≥125g/m²，女性≥120g/m²</li><li>颈动脉超声 IMT≥0.9mm 或动脉粥样斑块</li><li>颈股动脉血流指数≥12m/s</li><li>ABI＜0.9</li><li>eGFR＜60ml/（min·1.73m²）或血肌酐轻度升高 115～133μmol/L（男性）107～124μmol/L（女性）</li><li>尿微量白蛋白 30～300mg/24h 或白蛋白/肌酐≥30mg/g</li></ul>	<ul><li>脑血管疾病 脑出血，缺血性脑卒中，短暂性脑缺血发作</li><li>心脏疾病 心绞痛，心肌梗死，冠状动脉血运重建术后，心力衰竭</li><li>肾脏疾病 糖尿病肾病，肾功能受损，肌酐≥133μmol/L（男性）≥124μmol/L（女性） 尿蛋白≥300mg/24h</li><li>周围血管病变</li><li>视网膜病变 出血或渗出，视盘水肿</li><li>糖尿病</li></ul>

注：LVMI为左心室质量指数，IMT为内膜中层厚度，PWV为脉搏波传导速度，eGFR为估测的肾小球滤过率。

（二）鉴别诊断

　　一旦诊断高血压，必须鉴别是原发性还是继发性。继发性高血压多见于肾实质性病变（急性和慢性肾小球肾炎、慢性肾盂肾炎、多囊肾、肾结核、肾结石、肾肿瘤、各种结缔组织病、糖尿病肾病、肾淀粉样变、放射性肾炎等）和肾血管病变（肾动脉和肾静脉狭窄阻塞，包括动脉粥样硬化、炎症、血栓、先天性畸形等）。内分泌疾病也往往是继发性高血压的并发症，如皮质醇增多症、嗜铬细胞瘤、原发性醛固酮增多症、甲状旁腺功能亢进、腺垂体功能亢进、绝经期综合征和女性长期口服避孕药等。此外，还需与颅内高压、主动脉缩窄、多发性大动脉炎等鉴别。

【治疗】

（一）目的与原则

　　原发性高血压目前尚无根治方法，降压治疗的目的是减少高血压患者心、脑血管病的发生率和死亡率。

知识链接

高血压治疗效果与目的

　　大规模临床试验证明，收缩压下降10～20mmHg或舒张压下降5～6mmHg，3～5年内脑卒中、心脑血管病死亡率与冠心病事件分别减少38%、20%与16%，心力衰竭减少50%以上。降压治疗在高危患者能获得更大益处，例如老年收缩期性高血压、糖尿病和脑卒中史患者。降压治疗的最终目的是控制血压，减少高血压患者心、脑、肾和血管等靶器官损害的发生率和死亡率。

　　高血压病的治疗应采取分层治疗策略。低度危险组的治疗以改善生活方式为主，如6个月后无效，再给药物治疗。中度危险组的治疗除改善生活方式外，给予药物治疗。高度危险组则必须给予药物治疗。很高危险组必须尽快给予强化治疗。

　　高血压的治疗原则包括：

1.改善生活行为　适用于所有高血压患者,包括使用降压药物的患者。①减轻体重:尽量将体重指数(BMI)控制在<24kg/m²。②减少钠盐的摄入:每人每日食盐量以不超过6g为宜。③补充钙和钾盐:每人每日吃新鲜蔬菜400~500g,喝牛奶500ml,可以补充钾1 000mg和钙400mg。④减少脂肪摄入:膳食中脂肪量应控制在总热量的25%以下。⑤戒烟、限制饮酒:饮酒量每日不可超过相当于50g乙醇的量。⑥增加运动:运动有利于减轻体重和改善胰岛素抵抗,提高心血管适应调节能力,稳定血压水平。运动方式可根据年龄及身体状况选择慢跑或步行,一般每周3~5次,每次20~60分钟。

2.降压药治疗对象　①高血压2级或以上患者;②高血压合并糖尿病,或者已经有心、脑、肾靶器官损害和并发症患者;③凡血压持续升高,改善生活行为后血压仍未获得有效控制患者。从心血管危险分层的角度,高危和很高危患者必须使用降压药物强化治疗。

3.血压控制目标值　原则上应将血压降到患者能最大耐受的水平,目前一般主张血压控制目标值至少<140/90mmHg。糖尿病或慢性肾脏病合并高血压患者血压控制目标值<130/80mmHg。

4.多重心血管危险因素协同控制　在血压升高以外的诸多因素中,性别、年龄、吸烟、血胆固醇水平、血肌酐水平、糖尿病和冠心病对心血管危险的影响最明显。降压治疗方案除了必须有效控制血压和依从治疗外,还应顾及可能对糖代谢、脂代谢、尿酸代谢等的影响。

(二)药物治疗

1.常用降压药物　目前常用的降压药物可归纳为五大类,即利尿剂、β受体阻滞剂、钙通道阻滞药(CCB)、血管紧张素转换酶抑制剂(ACEI)、血管紧张素Ⅱ受体拮抗剂(ARB)。详见表2-8。降压药物应用应遵循以下原则,即小剂量开始,优先选择长效制剂,联合用药和个体化。

表2-8　常用降压药物名称、剂量及用法

药物分类	药物名称	单次剂量	用法(每日)
利尿药	氢氯噻嗪	12.5mg	1~2次
	氨苯蝶啶	50mg	1~2次
	呋塞米	20~40mg	1~2次
	吲达帕胺	1.25~2.5mg	1次
β受体阻滞剂	普萘洛尔	10~20mg	2~3次
	美托洛尔	25~50mg	2次
	阿替洛尔	50~100mg	1次
	倍他洛尔	10~20mg	1次
	比索洛尔	5~10mg	1次
	卡维地洛	12.5~25mg	1~2次
钙通道阻滞药	硝苯地平	5~10mg	3次
	硝苯地平缓释片	30~60mg	1次
	尼群地平	10mg	2次
	非洛地平缓释片	5~10mg	1次
	氨氯地平	5~10mg	1次
	左旋氨氯地平	1.25~5mg	1次
	地尔硫䓬缓释片	90~180mg	1次

续表

药物分类	药物名称	单次剂量	用法（每日）
血管紧张素转换酶抑制剂	卡托普利	12.5～50mg	2～3次
	依那普利	10～20mg	2次
	贝那普利	10～20mg	1次
	赖诺普利	10～20mg	1次
	雷米普利	2.5～10mg	1次
	培哚普利	4～8mg	1次
血管紧张素Ⅱ受体拮抗剂	氯沙坦	50～100mg	1次
	缬沙坦	80～160mg	1次
	厄贝沙坦	150～300mg	1次
	替米沙坦	40～80mg	1次
	坎地沙坦	8～16mg	1次

（1）利尿剂：主要通过排钠利尿使血容量减少，降低外周血管阻力而发挥作用。其降血压作用较平稳、缓慢，服药2～3周后疗效达高峰，适用于轻、中度高血压，盐敏感性高血压、合并肥胖和老年性高血压。利尿剂能增强其他降压药的疗效。

主要不良作用是低钾血症和影响血脂、血糖和血尿酸代谢，往往发生在大剂量时。因此推荐使用小剂量。痛风患者禁用。

常用药物有：①噻嗪类：氢氯噻嗪；②袢利尿剂：呋塞米，多用于高血压伴肾功能不全者；③保钾利尿剂：氨苯蝶啶、螺内酯，常与噻嗪类及袢利尿剂合用；④磺胺类利尿剂：吲达帕胺，每日1次，口服，7日可达到降血压高峰。

（2）β受体阻滞剂：通过降低心肌收缩力，减慢心率，抑制肾素释放而降血压。适用于各种不同程度高血压，尤其是心率较快的中、青年患者；特别是伴有劳力性心绞痛、心肌梗死后或伴有快速心律失常者；对老年人高血压疗效相对较差。β受体阻滞剂不仅降低静息血压，而且能抑制体力应激和运动状态下血压急剧升高。

目前常用选择性 β_1 受体阻滞剂，如美托洛尔、阿替洛尔。近年来广泛使用的非选择性β受体阻滞剂卡维地洛同时具有α受体阻滞作用，降压效果良好。可与利尿剂、二氢吡啶类钙通道阻滞药或α受体阻断药合用。

β受体阻滞剂不良反应主要有心动过缓、乏力，可能增加胰岛素抵抗，掩盖降糖治疗过程中的低血糖反应。

急性心力衰竭、支气管哮喘、病态窦房结综合征、二度以上房室传导阻滞和外周血管病患者禁用。

（3）钙通道阻滞药（CCB）：通过阻滞钙离子L型通道，抑制血管平滑肌及心肌钙离子内流，从而使血管平滑肌松弛，心肌收缩力降低，还能抑制血管紧张素Ⅱ和 α_1 肾上腺素能受体的缩血管效应，减少肾小管重吸收钠，从而使血压下降。

临床常用的有：①二氢吡啶类：以硝苯地平为代表，临床多用其缓释剂，降压作用明显。氨氯地平多用于高血压伴肾功能不全者。②非二氢吡啶类：维拉帕米，在降血压的同时具有负性频率、负性传导和负性肌力作用，故心率缓慢、传导阻滞和心衰者慎用；避免与β受体阻滞剂合用。

CCB降血压迅速、稳定，可用于中重度高血压的治疗；适用于糖尿病、冠心病和外周血管病患者。不良反应主要是反射性交感活性增强所致的心率增快、面部潮红、头痛和下肢水肿等。

（4）血管紧张素转换酶抑制剂（ACEI）：ACEI的降压作用是通过抑制血管紧张素转换酶使血

管紧张素Ⅱ生成减少，同时抑制激肽酶使缓激肽降解减少，有利于血管扩张，使血压降低。ACEI对各种程度高血压均有一定降压作用，对伴有心衰、左室肥大、心肌梗死后、糖耐量减低或糖尿病肾病、蛋白尿等的患者尤为适宜。

常用药物有：卡托普利、依那普利、贝那普利、赖诺普利和雷米普利等。

最常见的不良反应是刺激性干咳和血管性水肿，停用后即可消失。高血钾、妊娠、肾动脉狭窄患者禁用。血肌酐超过 265μmol/L（即 3mg/dl）时，患者使用需谨慎。

（5）血管紧张素Ⅱ受体拮抗剂（ARB）：通过阻滞血管紧张素ⅡAT$_1$受体，更充分有效地阻断血管紧张素Ⅱ的水钠潴留、血管收缩与重构作用。降压作用起效缓慢，但持久平稳。最大的特点是直接与药物有关的不良反应很少，不引起刺激性干咳。

常用药物有：缬沙坦、氯沙坦、厄贝沙坦、替米沙坦等。

除了上述五大类主要的降压药外，尚有交感神经抑制剂如利血平、可乐定等；直接血管扩张剂如肼屈嗪等；还有 α$_1$ 受体阻滞剂如哌唑嗪、特拉唑嗪等，曾用于临床降压治疗，但因副作用较多，目前不主张单独使用，但是在复方制剂中仍在使用。

2. 降压药治疗方案 临床实际使用降压药时，需考虑患者心血管危险因素状况、靶器官损害、并发症、降压疗效、不良反应，以及药物费用和患者治疗依从性。目前认为，1 级高血压常以单药治疗，治疗从小剂量开始，逐步递增剂量；2 级或以上高血压多采用两种降压药联合治疗，联合治疗有利于血压较快达到目标值，并有利于减少不良反应。

我国临床主要推荐应用优化联合治疗方案是：CCB+ACEI 或 ARB；利尿剂 +ACEI 或 ARB；二氢吡啶类钙通道阻滞药 +β 受体阻滞剂。次要推荐的联合治疗方案是：利尿剂与 β 受体阻滞剂；二氢吡啶类钙通道阻滞药 + 保钾利尿剂。合理的治疗方案和良好的治疗依从性，一般可使患者达到血压控制目标值，并通过长期控制血压获得益处。

（三）高血压急症和亚急症

高血压急症需短时间内使病情缓解，预防进行性或不可逆性靶器官损害，降低死亡率。高血压亚急症需要在 24～48 小时内迅速降低血压，常使用快速起效的口服降压药或采用静脉途径给药。

1. 治疗原则

（1）及时降低血压：对于高血压急症选择适宜有效的降压药物，及早开始口服快速起效的降压药，或静脉滴注给药。同时监测血压。

（2）控制性降压：高血压急症时短时间内血压急剧下降，有可能使重要器官的血流灌注明显减少，应采取逐步控制性降压。一般情况下，初始阶段（数分钟到 1 小时内）血压控制的目标为平均动脉压的降低幅度不超过治疗前水平的 25%；在随后的 2～6 小时内将血压降至较安全水平，一般为 160/100mmHg 左右；如果可耐受，临床情况稳定，在之后的 24～48 小时逐步降低至正常水平。如果降压后发现有重要器官缺血表现，血压降低幅度应更小。之后的 1～2 周内，将血压逐步降到正常水平。

（3）合理选择降压药：处理高血压急症的药物，要求起效迅速，短时间内达到最大作用；持续时间短，停药后作用消失较快；不良反应较小。另外，最好在降压的过程中不明显影响心率、心排血量和脑血流量。

（4）避免使用的药物：利血平肌内注射的降压作用起效较慢，如果短时间内反复注射可导致难以预测的蓄积效应，发生严重低血压，引起明显嗜睡反应，干扰对神志的判断。治疗开始时也不宜用强力的利尿药，除非有心衰或明显的体液容量负荷过重，因为多数高血压急症时交感神经系统和 RAAS 过度激活，外周血管阻力明显升高，体内循环血流量减少，强力利尿存在风险。

2. 降压药的选择与应用

（1）硝普钠：扩张静脉和动脉，降低前后负荷。开始以 10μg/min 静脉滴注，逐渐增加剂量以达到降压作用，一般临床常用最大剂量为200μg/min。使用硝普钠必须密切监测血压，根据血压水平仔细调节滴注速率。停止滴注后，作用仅维持3～5分钟。硝普钠可用于各种高血压急症。在通常剂量下不良反应轻微，有恶心、呕吐、肌肉颤动。宜避光给药。

（2）硝酸甘油：扩张静脉和选择性扩张冠状动脉与大动脉，降低动脉压作用不及硝普钠。开始时以5～10μg/min速率静脉滴注。降压起效迅速，停药后数分钟作用消失，可用至100～200μg/min。硝酸甘油主要用于高血压伴急性心衰或急性冠脉综合征。不良反应有心动过速、面部潮红、头痛和呕吐等。

（3）尼卡西平：二氢吡啶类钙通道阻滞药，作用迅速，持续时间短，降压同时改善脑血流量。开始时从0.5μg/(kg·min)静脉滴注，可逐步增加剂量到10μg/(kg·min)。主要用于高血压急症合并急性脑血管病或其他高血压急症。不良反应有心动过速、面部潮红等。

（4）拉贝洛尔：兼有α受体拮抗作用的β受体阻滞剂，起效迅速（5～10分钟），持续时间较长（3～6小时）。开始时缓慢静脉注射20～100mg，以0.5～2mg/min速率静脉滴注，总剂量不超过300mg。拉贝洛尔主要用于高血压急症合并妊娠或肾功能不全患者。不良反应有头晕、直立性低血压、心脏传导阻滞等。

（四）高血压合并其他临床情况

高血压可以合并血管病、冠心病、心衰、慢性肾功能不全和糖尿病等。对老年患者、双侧或颅内动脉严重狭窄及严重直立性低血压患者应该慎重进行降压治疗，降压过程应该缓慢、平稳，最好不减少脑血流量。对于心肌梗死和心衰合并高血压，首先应考虑选择ACEI或ARB和β受体阻滞剂，降压目标值为＜130/80mmHg。慢性肾功能不全合并高血压者，降压治疗的目的主要是延缓肾功能恶化，预防心、脑血管病发生。ACEI或ARB在早、中期能延缓肾功能恶化，但要注意在低血容量或病情晚期（肌酐清除率＜30ml/min，或血肌酐超过265μmol/L）有可能反而使肾功能恶化。糖尿病合并高血压患者往往同时有肥胖、血脂代谢紊乱和较严重的靶器官损害，属于心血管疾病高危群体。因此应积极降压治疗，为达到目标水平，通常在改善生活方式的基础上需要2种以上降压药联合治疗。ACEI或ARB能有效减轻和延缓糖尿病肾病的进展，降压目标值为＜130/80mmHg。

【预后和预防】

（一）预后

1. 年龄越大，预后越差。老年患者器官功能减退，常同时患有其他系统疾病，高血压合并症也较多见，对药物的耐受力降低，副作用增多，影响生活质量，并易发生各种意外。

2. 轻、中度的高血压患者在血压得到满意控制之后，所能享有的寿命与血压正常的人无明显差别。舒张压持续在115mmHg以上的高血压患者预后差。急进型恶性高血压，预后差。

3. 高血压合并脑卒中和心肌梗死患者预后不好，常遗留不同程度的后遗症。高血压患者如有左心室肥厚、心脏增大、心电图示心肌缺血或左心室高电压、充血性心力衰竭，则预后不好。高血压患者出现视网膜渗出、充血或视盘水肿预后不好。

4. 有高血压合并脑血管意外、心血管意外及猝死的家族史者预后不良，出现脑血管意外和心血管意外的概率较高。

5. 顽固性高血压预后不好。发生顽固性高血压的常见原因有：未坚持长期用药、长期嗜酒吸烟、高度肥胖、长期高盐（钠）饮食。

6. 吸烟、糖尿病、高胆固醇血症及肥胖的高血压患者预后不好。

（二）预防

宣传普及高血压发病的相关知识，尽早进行干预，加强高血压病的一级预防；宣传高血压导致靶器官损害的严重性，积极采取措施进行二级预防。由于高血压治疗的长期性，必须提高患者治疗依从性，不仅要控制血压，还要控制其相关危险因素，减少高血压的并发症和病死率，改善预后。

第四节 冠状动脉粥样硬化性心脏病

冠状动脉粥样硬化性心脏病（coronary atherosclerotic heart disease，CHD）是指冠状动脉粥样硬化使血管腔狭窄或阻塞，或（和）因冠状动脉功能性改变（痉挛）导致心肌缺血缺氧或坏死而引起的心脏病，简称冠心病，亦称缺血性心脏病。冠心病是动脉粥样硬化导致器官病变的最常见类型，也是严重危害人类健康的常见病。

【病因和发病机制】

（一）病因

冠心病的主要病因是动脉粥样硬化，而动脉粥样硬化的病因尚未完全明确，是多种因素作用于不同环节所致，这些因素称为危险因素。

1．主要危险因素

（1）血脂异常：脂质代谢异常是动脉粥样硬化最重要的危险因素，主要表现为血清总胆固醇（TC）、甘油三酯（TG）、低密度脂蛋白（LDL）、极低密度脂蛋白（VLDL）及相应的载脂蛋白 B（ApoB）增高；高密度脂蛋白（HDL）及相应的载脂蛋白 A-Ⅰ（Apo-Ⅰ）和载脂蛋白 A-Ⅱ（Apo-Ⅱ）降低都被认为是危险因素。目前最肯定的是 LDL-C 致动脉粥样硬化作用。脂蛋白 a（Lpa）增高也可能是独立的危险因素。临床实践中 LDL-C 是治疗的靶目标。

（2）高血压：高血压患者冠心病的发生率较正常血压人群高 3～4 倍，60%～70% 冠心病患者合并高血压。

（3）糖尿病和糖耐量减低：糖尿病患者并发冠心病的概率比非糖尿病者高出数倍，且病变进展迅速。冠心病患者糖耐量减低也十分常见。

（4）吸烟：吸烟者与不吸烟者比较，冠心病的发病率和病死率增高 2～6 倍，且与每日吸烟支数成正比。被动吸烟也是危险因素。

（5）年龄、性别：属于不可改变的危险因素。冠心病多发于 40 岁以上，通常随着年龄增加发病率也随之增加。女性在绝经期后发病率增加。

2．其他危险因素 ①肥胖；②体力活动少，脑力活动紧张，经常有工作紧迫感；③常进食较高热量、较多动物脂肪及胆固醇、糖、盐食物；④遗传因素；⑤A 型性格（性情急躁、好胜心和竞争性强、不善于劳逸结合）者；⑥长期口服避孕药；⑦代谢综合征，指肥胖与血脂异常、高血压、糖尿病或糖耐量异常同时存在。

新近发现的危险因素还有：①血中同型半胱氨酸增高；②胰岛素抵抗增强；③血中凝血因子增高；④病毒、衣原体感染等。

（二）发病机制

正常动脉壁由内膜、中膜和外膜三层构成。高脂血症、高血压、糖尿病、肥胖、吸烟、血管痉挛、抗原抗体复合物等可致血管内膜损伤，血中 LDL 及 VLDL 等由此渗入内膜并滞积于血管平滑肌细胞间及胶原、弹力纤维上，引起平滑肌细胞增生并进入内膜吞噬脂质，成为噬脂细胞。在早期仅于血管内膜表面滞积为脂质条纹，以后噬脂细胞逐渐增多或脂蛋白释放出胆固醇、胆固醇脂、甘油三酯等刺激纤维聚集并释放血栓素 A_2（TXA_2），引起血小板进一步聚集和血管收缩。此外，受损内膜释放的具有使血小板解聚和血管舒张作用的前列环素（PGI_2）减少。TXA_2 释放增多和 PGI_2 释放减少均促进血小板聚集和血管痉挛，血管痉挛又加重心肌缺血和内膜损伤。除以上血管内膜损伤、脂质浸润、血栓形成学说外，本病的发病机制还与神经、内分泌变化、动脉壁活性降低等有关。

动脉粥样硬化时相继出现脂质点和条纹、粥样和纤维粥样斑块、复合病变三类变化。从临床的角度来看,动脉粥样硬化的斑块基本上可分为两类:一类是稳定型斑块,即纤维帽较厚而脂质池较小的斑块;另一类是不稳定型斑块,其纤维帽较薄,脂质池较大,容易破裂。正是不稳定型斑块的破裂导致了急性心血管事件的发生。

在正常情况下,冠状动脉的循环有很大的储备,通过神经和体液的调节,冠脉血流量随身体的生理情况发生显著的变化,使冠状动脉的供血和心肌的需血两者之间保持着动态平衡。决定心肌耗氧量的主要因素包括心率、心肌收缩力和心室壁张力,临床上常以"心率×收缩压"估计心肌耗氧量,心肌供氧量取决于冠脉血流量和血液的携氧能力。当冠脉的供血与心肌的需血之间发生矛盾,冠脉血流量不能满足心肌代谢的需要,就可引起心肌缺血缺氧;剧烈的、暂时的缺血缺氧引起心绞痛,而持续的、严重的心肌缺血可引起心肌坏死即心肌梗死。

【临床分型】

根据冠状动脉病变部位、范围、血管狭窄程度和心肌缺血发生发展的速度、程度的不同,冠心病有不同的临床表现。临床上通常将本病分为无症状型(又称隐匿性)、心绞痛型、心肌梗死型、缺血性心肌病型和猝死型五种类型。

近年,临床医学家趋于将冠心病分为急性冠脉综合征(acute coronary syndrome,ACS)和慢性冠脉疾病(chronic coronary artery disease,CAD)两种,后者也称慢性心肌缺血综合征(chronic ischemic syndrome,CIS)。前者包括不稳定型心绞痛(UA)、非 ST 段抬高型心肌梗死(NSTEMI)和 ST 段抬高型心肌梗死(STEMI),或包括猝死型冠心病;后者包括稳定型心绞痛、缺血性心肌病和隐匿性冠心病。本节主要讲述心绞痛和心肌梗死。

一、心　绞　痛

稳定型心绞痛

稳定型心绞痛是在冠状动脉粥样硬化狭窄的基础上,由于心肌负荷的增加引起的心肌急剧而短暂的缺血与缺氧所致的临床综合征。本病多见于 40 岁以上的男性和绝经后的女性,常由劳累或情绪激动、受寒等诱发。

【病因和发病机制】

主要是冠状动脉粥样硬化,其他心血管病如主动脉瓣狭窄或关闭不全、风湿性冠状动脉炎、肥厚型心肌病、严重贫血和甲状腺功能亢进等亦可引起。

心绞痛发作的机制为心肌需氧增多和(或)冠状动脉供血减少,供需矛盾。心肌的需氧量很大,通常靠扩张冠状动脉以保证心肌供氧需要。冠状动脉粥样硬化造成管腔狭窄,当超过其横截面积的 50% 以上时,仅能满足心脏一般活动时的供血、供氧;而剧烈活动和情绪激动时,心肌耗氧量增加而出现缺氧,诱发心绞痛。也有些心绞痛是因冠状动脉痉挛所致,在粥样硬化的基础上,加上动脉痉挛,使血流量急剧减少,心肌缺血、缺氧而诱发。这种心绞痛常在休息时发作。在缺血、缺氧的情况下,由于乳酸、丙酮酸、多肽类等物质刺激交感神经末梢上传至大脑而产生疼痛感觉。

【临床表现】

（一）症状

心绞痛以发作性胸痛为主要临床表现,疼痛的特点为:

1. 部位　疼痛多发生在胸骨体中、上段后方,可稍偏左波及心前区;范围如手掌大小,其边界不清;常向左肩、左臂内侧达左手无名指和小指,或向颈部、咽部及下颌部放射。

2. 性质　多表现为压榨感、紧束感、憋闷,或伴濒死样恐惧感。常迫使患者中止原来的活动,直至缓解。

3．**持续时间**　心绞痛一般持续数分钟至十余分钟不等，多数为 3～5 分钟，一般不超过半小时。

4．**缓解方式**　一般停止活动休息或舌下含化硝酸甘油，疼痛即可在几分钟内缓解。

5．**诱因**　常由体力劳动或情绪激动、寒冷、饱食、吸烟等所诱发。心绞痛的发作是在诱因作用的同时，而不是在诱因消除之后。

（二）体征

平时一般无异常体征。发作时表情焦虑、心率增快、血压升高、皮肤冷或出汗，有时可听到第三或第四心音奔马律。在心尖区可出现收缩期杂音或第一心音减弱。

【辅助检查】

（一）实验室检查

血糖、血脂检查可了解冠心病危险因素；胸痛明显者需查血清心肌损伤标志物，包括心肌肌钙蛋白 I 或 T、肌酸激酶（CK）及同工酶（CK-MB），以与 ACS 相鉴别；查血常规注意有无贫血；必要时检查甲状腺功能。

（二）心电图检查

是发现心肌缺血、诊断心绞痛最常用的检查方法。

1．**静息心电图**　非发作时约半数无异常发现。也可能有陈旧性心肌梗死的改变或非特异性的 ST-T 改变，有时出现房室传导阻滞、室性或房性期前收缩等。

2．**发作时心电图**　大多数患者可出现暂时性 ST 水平型或下斜型压低，直立 T 波变为倒置，或 ST 段下降并 T 波倒置；少数表现为 ST 段抬高、一过性 Q 波、各种程度的传导阻滞、各种类型的快速心律失常、T 波的伪改善（即休息时 T 波倒置，发作时变为直立，发作过后又恢复原状）等。T 波改变虽然对反映心肌缺血的特异性不如 ST 段压低，但如与平时心电图比较有明显差别，也有助于诊断。极少数患者甚至发作时心电图也无明显异常。

3．**心电图负荷试验**　是通过运动或药物的方法增加心脏负荷以诱发心肌缺血，有助于心绞痛的诊断。对稳定型心绞痛，负荷试验可有助于高危患者的筛选，以便有针对性地进行治疗。但是对于不稳定心绞痛，明显的心功能不全，严重的心律失常如室性心动过速、完全性房室传导阻滞，严重高血压等，以及其他急性疾病者禁止进行负荷试验，以避免心肌梗死等不良事件的发生。

4．**动态心电图**　24 小时（或更长时间）监测患者的心电活动，可发现心电图 ST 段、T 波改变（ST-T）和各种心律失常，将出现异常心电图表现的时间与患者的活动和症状相对照。胸痛发作时相应时间的缺血性 ST-T 改变有助于确定心绞痛的诊断，也可检出无痛性心肌缺血，以指导治疗和判断预后。

（三）超声心动图

多数稳定型心绞痛患者静息时超声心动图检查无异常，有陈旧性心肌梗死或严重心肌缺血者二维超声心动图可探测到缺血区心室壁有一过性、节段性室壁运动异常。静息时无此表现，运动或药物可诱发心肌缺血而出现该征象，具有诊断意义。超声心动图可测定左心室功能，如射血分数降低者预后差。

（四）冠状动脉造影

冠脉造影是有创性的检查手段，目前是诊断冠心病的"金标准"。可发现左、右冠状动脉及其分支动脉狭窄性病变的部位和程度。一般认为管腔直径减少 70%～75% 或以上会严重影响血供。冠状动脉造影的同时行左心室造影可对左室功能及室壁运动进行评价。

（五）X 线检查

胸部 X 线检查对稳定型心绞痛并无特定的诊断意义，一般情况下都是正常的，但有助于了解其他心肺疾病的情况，如有无心脏增大、充血性心力衰竭等，可助鉴别诊断。

（六）其他检查

如心肌放射性核素检查、多层螺旋 CT 冠状动脉造影二维或三维重建、磁共振显像冠状动脉造影等，都有助于冠心病的诊断。

【诊断和鉴别诊断】

（一）诊断要点

1. 有冠心病的易患因素，如高血压、高血脂、高血糖、长期吸烟、高龄等。

2. 具备心绞痛发作的典型表现，包括发作的诱因、部位、性质、持续时间和缓解方式。

3. 心电图检查发现有心肌缺血的表现（如心绞痛发作时心电图可见 ST-T 改变，症状消失后心电图 ST-T 改变逐渐恢复，支持心绞痛诊断），选择性冠状动脉造影有确诊的价值。

4. 排除其他原因所致心绞痛。

（二）心绞痛严重程度分级

根据加拿大心血管病学会（CCS）分为四级：

Ⅰ级：一般体力活动（如步行和登楼）不受限，仅在强、快或持续用力时发生心绞痛。

Ⅱ级：一般体力活动轻度受限。快步、饭后、寒冷或刮风中，精神应激或醒后数小时内发作心绞痛。一般情况下平地步行 200m 以上或登楼 1 层以上受限。

Ⅲ级：一般体力活动明显受限，一般情况下平地步行 200m 以内，或登楼 1 层引起心绞痛。

Ⅳ级：轻微活动或休息时即可发生心绞痛。

（三）鉴别诊断

1. 急性心肌梗死　疼痛部位与心绞痛相似，但性质更剧烈，持续时间较长，多超过 30 分钟，可长达数小时，含服硝酸甘油常不能使之缓解。心电图多存在心肌梗死的特征性改变和动态演变，血液中心肌坏死标志物升高等。

2. 心脏神经症　疼痛常在左乳房下或心尖部，呈隐痛或刺痛，持续数小时或数秒，起止的时间不明确，于疲劳之后容易出现，与劳力无关，含用硝酸甘油无效或在 10 多分钟后才"见效"。常伴有身体其他部位的神经症症状，胸部可有局部敏感或压痛。但应注意心脏神经症与心绞痛并存的情况。

【治疗】

治疗原则为改善冠状动脉的供血；减低心肌的氧耗；促进侧支循环的建立；同时采取控制和逆转冠状动脉粥样硬化的措施。

（一）发作期治疗

1. 休息　发作时立刻休息。吸氧，镇静，保持情绪稳定。

2. 药物治疗　使用作用较快的硝酸酯制剂。可扩张冠状动脉，降低阻力，增加冠脉循环的血流量而缓解心绞痛。①硝酸甘油：可用 0.5mg，舌下含化，迅速吸收，1～2 分钟即开始起效，约半小时作用消失。②硝酸异山梨酯：可用 5～10mg，舌下含化，2～5 分钟见效，作用维持 2～3 小时。③硝酸异山梨酯口腔喷雾剂：一般在心绞痛发作时或运动前使用。硝酸酯类药的副作用有头晕、头胀痛、头部跳痛感、面红、心悸等，偶有血压下降，第一次含用硝酸酯类药物时应注意直立性低血压。

（二）缓解期治疗

尽量避免各种诱发因素，调节饮食，禁烟酒。调整日常生活与工作量，调畅情志，保持适当的体力活动。使用作用持久的抗心绞痛药物，以防心绞痛发作，可单独选用、交替或联合应用。

1. 改善缺血、减轻症状的药物

（1）β 受体阻滞剂：阻断拟交感胺类对心率和心肌收缩力的刺激作用，减慢心率、降低血压，降低心肌收缩力和氧耗量，从而减少心绞痛的发作。β 受体阻滞剂还能降低体力应激和运动状态下心肌耗氧量。其使用剂量应个体化，从较小剂量开始，逐渐增加剂量以缓解症状，心率不低于 50 次 /min 为宜。

目前常用 β 受体阻滞剂，如美托洛尔 12.5～50mg，口服，每日 2 次，或缓释片 47.5mg，根据目标心率调整用量，每日 1 次；比索洛尔 2.5～5mg，每日 1 次。具有 α 受体阻滞作用的卡维地洛 12.5～25mg，口服，每日 1～2 次，也常用于心绞痛的治疗。

使用本类药物要注意：与硝酸酯类药合用有协同作用，用量宜偏小，尤其是开始宜小剂量，以免引起直立性低血压等副作用；停用本药应逐步减量，如突然停用有诱发心肌梗死可能；低血压、支气管哮喘、病态窦房结综合征、二度以上房室传导阻滞和外周血管病患者不宜应用。外周血管疾病和严重抑郁是应用 β 受体阻滞剂相对禁忌证。

（2）硝酸酯制剂：通过扩张静脉和外周小动脉而降低心脏的前、后负荷；扩张病变的冠状动脉和降低左室舒张末压，增加侧支循环，增加冠脉循环的血流量；有利于心肌氧供需失衡的缓解，控制心绞痛。硝酸异山梨酯 5～20mg，口服，每日 3 次，15～30 分钟内起作用，持续 3～5 小时；单硝酸异山梨酯 20～40mg，每日 2 次，是长效硝酸酯类药物，无肝脏首过效应，生物利用度高。

（3）钙通道阻滞药：通过抑制心肌收缩，减少心肌氧耗；扩张冠状动脉，解除冠状动脉痉挛，改善心内膜下心肌的供血；扩张周围血管，降低动脉压，减轻心脏负荷；还降低血黏度，抗血小板聚集，改善心肌的微循环。更适用于同时有高血压的患者。常用药物有：维拉帕米 40～80mg，口服，每日 2～3 次，或缓释剂 240mg/d，副作用有头晕、心动过缓、PR 间期延长、血压下降等；硝苯地平控释剂 30mg，口服，每日 1 次；氨氯地平 5～10mg，口服，每日 1 次；地尔硫草 30～60mg，每日 2～3 次。本类药物不良反应主要是心率增快、面部潮红、头痛和下肢水肿等。维拉帕米和地尔硫草能减慢房室传导，不能应用于严重心动过缓、高度房室传导阻滞和病态窦房结综合征的患者。

（4）其他：主要用于 β 受体阻滞剂或者钙通道阻滞药有禁忌或者不耐受，或者不能控制症状的情况下。①曲美他嗪（20～60mg，每日 3 次）通过抑制脂肪酸氧化和增加葡萄糖代谢，提高氧利用率而治疗心肌缺血；②尼可地尔（2mg，每日 3 次）是一种钾通道开放剂，与硝酸酯类制剂具有相似药理特性，对稳定型心绞痛治疗有效；③盐酸伊伐布雷定是第一个窦房结 I_f 电流选择特异性抑制剂，其单纯减慢心率的作用可用于治疗稳定型心绞痛；④中医中药治疗目前以"活血化瘀""芳香温通""祛痰通络"法最为常见。

2. 预防心肌梗死，改善预后的药物

（1）抗血小板制剂

环氧化酶（COX）抑制剂：通过抑制 COX 活性而阻断血栓素 A_2（TXA_2）的合成，达到抗血小板聚集的作用，包括不可逆 COX 抑制剂（阿司匹林）和可逆 COX 抑制剂（吲哚布芬）。阿司匹林是抗血小板治疗的基石，所有患者只要无禁忌都应该使用，最佳剂量范围 75～150mg/d，其主要不良反应为胃肠道出血或对阿司匹林过敏。吲哚布芬可逆性抑制 COX-1，同时减少血小板因子 3 和 4，减少血小板的聚集，且对前列腺素抑制率低，胃肠反应小，出血风险少，可考虑用于有胃肠道出血或消化道溃疡病史等阿司匹林不耐受患者的替代治疗，维持剂量为 100mg，每日 2 次。

P_2Y_{12} 受体拮抗剂：通过阻断血小板的 P_2Y_{12} 受体抑制 ADP 诱导的血小板活化。目前我国临床上常用的有氯吡格雷和替格瑞洛。稳定型冠心病患者主要应用氯吡格雷。氯吡格雷是第二代 P_2Y_{12} 受体拮抗剂，为前体药物，需要在肝脏中通过细胞色素 P450（CYP450）酶代谢成为活性代谢物后，不可逆地抑制 P_2Y_{12} 受体，从而抑制血小板的聚集反应。主要用于支架植入以后及阿司匹林有禁忌证的患者，常用维持剂量为 75mg/d。

（2）调脂治疗

他汀类药物：为首选降脂药物。他汀类药物能有效降低 TC 和 LDL-C，延缓斑块进展和稳定斑块。所有明确诊断冠心病患者，无论其血脂水平如何，均应给予他汀类药物，并将 LDL-C 降至

1.8mmol/L（70mg/dl）以下水平。临床常用的他汀类药物包括辛伐他汀（20～40mg，每晚1次）、阿托伐他汀（10～80mg，每日1次）、普伐他汀（20～40mg，每晚1次）、氟伐他汀（40～80mg，每晚1次）、瑞舒伐他汀（5～20mg，每晚1次）等。

他汀类药物的总体安全性很高，但在应用时仍应注意监测转氨酶及肌酸激酶等生化指标，及时发现药物可能引起的肝脏损害和肌病，尤其是在采用大剂量他汀类药物进行强化调脂治疗时，更应注意监测药物的安全性。

其他降低LDL-C的药物：包括胆固醇吸收抑制剂依折麦布和前蛋白转化酶枯草溶菌素9（PCSK9）抑制剂。依折麦布通过选择性抑制小肠胆固醇转运蛋白，有效减少肠道内胆固醇吸收，降低血浆胆固醇水平，以及肝脏胆固醇储量。对于单独应用他汀类药物胆固醇水平不能达标或不能耐受较大剂量他汀治疗的患者，可以联合应用依折麦布。PCSK9抑制剂增加LDL受体的再循环，增加LDL清除，从而降低LDL-C水平。PCSK9抑制剂的适应证包括杂合子家族性高胆固醇血症或临床动脉粥样硬化性心血管疾病患者，在控制饮食和最大耐受剂量他汀治疗下仍需进一步降低LDL-C的患者，其疗效显著，但价格昂贵，且尚未进入中国市场。

（3）β受体阻滞剂：除降低心肌氧耗、改善心肌缺血、减少心绞痛发作外，冠心病患者长期接受β受体阻滞剂治疗，可显著降低心血管事件发生。

（三）血管重建治疗

1. 经皮冠状动脉介入治疗（PCI）　稳定型心绞痛患者可根据冠状动脉造影结果有选择地进行冠状动脉介入治疗（经皮冠状动脉球囊成形术、冠状动脉内支架植入术、冠状动脉内激光成形术、冠状动脉内旋切或旋磨术、冠状动脉内超声成形术等）。PCI已成为冠心病治疗的重要手段。

2. 冠状动脉旁路移植术（CABG）　主要是在体外循环下施行主动脉-冠状动脉旁路移植手术以改善病变冠状动脉所供血心肌的血流供应。

知识链接

冠状动脉造影术、经皮冠状动脉球囊成形术和冠状动脉内支架植入术

冠状动脉造影术（CAG）是诊断冠心病的一种常用而且有效的方法。利用血管造影机，通过特制定型的心导管经皮穿刺入股动脉或桡动脉，逆行至升主动脉根部，探寻左或右冠状动脉口插入，注入造影剂，清楚显示左或右冠状动脉的主干及其分支的血管腔。评价冠状动脉有无狭窄及病变部位、范围、严重程度、血管壁的情况等；评价左心功能。根据冠状动脉病变程度和范围决定治疗方案（介入、手术或内科治疗）；评价冠状动脉搭桥术和介入治疗后的效果。CAG是一种较为安全可靠的有创诊断技术，现已广泛应用于临床，被认为是诊断冠心病的"金标准"。

经皮冠状动脉球囊成形术（PTCA）是经外周动脉穿刺插管，将球囊导管送至冠状动脉狭窄病变处，加压扩张冠状动脉内径以排除其狭窄，用以改善心肌血液供应的一种心导管治疗技术。

经皮冠状动脉内支架植入术是在冠状动脉球囊成形术基础上，通过一根特制的导管将支架放到冠状动脉狭窄处并用气囊将其扩张，使支架支撑起血管壁，致狭窄或闭塞的血管重新开放或最大限度地减少血管成形术后再狭窄。

【预后与预防】

（一）预后

稳定型心绞痛患者大多数能生存很多年，但有发生急性心肌梗死或猝死的危险。有室性心律失常或传导阻滞者预后较差，合并有糖尿病者预后明显差于无糖尿病者，但决定预后的主要因素为冠状动脉病变范围和心功能。据左心室造影、超声心动图检查或放射性核素心室腔显影所示射血分数降低和室壁运动障碍也有预后意义。

（二）预防

对冠心病稳定型心绞痛除用药物防止心绞痛再次发作外，应从阻止或逆转粥样硬化病情进展，预防心肌梗死等方面综合考虑以改善预后。

<h3 style="text-align:center">不稳定型心绞痛</h3>

冠心病中除上述典型的稳定性劳力性心绞痛之外，其他如恶化型心绞痛、静息型心绞痛、初发型心绞痛等，目前统称为不稳定型心绞痛（unstable angina，UA）。UA 患者有进展至心肌梗死的高度危险性，必须予以足够的重视。

【发病机制】

与稳定性劳力性心绞痛的差别主要在于冠脉内不稳定的粥样斑块继发病理改变，使局部心肌血流量明显下降，如斑块内出血、斑块纤维帽出现裂隙、斑块表面上有血小板聚集和（或）刺激冠状动脉痉挛，导致缺血加重。虽然也可因劳力负荷诱发，但劳力负荷终止后胸痛并不能缓解。

【临床表现】

胸痛的部位、性质与稳定型心绞痛相似，但具有以下特点之一：

1. 原为稳定型心绞痛，在 1 个月内疼痛发作的频率增加，程度加重、时限延长、诱发因素变化，硝酸类药物缓解作用减弱。

2. 1 个月之内新发生的心绞痛，并因较轻的负荷所诱发。

3. 休息状态下发作心绞痛或较轻微活动即可诱发，发作时表现有 ST 段抬高的变异型心绞痛也属此列。

此外，由于贫血、感染、甲亢、心律失常等原因诱发的心绞痛称之为继发性不稳定型心绞痛。

UA 与非 ST 段抬高型心肌梗死（NSTEMI）同属非 ST 段抬高性急性冠脉综合征（ACS），两者的区别主要是根据血中心肌坏死标志物的测定。因此对非 ST 段抬高性 ACS 必须检测心肌坏死标志物，以资鉴别。

由于 UA 患者的严重程度不同，其处理和预后也有很大的差别，在临床分为低危组、中危组和高危组。低危组指新发的或是原有劳力性心绞痛恶化加重，心绞痛严重程度分级（CCS）Ⅲ级或Ⅳ级，发作时 ST 段下移≤1mm，持续时间<20 分钟，胸痛间期心电图正常或无变化；中危组就诊前一个月内（但 48 小时内未发）发作 1 次或数次，静息心绞痛及梗死后心绞痛，持续时间<20 分钟，心电图可见 T 波倒置>0.2mV，或有病理性 Q 波；高危组就诊前 48 小时内反复发作，静息心绞痛伴一过性 ST 段改变（>0.05mV），新出现束支传导阻滞或持续性室性心动过速，持续时间>20 分钟。

【防治】

不稳定型心绞痛病情发展难以预料，应使患者处于医护的监控之下，疼痛发作频繁或持续不缓解及高危组的患者应立即住院。

（一）一般处理

卧床休息，必要时住院治疗。有呼吸困难、发绀者应吸氧，给予心电监护。采血测量心肌酶、肌钙蛋白，以及动态观察心电图变化，以除外急性心肌梗死；尤其注意胸痛发作时做心电图，观察心电图动态变化。

（二）缓解疼痛治疗

不稳定型心绞痛单次含化或喷雾吸入硝酸酯类制剂，一般建议每隔 5 分钟一次，共用 3 次。也可用硝酸甘油或硝酸异山梨酯持续静脉滴注或微量泵输注，以 10μg/min 开始，每 3～5 分钟增加 10μg/min，直至症状缓解或出现血压下降。

变异性心绞痛以钙通道阻滞药的疗效最好。非二氢吡啶类钙通道阻滞药，如地尔硫䓬30mg，口服，每日3次；或1～5μg/（kg·min）持续静脉滴注，可控制发作；停用此类药时宜逐渐减量然后停用，以免诱发冠状动脉痉挛。可与硝酸酯类同服。

（三）抗血小板、抗凝治疗

阿司匹林、氯吡格雷和肝素（包括低分子肝素）是 UA 治疗的重要措施，目的在于防止血栓形成，阻止病情向心肌梗死方向发展。①阿司匹林仍为抗血小板治疗的首选药物，负荷量150～300mg（未服用过阿司匹林的患者），维持剂量75～150mg/d，长期服用。②氯吡格雷：75mg，每日1次，口服；或联合阿司匹林治疗。③静脉肝素治疗一般限用于中危和高危险组的患者，低分子肝素在降低 UA 患者的心脏事件发生方面有更优或至少相同的疗效。

（四）调脂治疗

是防治冠心病的重要手段。常用的调脂药有羟甲基戊二酰辅酶 A（HMG-CoA）还原酶抑制剂（他汀类），是临床上最重要、应用最广泛的调脂药，适应证为高胆固醇血症和以胆固醇升高为主的混合型高脂血症（药物选择及用法用量同稳定性心绞痛）。

（五）介入治疗和手术治疗

内科药物治疗效果不佳的严重不稳定型心绞痛患者，有条件的医院应行紧急冠状动脉介入治疗（PCI）或外科冠状动脉搭桥术（CABG）。

不稳定型心绞痛缓解期的长期治疗方案与稳定型心绞痛相同。

【预后与预防】

（一）预后

不稳定型心绞痛常为急性心肌梗死的前驱表现，一年内 AMI 发生率可达12%～13%，死亡率达3%～18%。持续性静息心绞痛并有冠状动脉腔内血栓形成的老年人，左心衰和冠状动脉多支病变者，多提示预后不良。心率-血压乘积降低者，其心肌梗死、复发性不稳定型心绞痛的发生率和死亡率均较高。

（二）预防

UA 经治疗病情稳定，出院后应继续强调抗凝和调脂治疗，特别是他汀类药物的应用以促使斑块稳定。

二、急性心肌梗死

心肌梗死（myocardial infarction，MI）是心肌缺血性坏死。急性心肌梗死（acute myocardial infarction，AMI）是在冠状动脉病变的基础上，发生冠状动脉血供急剧减少或中断，使相应的心肌严重而持久的急性缺血导致急性心肌坏死。其主要临床表现为持久的胸骨后剧烈疼痛、发热、白细胞计数升高，和血清心肌坏死标志物增高，以及心电图进行性改变；可发生心律失常、休克或心力衰竭，属于急性冠脉综合征的严重类型。

【病因和发病机制】

基本病因是冠状动脉粥样硬化（偶有冠状动脉栓塞、炎症、先天畸形和严重而持久的痉挛），造成一支或多支血管管腔狭窄或心肌血供不足，而侧支循环未充分建立。在此基础上，一旦血供急剧减少或中断，使心肌严重而持久的急性缺血达20～30分钟以上可发生心肌梗死。

大量研究表明，绝大多数 AMI 是由于不稳定的粥样斑块破溃，继而出血和管腔内血栓形成，使管腔闭塞。少数情况下粥样斑块内出血或血管持续痉挛，也可使冠状动脉完全闭塞。

促使斑块破裂出血及血栓形成的诱因有：

1. 饱餐特别是进食多量脂肪后，血脂增高，血黏稠度增高。

2. 休克、脱水、出血、外科手术或严重心律失常，致心排血量骤降，冠状动脉灌注量锐减。

3. 重体力活动、情绪过分激动、血压剧升或用力大便，致左心室负荷明显加重，儿茶酚胺分泌增多，心肌需血需氧量猛增，冠状动脉供血明显不足。

4. 晨起 6 时至 12 时交感神经活性增强，机体应激反应增加，心肌收缩力、心率、血压均增高，使冠脉张力增高。

AMI 可发生在频发心绞痛的患者，也可发生在原来从无症状者中。AMI 后发生严重心律失常、心源性休克或心力衰竭，均可使冠状动脉灌流量进一步降低，心肌坏死范围扩大。

【病理生理】

冠状动脉阻塞后 20～30 分钟，受其供血心肌即发生少数坏死，开始了 AMI 病理过程。1～2 小时之间绝大部分心肌呈凝固性坏死，心肌间质充血、水肿，伴有多量炎症细胞浸润；如 4～6 小时内及时干预恢复血流，可以挽救部分未坏死的心肌；4～6 小时后不能恢复血流，该区心肌坏死成为不可逆改变；12～20 小时心肌呈现凝固性坏死，间质充血水肿，伴有大量的白细胞浸润；其后坏死的心肌纤维开始溶解，形成肌溶灶；7～10 天有新的肉芽组织形成；坏死组织约 1～2 周后开始吸收，并逐渐纤维化；在 6～8 周后进入慢性期形成瘢痕而愈合，称为陈旧性心肌梗死。

心肌梗死范围的大小及严重程度取决于冠状动脉闭塞的部位、程度、速度和侧支循环情况。如左冠状动脉主干闭塞引起左室广泛心肌梗死；左冠状动脉前降支闭塞主要引起左室前壁、前间壁、心尖、室间隔前部及部分侧壁的心肌梗死；左冠状动脉回旋支闭塞引起左室高侧壁、膈面和左房梗死，可能累及房室结；右冠状动脉闭塞引起右室膈面、后间隔和右室梗死，并可累及窦房结和房室结。右心室和左、右心房梗死较少见。

心肌梗死主要出现左心室舒张和收缩功能障碍导致一系列血流动力学变化。急性大面积心肌梗死者可发生泵衰竭、心源性休克或急性肺水肿。右心室梗死的主要病理生理改变是急性右心衰竭的血流动力学变化，右心房压力增高，高于左心室舒张末压，心排血量减低，血压下降。

【临床表现】

急性心肌梗死的临床表现与梗死的部位、大小、侧支循环情况密切相关。

（一）先兆症状

多数患者在发病前数日有乏力，胸部不适，活动时心悸、气急、烦躁、心绞痛等前驱症状，其中以新发心绞痛或原有心绞痛加重最为突出。心绞痛发生较以往频繁、程度更剧烈、持续时间较以前长、硝酸甘油疗效差、诱因不明显，即出现 UA 的症状。

（二）症状

1. **胸痛**　为最早出现的症状，多发生于清晨。胸痛部位和性质与心绞痛相似，但无明显诱因，且常发生于安静时，疼痛程度较重，范围较广，持续时间长，可达数小时，休息或含化硝酸甘油不能缓解；常伴烦躁不安、出汗、恐惧或濒死感。部分不典型者疼痛部位在上腹部、下颌部或颈部。少数患者无疼痛症状，多为糖尿病患者和老年人。另少数患者以休克或急性心力衰竭起病。

2. **胃肠道症状**　疼痛剧烈时常伴有恶心、呕吐、上腹胀痛，与迷走神经受刺激或心排血量降低导致组织灌注不足等有关。

3. **全身症状**　发热，在发病后 24～48 小时出现，一般 38℃ 左右，持续 5～7 天。与无菌坏死物质吸收有关。

4. **心律失常**　发生率为 75%～95%，多发生于起病 1～2 周内，以 24h 内最多见。主要为室性心律失常，最常见的是室性期前收缩，如出现频发性、多源性、成对性、R-on-T 型室性期前收缩或短阵室性心动过速，常是心室颤动的先兆。室颤是 AMI 早期，特别是入院前的主要死亡原因。下壁梗死多合并房室传导阻滞（AVB）及窦性心动过缓，常能自行恢复。若前壁梗死有 AVB 发生，则说明梗死范围广泛，病情严重。

5. **心力衰竭**　主要是急性左心衰竭，与梗死后心脏舒缩力显著减弱或不协调有关，在心肌梗死各阶段均可发生。出现呼吸困难、咳嗽、发绀、烦躁等症状，重者可发生急性肺水肿，继之出现右心衰。右室心肌梗死者可一开始就出现右心衰表现,伴血压下降。心肌梗死并发的心衰称泵衰竭。

6.低血压和休克 收缩压<80mmHg 且伴组织器官血流灌注不足表现,如面色苍白、皮肤湿冷、脉细速、大汗淋漓,尿少(少于 20ml/h)、意识改变(迟钝、昏厥等)等,则表明休克已经发生;如无其他原因,应考虑为心源性休克。主要是心肌广泛坏死,心排血量急剧下降所致。

(三)体征

1.心脏体征 心脏浊音界正常或轻至中度增大,心率多增快,少数也可减慢;第一心音减弱,可出现第三或第四心音奔马律;部分患者可出现心包摩擦音(反应性纤维素性心包炎);心尖区可闻及粗糙的收缩期杂音,为二尖瓣乳头肌功能失调或断裂所致;胸骨左下缘出现响亮的收缩期杂音,应考虑室间隔穿孔的可能。

2.其他 几乎所有的患者都有血压降低。可有各种心律失常,以及由休克、心力衰竭产生的其他相关体征。

(四)并发症

1.乳头肌功能失调或断裂 总发生率可高达 50%,二尖瓣乳头肌因缺血、坏死等使收缩功能发生障碍,造成不同程度的二尖瓣脱垂并关闭不全,心尖区出现收缩中晚期喀喇音和吹风样收缩期杂音,第一心音可不减弱,可引起心衰。乳头肌整体断裂极少见,多发生在二尖瓣后乳头肌,见于下壁MI,心衰明显,可迅速发生肺水肿在数日内死亡。

2.心脏破裂 少见,常在起病 1 周内出现。多为心室游离壁破裂,造成心包积血引起急性心脏压塞而猝死。偶为心室间隔破裂造成穿孔,在胸骨左缘第 3~4 肋间出现响亮的收缩期杂音,常伴有震颤;可引起心衰和休克而在数日内死亡。心脏破裂也可为亚急性,患者能存活数月。

3.栓塞 发生率 1%~6%,见于起病后 1~2 周。可为左心室附壁血栓脱落所致,引起脑、肾、脾或四肢等动脉栓塞;也可因下肢静脉血栓形成部分脱落所致,产生肺动脉栓塞。

4.心室壁瘤 或称室壁瘤,主要见于左心室,发生率 5%~20%。体格检查可见左侧心界扩大,心脏搏动范围较广,可有收缩期杂音。瘤内发生附壁血栓时,心音减弱。心电图 ST 段持续抬高。X 线透视、摄影、超声心动图、放射性核素心脏血池显像,以及左心室造影可见局部心缘突出,搏动减弱或有反常搏动。

5.心肌梗死后综合征 发生率约 10%。于 MI 后数周至数月内出现,可反复发生,表现为心包炎、胸膜炎或肺炎等,有发热、胸痛等症状,可能为机体对坏死物质的过敏反应。

【辅助检查】

(一)心电图检查

心电图有进行性和特征性改变,对 MI 的诊断、定位、病变范围和评估病情演变都有很大帮助。根据相关导联 ST 段是否抬高可区分为 ST 段抬高型心肌梗死和非 ST 段抬高型心肌梗死。

1.特征性改变 ST 段抬高型心肌梗死的心电图特点是:

(1)坏死区的波形:面向坏死心肌的导联,出现深而宽的 Q 波。

(2)损伤区的波形:面向坏死区周围心肌损伤区的导联,显示弓背向上型的 ST 段抬高。

(3)缺血区的波形:面向损伤区外围心肌缺血区的导联,显示 T 波倒置。

在背向 MI 区的导联则出现相对应的改变,即 R 波增高、ST 段压低和 T 波直立并增高。

非 ST 段抬高型 MI 的心电图表现是:无病理性 Q 波,ST 段普遍性地压低≥0.1mV,但 aVR 导联 ST 段可抬高,或出现对称性的 T 波倒置,为心内膜下心肌梗死所致。

2.演变过程

ST 段抬高型心肌梗死心电图动态演变(图 2-13):①起病数小时内,可无异常,或出现异常高大、两肢不对称的 T 波,为超急性期改变。②数小时后,ST 段明显抬高,弓背向上,与直立的 T 波连接形成单向曲线。数小时至 2 日内出现病理性 Q 波,同时 R 波减低,为急性期改变。

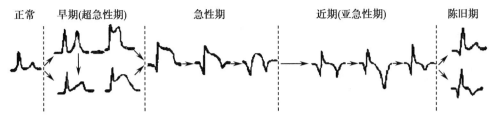

图2-13　Q波急性心肌梗死的心电图动态演变

早期(数分至数小时)：T波对称高尖，ST段斜型抬高。急性期(数天至数周)：T波倒置，ST段弓背向上逐渐抬高，Q波增宽。亚急性期(数周至数月)：T波倒置，ST段逐渐恢复基线水平，Q波增宽更明显。陈旧期(数周至数年)：心电图逐渐恢复正常，或Q波增宽持续存在。

异常Q波在3~4天内稳定不变，70%~80%可能永久存在。③在早期如不进行治疗干预，ST段抬高持续数日至十余日，逐渐回到基线水平，T波变为平坦或显著倒置，是为亚急性期改变。④数周至数月后，T波呈V形倒置，两肢对称，波谷尖锐，是为慢性期。T波倒置可能持续数月至数年，逐渐恢复(图2-14，图2-15)。

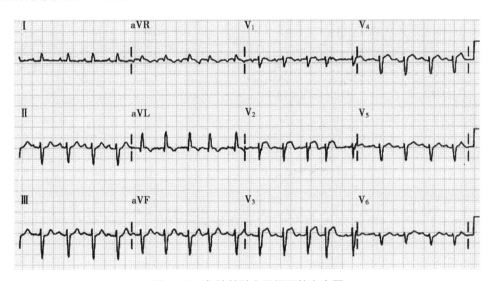

图2-14　急性前壁心肌梗死的心电图

图示V₂~V₅导联QRS波群呈rS型，ST段明显抬高

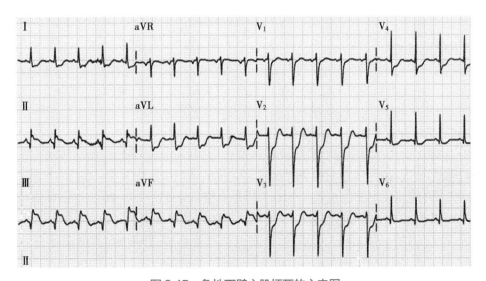

图2-15　急性下壁心肌梗死的心电图

图示Ⅱ、Ⅲ、aVF导联QRS波群呈QR型，Q波深、宽，ST段抬高

非 ST 段抬高型心肌梗死心电图演变　先是 ST 段普遍压低（除 AVR 外），继而 T 波倒置加深呈对称型。ST 段和（或）T 波的改变持续数日或数周后恢复。

课堂互动

　　展示临床中常见心脏病的心电图记录图纸若干，分别辨认出室性期前收缩、急性心肌梗死的心电图图形，并指出其特点。

3. 梗死部位心电图定位诊断（表2-9）

表2-9　ST 抬高性心肌梗死的心电图定位诊断

导联	前间隔	局限前壁	前侧壁	广泛前壁	下壁	下间壁	下侧壁	高侧壁	正后壁
V_1	+			+		+			
V_2	+			+		+			
V_3	+	+		+		+			
V_4		+		+					
V_5		+		+			+		
V_6			+				+		
V_7			+				+		+
V_8									+
aVR									
aVL	±	+	±		−	−	−	+	
aVF	−			−	+	+	+	−	
I	±	+	±		−	−		+	
II	−	−	−		+	+	+	−	
III	−	−	−		+	+	+	−	

注：+：正面改变，为典型 ST 段抬高、Q 波及 T 波变化；

－：反面改变，为 QRS 主波向上，ST 段压低，以及与"+"部位的 T 波方向相反的 T 波；

±：可能有正面改变。

（二）实验室检查

　　1. 起病 24～48 小时后白细胞计数可增高至（10～20）×10⁹/L，中性粒细胞增多，嗜酸性粒细胞减少或消失。红细胞血沉降率轻至中度增加，C 反应蛋白（CRP）增高，可持续 1～3 周。AMI 时，由于应激反应，血糖可升高，糖耐量可暂降低，2～3 周后恢复正常。

　　2. 血清心肌坏死标志物及心肌酶增高

　　心肌坏死标志物增高水平与心肌梗死范围及预后明显相关：①肌红蛋白起病后 2 小时内升高，12 小时内达高峰，24～48 小时内恢复正常。②肌钙蛋白 T（cTnT）和 I（cTnI）起病 3～4 小时后升高，cTnI 于 11～24 小时达高峰，7～10 天降至正常；cTnT 于 24～48 小时达高峰，10～14 天降至正常。cTnI 和 cTnT 的增高是诊断 MI 的敏感指标。③肌酸磷酸激酶同工酶（CK-MB）升高，在起病后 4 小时内增高，16～24 小时达高峰，3～4 天恢复正常，其增高的程度能较准确地反映梗死的范围。

　　对心肌坏死标志物的测定应进行综合评价，如肌红蛋白在 AMI 出现最早，也十分敏感，而特异性不强；肌钙蛋白 T 和 I 出现较晚，但特异性很高。CK-MB 增高的程度能较准确反映梗死的范围,其高峰出现时间是否提前有助于判断溶栓治疗是否成功。血清心肌酶,包括血清肌酸磷酸激酶(CK)、谷草转氨酶(AST),以及乳酸脱氢酶(LDH),其特异性及敏感性均不如上述心肌坏死标志物;目前已不再用于诊断 AMI,只对血运再建是否成功有一定参考价值(表 2-10)。

表 2-10　AMI 血清心肌坏死标志物及心肌酶敏感性、特异性及动态变化

	敏感性	特异性	开始时间(小时)	峰值时间	持续天数
肌红蛋白	100%	90%	2	12	1～2
cTnT	100%	99%	3～4	11～24	10～14
cTnI	100%	99%	3～4	24～48	10～14
CK-MB	100%	99%	3～4	18～24	3～4
CK	100%	85%	4～6	24	2～3
AST	90%	70%	6～12	24～48	4～6
LDH	85%	78%	24～48	72～96	7～14

(三)超声心动图检查

有助于了解室壁运动情况和左心室功能,诊断有无乳头肌功能不全、室间隔穿孔和室壁瘤等。

【诊断和鉴别诊断】

根据典型的临床表现,特征性的心电图改变,以及实验室检查发现,诊断本病并不困难。

(一)诊断

诊断要点:①有引起动脉粥样硬化的易患因素;②有心绞痛或其他冠心病病史及 AMI 发病前的先兆表现;③无明显诱因出现严重而持续的胸痛,休息和硝酸甘油不缓解;④或伴心律失常、心衰、低血压、休克等;⑤特征性心电图改变;⑥典型的血清心肌坏死标志物改变。

对老年患者,突发严重心律失常、休克、心衰而原因未明,或突发较重而持久的胸闷或胸痛者,都应考虑 AMI 的可能。宜先按 AMI 来处理,并短期内进行心电图、血清心肌坏死标志物测定等的动态观察以确定诊断。对 NSTEMI,血清肌钙蛋白测定的诊断价值更大。

(二)鉴别诊断

1.心绞痛　见心绞痛鉴别诊断部分。

2.急性心包炎　尤其是急性非特异性心包炎,可有较剧烈而持久的心前区疼痛,心电图有 ST-T 波变化。但心包炎患者在疼痛的同时或以前已有发热和血白细胞计数增高,疼痛常于深呼吸和咳嗽时加重,体检可发现心包摩擦音,病情一般不如心肌梗死严重,心电图除 aVR 外,各导联均有 ST 段弓背向下的抬高,无异常 Q 波出现。

3.急性肺动脉栓塞　大块栓塞常可引起胸痛、气急和休克,但有右心负荷急剧增加的表现,如发绀、肺动脉瓣区第二心音亢进、颈静脉充盈、肝大、下肢水肿等。心电图示电轴右偏,I 导联出现 S 波加深,Ⅲ 导联出现 Q 波和 T 波倒置,aVR 导联出现高 R 波,胸导联过渡区向左移,右胸导联 T 波倒置等,与心肌梗死的变化不同,可资鉴别。心肌坏死标志物检查可助鉴别。

4.急腹症　急性胰腺炎、消化性溃疡穿孔、急性胆囊炎、胆石症等,患者可有上腹部疼痛及休克,但仔细询问病史和体格检查,不难做出鉴别;心电图检查和血清心肌酶测定有助于鉴别诊断。

5.主动脉夹层分离　以剧烈胸痛起病,颇似 AMI。但疼痛一开始即达高峰,常放射到背、肋、腹、腰和下肢,两上肢血压及脉搏可有明显差别。X 线胸片、CT、超声心动图探测到主动脉壁夹层内的液体,无心肌坏死标志物升高。

【治疗】

治疗原则是尽快恢复心肌的血液灌注以挽救濒死的心肌,防止梗死扩大,缩小心肌缺血范围,保护和维持心脏功能,及时处理严重心律失常、泵衰竭和各种并发症,防止猝死,康复后保持尽量多的有功能的心肌。

(一)监护和一般治疗

1. 休息　患者应在"冠心病监护室"卧床休息,保持环境安静,减少探视,防止不良刺激。

2. 吸氧　有呼吸困难和血氧饱和度降低者,最初 2～3 天内,间断或持续地通过鼻导管或面罩吸氧。

3. 监测　进行心电图、血压和呼吸的监测,密切观察心率、心律、血压和心功能的变化,必要时还需监测血流动力学变化。除颤仪应随时处于备用状态。

4. 护理　急性期 12 小时卧床休息,若无并发症,24 小时内应鼓励患者在床上行肢体活动;如无低血压,第三天就可在病房内走动,第 4～5 天逐步增加活动直至每日步行 3 次,每次 100～150m。

5. 建立静脉通道　建立可靠的静脉通道以保证给药途径。

(二)缓解疼痛

吗啡或哌替啶　吗啡 2～4mg 静脉注射或皮下注射,也可用哌替啶 50～100mg 肌内注射,必要时 5～10 分钟后重复,可减轻患者交感神经过度兴奋和濒死感。注意低血压和呼吸功能抑制的副作用。

(三)保护缺血心肌

1. 硝酸酯类药物　通过扩张冠状动脉,增加冠脉血流量,增加侧支循环血流到缺血区的心肌,降低左心室的前负荷而有效地控制心绞痛,缩小梗死范围。硝酸甘油 0.5mg 或硝酸异山梨酯 5～10mg 舌下含服,或用硝酸甘油静脉滴注。大多数 AMI 患者有应用硝酸酯类药物的指征。静脉应用硝酸甘油应注意:①AMI 合并有低血压,且低血压与缓慢性或快速性心律失常有关时,应避免应用;②下壁心肌梗死时,应用硝酸甘油应极为慎重;③如怀疑有右室梗死时,则应特别注意患者的右室前负荷及心排血量状况。

2. β受体阻滞剂　能减少心肌耗氧量和改善缺血区的氧供需失衡,缩小 MI 面积,减少复发性心肌缺血、再梗死、室颤及其他恶性心律失常发生,对降低急性期病死率有肯定的疗效。无下列情况者,应在 24 小时内尽早常规口服应用:①心力衰竭;②低心排血量状态;③心源性休克危险性增高(年龄>70 岁、收缩压<120mmHg、窦性心动过速>110 次/min,或心率<60 次/min等);④其他使用 β受体阻滞剂禁忌证,如 PR 间期>0.24 秒、二度或三度房室传导阻滞、哮喘发作期或反应性气道疾病。一般首选心脏选择性的药物,如阿替洛尔、美托洛尔、比索洛尔。口服从小剂量开始(相当于目标剂量 1/4),逐渐递增,使静息心率降至 55～60 次/min。

(四)抗血小板治疗

(1)COX 抑制剂:参见"稳定型心绞痛"部分。阿司匹林是抗血小板治疗的基石,如无禁忌证,所有患者均应口服阿司匹林,负荷量 150～300mg(未服用过阿司匹林的患者),维持剂量为 75～100mg/d,长期服用。对于阿司匹林不耐受患者,考虑使用吲哚布芬替代。

(2)P_2Y_{12} 受体拮抗剂:参见"稳定型心绞痛"部分。除非有极高出血风险等禁忌证,UA/NSTEMI 患者均建议在阿司匹林基础上,联合应用一种 P_2Y_{12} 受体抑制剂,并维持至少 12 个月。氯吡格雷负荷量为 300～600mg,维持剂量 75mg/d,副作用小,作用快,用于不能耐受阿司匹林的患者作为长期使用,以及植入支架术后和阿司匹林联用。替格瑞洛可逆性 P_2Y_{12} 抑制受体,起效更快,作用更强,首次 180mg 负荷量,维持剂量 90mg,每日 2 次。

(3)血小板糖蛋白Ⅱb/Ⅲa(GP Ⅱb/Ⅲa)受体拮抗剂(GPI):激活的血小板通过 GP Ⅱb/Ⅲa 受体与纤维蛋白原结合,导致血小板血栓的形成,这是血小板聚集的最后、唯一途径。阿昔单抗为直接抑制 GP Ⅱb/Ⅲa 受体的单克隆抗体,能有效地与血小板表面的 GP Ⅱb/Ⅲa 受体结合,从而抑制血小板的聚集。合成的该类药物还包括替罗非班和依替非巴肽,而替罗非班为目前国内 GP Ⅱb/Ⅲa 受体拮抗剂的唯一选择,和阿昔单抗相比,小分子的替罗非班具有更好的安全性。

(五)抗凝治疗

在梗死范围较广或为复发性梗死未用溶栓治疗,或有梗死先兆而又有高血凝状态者可考虑应用抗凝治疗。有出血、出血倾向或出血既往史、严重肝肾功能不全、活动性消化性溃疡、血压过高、新近手术而创口未愈者禁用。可应用肝素或低分子肝素,维持凝血时间在正常的 2 倍左右。低分子肝素在降低心脏事件方面有更优或相等的疗效,不需要实验室检测,因此,使用更方便,常规剂量 2 500～5 000IU,皮下注射,每 12 小时 1 次。

知识链接

比伐卢定

是直接抗凝血酶制剂,其有效成分为水蛭素衍生物片段,通过直接并特异性抑制Ⅱa 因子活性,能使活化凝血时间明显延长而发挥抗凝作用,可预防接触性血栓形成,作用可逆而短暂,出血事件的发生率降低。主要用于患者 PCI 术中的抗凝,与普通肝素加血小板 GP Ⅱb/Ⅲa 受体拮抗剂相比,出血发生率明显降低。先静脉推注 0.75mg/kg,再静脉滴注 1.75mg/(kg·h),维持至术后 3～4 小时。

(六)心肌再灌注治疗

起病 3～6 小时,最晚 12 小时内,使闭塞的冠状动脉再通以恢复心肌灌注,挽救濒死的心肌或缩小心肌梗死的范围,保护心室功能,并消除疼痛,改善预后,是一种积极有效的治疗措施。目前有以下三种:

1. 经皮冠状动脉介入治疗(PCI) 在具备介入治疗条件的医疗中心可施行导管球囊扩张术和支架植入术,以恢复心肌再灌注。可在患者抵达急诊室明确诊断之后,对需要施行直接 PCI 者边给予常规治疗和术前准备,边将患者送到心导管室。

(1)急诊 PCI 术:适应证为:①发病 12 小时以内者,并有持续新发的 ST 段抬高性 MI,或新出现的完全性左束支传导阻滞;②即使症状发作时间在 12 小时以上,但仍有进行性缺血证据,或仍有胸痛和 ECG 变化。

(2)补救性 PCI 术:发病 12 小时以上者,或溶栓治疗仍有明显胸痛,抬高 ST 段无明显降低者,应尽快行冠状动脉造影,如显示 TIMI 0～Ⅱ级血流,说明相关动脉未再通,宜立即施行补救性 PCI。

(3)溶栓治疗再通者的 PCI:溶栓治疗成功后有指征实施急诊血管造影,必要时进行梗死相关动脉血运重建治疗,可缓解重度残余狭窄导致的心肌缺血,降低再梗死的发生;溶栓成功后稳定的患者,实施血管造影的最佳时机是 2～24 小时。

2. 溶栓疗法 无条件施行介入治疗者,如无禁忌证应立即行溶栓治疗。

(1)适应证:①患者缺血性胸痛持续半小时以上,至少 2 个相邻心电图导联 ST 段抬高(胸导联≥0.2mv,肢导联≥0.1mv);或病史提示 AMI 伴左束支传导阻滞,起病在 12 小时以内,年龄<75 岁;②ST 段显著抬高的 MI 患者,年龄>75 岁,经慎重权衡利弊仍可考虑;③STEMI,发病时间已达 12～24 小时,但如仍有进行性缺血性胸痛、广泛 ST 段抬高者也可考虑。

(2)禁忌证:绝对禁忌证主要包括活动性的内出血;可疑主动脉夹层;持续时间较长或造成损伤的心肺复苏;近期内有脑外伤或颅内新生物;近 2～4 周内有外伤史;近期(3 周内)有外科手术史者,糖尿病性出血性视网膜病及其他出血性眼病;妊娠;对溶栓剂如链激酶有过敏反应史;

血压＞180/110mmHg；既往有出血性脑卒中，6个月内发生过缺血性脑卒中或脑血管事件。

（3）静脉应用溶栓药及用法：①尿激酶，150万U～200万U在30分钟内静脉滴注；②链激酶150万U在1小时滴完；③重组组织型纤维蛋白酶原激活剂先推注15mg，继而50mg在1小时滴完，再35mg于2小时滴完。溶栓后每4～6小时测凝血时间，当凝血时间恢复至正常对照值的1.5～2.0倍时，给予肝素抗凝48小时，以后改为皮下注射，连用3～5天。

溶栓再通的判断标准：根据冠状动脉造影观察血管再通情况直接判断（TIMI分级达到2、3级表明血管再通），或根据：①心电图抬高的ST段于2小时内回降＞50%；②胸痛2小时内基本消失；③2小时内出现再灌注性心律失常（短暂的加速性室性自主节律，房室或束支传导阻滞突然消失，或下后壁心肌梗死的患者出现一过性窦性心动过缓、窦房传导阻滞或低血压状态）；④血清CK-MB酶峰值提前出现（14小时内）等，间接判断血栓是否溶解。

3．冠状动脉旁路移植术（CABG） 溶栓治疗无效或介入治疗失败有手术适应证者，宜争取在6～8小时内施行紧急主动脉-冠状动脉旁路移植术。

（七）其他药物治疗

1．钙通道阻滞药 适应证：①梗死后心绞痛的发作与冠状动脉痉挛有关时；②非Q波心肌梗死无应用钙通道阻滞药的禁忌证，可在发病后48小时开始应用；③经皮冠状动脉扩张术后预防冠状动脉痉挛，选用硝苯地平缓释剂、长效的氨氯地平或地尔硫䓬。

2．ACEI 适应证：对所有急性心肌梗死患者，收缩压＞100mmHg并没有禁忌证都应考虑使用ACEI；有助于改善恢复期心肌的重塑，降低心衰的发生率，从而降低病死率。在起病早期，从低剂量开始运用。出院前应对患者重新评价，对有明显心衰、广泛左室受损或左室功能障碍的患者，应长期持续应用ACEI治疗。

3．调脂治疗 他汀类药物在心肌梗死急性期应用可以改善内皮功能，稳定斑块，建议无论基线血脂水平，急性心肌梗死应尽早（24小时内）开始使用他汀类药物。药物选择和用量同"稳定型心绞痛"。

（八）并发症的治疗

1．心律失常的处理

（1）室性期前收缩或室性心动过速：利多卡因50～100mg静脉注射，每5～10分钟重复一次，至期前收缩消失或总量已达300mg，继以1～3mg/min静脉滴注维持；室性心律失常反复可用胺碘酮治疗。

（2）房室传导阻滞：对三度和二度Ⅱ型的房室传导阻滞，伴有血流动力学障碍，宜用临时性人工心脏起搏治疗。如传导阻滞成为持续性，则再安置埋藏式起搏器作为永久性应用。对一度和二度Ⅰ型（文氏现象）的房室传导阻滞，可根据患者情况先用阿托品、异丙肾上腺素等治疗，并严密观察其发展。

（3）缓慢性心律失常：可用阿托品、异丙肾上腺素等治疗。如上述药物无效或发生明显副作用时可考虑应用临时人工心脏起搏治疗。

（4）室上性快速心律失常：如窦性心动过速、频发房性期前收缩、阵发性室上性心动过速、心房扑动和心房颤动等，可选用β受体阻滞剂、洋地黄类、维拉帕米、胺碘酮等药物治疗。药物治疗无效时可考虑应用同步直流电复律治疗。

2．心源性休克治疗

（1）一般处理和监护：吸氧、保暖，密切监测血压、尿量、中心静脉压等，随时调整治疗措施。

（2）补充血容量：可静脉滴注低分子右旋糖酐或10%葡萄糖液；输液过程中如中心静脉压增高超过18cmH$_2$O即不宜扩容。右心室梗死时，中心静脉压的升高则未必是补充血容量的禁忌。

（3）血管收缩药：补充血容量后血压仍不上升，可选用血管收缩药。多巴胺起始剂量3～5μg/（kg·min），或多巴酚丁胺2.5～10μg/（kg·min），或去甲肾上腺素2～8μg/min，静脉滴注。

（4）血管扩张药：如经上述处理，血压仍不升，心排血量降低或周围血管收缩造成总阻力增加，患者四肢厥冷，并有发绀；此时可用血管扩张药以减低周围阻力和心脏的后负荷，降低左心室射血阻力，增强心肌收缩功能，从而增加心排血量，改善休克状态。血管扩张药需在血流动力学严密监测下谨慎应用，可选用硝酸甘油（10～20μg/min，静脉滴注）等。

（5）其他：纠正酸中毒和电解质紊乱、避免脑缺血和保护肾功能，必要时应用洋地黄制剂等。上述治疗无效时，有人主张用主动脉内球囊反搏器进行反搏治疗，并施行冠状动脉旁路移植手术，可挽救一些患者的生命。

3. 治疗心力衰竭　急性左心衰以应用吗啡和利尿剂为主，亦可选用血管扩张剂减轻左心室的负荷；用多巴酚丁胺静脉滴注增强心肌收缩力。洋地黄类药物可能引起室性心律失常，且早期出现的心力衰竭主要是心肌充血、水肿所致的顺应性下降所致，而左心室舒张末期容量并不增多，因此在梗死发生后24小时内宜尽量避免应用。右心室心肌梗死的患者应慎用利尿剂。

4. 其他并发症的治疗　并发栓塞时，用溶解血栓或抗凝疗法。心肌梗死后综合征可用糖皮质激素或阿司匹林、吲哚美辛等治疗，肩手综合征可用理疗或体疗。并发心室间隔穿孔、急性二尖瓣关闭不全或室壁膨胀瘤，宜积极采用手术治疗。

病案分析

病案：

患者，男，62 岁，夜间熟睡时突发胸骨后压榨样疼痛并向左肩背放射痛 4 小时，伴大汗、恶心、呕吐，含服硝酸甘油无效急诊入院。既往无冠心病史，有高血压病史 10 年。体检：血压 100/80mmHg，呼吸 28 次/min，心率 100 次/min，律齐，腹平软。心电图示 I、aVL、V_1～V_6 导联 ST 段显著性抬高 0.3～0.6mV，出现宽而深的 Q 波。查血清心肌酶显著升高。

讨论：

1. 该患者最可能的诊断及依据。

2. 还需做哪些检查有助确诊？

3. 提出相应治疗措施。

【预后与预防】

（一）预后

预后与梗死范围的大小，侧支循环建立，以及治疗是否及时有关。急性期死亡率在 15% 左右，死亡多发生在第 1 周内，尤其发病数小时内发生严重心律失常、休克和心力衰竭者，病死率高。非 ST 段抬高性 MI 近期预后虽佳，但长期预后较差，可发生再梗死或猝死。

（二）预防

应积极加强冠心病的二级预防，预防再次梗死和其他心血管事件。二级预防应全面综合考虑，为便于记忆归纳为以 A、B、C、D、E 为符号的五个方面：

A. aspirin 抗血小板聚集（阿司匹林或氯吡格雷）

anti-anginal therapy 抗心绞痛治疗，硝酸酯类制剂

B. beta-blocker 预防心律失常，减轻心脏负担等

blood pressure control 控制好血压

C. cholesterol lowing 控制血脂水平

cigarettes quiting 戒烟

D. diet control 控制饮食

diabetes treatment 控制糖尿病

E. education 普及有关冠心病的教育，包括患者及家属

exercise 鼓励有计划的、适当的运动锻炼

（单伟超）

PPT课件

知识导览3

第五节　心脏瓣膜病

　　心脏瓣膜病是指由于先天性畸形或各种获得性病变（如风湿性、退行性、感染性等）引起心脏瓣膜（瓣叶、腱索、乳头肌）和（或）周围组织发生结构或功能上的异常，造成瓣膜口狭窄和（或）关闭不全，导致血流动力学显著变化，并出现一系列临床表现。我国的心脏瓣膜病主要为风湿性，但近年老年性退行性瓣膜病，特别是钙化引起的主动脉瓣狭窄和二尖瓣反流的发病率有所增加。风湿性瓣膜损害中以二尖瓣受累最常见，其次为二尖瓣合并主动脉瓣病变，单纯主动脉瓣病变、三尖瓣和肺动脉瓣病变均少见。

　　风湿热是由 A 组乙型溶血性链球菌感染引起的一种反复发作的急性或慢性全身性结缔组织炎症，临床以心脏和关节损害为主，急性发作时通常以关节炎较为明显，急性发作后常留有轻重不等的心脏损害，尤以瓣膜病变最为显著，形成慢性风湿性心脏病或风湿性心脏瓣膜病。

一、二尖瓣狭窄

【病因和病理】

（一）病因

　　二尖瓣狭窄（mitral stenosis，MS）的主要病因为风湿热。急性风湿热后，至少需 2 年或更长时间才可能形成明显的 MS。MS 多见于 20～40 岁青壮年，约 2/3 患者为女性，约半数患者无急性风湿热史，但多有反复链球菌感染所致的上呼吸道感染病史。

　　退行性 MS 的发生呈上升趋势，主要病变为瓣环钙化，多见于老年人。

（二）病理

　　主要病理改变是瓣膜交界粘连，瓣叶增厚，瓣口变形和狭窄，腱索缩短融合，后期可出现钙化，瓣叶活动受限。MS 常伴不同程度的关闭不全。长期慢性二尖瓣狭窄可导致左心房扩大及左心房壁钙化、左心房内附壁血栓形成、肺血管壁增厚、右室肥厚等病变。

【病理生理】

　　正常二尖瓣口面积（MVA）为 4～6cm^2，当 MVA 减少至 1.5～2.0cm^2 时为轻度狭窄；1.0～1.5cm^2 时为中度狭窄；<1.0cm^2 为重度狭窄。狭窄使舒张期血流由左心房流入左心室受阻，左心房压力增高，压力传导可使肺静脉、肺毛细血管、肺动脉压力顺序升高，发生肺循环扩张和肺淤血，从而出现症状。当 MVA>1.5cm^2 时，患者在静息状态下可无明显症状，但当 MVA 进一步减小、跨瓣血流增多或舒张期缩短（如运动、感染、房颤、妊娠等）时，可因肺循环压力升高而出现呼吸困难、咳嗽、发绀，甚至急性肺水肿。若 MS 未被纠正，肺血管系统将发生不可逆的改变，长期的肺动脉高压将导致右心室肥厚，最终发生右心衰竭。发生右心衰后肺淤血将有所减轻。

【临床表现】

（一）症状

　　风心病 MS 呈渐进性发展，MVA 逐年减小。早期为一较长（20～40 年）的缓慢发展期，临床上症状不明显，晚期则进展迅速。一般在二尖瓣中度（<1.5cm^2）或以上程度狭窄时才有症状。

　　临床表现主要由低心排血量和肺血管病变所致，包括疲乏、进行性加重的劳力性呼吸困难、急性肺水肿、夜间睡眠时的咳嗽、痰中带血、大咯血、急性肺水肿时粉红色泡沫样痰；右心衰竭时

可出现食欲减退、腹胀、恶心等症状;部分患者以房颤和血栓栓塞症状起病;有时扩张的左心房和肺动脉压迫左喉返神经或食管可出现声嘶、吞咽困难。

（二）体征

1. 重度二尖瓣狭窄常有"二尖瓣面容",即双颧、口唇发绀。

2. 心脏体检。包括①视诊:儿童患者可有心前区隆起;胸骨左缘收缩期抬举样搏动。②触诊:心尖区常可触及舒张期震颤。③叩诊:右心室扩大、左心房扩大、肺动脉主干突出,可使心浊音界呈"梨形心"。④听诊:心尖区有低调的隆隆样舒张中晚期杂音,局限,不传导,此为二尖瓣狭窄的特征性体征。心尖区 S_1 亢进和二尖瓣开瓣音,提示前叶柔顺、活动度好;若瓣叶钙化僵硬,则心尖区 S_1 减弱,二尖瓣开瓣音消失。

3. 肺动脉高压时,肺动脉瓣区 S_2 亢进或伴分裂;肺动脉扩张引起相对性肺动脉瓣关闭不全时,可在胸骨左缘第 2 肋间闻及舒张早期吹风样杂音,称 Graham-Steel 杂音;伴相对性三尖瓣关闭不全时,在三尖瓣区可闻及全收缩期吹风样杂音。

（三）并发症

1. 心律失常　房性心律失常最多见,晚期多合并持久性房颤。房颤可降低心排血量,诱发或加重心力衰竭,并改变杂音强度。

2. 心力衰竭和急性肺水肿　为本病的主要死亡原因,多见于剧烈体力活动、情绪激动、感染、快速房颤、妊娠和分娩时。

3. 栓塞　20% 的患者发生体循环栓塞,其中 80% 的患者有心房颤动。脑动脉栓塞占 2/3,其余依次为外周动脉和内脏(如脾、肾、肠系膜)动脉栓塞。血栓主要来源于左心耳或左心房。

4. 肺部感染　肺静脉压增高及肺淤血易导致感染出现,并可诱发心力衰竭。

5. 右心衰竭　晚期并发症。临床表现为右心衰的症状和体征。右心排血量明显减少,肺循环血量减少,呼吸困难有所减轻,发生急性肺水肿和大咯血的危险减少。

6. 感染性心内膜炎　较少见。

【辅助检查】

（一）X 线检查

左心缘变直,肺动脉主干突出,肺静脉增宽。左心房和右心室明显增大,致后前位心影右缘呈双重影,肺门影加深,主动脉弓较小。因左房右室增大,主动脉结缩小,肺动脉扩张,心影呈梨形(图 2-16),左心室一般不大。左心衰时可见肺淤血、Kerley B 线。

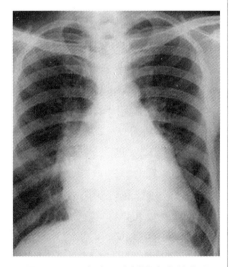

图 2-16　风心病二尖瓣狭窄胸片表现
胸部正位片示肺动脉段及左心耳段膨出,心影呈梨形

（二）心电图检查

可有"二尖瓣型 P 波"(P 波增宽>0.12s,可呈双峰型或伴切迹),P 波终末电势的绝对值增大,均提示左心房肥大;可有电轴右偏和右心室肥厚表现;晚期常有房颤。

（三）超声心动图检查

是明确和量化诊断二尖瓣狭窄的可靠方法。M 型超声心动图示二尖瓣呈"城墙样"改变(图 2-17);二维超声可显示狭窄瓣膜的形态和活动度,测绘二尖瓣口面积;连续多普勒测得的二尖瓣血流速度计算跨瓣压差和瓣口面积与心导管法结果相关良好;二维彩色多普勒超声心动图可实时观察二尖瓣狭窄的射流,有助于连续多普勒测定的正确定向。

（四）心导管检查

在考虑介入或手术治疗时,可经心导管检查同步测定肺毛细血管压和左心室压,以确定跨瓣

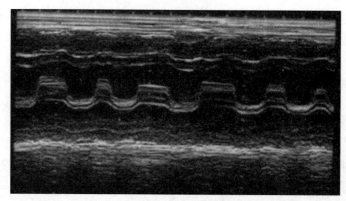

图 2-17　风心病二尖瓣狭窄超声心动图表现

M 型超声心动图检查示二尖瓣增厚，曲线呈城墙样改变，二尖瓣前后叶呈同向运动

压差和计算瓣口面积，判断狭窄程度。

【诊断和鉴别诊断】

典型的心脏杂音及超声心动图表现可明确诊断。超声心动图有助于与其他各种原因导致的功能性 MS、左房黏液瘤、三尖瓣狭窄，以及原发性肺动脉高压鉴别。

【治疗】

（一）一般治疗

避免诱发或加重肺淤血的因素，如感染、贫血、剧烈活动等。定期随访：轻度 MS 每 3～5 年随访心脏超声；中度 MS 每 1～2 年随访心脏超声；无症状的重度 MS、经皮球囊二尖瓣成形术（PBMV）术后患者应每年临床随访和心脏超声检查，一旦出现症状应及早手术 / 介入干预。

（二）预防风湿热复发

定期（6～12 个月）复查。有风湿活动者应长期甚至终身应用苄星青霉素 120 万 U，每月肌内注射 1 次。

（三）药物治疗

利尿剂和硝酸酯类药物可暂时缓解呼吸困难；β 受体阻滞剂、非二氢吡啶类 CCB、地高辛、伊伐布雷定能改善心衰症状；房颤、有栓塞史、左房内径＞50mm、有左房血栓均应口服抗凝药治疗。

（四）介入和手术治疗

MVA＞1.5cm^2 时通常不考虑干预。MVA＜1.5cm^2 时，是否干预及干预方式的选择取决于患者的症状、临床和瓣膜解剖条件、其他瓣膜病变、外科手术风险、有无介入手术的条件和经验。

1. 经皮球囊二尖瓣成形术（PBMV）　有症状的 MVA＜1.5cm^2 的患者，当瓣膜解剖和临床条件合适时，PBMV 为首选治疗方式。PBMV 能使 MVA 扩大至 2.0cm^2 以上，有效改善临床症状。对于左房血栓，如非紧急手术，可给予抗凝治疗 2～6 个月后复查经食管超声心动图（TEE），若血栓消失仍可行 PBMV，若不消失则考虑外科手术。

2. 直视分离术　可清除血栓和瓣膜钙化，处理瓣下结构的异常。

3. 瓣膜置换术　严重瓣叶和瓣下结构钙化、畸形，或合并明显二尖瓣关闭不全者，可考虑人工瓣膜置换术。瓣膜分离术后再次狭窄出现症状者应进行瓣膜置换。

【预后和预防】

（一）预后

在未开展手术治疗的年代，本病十年存活率在无症状期为 84%，症状轻者为 42%，中、重度者为 15%；从发生症状到完全致残平均 7.3 年。手术及介入治疗明显提高了患者的生活质量和十年存活率。

（二）预防

主要是预防风湿热的发生与复发。

知识链接

经皮球囊二尖瓣成形术

经皮球囊二尖瓣成形术（PBMV）是利用特制的球囊，从股静脉送入右心房，通过房间隔穿刺，将球囊导管送入左心房并到达二尖瓣瓣口，加压后使球囊扩张，分离瓣膜交界处的粘连融合以达到扩张二尖瓣的目的。术后患者症状和血流动力学立即改善，严重并发症少见。它是目前治疗慢性风湿性单纯二尖瓣狭窄的一种非外科手术方法。该方法不用开胸，对患者创伤小。

二、二尖瓣关闭不全

【病因和病理】

正常的二尖瓣功能有赖于二尖瓣（瓣叶、瓣环、腱索、乳头肌）和左心室的结构与功能的完好。任何部分的缺陷均可导致二尖瓣关闭不全（MR），可致血液在收缩期从左心室反流进入左心房。MR 可分为原发 / 器质性的和继发 / 功能性的，前者指 MR 由二尖瓣结构异常引起，后者指继发于左心室扩张或功能减退。根据病程，可分为急性 MR 和慢性 MR。

原发性的慢性 MR 在我国以风湿性最多见，常合并 MS。病理特点为瓣叶增厚，挛缩变形，交界粘连，以游离缘为显著，腱索缩短融合导致瓣叶尤其后叶活动受限，而前叶呈假性脱垂样。瓣膜变性和老年性瓣环钙化是欧美国家最常见的病因。其他病因还包括感染性心内膜炎、心肌梗死后乳头肌断裂、先天性畸形、结缔组织病（如系统性红斑狼疮、类风湿性关节炎）、心内膜弹力纤维增生症等。

继发性 MR 的病因包括任何可引起左心室明显扩大的病变，如缺血性心脏病、心肌病等。机制包括二尖瓣瓣环的扩张变形；乳头肌向外向心尖方向移位；瓣叶受牵拉；左心室局部或整体功能异常；左心室重构、变形或运动不协调等。

急性 MR 多因腱索断裂，瓣膜毁损或破裂，乳头肌坏死或断裂，以及人工瓣膜异常引起，可见于感染性心内膜炎、急性心肌梗死、穿通性或闭合性胸外伤等。

【病理生理】

（一）慢性 MR

左心室搏出的血流同时流入主动脉（前向）和反流到左心房（逆向），逆向血流在舒张期再经二尖瓣充盈左心室，导致左心室舒张末期容积增加，即前负荷增加。慢性 MR 早期通过左心室扩大及离心性肥厚来代偿。通过 Frank-Starling 效应，心肌收缩力增强，搏出量增多以维持前向的血流量。左心室和左心房的扩张还可使得左心房压和左心室充盈压处于正常范围，避免肺淤血，临床可无症状。经过数年的代偿期后，持续的容量负荷过重终将导致心肌收缩受损，前向搏出量减少，左心室收缩末期容积增大，左心室充盈压和左房压升高，肺静脉和肺毛细血管压力升高，继而肺淤血。除非在失代偿早期以前纠正 MR，否则心功能将不可逆的损害，左心室将逐渐扩张，射血分数逐渐下降，左心衰竭不断进展，晚期出现肺动脉高压和全心衰竭。

（二）急性 MR

左心容量负荷急剧增加，左心室来不及代偿，导致前向搏出量明显降低，引起低血压甚至休克；同时左心室舒张末期压、左心房压和肺静脉压急剧上升，引起严重的肺淤血甚至肺水肿。

【临床表现】

（一）症状

慢性轻度二尖瓣关闭不全可终身无症状，慢性重度 MR 一般 6～10 年出现症状，一旦发生左心衰竭，则进展迅速。常见症状有乏力、劳力性呼吸困难、端坐呼吸、运动耐力显著下降，咯血和栓塞较少见。晚期出现肝大、下肢水肿等右心衰竭表现。急性 MR 者常表现为急性左心衰竭及心源性休克。

（二）体征

1. 急性二尖瓣关闭不全 P_2 亢进，左心房强有力地收缩致心尖区出现 S_4。心尖区可闻及＞3/6 级收缩期粗糙的吹风样杂音，此为 MR 最主要的体征。

2. 慢性二尖瓣关闭不全

（1）心尖搏动和心界向左下移位，可触及抬举样搏动。

（2）心音：S_1 减弱或被杂音掩盖；由于左心室射血时间缩短，主动脉瓣提前关闭，导致 S_2 分裂。

（3）杂音：可闻及全收缩期吹风样一贯型杂音，心尖区最响，反流量小时杂音音调高，瓣膜增厚者杂音粗糙，可向左腋下、左肩胛下区或心底部传导。可伴有收缩期震颤。功能性 MR 的杂音常不明显，即使重度反流也较柔和。舒张期大量血液通过二尖瓣导致相对性 MS，心尖区可闻及低调短促的舒张中期杂音。出现开瓣音提示 MS。P_2 亢进提示肺动脉高压。

（三）并发症

与 MS 相似，但出现较晚。感染性心内膜炎较多见，栓塞少见。急性 MR 可迅速发生急性左心衰竭，预后较差。

【辅助检查】

（一）X 线检查

左心房和左心室明显增大，前者可压迫食管。肺动脉高压或右心衰竭时，右心室增大。可见肺静脉充血、肺间质水肿。

（二）心电图检查

P 波增宽且呈双峰，提示左房增大；可有左心室肥大和非特异性 ST-T 改变；肺动脉高压可显示左右心室同时肥大；慢性 MR 者多有房颤。

（三）超声心动图检查

脉冲式多普勒超声和二维彩色多普勒超声心动图可于二尖瓣心房侧和左心房内探及收缩期反流束（图 2-18），诊断的敏感性几乎达 100%，后者测定的左心房内最大反流束面积，＜4cm² 为轻度，4～8cm² 为中度，＞8cm² 为重度。二维超声心动图可见二尖瓣瓣叶和瓣下结构增厚、融合、缩短、脱垂、瓣环扩大、钙化，左心室扩大等。

【诊断和鉴别诊断】

诊断 MR 主要根据典型的心尖区收缩期吹风样杂音及超声心动图表现。病因、起病缓急和左房左室的形态有助于区分急性 MR 与慢性 MR。超声有助于 MR 与生理性杂音、室间隔缺损、三尖瓣关闭不全等鉴别。

【治疗】

（一）急性 MR

治疗目的是纠正病因、降低肺静脉压、增加心排血量。宜在血流动力学监测指导下进行。硝普钠可扩张小动静脉，降低心脏前后负荷，减轻肺淤血，增加心排血量。若血压过低，可行主动脉内球囊反搏治疗。外科手术为根本措施，视情况行紧急或择期的瓣膜修复术或置换术。部分患者经药物治疗后症状可基本控制，进入慢性期。

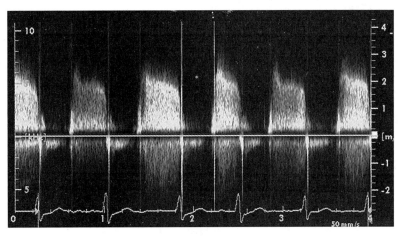

图 2-18　二尖瓣关闭不全超声心动图表现
多普勒超声血流显像二尖瓣心房侧探及收缩期反流束

（二）慢性 MR

1. 一般治疗　无症状、无心功能损害的轻度 MR 无需特殊治疗，主要是预防风湿热和感染性心内膜炎，也无需常规随访心脏超声。稳定的中度 MR 每年临床随访，超声每 1~2 年复查。无症状的重度 MR 且左室功能正常者，应每 6 个月临床随访一次，心脏超声每年复查。若临床状况出现明显变化、有新发房颤、肺动脉压升高、超声比既往明显进展、心功能指标接近手术指征时应增加随访频率。重度 MR 伴左心室扩大或收缩障碍或出现症状应尽早手术。

2. 药物治疗　主要是对症治疗。合并心衰时使用"新四联"，包括 ARNI/ACEI/ARB、β 受体阻滞剂、MRA、SGLT2i；心衰伴快速房颤者可用洋地黄制剂；伴左房血栓、有栓塞史者、机械瓣膜置换术后应长期抗凝治疗。

3. 外科手术治疗　术式主要是二尖瓣修复术和二尖瓣置换术。在条件允许的情况下，二尖瓣修复术是首选，它避免了人工瓣膜血栓栓塞 - 出血的并发症及感染的风险，更好地维持了瓣膜和左室功能。

4. 介入治疗　包括经导管二尖瓣夹合术、瓣环成形术、人工腱索植入术、瓣膜植入术等，主要针对手术高风险或存在手术禁忌证的患者。其中二尖瓣夹合术相对成熟，应用较多，其他技术均处于临床研究当中。在经导管二尖瓣置换术术前评估中，3D 打印技术已常规应用。

【预后和预防】

（一）预后

急性严重反流伴血流动力学不稳定患者，如不及时手术干预，死亡率极高；慢性重度患者确诊后内科治疗 5 年、10 年存活率分别为 80%、60%。年龄＞50 岁，有明显收缩期杂音和二尖瓣反流、瓣叶冗长增厚、左心房增大者预后较差。

（二）预防

同二尖瓣狭窄。

三、主动脉瓣狭窄

【病因和病理】

主动脉瓣狭窄（aortic stenosis，AS）的常见病因包括风湿性 AS、老年性主动脉瓣钙化和先天性主动脉瓣畸形。我国以风湿性多见，欧美国家以后两者为主。

单纯风湿性 AS 罕见，几乎都伴有主动脉瓣关闭不全和二尖瓣病变。病理变化为瓣叶交界粘连融合，瓣叶纤维化、僵硬、钙化和挛缩畸形，因而瓣口狭窄。

三叶瓣的钙化性 AS，即所谓"老年退行性"狭窄，多见于老龄患者，近年来发生率有上升趋势。与冠心病有相似的危险因素，如老龄、男性、高血压、高血脂、吸烟、糖尿病等。一旦发生，病变进行性发展直至最终需要瓣膜置换。病理表现为瓣体部的钙化，很少累及瓣叶交界。钙化程度是临床转归的预测因子之一。

先天性 AS 可为单叶式、二叶式或三叶式，其中二叶式主动脉瓣（BAV）最多，约占 50%。部分有家族史。

【病理生理】

正常成人主动脉瓣口面积（AVA）为 $3.0\sim4.0cm^2$。当瓣口面积减少一半时，收缩期仍无明显跨瓣压差。进一步降低则导致血流梗阻和进行性左室后负荷增加。$AVA\leqslant1.0cm^2$ 时为重度狭窄，左心室代偿性肥厚，收缩增强以克服增高的后负荷，维持心排血量和射血分数在正常水平，静息状态下可无症状，但运动时心排血量增加不足。

左室肥厚作为代偿机制的同时，也降低了心室顺应性，导致左室舒张末期压力增高，舒张功能受损。而左心室肥厚和室壁张力升高增加了心肌氧耗，同时也增加了冠脉阻力使心肌灌注减少，进一步促进心肌纤维化、重构，心室舒缩功能异常。

AVA 进一步减小时，心肌肥厚和心肌收缩力不足以克服增高的后负荷，则心排血量减少，外周血压降低，临床出现症状。脑供血不足可有头昏、晕厥，心肌供血不足可出现胸痛等。最终左室扩大，收缩无力，升高的左室舒张末期压向后传导可使左房压升高和左房肥大，晚期终将导致肺静脉压、肺毛细血管压和肺动脉压相继升高，出现左心衰甚至全心衰的症状。

【临床表现】

（一）症状

出现较晚，AS 可经历相当长的无症状期。主要三大症状为劳力性呼吸困难、心绞痛、黑矇或晕厥。早期多不典型，特别是老年人或不能运动的人易被忽视。劳力性呼吸困难为晚期肺淤血引起的常见首发症状，劳累、房颤、情绪激动、感染可诱发急性肺水肿。心绞痛见于约 60% 的有症状患者，部分患者可合并冠心病。黑矇或晕厥多发生于直立、运动中或运动后即刻，少数在休息时发生，与脑缺血有关，见于约 30% 的有症状患者。

（二）体征

心尖区可触及抬举样搏动。心浊音界可正常，心衰时向左扩大。S_1 大致正常。主动脉瓣无明显钙化（先天性 AS）时，可有收缩早期喀喇音；主动脉瓣钙化明显时，A_2 减弱或消失，亦可出现 S_2 逆分裂。常在心尖区闻及 S_4，心衰时可有 S_3。胸骨右缘第二肋间可闻及低调粗糙响亮的喷射性收缩期杂音，呈递增递减型，向颈动脉和锁骨下动脉传导，常伴有收缩期震颤。

（三）并发症

1. **心力衰竭** 为 50%~70% 的患者死因。

2. **心律失常** 10% 可发生房颤。主动脉瓣钙化可累及传导系统导致房室传导阻滞；心室肌肥厚、缺血也可导致室性心律失常。

3. **猝死** 无症状期猝死风险 <1%/ 年，有症状者猝死风险升高。

4. **栓塞** 少见。多为老年钙化性 AS，以脑栓塞最多。钙化本身不会导致栓塞，主要是合并升主动脉或颈动脉斑块。

5. **其他** 感染性心内膜炎、升主动脉瘤、主动脉夹层等。

【辅助检查】

（一）X 线检查

心影正常或左心室增大，继发左心房可能增大，升主动脉根部常有狭窄后扩张。晚期可有肺淤血表现。

（二）心电图检查

有左心室肥厚伴继发性 ST-T 改变,多有左心房肥大。部分可见左前分支阻滞或其他阻滞,及各种心律失常。

（三）超声心动图

是 AS 首选的评价手段。二维超声心动图探测主动脉瓣十分敏感,可显示瓣叶数目、大小、增厚、钙化、活动度、交界处融合、瓣口大小和形状及瓣环大小等瓣膜结构,有助于确定狭窄的病因,但不能准确定量狭窄程度。用连续多普勒测定通过主动脉瓣口的最大血流速度(V_{max}),可计算出最大跨瓣压力阶差及瓣口面积,从而评估其狭窄程度。

【诊断和鉴别诊断】

（一）诊断

发现典型的心底部喷射样收缩期杂音及超声心动图表现可明确诊断。根据最大血流速度(V_{max}),可把 AS 分为轻度$(<3.0m/s)$、中度$(3.0\sim4.0m/s)$、重度$(>4.0m/s)$、极重度$(>5.5m/s)$。

（二）鉴别诊断

1. 梗阻性肥厚型心肌病　收缩期二尖瓣前叶前移,致左心室流出道梗阻,产生收缩中或晚期喷射性杂音。但杂音在胸骨左缘最响,不向颈部传导。超声心动图可明确诊断。

2. 先天性主动脉瓣上狭窄　不常见,如 Williams 综合征。成人阶段出现持续性或间断性梗阻,多为固定性狭窄,超声可明确高速血流的部位、左室流出道及主动脉根部形态,有助于鉴别。

【治疗】

（一）一般治疗

预防感染性心内膜炎、风湿热。轻度狭窄者每 2 年复查 1 次,体力活动不受限制;中、重度狭窄者应避免剧烈运动,每 6~12 个月复查 1 次。无症状者无需治疗,有症状时需手术治疗。

（二）药物治疗

无特异性治疗。有症状但无法手术的患者可行对症治疗但预后极差,如控制心衰(ARNI/ACEI/ARB),抗心绞痛(硝酸酯)。强利尿剂和血管扩张剂慎用。

（三）外科手术治疗

标准术式为主动脉瓣置换术,适用于绝大多数有手术指征的患者。为治疗成人主动脉瓣狭窄的主要方法。重度狭窄(平均跨瓣压差>50mmHg)伴心绞痛、晕厥或心力衰竭者为手术的主要指征。无症状的重度狭窄者如伴进行性心脏增大、明显左心功能不全,也应考虑手术。

（四）介入治疗

包括经皮主动脉球囊成形术和近年发展起来的经导管人工主动脉瓣植入术(TAVI)。前者主要用于儿童和青少年的非钙化性先天性 AS,再狭窄率高,不降低死亡率,通常作为手术或 TAVI 的过渡治疗。TAVI 主要用于≥75 岁,存在外科手术高风险或禁忌证的,预期寿命>1 年的,有症状的重度 AS 患者。低手术风险或不适合经股动脉置入的患者推荐行外科手术治疗。

（五）心脏再同步化治疗（CRT）

当出现窦性心律合并 QRS 波时长≥130ms,和(或)心电图提示完全性左束支传导阻滞形态,应考虑 CRT 植入。

【预后和预防】

（一）预后

可多年无症状,一旦出现症状,预后不良。出现症状后的平均生存期仅 3 年左右。退行性钙化性 AS 较先天性和风湿性 AS 进展迅速。人工瓣膜置换术后存活患者的生活质量和远期存活率均显著优于内科治疗者。

（二）预防

同二尖瓣狭窄。

四、主动脉瓣关闭不全

【病因和病理】

主动脉瓣关闭不全（aortic incompetence，AR）可因主动脉瓣本身病变和（或）主动脉根部或升主动脉病变所致。

（一）主动脉瓣病变常见病因

风湿热（我国约占 2/3）、老年性瓣叶钙化、感染性心内膜炎、结缔组织病（如系统性红斑狼疮、类风湿性关节炎）、其他（如干下型室间隔缺损、外伤、主动脉瓣下狭窄）。

（二）主动脉根部或升主动脉病变常见病因

主动脉根部扩张、升主动脉瘤、马方综合征（Marfan syndrome）、主动脉夹层及梅毒。单纯性 AR 由于主动脉根部或升主动脉扩张所致的而瓣膜自身无器质性病变的称为功能性 AR。

急性 AR 多见于感染性心内膜炎所致的瓣叶穿孔、创伤、医源性损伤及急性升主动脉夹层。

【病理生理】

从血流动力学方面来看，慢性 AR 导致左心室舒张期容量负荷加重，早期左室舒张末期容积代偿性增加伴心肌肥厚，使得心搏出量增加，可维持正常的左室舒张末期压。此时心室收缩功能正常，临床无明显症状。随着病情进展，心肌肥厚不再能对抗左室的前后负荷的增加，则进入失代偿期。后负荷的增加导致射血分数降低至正常值下限，左室收缩减弱，心搏出量减少，此后左心室进一步扩张、肥厚，左室舒张末期压上升，直至发生左心衰竭。另外，心肌肥厚和室壁张力升高增加了心肌氧耗，AR 也可使得舒张压明显下降从而减少冠脉灌注，这些因素都导致心肌缺血，加重左室功能异常。

急性 AR，左心室来不及代偿骤增的容量负荷，引起急性左心衰竭。

【临床表现】

（一）症状

急性 AR 主要表现为急性左心衰竭或肺水肿、心源性休克、心肌缺血表现，甚至猝死。慢性者存在较长的无症状期。

常见症状有心悸、头部搏动感，可为脉压差增加所致；劳力性呼吸困难、端坐呼吸、夜间阵发性呼吸困难，为左心功能不全的表现；胸痛是因为冠脉灌注压下降所致，若合并主动脉瓣狭窄则更容易胸痛；若心排血量降低，则出现疲乏、活动耐力下降、体位性头昏，重度反流者可晕厥或猝死。咯血和栓塞少见。早期症状多在运动或应激时出现，晚期则出现顽固的左心衰或全心衰表现。

（二）体征

1. 慢性 AR

（1）心脏体征：视诊：心尖搏动向左下移位。触诊：呈抬举性搏动。叩诊：心浊音界向左下明显扩大。听诊：①S_1 减弱，A_2 减弱或缺如（梅毒性主动脉炎引起者常亢进）；②心尖区常可闻及 S_3；③主动脉瓣区闻及与 S_2 同时开始的高调、叹气样、递减型舒张早期杂音，中或重度反流者为全舒张期，且杂音粗糙，坐位并前倾和深呼气时易听到；④心底部常有主动脉瓣收缩期喷射性杂音，较粗糙，强度为 2/6～4/6 级，可伴有震颤，与左心室心排血量增多和主动脉根部扩大有关；⑤重度反流者，常在心尖区听到舒张中晚期隆隆样杂音（Austin-Flint 杂音）；⑥晚期可出现右心衰竭体征。

（2）血管体征：①周围血管征，包括随心脏搏动的点头征（De Musset 征）、水冲脉、股动脉枪击音（Traube 征）、股动脉双期杂音（Duroziez 征）和毛细血管搏动征等，与脉压差大有关；②主动脉根部扩大者，在胸骨右缘第 2、3 肋间可触及收缩期搏动。

2. 急性 AR　常缺乏典型体征和杂音，左心室无明显扩大，脉压可正常，可无周围血管征，S_1 减弱，P_2 可增强。因舒张期主动脉与左心室内压力迅速达到平衡，故杂音柔和、短促甚至不能闻及，易导致反流程度的低估。

（三）并发症

心力衰竭见于急性或晚期 AR，是本病主要的死亡原因；感染性心内膜炎、室性心律失常较常见；猝死和栓塞少见；急性主动脉综合征见于马方综合征等。

【辅助检查】

（一）X 线检查

急性者心脏大小正常，肺淤血或肺水肿征常见；慢性者左心室显著增大，升主动脉和主动脉结扩张，呈"靴形心"（图 2-19），可伴有左心房增大。

（二）心电图检查

有左心室肥厚伴继发性 ST-T 改变，电轴左偏，晚期左心房肥大。亦可见各种室性心律失常或束支传导阻滞。

（三）超声心动图

M 型超声显示舒张期二尖瓣前叶或室间隔纤细扑动，为可靠诊断征象，但敏感性低；彩色多普勒超声心动图在主动脉瓣的心室侧可探及全舒张期反流束，为最敏感的确定主动脉瓣反流的方法，并可通过计算反流血量与搏出血量的比例，判断其严重程度；二维超声可显示瓣膜和主动脉根部的形态改变，有助于确定病因。

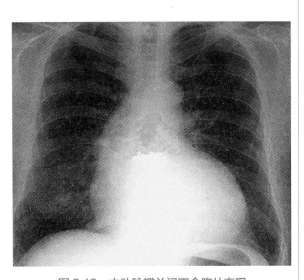

图 2-19　主动脉瓣关闭不全胸片表现
胸部正位片示主动脉结及左心室段突出，心腰凹陷，整个心影呈靴形

【诊断和鉴别诊断】

诊断主要根据典型的主动脉瓣区舒张期杂音和超声心动图表现。超声心动图检查有助于与肺动脉瓣关闭不全、主动脉窦瘤破裂、冠状动脉瘘等其他产生舒张期杂音的疾病鉴别。

【治疗】

（一）一般治疗

预防感染性心内膜炎、风湿热。左心功能下降者应限制重体力活动。无症状且左室功能正常者无需治疗，每 1～2 年随访 1 次；轻、中度 AR 患者每 1～2 年随访 1 次；重度者每半年随访 1 次。

（二）药物治疗

合并高血压者应控制血压；ACEI 类药物用于控制心衰、术前过渡，以及术后仍有心功能异常者；心绞痛者可使用硝酸酯类药物；马方综合征使用 β 受体阻滞剂可减缓主动脉扩张。急性 AR 可使用硝普钠降低心脏前后负荷、改善肺淤血、减少反流、增加心排血量，酌情使用利尿剂与正性肌力药，主动脉内球囊反搏属禁忌。

药物治疗不能取代主动脉瓣置换术，也不能将药物治疗作为一种治疗方案以推迟手术时机。

（三）外科手术治疗

急性 AR 通常需要急诊手术。慢性 AR 的手术指征：出现症状；无症状的重度 AR 如伴射血分数≤50%，或左室明显扩大。标准术式为人工主动脉瓣置换术。

【预后和预防】

（一）预后

急性重度 AR 如不及时手术治疗,常死于左心衰。慢性者无症状期长,重度者确诊后经内科治疗 5 年存活率为 75%,10 年存活率为 50%;症状出现后,病情常迅速恶化。

（二）预防

同二尖瓣狭窄。

五、常见多瓣膜病

心脏瓣膜病变可累及一个瓣膜,也可累及两个或以上瓣膜,后者称多瓣膜病,或称联合瓣膜病,以风心病最多见。常见的多瓣膜病有:

（一）二尖瓣狭窄伴主动脉瓣关闭不全

此类型最为常见,AR 导致左室接受反流血,从而跨二尖瓣的压差减小,可导致 MS 的舒张期杂音减弱或消失。由于二尖瓣狭窄使左心室扩大延缓;周围血管征也不明显。

（二）二尖瓣狭窄伴主动脉瓣狭窄

合并时此两种杂音均可减弱。若 AS 重 MS 轻,则左室舒张末期压增高,可能低估了 MS 的程度;若 AS 轻 MS 重,则左室充盈压下降,心搏出量明显降低,可能低估了 AS 的程度。

（三）主动脉瓣狭窄伴二尖瓣关闭不全

为危险的多瓣膜病,相对少见。前者增加左心室后负荷,加重二尖瓣反流;后者减少了左心室的前负荷,肺淤血和心搏出量减少较二者单独存在时明显,短期内产生左心衰。

（四）主动脉瓣关闭不全伴二尖瓣关闭不全

左心室容量负荷大大加重,扩张更为明显,更早发生左心衰竭;收缩期流入左心房的血流量也加大,易致左房失代偿。

（五）二尖瓣狭窄伴三尖瓣和(或)肺动脉瓣关闭不全

很少早期发生,一般是在二尖瓣狭窄发展到晚期时才出现。

【治疗】

治疗原则同单瓣膜病变。手术治疗为主要措施。

【预后和预防】

同单瓣膜病变。

第六节　心　肌　疾　病

心肌疾病是指除有明确病因的心脏疾病(如心脏瓣膜病、冠心病、高血压心脏病、先天性心脏病等)以外,以心肌病变为主要表现的一组疾病。

心肌病是由各种病因引起的一组异质性心肌病变,包括心脏机械和电活动的异常,表现为心室不适当的肥厚或扩张。心肌病可以是主要局限于心脏本身(原发性心肌病),也可以是全身系统性疾病的一部分(继发性心肌病),最终导致心力衰竭或死亡。

心肌病有多种分类方法,在我国,目前心肌病分原发性心肌病和继发性心肌病。原发性心肌病包括扩张型心肌病、肥厚型心肌病、限制型心肌病、致心律失常性右室心肌病和未定型心肌病。有明显遗传背景的 WPW 综合征,长、短 QT 综合征和 Brugada 综合征等离子通道病暂不纳入原发性心肌病。继发性心肌病包括各种代谢异常、结缔组织病、肌萎缩、大量饮酒、围生期等原因所致的心肌病。心肌炎是以心肌炎症为主的心肌疾病,与心肌病关系密切。

本节主要介绍病毒性心肌炎、扩张型心肌病、肥厚型心肌病。

一、病毒性心肌炎

病毒性心肌炎（viral myocarditis，VMC）是由病毒感染所致的局限性或弥散性心肌炎性病变。多数可以自愈，部分可迁延而遗留有各种心律失常，少数可演变为扩张型心肌病，导致心力衰竭甚至心源性猝死。

VMC 可发生在各年龄段，以儿童和 40 岁以下成人居多。一般认为男性略多于女性。发病无明显季节性，但以夏季稍多见，可能与肠道病毒多流行于夏秋季有关。多为散发，少数有小范围暴发流行。

【病因和发病机制】

（一）病因

几乎所有的人类病毒感染均可累及心脏，引起 VMC，其中以柯萨奇 B 组病毒最常见。埃可（Echo）病毒、脊髓灰质炎病毒、腺病毒也是常见病毒。巨细胞病毒、疱疹病毒、EB 病毒、流感和副流感病毒、微小病毒及腮腺炎病毒也占少量比例。此外，丙肝病毒和 HIV 病毒也与之有关。

（二）发病机制

目前仍不十分清楚，一般认为下列机制起主要作用。

1. 病毒直接作用　肠道或呼吸道受病毒感染后，病毒可经血液进入心肌，在宿主心肌细胞内大量复制，直接导致心肌细胞损伤、坏死或凋亡。

2. 病毒介导的免疫损伤作用　由 T 细胞介导的、多种细胞因子参与的免疫应答在清除病毒的同时也损伤了心肌细胞。但毕竟清除了病毒，终止了病毒对心肌的损害，从而使大部分心肌组织得以保存，故大部分急性 VMC 具有自限性。然而，当病毒与心肌组织存在的共同抗原或免疫介导的心肌损伤时，使一些自身抗原如心肌肌凝蛋白暴露或释放，通过激活自身反应 T 细胞和诱导自身抗体产生，致使心肌组织遭受慢性持续损伤形成慢性心肌炎，甚至演变成扩张型心肌病（dilated cardiomyopathy，DCM）。

【病理】

缺乏特异性。病变重者肉眼见心肌松弛，灰黄色，心腔扩大。病变轻者肉眼无明显异常改变，镜下表现为心肌细胞变性、坏死和肿胀。也可表现为心肌细胞之间的结缔组织单核细胞浸润。可合并心包炎，称为病毒性心包心肌炎。病变亦可累及心脏起搏与传导系统，成为心律失常的发病基础。

【临床表现】

（一）症状

根据病变范围、部位、感染病毒类型和机体状态各异，本病临床表现差异很大。轻者可无症状，重者可出现心源性休克或猝死。多数患者在发病前 1～3 周有病毒感染的前驱症状，如发热、全身酸痛、咽痛、恶心、呕吐、腹泻等症状。而后常有胸闷、心前区隐痛、心悸、头晕、水肿，甚至晕厥、猝死等。临床上诊断的 VMC 中 90% 左右以心律失常为主诉或首发症状，少数患者可发生晕厥、阿-斯综合征或猝死。

（二）体征

心率常增快且与体温不相称，心律失常多见。听诊可闻及 S_3、S_4 或奔马律，亦可闻及心尖区收缩期吹风样杂音。心衰或心源性休克者则出现相应体征。

【辅助检查】

（一）血液检查

血清 CK-MB、cTnT、cTnI、LDH、AST 升高、血沉增快、CRP 增高、白细胞计数增多。

（二）心电图检查

敏感性高,特异性低。可出现 ST-T 改变和各种心律失常,尤其是室性心律失常和房室传导阻滞,心肌严重损害还可出现病理性 Q 波。

（三）X 线检查

心影大小正常或增大。

（四）超声心动图检查

可正常。也可有左室扩张、舒缩功能异常、节段性室壁运动减低、心肌回声反射增强和不均匀、附壁血栓、右室扩张及运动异常,也可合并心包积液。

（五）病毒血清学检查

仅对病因有提示作用,不能作为诊断依据。确诊有赖于心内膜、心肌或心包组织内病毒、病毒抗原、病毒基因片段或病毒蛋白的检出。

（六）心脏磁共振（CMR）

对心肌炎诊断有较大价值。T_2 加权图主要表现为局灶性信号增高,提示心肌组织内炎症病灶和水肿,而 T_1 加权图可无明显改变。造影剂钆喷酸(Gd-DTPA)和心电门控技术相结合,可显著提高 T_1 加权成像对心肌损伤诊断的敏感性和可靠性,且较 T_2 加权敏感,更有利于心肌炎的诊断。

（七）心内膜心肌活检

除诊断本病外还有助于判断病情和预后。因为有创,且可能出现假阴性,故一般仅用于病情危重、治疗反应差,原因不明的患者。

【诊断和鉴别诊断】

（一）诊断

本病确诊困难。临床上一般根据典型的前驱感染表现、心脏相关表现、心电图异常、心肌酶学检查及病原学检查结果进行判定。确诊有赖于心内膜心肌活检时找到病毒感染的证据。

（二）鉴别诊断

应与 β 受体功能亢进、甲状腺功能亢进、二尖瓣脱垂综合征及影响心肌的其他疾患,如风湿性心肌炎、中毒性心肌炎、冠心病、结缔组织病、代谢性疾病等进行鉴别。

【治疗】

病毒性心肌炎尚无特异性治疗,应针对左心功能不全的支持治疗为主。

（一）一般治疗

急性期卧床休息 2 周,3 个月内不参加重体力劳动。严重心律失常或心衰者卧床 4 周,6 个月内不参加重体力劳动。进食富含维生素和蛋白质的食物,心功能不全者限盐饮食。

（二）抗病毒治疗

可用 α 干扰素(IFN-α)100 万~300 万单位,每天 1 次,肌内注射,2 周为 1 疗程。黄芪、板蓝根、连翘等中药也可能对病毒感染有效。病毒感染后常合并细菌感染,早期应酌情使用抗生素。

（三）心肌保护治疗

曲美他嗪、维生素 C、辅酶 Q_{10} 均可应用。

（四）免疫抑制治疗

不主张早期应用糖皮质激素,但出现房室传导阻滞、难治性心力衰竭及重症患者或考虑有自身免疫的情况下可慎用。

（五）对症治疗

心衰者按一般心衰处理。重症者须给予必要的呼吸及循环支持,后者主要有体外膜肺(ECMO)及心室辅助泵(LVAD)等。心律失常在急性期多见,炎症恢复后多可自行缓解,治疗原则同其他原因所致心律失常。

【预后和预防】

（一）预后

多数患者可自愈，部分可迁延而遗留各种心律失常，严重者可发生高度房室传导阻滞，则需安装永久人工心脏起搏器。少数患者可急性暴发以致心力衰竭或猝死，也可在急性期后持续心腔扩大和心力衰竭，类似扩张型心肌病。

（二）预防

主要是积极防治上呼吸道、肠道病毒感染。

二、扩张型心肌病

扩张型心肌病（dilated cardiomyopathy，DCM）是一类以单侧或双侧心室扩大伴收缩功能障碍为特征的心肌病。临床表现为心脏扩大、心力衰竭、心律失常、血栓栓塞及猝死。病情呈进行性加重。DCM 是临床中最常见的心肌病。

【病因和发病机制】

尚不完全清楚，目前认为病毒性心肌炎与其发病有关，约 15% 心肌炎患者可发展为扩张型心肌病，约 10% 的 DCM 患者心内膜活检有心肌炎的证据。体液、细胞免疫所致的心肌损伤亦可导致和诱发扩张型心肌病。抗心脏抗体阳性，常见于病毒性心肌炎及其演变的 DCM 患者，即免疫性 DCM。此外，遗传、代谢异常、中毒、药物等也可能是致病因素。

【病理】

心脏重量增加。四个心腔均可增大扩张，多见两心室腔明显扩大，尤以左心室扩大为甚。心肌虽肥大，但因心室腔扩大而室壁厚度仍近乎正常，但室间隔和左心室后壁多明显变薄。二尖瓣、三尖瓣环扩大，乳头肌伸张。心腔内附壁血栓形成不少见，血栓脱落可导致肺栓塞或周围动脉栓塞。冠状动脉正常。心肌纤维化常见，多累及左心室心内膜下心肌。心脏的起搏传导系统均可受到侵犯。

镜下可见心肌细胞肥大，细胞核固缩、变形或消失，胞浆内有空泡形成。心肌纤维化明显。

【临床表现】

（一）症状

各年龄均可发病，以中年人居多。起病隐匿，早期可无症状，逐渐出现乏力、进行性加重的呼吸困难等左心衰竭表现，而后出现食欲下降、腹胀、下肢水肿等右心衰竭表现。可合并各种心律失常，出现心悸、头昏、黑矇，甚至阿 - 斯综合征。持续顽固性低血压往往是 DCM 终末期的表现。此外，尚有脑、肾、肺等处的栓塞。

（二）体征

心界扩大，心音减弱，常可闻及 S_3、S_4 奔马律。心脏扩大致二、三尖瓣相对关闭不全可在相应部位出现收缩期吹风样杂音。随心力衰竭加重，出现左、右心衰相应体征。

【辅助检查】

（一）实验室检查

cTnT、cTnI 是诊断心肌损伤的高敏感、高特异的指标，DCM 病程中该标志物升高常提示预后不良。BNP、NT-proBNP 与心衰严重程度正相关。

（二）X 线检查

呈普大心，心胸比大于 50%（图 2-20），常有肺淤血征象。

（三）心电图检查

缺乏诊断特异性。以心室肥大及继发性 ST-T 改变、心律失常为主，少数有病理性 Q 波。

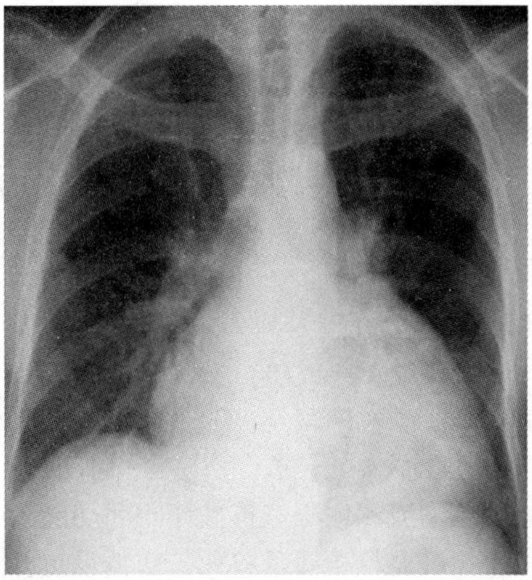

图 2-20 扩张型心肌病胸片表现
胸部正位片示心影普遍性增大

（四）超声心动图检查

是诊断及评估 DCM 最重要的检查手段。早期即可出现心腔轻度扩大，后期各心腔均增大，以左心室扩大早而显著，室壁运动普遍减弱，射血分数常在 50% 以下。可显示二尖瓣和三尖瓣反流。可有少量心包积液。

（五）CMR

对心肌病诊断、鉴别诊断及预后评估均有很高价值。有助于鉴别浸润性心肌病、致心律失常型右心室心肌病、心肌致密化不全、心肌炎、结节病等疾病。

【诊断和鉴别诊断】

（一）诊断

2018 年发布的《中国扩张型心肌病诊断和治疗指南》提出的 DCM 临床诊断标准为具有心室扩大和收缩功能降低的客观证据：①左心室舒张末期内径（LVEDD）>50mm（女）或>55mm（男），或 LVEDD 指数>27mm/m² 体表面积；②左心室射血分数（LVEF）<45% 或左心室缩短分数（LVFS）<25%；③发病时除外高血压、心脏瓣膜病、先天性心脏病或缺血性心脏病。指南将 DCM 分为原发性和继发性 DCM 两组，其中原发性 DCM 包括家族性 DCM、获得性 DCM 和特发性 DCM。仔细询问家族史对诊断家族性 DCM 极为重要。

（二）鉴别诊断

应除外引起心脏扩大、心力衰竭的其他心血管疾病。可通过询问病史、查体及超声心动图、CMR、冠脉造影等检查进行鉴别，必要时做心内膜心肌活检。

【治疗】

无特殊的防治方法。治疗主要是对症，如控制心衰和心律失常等。

（一）控制心衰（参见本章第一节）

（二）栓塞、心律失常和猝死的防治

对于有房颤、已有附壁血栓形成、心腔明显扩大伴低射血分数、NYHA 心功能Ⅳ级、长期卧床，尤其是有血管栓塞史或深静脉有血栓形成者，应使用华法林或新型口服抗凝药物治疗。心律失常有症状者，需用抗心律失常药物或电学方法治疗，对药物不能控制的快速性室性心律与高度房室传导阻滞而有猝死危险者，若临床状态较好，预期可获较理想预后，可考虑植入 ICD。

（三）改善心肌代谢和心肌保护治疗

维生素 C、三磷酸腺苷、辅酶 A、环腺苷酸、辅酶 Q_{10}、曲美他嗪等可作为辅助治疗。

（四）其他治疗

心室辅助泵、心脏移植因价格昂贵和供体短缺受到限制。

【预后和预防】

（一）预后

主要取决于左心室功能。心功能越差者预后不良。死亡原因多为严重心力衰竭或心律失常，不少患者猝死。以往症状出现后 5 年存活率 50% 左右，近年由于治疗方法的改进，5 年存活率已明显提高，可达 65%～75%。

（二）预防

主要是预防病毒性心肌炎。

三、肥厚型心肌病

肥厚型心肌病（hypertrophic cardiomyopathy，HCM）是一种遗传性心肌病，男性多于女性。本病是青少年和运动员猝死的首要原因。但也有不少患者症状轻微，预期寿命可以接近常人。

【病因】

是最常见的遗传性心脏病，多为常染色体显性遗传性疾病，超过 60% 是由编码心肌肌小节蛋白的基因突变引起。近 1/3 的患者有家族史。

【病理】

病变以心肌肥厚为主，心脏重量增加。心肌肥厚可见于室间隔和游离壁，以前者为甚，常呈不对称性肥厚，即心室壁各处肥厚程度不等，部位以左心室为常见，右心室少见。室间隔高度肥厚向左心室腔内突出，收缩时引起左心室流出道梗阻者，称为"梗阻性肥厚型心肌病（oHCM）"。室间隔肥厚程度较轻，收缩期未引起左室流出道明显梗阻者，称为"非梗阻性肥厚型心肌病（noHCM）"。

镜下见心肌细胞排列紊乱，线粒体增多，极度肥大，细胞内糖原含量增多；尚有间质纤维增生。随病程发展，心肌纤维化增多，心室壁肥厚减少，心腔狭小程度也减轻，甚至扩大，此为晚期表现。

【病理生理】

（一）左心室流出道梗阻

肥厚的室间隔在收缩期突向左心室流出道，引起左心室流出道梗阻和血流加速。由于 Venturi 效应，吸引二尖瓣前叶前移（SAM），靠近室间隔，引起左心室流出道梗阻进一步加重和二尖瓣关闭不全，加大左心室流出道收缩期的压力阶差。oHCM，安静时左心室腔与主动脉瓣下压力阶差 ≥30mmHg；隐匿梗阻性肥厚型心肌病，安静时压力阶差 <30mmHg，运动时则 ≥30mmHg；noHCM，安静和运动时压力阶差均 <30mmHg。

（二）舒张功能异常

肥厚的心肌顺应性减低，使心室舒张期充盈发生障碍，舒张末期压可升高，充盈速率与充盈量也均减小，心排出量减少。

（三）心肌缺血

肥厚的心肌氧耗超过氧供，且心室壁内张力增高挤压冠脉可引起心肌缺血。

【临床表现】

（一）症状

最常见症状是劳力性呼吸困难和乏力。1/3 患者可有劳力性胸痛。部分患者有晕厥，运动时更易发生，可猝死。心力衰竭多见于晚期。常合并房颤。但也有不少患者无症状。

（二）体征

心界向左扩大，心尖搏动向左下移位，有抬举样搏动。noHCM 体征常不明显，可闻及 S_4。oHCM 的患者可于胸骨左缘中下段闻及较粗糙的收缩期喷射性杂音，可伴震颤。心尖区也可闻及全收缩期吹风样杂音，是因为二尖瓣前叶移向室间隔导致二尖瓣关闭不全。

【辅助检查】

（一）心电图检查

主要表现为左心室高电压、倒置 T 波和异常 Q 波。左心室高电压多在左胸导联。ST 压低和 T 波倒置多见于 I、aVL、V_4～V_6 导联。少数患者可有深而不宽的异常 Q 波，见于 I、aVL、V_5、V_6 导联，反映不对称性室间隔肥厚，不能误认为心肌梗死。此外，患者同时可伴有预激综合征、室内传导阻滞和其他各类心律失常。

（二）X 线检查

心影可正常或左心室增大。

（三）超声心动图检查

是临床上最主要的诊断手段。可显示室间隔的非对称性肥厚，舒张期室间隔厚度达15mm或与后壁厚度之比≥1.3，少数患者也可表现为弥漫性对称性肥厚。有梗阻时可见室间隔流出道向左心室内突出、二尖瓣前叶在收缩期前移、左心室顺应性降低致舒张功能障碍等。

（四）心脏磁共振

CMR显示心室壁局限性（室间隔多见）或普遍性增厚，同位素钆延迟增强扫描可见心肌呈片状强化，oHCM可见左心室流出道狭窄、SAM征、二尖瓣关闭不全。在心脏超声不能检查或需要与其他原因引起的心肌肥厚鉴别时，CMR十分重要。

（五）心导管检查

左心室舒张末压增高。梗阻者左心室腔与流出道收缩期存在显著的压力阶差。心室造影可见心室腔变形。冠脉造影多无异常。

【诊断和鉴别诊断】

（一）诊断

成人HCM临床诊断标准为：①任意心脏影像学检查（包括超声心动图、CT或心脏磁共振）发现一个或多个左心室心肌节段室壁厚度≥15mm；②排除心脏负荷异常引起的左心室肥厚。如有阳性家族史（猝死、心肌肥厚等）有助于提示诊断。基因检测有助于明确遗传学异常。

（二）鉴别诊断

应与高血压心脏病、冠心病、先天性心血管病、主动脉瓣狭窄等相鉴别。

【治疗】

治疗目标是改善左心室舒张功能，减轻左心室流出道梗阻，缓解症状，预防猝死，提高长期生存率。根据是否存在症状及左心室流出道梗阻（LVOTO），HCM患者的治疗策略不同。对于有症状且存在LVOTO患者，治疗措施包括药物、室间隔消减治疗（包括外科室间隔部分心肌切除术及介入室间隔化学消融术）、双腔起搏器等。对于有症状无LVOTO患者治疗，重点是管理心衰、心律失常和心绞痛。对于无症状HCM患者，建议每年定期临床评估，无论是否存在LVOTO，均不推荐室间隔消减治疗。所有HCM患者都应该开展猝死风险评估和危险分层，进行相应的预防和治疗。

（一）一般治疗

避免剧烈运动、持重和屏气。心衰时应卧床休息，防止便秘。凡增强心肌收缩力的药物如洋地黄制剂、β受体兴奋药如异丙肾上腺素等，以及减轻心脏容量负荷的药物如硝酸甘油、呋塞米等，尽量不用。

（二）药物治疗

1. 减轻左心室流出道梗阻 ①β受体阻滞剂是治疗流出道梗阻的一线用药，可从小剂量开始，逐渐加量到最大耐受剂量，避免突然停药。②非二氢吡啶类CCB可降低左室收缩力，改善心肌顺应性和心室流出道梗阻，首选维拉帕米和地尔硫䓬。但因CCB具有扩血管作用，严重流出道梗阻者用药初期需严密观察。

2. 心律失常 用于控制快速室性心律失常与心房颤动，以胺碘酮较为常用。药物治疗无效时可考虑电复律。对持续性房颤需要口服抗凝药治疗。

3. 心衰治疗 晚期出现收缩性心衰者，其治疗参照普通心衰治疗。

4. 心肌肌球蛋白抑制剂 为近年治疗HCM的突破性进展药物，代表药物Mavacamten和Aficamten。Mavacamten已被证实对有症状的oHCM患者具有良好的疗效与安全性。它是一种小分子心肌肌球蛋白变构调节剂，可抑制肌钙-肌球蛋白结合，改善心肌收缩功能亢进问题。Aficamten问世较晚，证据较少。

（三）非药物治疗

对于存在严重流出道梗阻（流出道压力阶差＞50mmHg），心功能NYHA Ⅲ～Ⅳ级，症状严重且内科治疗无效者,可考虑行外科手术治疗(室间隔部分心肌切除术)、经皮室间隔化学消融术。

应用双腔永久起搏器作右心房室顺序起搏以缓解梗阻性患者的症状,有一定疗效。

(四)猝死的风险评估和 ICD 预防

ICD 能有效预防猝死的发生。预测高危风险的因素包括:曾经发生过心搏骤停、一级亲属中有 1 个或多个 HCM 猝死发生、左心室严重肥厚(≥30mm)、左室流出道高压力阶差、Holter 检查发现反复非持续室性心动过速、运动时出现低血压、不明原因晕厥(尤其是发生在运动时)。

【预后和预防】

(一)预后

预后不定。可基本无症状寿命可正常,也可逐步恶化死于心衰,亦可猝死。

(二)预防

本病为遗传性疾病,主要是做好二、三级预防。

第七节　感染性心内膜炎

感染性心内膜炎(infective endocarditis,IE)指因细菌、真菌和其他病原微生物,如病毒、立克次体、衣原体、螺旋体等循血行途径引起的心瓣膜(最常见)、心内膜或邻近大血管内膜的炎症,有别于由于风湿热、类风湿、系统性红斑狼疮等所致的非感染性心内膜炎。

按其病情严重程度和病程,IE 可分为急性感染性心内膜炎(acute infective endocarditis,AIE)和亚急性感染性心内膜炎(subacute infective endocarditis,SIE)。前者往往由毒力强的病原体所致,有严重全身中毒症状,未经治疗的患者可在数天至数周内死亡;后者的病原体毒力较低,中毒症状较少,病情较轻,病程较长。

按受累瓣膜类型和部位命名,IE 亦可分为自体瓣膜心内膜炎(native valve endocarditis,NVE)、人工瓣膜心内膜炎(prosthetic valve endocarditis,PVE)和右心瓣膜心内膜炎(RHIE)。RHIE 比较特殊,多见于静脉药瘾者。本节主要介绍 NVE。

【病因和发病机制】

(一)病因

引起 IE 的病原微生物近几年已有明显变化。过去最常见的草绿色链球菌已明显减少(<50%);葡萄球菌、肠球菌、革兰氏阴性杆菌、厌氧菌等所致的 IE 明显增加。AIE 主要由金黄色葡萄球菌引起,少数由肺炎球菌、淋球菌和流感杆菌等引起。SIE 仍以草绿色链球菌最多见,其次为肠球菌。

(二)发病机制

本病多见于器质性心脏病的患者,但亦可发生于无基础心脏病者。我国资料表明,IE 患者中半数以上有风湿性心脏病,8%~15% 有先天性心脏病,伴其他状况者占 10%。无器质性心脏病者发生 IE 近年呈明显增加趋势,约占 10%,可能与各种内镜检查、经血管的创伤性检查和治疗增多,以及静脉毒瘾者使用未经消毒的注射器有关。

正常情况下,进入血循环的病原微生物可被防御机制清除。当器质性心脏病时,血流由层流变为湍流,血流对心内膜的剪切力增大,可损伤内膜,使胶原暴露,血小板、红细胞、白细胞和纤维蛋白积聚,形成了血凝块,从而为病原的侵入创造了条件。此时若有病原微生物入血,则病原微生物易与血凝块结合,继而吸引和活化单核细胞,产生细胞因子,并使纤维蛋白和血小板聚集,将病原微生物集落覆盖,形成赘生物。赘生物形成后:①可保护细菌不受宿主防御机制的作用;②赘生物可不断吸附病原微生物、血小板、纤维蛋白、血细胞而逐渐增大,使瓣膜破坏加重,可出现瓣膜穿孔、破裂、瓣环及其他部位脓肿、心内传导系统障碍、心包炎等;③当赘生物破裂时,细菌被释放入血可产生菌血症,碎片脱落可导致栓塞和转移性播种病灶;④反复的菌血症可持续激活免疫系统，免疫复合物的沉积可引起关节炎、血管炎、肾小球肾炎等。

【病理】

（一）心脏

赘生物的形成是本病特征性病理改变。赘生物单个或多个，主要累及二尖瓣或主动脉瓣，菜花状或息肉状，污秽，灰黄色，质松脆易碎裂、脱落。光镜下，赘生物由血小板、纤维蛋白、中性粒细胞、坏死物组成，其深部有细菌团。赘生物可造成瓣叶破坏、溃疡、穿孔、腱索断裂、心肌脓肿等。瓣膜损害可造成狭窄或关闭不全致心力衰竭。

（二）血管和血行播种灶

赘生物破裂可致栓塞（脑、肾、脾、四肢、肝等），导致组织缺血和坏死。含有病原体的栓子堵塞动脉管腔或其滋养血管，使血管壁受损，局部扩张，可形成细菌性动脉瘤。病原体的血行播种可在远处形成转移性脓肿。

（三）肾脏

可因微栓塞引起局灶性肾炎，也可因免疫复合物沉积引起弥漫性肾小球肾炎。

（四）其他

免疫机制的激活和栓塞亦可造成其他脏器的病变，如肝脾大伴脏器梗死、关节炎、腱鞘炎、心包炎、心肌炎、脑膜炎、脊髓炎等。

【临床表现】

（一）全身性感染表现

发热最常见。亚急性起病者多为不规则热，常低于39.5℃，伴畏寒、出汗、肌肉酸痛、食欲缺乏、贫血和体重减轻，稍后期出现脾大。急性者往往呈败血症表现，高热伴寒战。老年人、严重衰弱、严重心力衰竭者可无发热或仅轻微发热。部分患者还可出现神经精神症状，如头痛、精神错乱、恶心、失眠、眩晕等。

（二）心脏受累表现

心脏听诊除原有杂音外，最具特征性的表现是新出现的病理性杂音或原有杂音明显改变。随病情进展瓣膜损害逐渐加重，最终发展成难治性心力衰竭，多伴心律失常。心力衰竭为最常见的并发症。

（三）血管损害表现

栓塞是仅次于心力衰竭的常见并发症，发生率为15%～35%。栓塞可发生在全身任何部位，常见部位为脑、肾、脾和冠状动脉。赘生物越大，其栓塞风险也越高，病死率也越高。

细菌性动脉瘤发生率约为3%～5%，主要发生于主动脉窦，其次为脑动脉。多无症状，可在破裂后出现症状。

血管损害亦可表现在皮肤和黏膜上出现瘀点和瘀斑。瘀斑较常见，可出现于球结膜、口腔颊和腭部的黏膜，以及肢端。甲皱或指（趾）甲下可有瘀点或出血，后者呈暗红色线状的裂片状出血。詹韦（Janeway）损害是一种比较特殊的皮损，呈无痛性小结节状或斑点状出血病变，位于手掌和足底，是化脓性栓塞所致，多见于 AIE 患者。

（四）免疫反应表现

由于毒素和（或）免疫复合物的作用，微小血管壁受损，引起血管炎，发生漏出性出血。临床表现为皮肤（颈、胸部）、黏膜（口腔、睑结膜）及眼底出血点（Roth 斑）。部分患者，由于皮下小动脉炎，于指、趾末节腹面、足底或大、小鱼际处出现红紫色、微隆起、有压痛的小结节，称 Osler 结节。免疫复合物的沉积亦可引起关节炎、血管炎、肾小球肾炎等表现。

【辅助检查】

（一）常规检验

1. 血液 可有随病程延长而加重的正细胞正色素性贫血，白细胞正常或轻度增多，急性者常有白细胞明显增多和核左移。血沉均增快。另外 30%～50% 患者类风湿因子阳性，循环免疫复合物的阳性率高达 80%～90%，C 反应蛋白增高。

2．尿液　半数患者有蛋白尿和镜下血尿。在并发急性肾小球肾炎、间质性肾炎或范围大的肾梗死时，可出现肉眼血尿、脓尿，以及血尿素氮和肌酐增高。

（二）血培养

血培养阳性是诊断 IE 最直接的证据。同时做药敏试验还可为抗生素的选择提供参考。部分患者血培养阴性，为提高血培养的阳性率，应于使用抗生素前采血，甚至停药后采血，且须多次多部位采血。

（三）超声心动图

为本病不可缺少的检查方法，对 IE 的早期诊断、明确并发症、判断预后和指导临床治疗均有重要价值，对血培养阴性的患者更有诊断意义。超声可发现：①赘生物所在部位、大小、数目和形态；②瓣膜损害如穿孔、破裂、脱垂或腱索断裂等；③脓肿形成，可确定其部位在瓣环、瓣周或室间隔；④判断心功能状况。

（四）心电图检查

一般无特异性。在并发栓塞性心肌梗死、心包炎时可显示特征性改变。在伴有室间隔脓肿或瓣环脓肿时可出现房室传导阻滞、束支传导阻滞或室性期前收缩。

【诊断和鉴别诊断】

（一）诊断

由于本病的"经典"临床表现已不常见，有些症状和体征在病程晚期才出现，患者多曾接受抗生素治疗和细菌学检查技术上的受限，给早期诊断带来困难，至疾病的中晚期才易诊断。临床遇到下列情况应怀疑 IE 的可能：①换瓣术后、先心病、静脉药瘾者、有 IE 病史者出现不明原因发热 1 周以上；②心脏杂音变化，尤其是短期内出现杂音变化，以及出现新的杂音；③心瓣膜病者出现长期发热、出汗、寒战、消瘦和贫血。

在对 IE 进行诊断时还应参考 Duke 诊断标准（表 2-11）。

（二）鉴别诊断

1．以发热为主要表现而心脏体征轻微者须与伤寒、结核、上呼吸道感染、肿瘤、结缔组织疾病等鉴别。急性者还应与金黄色葡萄球菌、肺炎球菌、革兰氏阴性杆菌所致的败血症相鉴别。

2．以神经或精神症状为主要表现者，在老年人中应注意与脑动脉粥样硬化所致脑血栓形成、脑出血及精神改变相鉴别。

【治疗】

（一）抗微生物药物治疗

为最重要的治疗措施。用药原则为：①早期用药，在连续送 3～5 次血培养后即可开始治疗；②充分用药，选用杀菌剂，大剂量、长疗程，旨在完全消灭藏于赘生物内的细菌；③静脉用药，保持高而稳定的血药浓度；④经验用药，病原体未明时，急性患者选用针对金黄色葡萄球菌、链球菌和革兰氏阴性杆菌均有效的广谱抗生素，亚急性患者选用针对大多数链球菌（包括肠球菌）的抗生素；⑤药敏用药，已明确病原时应根据药敏试验用药。

（二）外科手术

已成为 IE 重要的治疗手段。下列患者常需手术治疗：①瓣膜受损导致中度以上的心力衰竭；②合理应用抗生素后发热持续不退；③瓣周感染造成脓肿或窦道需要手术引流；④PVE，尤其是换瓣术后早期出现的 IE 经治疗后仍有瓣周漏、瓣膜移位、裂开、梗阻或脓肿；⑤高度耐药的病原感染，如金黄色葡萄球菌、布氏杆菌、真菌等；⑥赘生物大且栓塞风险大（＞10mm，或附着于二尖瓣）；⑦严重并发症，内科治疗不可能改善的，如主动脉窦破裂、室间隔脓肿形成或破裂、腱索或乳头肌断裂等。

表 2-11　IE Duke 诊断标准（2015 修订版）

◆主要标准

（一）血培养阳性（符合以下至少一项标准）

Ⅰ 2 次不同时间的血培养检出同一典型的 IE 致病微生物，如草绿色链球菌，链球菌，金黄色葡萄球菌，社区获得性肠球菌

Ⅱ 多次血培养检出同一 IE 致病微生物

1）2 次至少间隔 12 小时以上的血培养阳性

2）所有 3 次血培养均阳性，或≥4 次的多数血培养阳性（第一次与最后一次抽血时间间隔≥1 小时）

Ⅲ Q 热病原体 1 次血培养阳性，或其 IgG 抗体滴度＞1∶800

（二）影像学阳性证据（符合以下至少 1 项）

Ⅰ 超声心动图异常

1）赘生物

2）脓肿、假性动脉瘤、心脏内瘘

3）瓣膜穿孔或动脉瘤

4）新发生的人工瓣膜部分破裂

Ⅱ 通过 ^{18}F-FDG PET/CT（仅在假体植入＞3 个月时）或放射标记的白细胞 SPECT/CT 检测出人工瓣膜植入部位周围组织异常活性

Ⅲ 由心脏 CT 确定的瓣周病灶

◆次要标准

1. 易患因素：心脏本身存在易患因素，或注射药瘾者。

2. 发热：体温＞38℃。

3. 血管征象（包括仅通过影像学发现的）：主要动脉栓塞，感染性肺梗死，细菌性动脉瘤，颅内出血，结膜出血，以及 Janeway 损害。

4. 免疫性征象：肾小球肾炎，Osler 结节，Roth 斑，以及类风湿因子阳性。

5. 致病微生物感染证据：不符合主要标准的血培养阳性，或与 IE 一致的活动性致病微生物感染的血清学证据。

确诊：满足 2 项主要标准，或 1 项主要标准 +3 项次要标准，或 5 项次要标准。

疑诊：满足 1 项主要标准 +1 项次要标准，或 3 项次要标准。

（三）并发症的处理

1. 心力衰竭　按心衰的常规治疗，如由瓣膜机械损伤所致应及早手术。

2. 肾衰竭　应透析。

3. 血管栓塞　主要为对症处理。若反复栓塞，宜手术治疗。

4. 细菌性动脉瘤　微小的细菌性动脉瘤在抗菌治疗后可消失，直径 1～2cm 的动脉瘤即使 IE 治愈也可破裂出血，应及早手术。

【预后和预防】

（一）预后

未治疗的急性患者几乎均在 4 周内死亡；亚急性患者的自然史一般≥6 个月。治愈后的 5 年存活率仅 60%～70%，10% 的病例在治疗后数月或数年内再次发病。

（二）预防

有易患因素（人工瓣膜置换术后、感染性心内膜炎史、心脏瓣膜病和先天性心脏病等）的患者，接受可因出血或明显创伤而致短暂性菌血症的手术和器械操作时，应使用抗生素预防本病。

口腔、上呼吸道手术或操作预防应针对草绿色链球菌；泌尿系统、生殖系统和消化道手术或操作预防应针对肠球菌。

第八节 心 包 炎

心包炎是由多种致病因素引起的心包脏层和壁层炎性病变。大致可分为急性和慢性两种，前者常伴有心包积液，后者可伴心包缩窄。

一、急性心包炎

急性心包炎是心包膜的脏层和壁层的急性炎症，常是某种全身疾病累及心包的表现，但也可单独存在。

【病因】

最常见病因为病毒感染。其他包括细菌感染、自身免疫病、肿瘤、尿毒症、急性心肌梗死后心包炎、夹层、胸壁外伤及心脏手术后。无法查明病因者为急性非特异性心包炎。1/4 患者可复发，少数可反复发作。

【病理】

病理变化有纤维蛋白性（干性）和渗出性（湿性）两种。渗液可为浆液纤维蛋白性、浆液血性、血性或化脓性。炎症反应常累及心包下表层心肌，少数严重者可累及深部心肌。心包炎愈合后可残存局部细小斑块，也可出现普遍心包增厚，遗留不同程度的粘连。

【病理生理】

少量心包积液不影响血流动力学。但如果液体迅速增多，心包无法伸展以适应其容量变化，心包内压力急剧上升，即可引起心脏受压，导致心室舒张期充盈受阻、周围静脉压升高、心排血量降低、血压下降，造成急性心脏压塞。而缓慢的大量积液，则临床症状相对较轻。

【临床表现】

（一）纤维蛋白性心包炎

1. 症状 心前区疼痛为主要症状，疼痛性质尖锐，常放射到颈部、左肩、左臂，也可达上腹部。疼痛常因变换体位、深呼吸、咳嗽、吞咽而加剧。

2. 体征 心包摩擦音是心包炎的特征性体征。心前区均可听到，以胸骨左缘第 3、4 肋间最为明显；深吸气、坐位时身体前倾、让患者取俯卧位或将听诊器胸件加压更易听到。与呼吸无关，屏气时仍然存在，摩擦音可持续数小时、数天、数周不等。可触及心包摩擦感。

（二）渗出性心包炎

1. 症状 ①呼吸困难是心包积液时最突出的症状。可能与心脏、支气管、肺受压及肺淤血有关。严重时患者呈端坐呼吸、身体前倾，呼吸浅快，面色苍白、发绀等。②邻近器官压迫症状：气管、食管受压可产生干咳、声音嘶哑、吞咽困难。③其他症状：畏寒、发热、心悸、乏力、上腹部闷胀、烦躁等。

2. 体征 ①触诊：心尖搏动减弱、消失，或位于心浊音界左缘内侧。②叩诊：坐位时心浊音界向两侧扩大，呈三角烧瓶型；卧位时第 2、3 肋间的心浊音界增宽。③听诊：心音遥远，心率快。④心包积液征（Ewart 征）：大量心包积液时，因左肺受压出现左肩胛骨下叩浊音及听到支气管呼吸音。⑤可有血压下降、脉压小、奇脉、心包叩击音、水肿、肝大、腹水、肝颈静脉反流征阳性等。

【辅助检查】

（一）血液检查

在化脓性心包炎时白细胞计数及中性粒细胞增多。血沉和 C 反应蛋白可升高。血清 CK-MB、cTnT、cTnI 正常或稍增高。

（二）心电图检查

早期除 aVR 和 V_1 导联 ST 段压低以外，其他导联的 ST 段呈弓背向下抬高，T 波高尖，至数日后 ST 段回到基线水平，并出现 T 波低平和逐渐倒置加深至最大深度，持续数周至数月后 T 波逐渐恢复正常。心包积液时有 QRS 低电压。

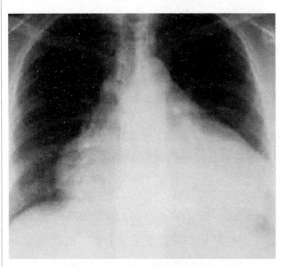

图 2-21　心包大量积液胸片表现
胸部正位片示呈烧瓶心影

（三）X 线检查

当积液量大于 250ml 时，可出现心影增大，心缘正常轮廓消失，呈水滴状或烧瓶状（图2-21），心影随体位改变而移动。积液量较少时常无异常发现。

（四）超声心动图

可见液性暗区，即为心包积液。除确诊有无心包积液、判断积液量外，还可引导心包穿刺术。

（五）心包穿刺检查

主要指征是有心脏压塞症状，或可疑化脓性及恶性心包炎。心包穿刺抽液减压可缓解症状，或针对病因向心包内注射药物进行治疗。并可对心包积液作涂片、培养、生化、细胞学检查等，有助于病因诊断。

【诊断和鉴别诊断】

（一）诊断

诊断根据典型胸痛、心包摩擦音等临床表现，心电图的典型变化，超声心动图有心包积液，血液检查有血沉、C 反应蛋白等炎症标志物增高，心脏压塞表现等可做出诊断。心包穿刺和活检可明确病因。

（二）鉴别诊断

主要须与一些常见的心包炎相鉴别（表2-12）。

【治疗】

（一）一般治疗

患者宜卧床休息，直至胸痛消失与体温恢复。胸痛时给予非甾体抗炎药如阿司匹林、布洛芬等镇痛剂，必要时使用吗啡类药物。

（二）病因治疗

结核性心包炎时应尽早开始抗结核治疗，直至结核活动停止后 1 年左右再停药。风湿性心包炎时应加强抗风湿治疗，同时加用糖皮质激素。化脓性心包炎时应选用足量对致病菌有效的抗生素，并反复心包穿刺抽脓和心包腔内注入抗生素，如疗效不显著，即应及早考虑心包切开引流，如引流发现心包增厚，则可行广泛心包切除。急性非特异性心包炎可给予非甾体抗炎药治疗，若症状难以控制可给予糖皮质激素。尿毒症性心包炎应透析治疗。放射损伤性心包炎应使用糖皮质激素治疗。

（三）解除心脏压塞

如出现明显心脏压塞症状，应行心包穿刺放液；如脓液稠厚，穿刺排脓困难，可行心包

表2-12　五种常见心包炎的鉴别

	急性非特异性	结核性	化脓性	肿瘤性	心脏损伤后综合征
病史	发病数日前常有上感,起病多急骤,常反复发作	常伴体内其他结核病	常有原发感染灶,伴明显败血症表现	转移性肿瘤多见,并可有淋巴瘤及白血病	有手术、心肌梗死、心脏创伤等心脏损伤史,可反复发作
发热	持续	常无	高热	常无	常有
心包摩擦音	明显,出现早	有	常有	少有	少有
胸痛	常剧烈	常无	常有	常无	常有
白细胞计数	正常或增高	正常或稍高	明显增高	正常或稍高	正常或稍高
血培养	阴性	阴性	常阳性	阴性	阴性
心包积液量	较少	常大量	较多	大量	一般中量
积液性质	草黄色或血性	多为血性	脓性	多为血性	常为浆液性
细胞分类	淋巴细胞为主	淋巴细胞较多	中性粒细胞为主	淋巴细胞较多	淋巴细胞较多
积液细菌	无	结核分枝杆菌	化脓性细菌	无	无

腔引流术;如渗液继续产生或有心包缩窄表现,应及时行心包切除,以防止发展为缩窄性心包炎。

【预后和预防】

（一）预后

预后取决于病因。如发生急性心肌梗死、恶性肿瘤或系统性红斑狼疮,则预后不良。如结核性或化脓性心包炎,及时有效的治疗有望痊愈,部分患者可遗留心肌损害和发展成缩窄性心包炎。非特异性或病毒性心包炎有自限性,自然病程1～3周,部分可复发。

（二）预防

主要是病因预防,如积极防治结核病、风湿热、败血症及病毒感染等。

二、缩窄性心包炎

缩窄性心包炎是指心脏被致密厚实的纤维化或钙化的心包所包围,使心室舒张期充盈明显受限而产生的一系列循环障碍的疾病。

【病因】

结核性心包炎占多数,其次为急性非特异性心包炎、化脓性或创伤性。目前肿瘤、放射治疗和心脏手术引起者也在逐年增多。风湿性心包炎很少引起心包缩窄。部分病因不明。

【病理】

心包脏层和壁层广泛粘连增厚和钙化,心包腔闭塞成为一个纤维瘢痕组织外壳,紧紧包住和压迫整个心脏和大血管根部,也可以仅局限在心脏表面的某些部位。瘢痕组织主要由致密的胶原纤维构成,呈斑点状或片状玻璃样变性,有些患者心包内尚可找到结核性或化脓性的肉芽组织。心脏外形正常或较小。

【病理生理】

心室舒张期充盈受阻,充盈量和心排血量降低,此时只能通过代偿性心率增加,才能维持偏低的心排血量。当体力活动时,超过机体代偿能力,心排血量不能满足机体需要,出现呼吸困难和血压下降,同时水钠潴留,静脉压明显增加。

【临床表现】

（一）症状

常见为劳力性呼吸困难、乏力、食欲减退、上腹胀满或疼痛，与静脉淤血和心排血量减少有关。

（二）体征

心尖搏动减弱或消失，多数表现为心尖负性搏动，心界大致正常，心音轻而遥远，心率常较快，通常无杂音，可闻及心包叩击音。可有 Kussmaul 征。奇脉也可出现，但较心脏压塞时少见。慢性肝淤血者还可出现黄疸、蜘蛛痣和肝掌等表现。晚期肌肉萎缩、严重水肿、恶病质。

【辅助检查】

（一）常规检查

1. 血液检查　可有轻度贫血；因肝淤血常有肝功能损害。

2. 尿液检查　因肾淤血可有持续性蛋白尿。

3. 腹水和胸腔积液检查　通常为漏出液。

（二）心电图检查

可有 QRS 低电压、T 波平坦或倒置。

（三）X 线检查

心影正常、轻度扩大或缩小，心缘变直，主动脉弓小，上腔静脉扩张；多数患者可见到心包钙化。

（四）超声心动图检查

可见心包增厚、粘连、钙化，室壁活动减弱、室间隔矛盾运动等。

（五）CT 和 CMR

两者均可用于评价心包受累的范围和程度，且诊断价值高于超声。CT 对钙化的病灶敏感，CMR 对少量心包渗出、粘连及心包炎症敏感。

（六）右心导管检查

特征性表现是肺毛细血管压力、肺动脉舒张压力、右心室舒张末期压力、右心房压力均升高，且都在同一高水平；右心房压力曲线呈 M 或 W 波形。呼、吸时左右心室压力曲线变化呈矛盾性。

【诊断和鉴别诊断】

典型病例多可根据典型临床表现及辅助检查诊断。应与限制性心肌病、其他原因的心力衰竭、肝硬化和结核性腹膜炎所致的腹水相鉴别。

【治疗】

当发展为缩窄性心包炎时，心包切除术是唯一有效的方法。由于该手术死亡率较高，部分患者心包缩窄可逆，故对于新诊断的患者常予以 2～3 个月的非手术治疗观察，除非出现恶病质、心源性肝硬化、心包明显钙化、心肌萎缩等。感染性病例通常在感染控制后即可手术。结核患者术后继续抗结核治疗 1 年。

【预后和预防】

（一）预后

如果不及早施行心包切除术可发展到心源性恶病质、严重肝功能不全、心肌萎缩而危及生命。

（二）预防

积极防治急性心包炎是预防缩窄性心包炎形成的根本措施。

（方　宇）

? **复习思考题**

1. 试述慢性心力衰竭的分类及诊断要点,简述心功能分级。
2. 简述高血压的分级标准,高血压危险分层有何意义?
3. 简述高血压药物治疗有哪几类?
4. 试述心绞痛的分类。
5. 简述急性心肌梗死的治疗原则。
6. 试述风湿性心脏瓣膜病二尖瓣狭窄的临床特征。

ER-2-7

扫一扫,测一测

第三章　消化系统疾病

学习目标

　　1. 掌握胃食管反流病、急慢性胃炎、消化性溃疡的病因、临床表现、病理特征、诊断与鉴别诊断、治疗措施。

　　2. 熟悉慢性胃炎、消化性溃疡胃镜检查表现特点。熟悉肝硬化、原发性肝癌、急性胰腺炎、炎症性肠病的病因、临床表现、诊断与鉴别诊断要点、治疗措施。

　　3. 了解如何正确识别消化系统急症（如溃疡病穿孔、急性上消化道大出血、肝性脑病、重症胰腺炎等），并能进行鉴别诊断和做出相应的抢救处理。

　　消化系统由消化道、消化器官及腹膜、肠系膜、网膜组成。消化道以十二指肠悬韧带为界分为上、下消化道，上消化道包括食管、胃和十二指肠，下消化道含空肠、回肠、结肠、直肠和肛门。消化器官包括肝、胆、胰腺，通过胆总管开口于十二指肠，与上消化道相通。消化系统疾病包括消化器官、消化道及腹膜、肠系膜、网膜的器质性和功能性疾病。

【常见症状和体征】

　　消化系统疾病常见症状和体征有恶心与呕吐、呕血与血便、腹泻与便秘、黄疸等，参阅《诊断学基础》相关内容。

第一节　胃食管反流病

　　胃食管反流病（gastroesophageal reflux disease，GERD）是指胃、十二指肠内容物反流入食管引起烧心、胸痛等症状，并可导致食管炎和咽、喉、气道等食管外组织的损害。根据是否导致食管黏膜糜烂、溃疡，分为反流性食管炎和非糜烂性反流病。

　　胃食管反流病是一种常见病，发病率随年龄增加而增加，40～60岁为发病高峰年龄，男女患病率无明显差异，但反流性食管炎中，男性多于女性（2～3∶1）。GERD在我国发病率相对较低，约为5%，有相当部分GERD患者内镜下可无食管炎表现，这类GERD又称为内镜阴性的胃食管反流病或称非糜烂性反流病。

【病因和发病机制】

　　GERD是由多种因素造成的消化道动力障碍性疾病。其发病是抗反流防御机制减弱和反流物对食管黏膜攻击作用的结果。

（一）食管抗反流防御机制减弱

　　1. 抗反流屏障　食管和胃交接的解剖结构，包括食管下括约肌（lower esophageal sphincter，LES）、膈肌脚、膈食管韧带、食管与胃底间的锐角（His角）等。上述各部分的结构和功能上的缺陷均可造成胃食管反流，其中最主要的是LES的功能状态。LES是指食管末端约3～4cm长的环形肌束，正常人静息时LES压为10～30mmHg，为高压带，可防止胃内容物反流入食管。LES

部位的结构受到破坏时,可使 LES 压下降,如贲门失弛缓症手术后易并发反流性食管炎;某些激素、食物、药物等也可导致 LES 压降低;腹内压增高(如妊娠、腹水等)及胃内压增高(如胃扩张、胃排空延迟等)均可引起 LES 压相对降低而导致胃食管反流。一过性 LES 松弛是近年研究发现引起胃食管反流的一个重要因素,是引起胃食管反流的主要原因。

2. 食管清除作用 正常情况下,一旦发生胃食管反流,大部分反流物通过 1~2 次食管自发和继发性蠕动性收缩将食管内容物排入胃内,即容量清除,是食管廓清的主要方式。剩余的则由唾液缓慢地中和。故食管蠕动和唾液产生的异常也参与胃食管反流病的致病作用。

3. 食管黏膜屏障 反流物进入食管后,食管还可以凭借食管上皮表面黏液、不移动水层、复层鳞状上皮、黏膜下丰富的血液等构成的屏障,发挥其抗反流物对食管黏膜损伤的作用。因此,任何导致食管黏膜屏障作用下降的因素(长期抽烟、饮酒、药物等),将使食管黏膜抵御反流物损害的屏障功能下降。

(二)反流物对食管黏膜的攻击作用

反流物对食管黏膜的攻击作用与反流物的质和量有关,也与反流物与黏膜的接触时间、部位有关。胃酸与胃蛋白酶是反流物中损害食管黏膜的主要成分。胃食管反流病存在胆汁反流,其中的非结合胆盐和胰酶是主要的攻击因子,参与损害食管黏膜。

【病理】

有反流性食管炎的 GERD 患者,其病理组织学基本改变可有:①复层鳞状上皮细胞层增生;②黏膜固有层乳头向上皮腔面延长;③固有层内炎症细胞主要是中性粒细胞浸润;④糜烂及溃疡;⑤食管下段鳞状上皮被化生的柱状上皮所替代,称之为 Barrett 食管。

【临床表现】

(一)食管症状

1. 烧心和反流 是本病最常见的典型症状。烧心是指胸骨后或剑突下烧灼感,常由胸骨下段向上延伸。反流是指胃内容物在无恶心和不用力的情况下涌入咽部或口腔的感觉,含酸味或仅为酸水时称反酸。烧心和反流常在餐后 1 小时出现,卧位、弯腰或腹压增高时可加重,部分患者在夜间入睡时发生。

2. 胸痛和吞咽困难 胸痛系由反流物刺激食管引起,是非心源性胸痛的常见病因。疼痛主要位于胸骨后,严重时为剧烈刺痛,可放射到后背、胸部、肩部、颈部、耳后等,有时酷似心绞痛,可伴或不伴有烧心和反流。吞咽困难见于部分患者,多由食管痉挛或功能紊乱所致,症状呈间歇性,进食固体或液体食物均可发生。少部分患者吞咽困难由食管狭窄引起,可呈持续性或进行性加重。

(二)食管外症状

由反流物刺激或损伤食管以外的组织或器官引起,如咽喉炎、慢性咳嗽和哮喘。严重者可发生吸入性肺炎,甚至出现肺间质纤维化。一些患者诉咽部不适,有异物感、棉团感或堵塞感,但无真正吞咽困难,称为癔球症。对一些病因不明、久治不愈的上述疾病患者,要注意是否存在GERD,如果伴有烧心和反流症状更有提示作用。

(三)并发症

1. 上消化道出血 反流性食管炎患者,因食管黏膜糜烂和溃疡可有呕血和(或)黑便。

2. 食管狭窄 反复发作致使纤维组织增生,最终导致瘢痕性狭窄。

3. Barrett 食管 是食管腺癌的癌前病变,其腺癌的发生率较正常人高 30~50 倍。

【辅助检查】

(一)内镜检查

内镜检查是诊断反流性食管炎最准确的方法,并能判断反流性食管炎的严重程度和有无并发症,结合活检还可与其他原因引起的食管炎和其他食管病变(如食管癌等)进行鉴别。根据内镜下所见食管黏膜的损害程度进行反流性食管炎分级,有利于病情判断及指导治疗。

（二）24 小时食管 pH 监测

是诊断 GERD 的重要检查方法,尤其是在患者症状不典型、无反流性食管炎及虽症状典型但治疗无效时更具重要诊断价值。可提供食管是否存在过度酸反流的客观证据,并了解酸反流的程度及其与症状发生的关系。常用的观察指标:24 小时内 pH<4 的总百分时间、pH<4 的次数、持续 5 分钟以上的反流次数,以及最长反流时间等指标。但要注意在行该项检查前 3 日应停用抑酸药与促胃肠动力的药物。

（三）食管吞钡 X 线检查

该检查对诊断反流性食管炎敏感性不高,对不愿接受或不能耐受内镜检查者可行该检查,其目的主要是排除食管癌等其他食管疾病。

（四）食管测压

LES 静息压为 10～30mmHg,如 LES 压<6mmHg 易导致反流。当胃食管反流病内科治疗效果不好时可作为辅助性诊断方法,用于抗反流手术的术前评估。

【诊断和鉴别诊断】

（一）诊断

有相关病因及有典型反流和烧心症状者应疑诊,内镜检查如发现有反流性食管炎表现并能排除其他原因引起的食管病变,反流性食管炎的诊断可成立。对有典型症状而内镜检查阴性者,行 24 小时食管 pH 监测,如证实有食管过度酸反流,诊断成立。

由于 24 小时食管 pH 监测需要一定仪器设备且为侵入性检查,常难以在临床常规应用。因此,临床上对疑诊为本病而内镜检查阴性患者常用质子泵抑制剂（PPI）作试验性治疗（如奥美拉唑每次 20mg,每天 2 次,连用 7～14 天）,如有明显效果,可初步诊断为 GERD。对症状不典型患者,常需结合内镜检查、24 小时食管 pH 监测和试验性治疗进行综合分析来进行诊断。

（二）鉴别诊断

应注意与其他病因的食管病变（如药物性食管炎、食管癌和贲门失弛缓症等）、消化性溃疡、胆道疾病相鉴别。胸痛为主要表现者,应与心源性胸痛及其他原因引起的非心源性胸痛进行鉴别。还应注意与功能性疾病如功能性烧心、功能性胸痛、功能性消化不良作鉴别。

【治疗】

治疗目的是控制症状、治愈食管炎、减少复发和防治并发症。

（一）一般治疗

1. 改变生活方式与饮食习惯,戒烟及禁酒,避免睡前 2 小时内进食,白天进餐后亦不宜立即卧床,为了减少卧位时反流可将床头抬高 15～20cm。

2. 注意减少一切引起腹压增高的因素,如肥胖、便秘、紧束腰带等。

3. 应避免进食使 LES 压降低的食物,如高脂肪、巧克力、浓茶和咖啡等。避免应用降低 LES 压及引起胃排空延迟的药物。

（二）药物治疗

1. 促胃肠动力药 如多潘立酮、莫沙必利、依托必利等。这类药物可通过增加 LES 压力、改善食管蠕动功能、促进胃排空,从而达到减少胃内容物食管反流及减少其在食管的暴露时间。由于这类药物疗效有限且不确定,因此只适用于轻症患者,或作为与抑酸药合用的辅助治疗。

2. 抑酸药

（1）组胺 H_2 受体拮抗剂（H_2RA）:如西咪替丁、雷尼替丁、法莫替丁等。H_2RA 能减少 24 小时胃酸分泌 50%～70%,但不能有效抑制进食刺激引起的胃酸分泌,因此适用于轻、中症患者。可按治疗消化性溃疡常规用量,但宜分次服用,增加剂量可提高疗效,同时亦增加不良反应。疗程 8～12 周。

（2）质子泵抑制剂（PPI）：包括奥美拉唑、兰索拉唑、雷贝拉唑和埃索美拉唑等。这类药物抑酸作用强，因此对本病的疗效优于 H₂RA，特别适用于症状重、有严重食管炎的患者。一般按治疗消化性溃疡常规用量，疗程4~8周。对个别疗效不佳者可加倍剂量或与促胃肠动力药联合使用，并适当延长疗程。

（3）抗酸药：仅用于症状轻、间歇发作的患者作为临时缓解症状用。

抑酸治疗是目前治疗本病的主要措施，对初次接受治疗的患者或有食管炎的患者宜以 PPI 治疗，以求迅速控制症状、治愈食管炎。

（三）维持治疗

胃食管反流病具有慢性复发倾向，为减少症状复发，防止并发症，需考虑给予维持治疗。停药后很快复发且症状持续者，有食管炎并发症如食管溃疡、食管狭窄、Barrett 食管者，需要长程维持治疗。H₂RA 和 PPI 均可用于维持治疗，其中以 PPI 效果最好。维持治疗的剂量因患者而异，以调整至患者无症状之最低剂量为最适剂量；非糜烂性反流病患者可考虑采用按需维持治疗，即有症状时用药，症状消失时停药。

（四）抗反流手术治疗

胃底折叠术是阻止胃内容反流入食管的最常用的抗反流手术。其手术的疗效与 PPI 相当，但术后有一定并发症。因此，对于那些需要长期使用大剂量 PPI 维持治疗的患者，可以根据患者的意愿来决定抗反流手术。对确证由反流引起的严重呼吸道疾病的患者，PPI 疗效欠佳者，宜考虑抗反流手术。

（五）并发症的治疗

1. 食管狭窄　除极少数严重瘢痕性狭窄需行手术外，绝大多数狭窄可行内镜下食管扩张术治疗。扩张术后予以长程 PPI 维持治疗可防止狭窄复发，对年轻患者亦可考虑抗反流手术。

2. Barrett 食管　必须使用 PPI 治疗及长程维持治疗。加强随访是目前预防 Barrett 食管癌变的唯一方法。重点是早期识别异型增生，发现重度异型增生或早期食管癌及时内镜或手术切除。

3. 上消化道出血　见第本章第八节。

【预后和预防】

（一）预后

影响预后的因素有 GERD 反流的程度和病程长短两个方面，如果持续时间超过十年，或者通过内镜检查发现食管损害很严重，则更容易发展成严重的并发症。

（二）预防

少吃多餐，睡前4小时内不宜进食，戒烟、戒酒，少食巧克力和咖啡等。避免在生活中长久增加腹压的各种动作和姿势，包括穿紧身衣及束紧腰带，有助于防止反流。

第二节　胃　炎

胃炎是指多种病因引起的胃黏膜炎症，常伴有上皮损伤和细胞再生。当炎症使胃黏膜屏障及胃腺结构受损，则可出现中上腹疼痛、消化不良、上消化道出血，甚至癌变。根据其常见的病理生理和临床表现，胃炎可大致分为急性、慢性和特殊类型胃炎。本节重点介绍急性、慢性胃炎。

一、急性胃炎

急性胃炎是由多种病因引起的急性胃黏膜炎症。临床上急性发病，常表现为上腹部症状。

内镜检查可见胃黏膜充血、水肿、出血、糜烂（可伴有浅表溃疡）等一过性病变。

【病因和发病机制】

（一）理化因素

物理因素如进食过冷、过热、粗糙坚硬的食物，放置胃管，剧烈恶心或呕吐，食管裂孔疝，胃镜下各种止血技术（如激光、电凝），息肉摘除等微创手术，以及大剂量放射线照射，均可致胃黏膜糜烂甚至溃疡。

化学因素如刺激性调味品、浓茶、咖啡等均可直接损伤胃黏膜，引起急性胃炎。某些药物，如铁剂、抗肿瘤药及某些抗生素可直接造成黏膜损伤；非甾体抗炎药（NSAIDs），如阿司匹林、吲哚美辛等，可通过损伤胃黏膜及抑制前列腺素合成、削弱对胃黏膜的保护，导致黏膜炎症或糜烂；糖皮质激素能刺激胃酸分泌及抑制黏膜修复而导致黏膜炎症；乙醇具有亲脂性和溶脂能力，高浓度乙醇可直接破坏胃黏膜。

（二）应激因素

临床上多由严重创伤、颅内病变、大面积烧伤、大手术后、严重的脏器功能衰竭、败血症和休克等引起。在应激状态下，体内儿茶酚胺类物质分泌增多，造成胃黏膜循环障碍继而缺血缺氧，胃酸分泌增加，而黏液分泌及前列腺素合成均减少，导致胃黏膜上皮细胞损害而糜烂出血甚至溃疡。

（三）生物因素

多为细菌或病毒感染所致。以幽门螺杆菌、沙门氏菌属、副溶血弧菌、甲型溶血性链球菌、大肠杆菌、葡萄球菌和肠道病毒多见。主要是细菌和（或）其毒素损伤胃黏膜所致，多由进食污染食物而发病。

【临床表现】

（一）症状

病因不同临床表现也不尽相同。多为急性起病，常有上腹痛、胀满、恶心、呕吐和食欲缺乏等；重症可有呕血、黑便、脱水、酸中毒或休克；轻症患者可无症状，仅在胃镜检查时发现。若同时伴有发热、腹痛、腹泻等，多与细菌或病毒感染，尤其是肠道细菌感染有关，称为急性胃肠炎。

（二）体征

体征大多不明显，可有上腹轻压痛或脐周压痛，或有肠鸣音活跃等。

【辅助检查】

（一）血常规

一般无明显变化。细菌感染者可有白细胞计数增加。

（二）胃镜检查

胃镜是诊断胃黏膜病变的重要手段，但对急性胃炎一般不必进行。当病因不明或有上消化道出血，临床提示本病时，应尽早行胃镜检查，在出血发生后的24～48小时内进行。胃镜可见胃黏膜充血、水肿、渗出，或见胃黏膜糜烂、出血或一过性的浅表溃疡形成。

【诊断和鉴别诊断】

（一）诊断

有相关病因及上述临床表现者应疑诊，确诊依靠胃镜检查。

（二）鉴别诊断

应注意与消化性溃疡、急性阑尾炎、急性胰腺炎、不典型急性心肌梗死等相鉴别。

【治疗】

（一）一般治疗

适当休息，避免紧张和劳累；以清淡、少渣、易消化食物为主，戒除烟酒，停止一切对胃有刺激的饮食和药物。急性大出血或呕吐频繁者应暂时禁食。

（二）病因治疗

1. 理化因素致病者应立即终止诱发因素，并给予抑制胃酸分泌的药物如 H_2 受体拮抗剂（H_2RA）或质子泵抑制剂（PPI），及胃黏膜保护剂。

2. 因细菌感染致病者应给予抗生素。

3. 因应激致病者，在积极治疗原发病的基础上，常规给予抑制胃酸分泌的药物。

（三）对症支持治疗

1. 呕吐频繁者给予止吐治疗，如多潘立酮。

2. 腹痛、腹泻严重者可给予止痉治疗，如阿托品 0.5mg 或山莨菪碱 10mg，肌内注射。注意维持水、电解质和酸碱平衡。

3. 上消化道出血者应止血治疗，必要时补充血容量（参阅本章第八节）。

【预后和预防】

（一）预后

本病是一种自限性、可逆性的病理过程，去除致病因素后可自愈或治愈。

（二）预防

若病因长期存在，可转为慢性，故日常应注意饮食卫生，忌烟酒，避免损害胃黏膜的理化因素，慎用对胃黏膜有损害的药物。

二、慢性胃炎

慢性胃炎是指各种原因引起的胃黏膜慢性炎症。根据病理组织学改变和病变在胃的分布部位，结合可能病因，将慢性胃炎分成非萎缩性胃炎（以往称浅表性胃炎）、萎缩性胃炎和特殊类型胃炎三大类。慢性萎缩性胃炎又可再分为多灶萎缩性胃炎和自身免疫性胃炎两大类。根据炎症分布的部位，可分为胃窦炎、胃体炎和全胃炎。

【病因和发病机制】

（一）生物因素

幽门螺杆菌（Hp）感染作为慢性胃炎最主要病因，基于的证据是绝大多数慢性活动性胃炎患者胃黏膜层可检出 Hp，Hp 在胃内的分布与胃内炎症的分布一致，根除 Hp 可以使胃黏膜炎症消退，从健康志愿者和动物模型中可以复制感染引起的慢性胃炎。致病的机理为：①Hp 有鞭毛，大多定植在胃上皮细胞表面，具有良好的穿透性和黏附功能，不易去除，可直接损害黏膜；②Hp 的代谢产物（如尿素酶、氨）及分泌的毒素（如空泡毒素 A）可诱发炎症、释放炎症介质，导致胃黏膜屏障破坏，并引起胃酸分泌变化；③Hp 菌体胞壁 Lewis X、Lewis Y 抗原引起自身免疫反应。

（二）自身免疫因素

胃体壁细胞除分泌盐酸外，还分泌一种黏蛋白，称为内因子。自身免疫性胃炎患者体内出现针对壁细胞或内因子的自身抗体时，作为靶细胞的壁细胞总数减少，除了胃酸分泌降低外，内因子也分泌减少，导致维生素 B_{12} 吸收不良，出现巨幼红细胞性贫血，称之为恶性贫血。

（三）饮食和环境因素

流行病学研究显示，饮食中高盐和缺乏新鲜蔬菜水果，与胃黏膜萎缩、肠化生，以及胃癌的发生密切相关。

（四）其他因素

幽门括约肌功能不全时，含胆汁和胰液的十二指肠液反流入胃，可削弱胃黏膜屏障功能。其他外源因素，如酗酒、服用 NSAIDs 等药物、某些刺激性食物等均可反复损伤胃黏膜。

【病理】

（一）炎症

以淋巴细胞、浆细胞为主的慢性炎症细胞浸润为特征。根据浸润的黏膜层深度不同，分为轻、中、重三度。由于 Hp 感染常呈簇状分布，胃窦黏膜炎症也有多病灶分布的特点，也常有淋巴滤泡出现。炎症的活动性是指中性粒细胞出现，它存在于固有膜、小凹上皮和腺管上皮之间，严重者可形成小凹脓肿。

（二）化生

长期慢性炎症使胃黏膜表层上皮和腺上皮被杯状细胞和幽门腺细胞所取代。其分布范围越广，发生胃癌的危险性越高。胃腺化生分为 2 种：①肠上皮化生，以杯状细胞为特征的肠腺替代了胃固有腺体；②假幽门腺化生，泌酸腺的颈黏液细胞增生，形成幽门腺样腺体，它与幽门腺在组织学上一般难以区别，需根据活检部位做出判断。

（三）萎缩

病变扩展至腺体深部，腺体破坏、数量减少，固有层纤维化，黏膜变薄。根据是否伴有化生而分为非化生性萎缩及化生性萎缩等。

（四）异型增生

又称不典型增生，是细胞在再生过程中过度增生和分化缺失，增生的上皮细胞拥挤，有分层现象，核增大失去极性，有丝分裂象增多，腺体结构紊乱。世界卫生组织（WHO）国际癌症研究协会推荐使用的术语是"上皮内瘤变"。异型增生是胃癌的癌前病变，根据异型程度分为轻、中、重三度，轻度者常可逆转为正常，重度者有时与高分化腺癌不易区别，应密切观察。

不同类型胃炎上述病理改变在胃内的分布不同。幽门螺杆菌引起的慢性胃炎，炎症弥漫性分布，但以胃窦为重。在多灶萎缩性胃炎，萎缩和肠化生呈多灶性分布，多起始于胃角小弯侧，逐渐波及胃窦，继而胃体，灶性病变亦逐渐融合。在自身免疫性胃炎，萎缩和肠化生主要局限在胃体。

【临床表现】

本病起病隐匿、病程迁延、进展缓慢，发作期与缓解期常交替出现。

（一）症状

由 Hp 感染引起者大多数无明显的临床表现。有症状者常表现为上腹饱胀不适、隐痛，以餐后为甚；可伴有嗳气、反酸、恶心、呕吐、食欲减退等。部分患者可有上消化道少量出血表现，常可自行停止；少数患者出现较重的症状，如疼痛、厌食、消瘦，酷似胃癌的表现。自身免疫性胃炎患者可伴有贫血，还可伴有维生素 B_{12} 缺乏的其他临床表现。

（二）体征

多数患者体征较轻，主要表现为上腹部轻压痛。

【辅助检查】

（一）胃镜及活组织检查

是慢性胃炎最可靠的诊断方法。胃镜下，慢性非萎缩性胃炎的黏膜充血水肿，或黏膜皱襞肿胀增粗；萎缩性胃炎的黏膜色泽变淡，皱襞变细而平坦，黏液减少，黏膜变薄，有时可透见黏膜血管纹。

近年慢性胃炎 OLGA 分级诊断要求胃镜检查至少应取 5 块活检，即胃窦小弯及大弯处黏液分泌腺，胃体前、后壁泌酸腺处，胃角小弯处。其中胃角小弯处是早期萎缩及肠化生好发部位。胃镜所见与活组织检查的病理表现有时不完全一致，在临床诊断时应以病理学诊断为准。

（二）幽门螺杆菌检测

1. 非侵入性方法　常用 ^{13}C 或 ^{14}C 尿素呼气试验，该检查不依赖内镜，患者依从性好，准确性较高，为 Hp 的"金标准"方法之一，目前被应用于各级医院。

2．侵入性方法 需通过胃镜取黏膜活组织进行检测，包括快速尿素酶试验、组织学检查和Hp培养。其中胃黏膜切片染色镜检，也是Hp的"金标准"方法之一。

（三）免疫学检查

血清抗壁细胞抗体、内因子抗体及维生素 B_{12} 水平测定，有助于诊断自身免疫性胃炎。

（四）血清学检查

属于无创伤检查，有助于判断萎缩是否存在及其分布部位和程度：①血清胃泌素 G17 水平，胃体萎缩者升高，胃窦萎缩者降低；②血清胃蛋白酶原 I/II 比值，胃体萎缩者下降，胃窦萎缩者比值正常；③全胃萎缩者二者均降低。

（五）X线钡餐检查

胃 X 线气钡双重造影显示萎缩性胃炎黏膜皱襞相对平坦和减少，胃窦炎症时可见局部痉挛性收缩，皱襞增粗、迂曲等。

【诊断和鉴别诊断】

（一）诊断

确诊必须依靠胃镜检查及胃黏膜活组织病理学检查。幽门螺杆菌检测有助于病因诊断。怀疑自身免疫性胃炎应检测相关自身抗体及血清胃泌素。

（二）鉴别诊断

1．消化性溃疡 消化性溃疡患者有慢性、反复、周期性节律性上腹疼痛的特点，胃镜及活组织检查可发现溃疡病灶。

2．其他 还应与胃癌、功能性消化不良等疾病鉴别。

【治疗】

慢性胃炎尚无特效疗法，主要为消除病因和对症治疗。病变轻者不需治疗，当有上皮增殖异常、胃腺萎缩时应积极治疗。

（一）一般治疗

以易消化无刺激性食物为主，多吃新鲜蔬菜、水果，少吃过酸、过甜的食物及饮料，避免辛辣刺激食物，进食要细嚼慢咽，戒除烟酒。

（二）病因治疗

凡能找到病因者应进行病因治疗。对 Hp 感染引起的慢性胃炎，应予 Hp 根除治疗（参阅本章第三节）；由 NSAIDs 引起者应停药并给予抑酸剂；如有十二指肠液反流者，应给予胃动力药物；胃黏膜营养因子缺乏者补充复合维生素等改善胃肠营养。

（三）对症处理

1. 有烧心、反酸或上腹隐痛等高酸症状者，可选用抑酸剂如 H_2RA 或 PPI，以及胃黏膜保护剂。

2. 有胃酸缺乏致消化不良症状者，给予胃蛋白酶合剂。

3. 有腹胀、恶心、呕吐者，可给予促胃肠动力药，多潘立酮（吗丁啉）10mg，口服，每日 3 次。

4. 萎缩性胃炎有恶性贫血者，需补充维生素 B_{12} 和叶酸。

5. 睡眠差、有明显精神因素者给予抗抑郁药和镇静药。

知识链接

异型增生的治疗

异型增生是胃癌的癌前病变，应高度重视。对轻度异型增生除给予上述积极治疗外，关键在于定期随访。对肯定的重度异型增生则宜予预防性手术，目前多采用内镜黏膜下剥离术（ESD）。

【预后和预防】

（一）预后

慢性非萎缩性胃炎预后良好；肠上皮化生通常难以逆转；部分患者萎缩可以改善或逆转；不典型增生虽也可逆转，但重度者易转变为癌。

（二）预防

食物应多样化，避免偏食，注意补充多种营养物质；不吃霉变食物；少吃熏制、腌制、富含硝酸盐和亚硝酸盐的食物，多吃新鲜食品；避免过于粗糙、浓烈、辛辣食物及大量长期饮酒；保持良好心理状态及充分睡眠。

第三节　消化性溃疡

消化性溃疡（peptic ulcer, PU）主要指发生在胃和十二指肠的溃疡，即胃溃疡（gastric ulcer, GU）和十二指肠溃疡（duodenal ulcer, DU），因溃疡形成与胃酸/胃蛋白酶的消化作用有关而得名。溃疡的黏膜缺损超过黏膜肌层，不同于糜烂。消化性溃疡是人类的常见病，临床上 DU 较 GU 多见，两者之比约为 2~3∶1。DU 好发于青壮年，而 GU 多见于中老年，后者的发病年龄比前者平均晚 10 年，男性患病多于女性。

【病因和发病机制】

胃、十二指肠黏膜具有完整而有效的自身防御-修复机制，可以抵御侵袭因素的损害（表 3-1）。消化性溃疡的形成，是胃、十二指肠黏膜的自身防御-修复（保护）因素和侵袭（损害）因素平衡失调所导致，胃酸在溃疡形成中起关键作用。GU 的形成以自身防御-修复因素减弱为主；DU 则以侵袭因素增强为主。

表 3-1　胃、十二指肠黏膜自身防御与侵袭因素

自身防御因素	侵袭因素	自身防御因素	侵袭因素
黏液/碳酸氢盐屏障	胃酸	细胞更新	NSAIDs
黏膜屏障	胃蛋白酶	前列腺素	酒精、吸烟、应激等
黏膜血流量	幽门螺杆菌	表皮生长因子	炎症、自由基

（一）Hp 感染

大量研究表明 Hp 感染是消化性溃疡的主要病因：①本病患者的 Hp 检出率显著高于普通人群，DU 和 GU 患者的检出率分别约为 90%~100% 和 80%~90%；②成功根除 Hp 后愈合的溃疡复发率显著降低，在 5% 以下，而用常规抑酸治疗后愈合的溃疡年复发率为 50%~70%。

Hp 感染导致溃疡发病的机制尚未阐明，目前比较能普遍接受的是 Hp、宿主（遗传状况）、环境因素三者共同参与的假说。

DU：十二指肠酸负荷增加是 DU 发病的重要环节，胆酸有强烈抑制 Hp 生长的作用，因而在正常情况下，Hp 无法在十二指肠生存。胃酸可结合胆酸使之沉积，当十二指肠球部（胃）酸负荷增加时，大量胆酸因与胃酸结合沉积而减少，从而有利于 Hp 在十二指肠球部生长，并发生十二指肠炎，在胃酸/胃蛋白酶的侵蚀下导致 DU 形成，十二指肠球部（胃）酸负荷增加是 DU 发生的重要环节。

Hp 引起酸负荷增加的原因有：①直接或间接作用于胃窦 D、G 细胞，削弱了胃酸分泌的负反馈调节，导致餐后胃酸分泌增加；②引起十二指肠炎，同时使十二指肠黏膜分泌碳酸氢盐减少，间接增加十二指肠的酸负荷。

GU：Hp 引起 GU 的发病机制，一般认为是 Hp 削弱了胃黏膜的屏障功能，使胃酸／胃蛋白酶容易侵蚀所致。

（二）药物

长期服用 NSAIDs、糖皮质激素、氯吡格雷、化疗药物等的患者可以发生溃疡。NSAIDs 是导致胃黏膜损伤最常用的药物，大约有 10%～25% 的患者可发生溃疡，NSAIDs 引起溃疡发生的危险性除与服用 NSAIDs 的种类、剂量、疗程有关外，还与同时服用抗凝血药、糖皮质激素等有关。NSAIDs 主要通过破坏黏膜屏障而导致溃疡，其损害作用包括：①局部作用，即药物直接损害胃黏膜；②系统作用，NSAIDs 通过抑制环氧合酶，导致胃肠黏膜生理性前列腺素 E 合成不足，削弱后者对胃十二指肠黏膜的保护作用。

（三）胃酸和胃蛋白酶

消化性溃疡的最终形成是由于胃酸 - 胃蛋白酶对黏膜的自身消化所致。因胃蛋白酶的活性受到胃酸制约，当胃液 pH＞4 时，胃蛋白酶失去活性，因此在探讨消化性溃疡的发病机制和治疗措施时需主要考虑胃酸的作用。在无酸情况下罕有溃疡发生，以及抑制胃酸分泌的药物能促进溃疡愈合，这些事实均证实胃酸的存在是溃疡形成的直接原因。然而，胃酸的这一损害作用一般只有在正常的黏膜防御和修复功能受到破坏时才能发生。在少见的特殊情况下，如胃泌素瘤，过多分泌的胃酸的攻击作用远远超过了黏膜的防御作用，而成为溃疡形成的起始因素。

（四）其他因素

1. 吸烟 可能与吸烟增加胃酸分泌、抑制碳酸氢盐分泌、降低幽门括约肌张力和影响前列腺素合成等有关。

2. 应激和心理因素 长期精神紧张、焦虑或过劳易使溃疡发作或加重，心理因素主要起诱因作用，可能通过神经内分泌途径影响胃、十二指肠分泌、运动和黏膜血流的调控。

3. 胃十二指肠运动异常 部分 DU 患者胃排空增快，使十二指肠球部酸负荷增大，黏膜易受损伤；部分 GU 患者胃排空延迟，可增加十二指肠液反流，增加胃黏膜侵袭因素。

4. 遗传 随着 Hp 在消化性溃疡发病中重要作用的认识，遗传因素的重要性受到挑战，如消化性溃疡的家族史可能是 Hp 感染的"家庭聚集"现象；O 型血者发生 DU 的危险性更高，是由于 O 型血者的胃上皮细胞表面表达更多黏附受体而有利于 Hp 定植。

【病理】

胃镜下所见典型的 GU 85% 发生于胃窦小弯和胃角；DU 95% 在球部，少数发生于十二指肠降段、水平段（球后溃疡）。同一部位有 2 个以上的溃疡称多发性溃疡；胃、十二指肠同时有溃疡称复合性溃疡；直径大于 2cm 的溃疡称巨大溃疡。溃疡多呈圆形或椭圆形，多数直径＜1cm，累及黏膜肌层，少数可深及肌层甚至浆膜层，边缘整齐，规则，底部平整，干净或有灰黄色渗出物。溃疡修复愈合，一般需 4～8 周；溃疡发展损伤血管导致上消化道出血；溃疡穿破浆膜层则引起穿孔；当溃疡愈合瘢痕形成并收缩时可以使幽门狭窄导致幽门梗阻。

【临床表现】

（一）症状

1. 上腹部疼痛 上腹部疼痛是消化性溃疡的主要症状。

（1）疼痛部位：GU 在剑突下，DU 在剑突下稍偏右。

（2）疼痛性质：多为灼痛，也可为钝痛、剧痛或饱胀感、饥饿样不适感。

（3）典型的消化性溃疡疼痛特点：①慢性过程，病程可达数年甚至数十年。②周期性发作，发作与缓解交替出现，以秋冬和冬春之交发作多见，可因精神情绪不良或过劳而诱发。③疼痛呈现与饮食有关的节律性特征，GU 常在餐后 0.5～1 小时出现，1～2 小时后逐渐缓解，即进食 - 疼痛 - 缓解（餐后痛）；DU 常在餐后 2～4 小时后出现，进食后可缓解或消失，即疼痛 - 进食 - 缓解（空腹痛），约半数 DU 患者可出现夜间痛。当出现并发症时，疼痛的性质和规律可发生改变。

少数患者无上述典型的上腹疼痛,仅表现为无规律性的上腹部隐痛或不适;或以出血、穿孔等并发症为首发症状。

2.其他表现　部分患者可伴有饱胀、嗳气、反酸等消化不良症状。

(二)体征

发作时剑突下可有局限性压痛,缓解后无明显体征。

(三)特殊类型的消化性溃疡

1.无症状性溃疡　约 15% 的消化性溃疡患者可无任何症状,常因其他疾病做内镜或 X 线钡餐检查或发生出血、穿孔等并发症时发现。可见于任何年龄,以长期服用 NSAIDs 患者及老年人多见。

2.复合性溃疡　胃和十二指肠均有活动性溃疡,约占全部消化性溃疡的 5%。DU 往往先于 GU 出现;易并发幽门梗阻。

3.幽门管溃疡　常缺乏典型溃疡的周期性和节律性疼痛,制酸剂治疗效果差,呕吐较多见;易出现幽门梗阻、出血及穿孔等并发症。

4.球后溃疡　指发生在十二指肠降段、水平段的溃疡。具有 DU 的临床特点,夜间痛和背部放射痛更为常见,药物治疗效果差,易并发出血。

5.巨大溃疡　指直径大于 2cm 的溃疡。常见于有 NSAIDs 服用史及老年患者,愈合时间较慢,对药物治疗反应较差,易发生穿孔,巨大胃溃疡应注意与恶性溃疡鉴别。

6.难治性溃疡　经正规抗溃疡治疗而溃疡仍未愈合者。可能的因素有:①病因尚未去除,如仍有 Hp 感染,继续服用 NSAIDs 等致溃疡药物;②穿透性溃疡;③特殊病因,如克罗恩病、胃泌素瘤等;④某些疾病或药物影响抗溃疡药物吸收或效价降低;⑤误诊,如胃或十二指肠恶性肿瘤;⑥不良诱因存在,包括吸烟、酗酒及精神应激等。处理的关键在于找准原因。

(四)并发症

1.上消化道出血　是消化性溃疡最常见的并发症,约 20%~25% 的患者可并发出血,消化性溃疡是上消化道大出血最常见的病因,约占所有病因的 50%,且 10%~15% 的患者以大量出血为首发症状,DU 较 GU 更易发生。当消化性溃疡侵蚀周围或深处的血管,可产生不同程度的出血,轻者表现为黑粪,重者出现呕血。有慢性腹痛的患者,出血后腹痛可减轻。

胃镜下溃疡出血病灶的 Forrest 分型(表 3-2)有助于评估病灶再出血的概率。

表 3-2　胃镜下消化性溃疡出血的 Forrest 分型

分型	特征	再出血率(%)	治疗策略
I	活动性动脉出血	90	PPI+ 胃镜治疗
IIa	裸露血管伴明显渗血	50	PPI+ 胃镜治疗
IIb	血凝块	25~30	PPI,必要时胃镜治疗
IIIa	少量渗血	10	PPI
IIIb	仅有溃疡,无血迹	3	PPI

2.穿孔　溃疡向深部侵蚀,穿透浆膜层则并发穿孔。当溃疡向深处发展,穿透胃、十二指肠壁,可有三种后果:

(1)穿孔破入腹腔引起弥漫性腹膜炎:表现为突发剧烈腹痛,持续而加剧,先出现于上腹,继之延及全腹;体征有腹膜刺激征,肝浊音界缩小或消失,部分患者出现休克;透视发现膈下有游离气体。

(2)穿孔受阻于毗邻实质性器官:如肝、胰、脾等称为穿透性溃疡,发生较慢,改变了腹痛规律，变得顽固而持续。如穿透至胰腺，腹痛可放射至背部，血淀粉酶可升高。

（3）穿孔破入空腔器官形成瘘管：DU 可以穿破胆总管，GU 可穿破十二指肠或横结肠。可通过钡餐或 CT 检查确定。

3. 幽门梗阻　约 2%～4% 的患者可并发幽门梗阻，大多由 DU 或幽门管溃疡引起。幽门梗阻有水肿型和瘢痕型两种类型，前者是由于溃疡急性发作引起周围炎症水肿或幽门痉挛所致，随着炎症的好转，梗阻可缓解或消失；后者为溃疡反复发作，形成瘢痕收缩所致，内科治疗无效，常需手术治疗。幽门梗阻使胃排空延迟，表现为上腹饱胀，恶心、呕吐，呕吐物为发酵宿食，大量呕吐后症状可缓解，体检可见胃型、胃蠕动波和振水音，常伴有失水和低钾、低氯性碱中毒。X 线和胃镜检查可明确诊断。

4. 癌变　少数 GU 可发生癌变，癌变率在 1% 左右；DU 至今无癌变报道。对 45 岁以上、有长期 GU 病史、无并发症而疼痛的节律性改变、大便隐血试验持续阳性、经一个疗程（6～8 周）的严格内科治疗，症状无好转者应警惕癌变可能。胃镜取多点活检作病理检查可进一步诊断。

【辅助检查】

（一）胃镜及胃黏膜活组织检查

胃镜是消化性溃疡诊断的首选和主要方法。其目的在于：①确定有无病变、部位及分期；②鉴别良、恶性溃疡；③治疗效果的评价；④对合并出血者给予止血治疗。胃镜下所见溃疡形态特征如前所述。

（二）X 线钡餐检查

X 线钡餐适宜于：①了解胃的运动情况；②胃镜禁忌者；③不愿接受胃镜检查者和没有胃镜时。尽管气钡双重造影能较好地显示胃肠黏膜形态，但其效果仍逊于胃镜。溃疡的直接征象为龛影，间接征象为局部压痛、胃大弯侧痉挛性切迹、十二指肠球部激惹及球部畸形等，提示可能有溃疡。

（三）幽门螺杆菌检测

为消化性溃疡诊断的常规检查项目。有消化性溃疡病史者，无论溃疡处于活动还是瘢痕期，均应检测 Hp，方法见本章第二节。

（四）其他

胃液分析和血清促胃液素测定，临床上主要用于胃泌素瘤的鉴别诊断。粪便隐血检查，可了解溃疡有无合并出血。

【诊断和鉴别诊断】

（一）诊断

诊断要点：①有引起本病的病因；②具有典型的慢性、周期性和节律性上腹部疼痛；③上腹部可有局限性压痛；④胃镜及活组织检查可明确诊断，X 线钡餐检查发现龛影也有确诊价值。

（二）鉴别诊断

1. 功能性消化不良　是指上腹不适反复发作，但排除器质性消化不良的一组综合征。病情明显受精神因素影响，常伴有消化道以外的神经症表现，心理治疗、安定剂、对症处理常能起效；X 线、内镜检查为阴性结果。

2. 胃癌　病情呈进行性、持续性发展，可出现上腹部包块，体重下降，内科药物疗效不佳。GU 与早期胃癌很难从症状上做出鉴别，必须依赖胃镜及取胃黏膜活组织作病理检查。典型胃癌溃疡形态多不规则，常大于 2cm，边缘呈结节状，底部凹凸不平、覆污秽状苔。部分患者在胃镜下难以区别，应常规在溃疡边缘取活检。对有胃溃疡的中老年患者，当溃疡迁延不愈时，应多点活检，并在正规治疗 6～8 周后复查胃镜，直到溃疡完全愈合。怀疑恶性溃疡一次活检阴性者，短期内复查胃镜并再次活检。强力抑酸剂治疗后，溃疡缩小或愈合不能排除恶性溃疡。

3. 胃泌素瘤　亦称佐林格 - 埃利森综合征（Zollinger-Ellison 综合征）。由促胃液素瘤或促胃液素细胞增生所致,临床以多发、顽固的不典型部位消化性溃疡,腹泻,高胃酸分泌,血促胃液素水平升高为特征。胃液分析基础排酸量(BAO)>15mmol/h,BAO/最大排酸量(MAO)>60%,空腹血清胃泌素(>200pg/ml,常>500pg/ml)增高。对正规抗溃疡药物疗效差。

4. 慢性胆囊炎和胆石症 疼痛与进食油腻食物有关,疼痛位于右上腹,可伴有发热、黄疸。B超、CT或经内镜逆行胰胆管造影术(ERCP)检查有助鉴别。

【治疗】

治疗目的是消除病因、缓解症状、促进溃疡愈合、防止复发、防治并发症。针对病因的治疗如根除幽门螺杆菌,有可能彻底治愈溃疡病,是近年消化性溃疡治疗的一大进展。

知识拓展

消化性溃疡药物治疗发展

自20世纪70年代以来,消化性溃疡药物治疗经历了 H_2 受体拮抗剂、质子泵抑制剂和根除幽门螺杆菌三次里程碑式的飞跃,使消化性溃疡的愈合率达到95%左右,相应的外科手术大幅度减少。

(一)一般治疗

生活要有规律,宜劳逸结合,保持乐观,尽量减少情绪激动和精神应激;饮食要规律,要定时进餐,细嚼慢咽,注意营养,避免烟酒及其他刺激性食物;避免应用NSAIDs等致溃疡药物。

(二)药物治疗

可分为抑制胃酸分泌的药物和保护胃黏膜的药物两大类,主要起缓解症状和促进溃疡愈合的作用,常与根除幽门螺杆菌治疗配合使用。

1. 抑制胃酸药物 溃疡的愈合与抑酸治疗的强度和时间成正比。抑制胃酸分泌药:常用的有 H_2RA 和 PPI 两大类(见表3-3)。H_2RA 竞争性拮抗 H_2 受体,显著抑制基础胃酸和夜间胃酸分泌。PPI 通过抑制 H^+-K^+-ATP 酶,使壁细胞内的 H^+ 不能向胃腔转移,从而抑制胃酸的分泌。PPI 的抑酸效果比 H_2RA 更强且持久,促进溃疡愈合的速度更快,愈合率更高,适用于治疗各种溃疡,特别是难治性溃疡或 NSAIDs 相关性溃疡不能停用 NSAIDs 时的治疗。PPI 也是根除 Hp 治疗方案中最常用的基础药物。

表3-3 常用的抑制胃酸分泌药

药物种类	常用抑酸药	常规剂量	药物种类	常用抑酸药	常规剂量
H_2RA	西咪替丁	800mg, qN 或 400mg, bid	PPI	埃索美拉唑	40mg, qN 或 20mg, qd
	雷尼替丁	300mg, qN 或 150mg, bid		奥美拉唑	20mg, qd
	法莫替丁	40mg, qN 或 20mg, bid		兰索拉唑	30mg, qd
	尼扎替丁	300mg, qN 或 150mg, bid		泮托拉唑	40mg, qd
				雷贝拉唑	10mg, qd

注:qN 为每晚一次;qd 为每日1次;bid 为每日2次。

2. 保护胃黏膜药物

(1)硫糖铝:不被胃肠吸收,极易黏附在溃疡基底部,形成抗酸、抗蛋白酶的屏障,防止 H^+ 逆弥散,增强黏膜的防御或修复机制。常用量为每次 1.0g,嚼服,每日4次,疗程4~8周。本药在酸性环境下才能发挥作用,因此应避免与制酸剂同时服用。

(2)枸橼酸铋钾(胶体次枸橼酸铋):沉淀于胃黏膜和溃疡基底部,保护黏膜,还有较强的抑制 Hp 作用，常用量为每次 120mg，餐前或睡前口服，每日 4 次，疗程 4～6 周。服药后可出现舌体及大便颜色变黑，停药后可消失。为避免铋剂在体内积蓄，不宜长期连续服用。

（3）米索前列醇：是前列腺素 E 的衍生物，能抑制胃酸分泌，增加胃十二指肠的黏液和碳酸氢盐的分泌，增加黏膜血流量，对 NSAIDs 引起的溃疡效果良好。常用量为每次 200μg，口服，每日 4 次。因其能引起子宫收缩，故孕妇禁用。

（4）其他弱碱性抗酸药：常用铝碳酸镁、氢氧化镁、氢氧化铝凝胶等。这些药物可中和胃酸，短暂缓解疼痛。由于其能促进前列腺素合成，增加黏膜血流量、刺激胃黏膜分泌 HCO_3^- 和黏液。目前更多被视为黏膜保护剂，主要应用于缓解疼痛等症状。

3. 根除 Hp 治疗 根除 Hp 不仅能促进溃疡愈合，而且可预防溃疡复发。不论溃疡是初发或复发、活动或静止、有无并发症，只要确定存在 Hp 感染，均应给予根除 Hp 治疗。

（1）根除 Hp 的治疗方案：必须联合用药，力求一次根除成功，目前临床上多采用四联治疗方案（表3-4)，即除了选用两种抗生素外，再加上 PPI 和铋剂。

表3-4　根除幽门螺杆菌的四联疗法

PPI（选择一种，餐前服用）	胶体铋剂（选择一种，餐前服用）	抗生素（选择两种，餐后服用）
奥美拉唑	果胶铋	克拉霉素
雷贝拉唑	枸橼酸铋钾	阿莫西林
兰索拉唑		甲硝唑或替硝唑
泮托拉唑		四环素
艾司奥美拉唑		呋喃唑酮

注：每日分 2 次服用，疗程 10～14 天。

对有并发症和经常复发的消化性溃疡患者，应追踪抗 Hp 的疗效，复查前需停用抗生素 4 周、停用 PPI 或铋剂 2 周。由于耐药菌株的出现、抗菌药物不良反应、患者依从性差等因素，部分患者胃内的 Hp 难以根除，此时应个体化制订根除 Hp 方案。

（2）根除 Hp 治疗结束后的抗溃疡治疗：一般情况下，为使溃疡愈合率超过 90%，PPI 和铋剂 DU 4～6 周；GU 6～8 周。根除 Hp 所需的疗程可重叠在 4～8 周的抑酸药物疗程内，也可在抑酸疗程结束后进行。但对无并发症且根除 Hp 治疗结束时症状已完全缓解者，也可不需继续治疗。

4. NSAIDs 溃疡的治疗和预防 如病情允许应立即停用 NSAIDs 治疗，可给予常规剂量、常规疗程的 H2RA 或 PPI 治疗；如病情不允许，可换用对黏膜损伤少的 NSAIDs 药物，如特异性 COX-2 抑制剂（如塞来昔布），同时选用 PPI 治疗。

5. 复发的预防 下列情况应长期维持治疗来预防复发：①不能停用 NSAIDs 的溃疡病患者，无论 Hp 检查阳性还是阴性；②Hp 相关溃疡，Hp 未被根除；③对反复溃疡复发、Hp 阴性及已去除其他危险因素的患者；④Hp 相关溃疡，Hp 已被根除，但曾有严重并发症的高龄患者、或有严重伴随病患者。长程维持治疗一般以 H2RA 或 PPI 常规剂量的半量维持。疗程因人而异，短者 3～6 个月，长者 1～2 年，甚至更长时间。

（三）手术治疗

目前外科手术治疗主要限于少数有并发症者，在下列情况时，可考虑手术治疗：①大量出血经药物、胃镜及血管介入治疗无效时；②急性穿孔、慢性穿透溃疡；③瘢痕性幽门梗阻，内镜治疗无效者；④GU 疑有癌变；⑤严格内科治疗无效的顽固性溃疡。

【预后和预防】

（一）预后

随着内科治疗的发展，预后远较过去为佳，死亡率显著下降。患者的死亡原因主要是并发症,特别是大出血和急性穿孔所致。

（二）预防

加强健康教育,养成良好的生活和饮食习惯;戒烟酒,避免辛辣等刺激性食物;锻炼身体,增强体质。

第四节　肝　硬　化

肝硬化是由各种原因引起的以肝组织弥漫性纤维化、假小叶和再生结节形成为组织学特征的慢性进行性肝病;是各种慢性肝病发展的晚期阶段。临床上病程发展缓慢,晚期以肝功能减退和门静脉高压为主要表现。肝硬化是常见病,发病高峰年龄在 35～50 岁,男性多见,出现并发症时死亡率高。

【病因和发病机制】

（一）病因

引起肝硬化的病因很多,在我国以病毒性肝炎为主,亦称肝炎后肝硬化,欧美国家以慢性乙醇中毒多见。

1. 病毒性肝炎　约占 60%～80%,主要为乙型、丙型和丁型肝炎病毒感染,通常经过慢性肝炎阶段演变而来,急性或亚急性肝炎如有大量肝细胞坏死和肝纤维化可以直接演变为肝硬化。乙型和丙型或丁型肝炎病毒重叠感染可加速发展至肝硬化。甲型和戊型病毒性肝炎不发展为肝硬化。

2. 慢性乙醇中毒　在我国约占 15%,近年有上升趋势。长期大量饮酒(一般为每日摄入乙醇 80g 达 10 年以上),由于乙醇及其代谢产物(乙醛)的毒性作用,引起肝细胞损害、脂肪沉积及肝脏纤维化,继而发展为肝硬化。

3. 胆汁淤积　持续肝内淤胆或肝外胆管阻塞时,高浓度胆酸和胆红素可损伤肝细胞,引起原发性或继发性胆汁性肝硬化。

4. 肝静脉回流受阻　慢性充血性心力衰竭、缩窄性心包炎等引起肝脏长期淤血缺氧。

5. 药物和工业毒物　长期接触工业毒物(四氯化碳、磷、砷等)或某些药物(如异烟肼、利福平等),可引起中毒性或药物性肝炎而演变为肝硬化。

6. 血吸虫病　虫卵沉积于汇管区,引起纤维组织增生,导致门静脉高压。

7. 遗传、代谢疾病　先天性酶缺陷疾病,致使某些物质不能被正常代谢而沉积在肝脏。如肝豆状核变性(铜沉积)、血色病(铁沉积)等。

8. 自身免疫性肝炎　可演变为肝硬化。

9. 营养障碍　长期食物中营养不足或不均衡、多种慢性疾病导致消化吸收不良、肥胖或糖尿病等导致的脂肪肝都可发展为肝硬化。约 20% 非酒精性脂肪性肝炎可发展为肝硬化。据统计70% 不明原因肝硬化可能由非酒精性脂肪性肝炎引起。

10. 隐源性肝硬化　病因仍不明者约占 5%～10%。

（二）发病机制

各种因素导致肝细胞损伤、坏死,进而肝细胞再生和纤维结缔组织增生,肝纤维化形成,最终发展为肝硬化,其病理演变过程包括以下四个方面:

1. 致病因素的作用使肝细胞广泛的变性、坏死,肝小叶纤维支架塌陷。

2. 残存的肝细胞不沿原支架排列再生,形成不规则的结节状肝细胞团(再生结节)。

3. 各种细胞因子促使纤维化的产生,自汇管区 - 汇管区或自汇管区 - 肝小叶中央静脉延伸扩展,形成纤维间隔。

4. 增生的纤维组织使汇管区 - 汇管区或汇管区 - 肝小叶中央静脉之间纤维间隔相互连接，包绕再生结节或将残留肝小叶重新分割，改建成为假小叶，形成肝硬化典型形态改变。

上述变化造成肝内血液循环紊乱，表现为血管受到再生结节挤压，血管床缩小、闭塞或扭曲，肝内门静脉、肝静脉和肝动脉三者之间失去正常的关系，并相互出现交通吻合支等。

这些循环紊乱不仅是形成门静脉高压的病理基础，而且加重肝细胞的营养障碍，促进肝硬化病变的进一步发展。

【病理】

大体形态可见肝脏变形：早期肿大，晚期缩小，质地变硬，呈棕黄色或灰褐色；表面有弥漫性大小不等的结节和塌陷区，边缘薄锐，包膜增厚。

在组织学上，正常肝小叶破坏或消失，被假小叶取代。假小叶由再生肝细胞结节（或）及残存肝小叶构成，内含两三个中央静脉或一个偏在边缘部的中央静脉。假小叶内肝细胞有不同程度浊肿变性、脂肪浸润，甚至坏死。汇管区增宽，有炎症细胞浸润和小胆管样结构（假胆管）。

根据结节形态，肝硬化可分为三型：①小结节性肝硬化，最为常见，结节大小相仿，直径一般小于 3mm；②大结节性肝硬化，结节粗大，大小不均，直径一般大于 3mm，最大可达 5cm 以上；③大小结节混合性肝硬化，为上述两型的混合型。

【临床表现】

起病隐匿，病程缓慢，可隐伏数年甚至 10 年以上，少数因短期大片肝坏死，3～6 个月便可发展成肝硬化。

（一）肝功能代偿期

症状较轻，以食欲减退和乏力为早期突出表现，可伴有腹胀、上腹隐痛、恶心等。常因劳累后出现，休息后可缓解。患者营养状态一般，肝轻度肿大，质偏硬，无或有轻压痛，脾轻或中度肿大。肝功能检查正常或轻度异常。

（二）肝功能失代偿期

临床表现明显，主要有肝功能减退和门静脉高压症两大类表现。肝脏触诊晚期缩小，肋下常触不到。

1. 肝功能减退的临床表现

（1）消化道症状：食欲缺乏为常见症状，厌食，进食后上腹饱胀不适，恶心呕吐，稍进油腻饮食即容易发生腹泻。主要与门静脉高压时胃肠道淤血水肿、消化吸收障碍和肠道菌群失调有关。大量腹水时产生的腹胀，成为患者最难忍受的症状。

（2）黄疸：半数以上患者有轻度黄疸，少数有中、重度黄疸，提示肝细胞有进行性或广泛性坏死。

（3）内分泌紊乱：对雌激素的灭活功能降低而导致体内雌激素增多的表现，男性患者常有性欲减退、毛发脱落、乳房发育，女性有月经不调、闭经、不孕等；有蜘蛛痣和肝掌。肝硬化时，合成肾上腺皮质激素重要的原料胆固醇脂减少，肾上腺皮质激素合成不足；促皮质素释放因子受抑，肾上腺皮质功能减退，促黑素细胞激素增加。患者面部和其他暴露部位的皮肤色素沉着、面色黑黄，晦暗无光，称肝病面容。对醛固酮灭活功能减退，引起继发性醛固酮和抗利尿激素增多，从而促使腹水和水肿形成。

（4）出血倾向和贫血：常表现为鼻出血、牙龈出血、皮肤紫癜、胃肠道出血等，与肝合成凝血因子障碍、脾功能亢进引起血小板减少和毛细血管脆性增加有关。贫血多因出血、营养不良、肠道吸收障碍和脾功能亢进等因素所致。

（5）低血糖、低胆固醇血症：由于肝糖原合成减少可出现低血糖；由于肝功能障碍，使胆固醇合成减少引起低胆固醇血症。

（6）全身症状：一般情况和营养状况较差，消瘦乏力，精神不振，可有夜盲、不规则发热等。

2. 门静脉高压症的临床表现 由门静脉系统阻力增加和门静脉血流量增多引起。

（1）脾大伴脾功能亢进：脾因长期淤血而肿大，多为轻、中度肿大，脾大是肝硬化门静脉高压较早出现的体征。由血吸虫病引起者，巨脾多见。脾大常伴有脾功能亢进，表现为外周血白细胞、红细胞和血小板计数减少。

（2）门 - 腔侧支循环开放：持续门静脉高压，机体代偿性脾功能亢进，出现肝内、外分流。肝内分流是纤维隔中的门静脉与肝静脉之间形成的交通支，使门静脉血流绕过肝小叶，通过交通支进入肝静脉；肝外分流主要与肝外门静脉的血管新生有关，也可使平时闭合的门 - 腔静脉系统间的交通支重新开放，其与腔静脉系统间形成的侧支循环，使部分门静脉血流由此进入腔静脉，回流入心脏（图 3-1）。

常见的侧支循环有：①食管胃底静脉曲张。门静脉系统的胃冠状静脉在食管下段和胃底处，与腔静脉系统的食管静脉、奇静脉相吻合，形成食管胃底静脉曲张（图 3-1）。其破裂出血是肝硬化门静脉高压最常见的并发症，因曲张静脉管壁薄弱、缺乏弹性收缩，难以止血，死亡率高。②腹壁静脉曲张。出生后闭合的脐静脉与脐旁静脉于门静脉压力过高时重新开放，经腹壁静脉分别进入上、下腔静脉，位于脐周的腹壁浅表静脉可因此曲张，其血流方向呈放射状流向脐上及脐下（图 3-2）。③痔静脉扩张。门静脉系统肠系膜下静脉的直肠上静脉，在直肠下段与腔静脉系统髂内静脉的直肠中、下静脉相吻合，形成痔静脉曲张。部分患者因痔疮出血而发现肝硬化。④腹膜后吻合支曲张。腹膜后门静脉与下腔静脉之间有许多细小分支，门静脉高压时增多和曲张。⑤脾肾分流。脾静脉、胃静脉等可与左肾静脉沟通，形成脾肾分流。

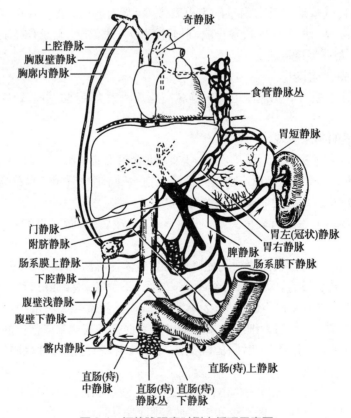

图 3-1　门静脉阻塞时侧支循环示意图

（3）腹水形成：提示肝硬化进入失代偿期，也是肝硬化失代偿期最突出、最常见的表现，失代偿期患者 75% 以上有腹水。腹水形成的机制有：①门静脉压力增高，腹腔内静脉血流障碍而静水压升高，使腹腔内毛细血管液体外渗；②门静脉高压时肝窦压增高，大量液体进入 Disse 间隙，

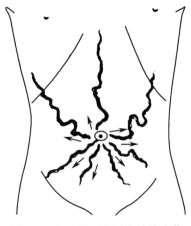

图 3-2　门静脉阻塞时腹壁静脉曲
张示意图

使肝淋巴液生成增多,超过胸导管引流能力时,淋巴液直接漏入腹腔;③血浆胶体渗透压降低,肝脏合成白蛋白能力下降,发生低蛋白血症,引起血浆胶体渗透压降低,使血管内液体进入组织间隙;④有效循环血容量不足,肝硬化时呈高心输出量、低外周阻力的高动力循环状态,此时内脏血管扩张,大量血液滞留于扩张的血管内,导致有效血容量不足而激活肾素 - 血管紧张素 - 醛固酮系统,使水钠潴留;⑤其他因素,肝脏灭活减少导致的继发性醛固酮和抗利尿激素增多,心房合成与释放心房钠尿肽减少及机体对其敏感性降低使肾脏排钠、排水能力降低而导致水钠潴留。

3. 并发症

（1）上消化道出血:是最常见的并发症,多突然出现大量呕血或黑便,常引起出血性休克或诱发肝性脑病,病死率很高。出血原因主要是食管胃底静脉曲张破裂,少数为并发急性胃黏膜糜烂或消化性溃疡所致。

（2）肝性脑病:为最严重的并发症和最常见的死亡原因。

（3）感染:肝硬化患者因抵抗力低下、脾功能亢进及门体静脉间侧支循环的建立,使病原微生物易进入体内,常并发细菌感染,如肺炎、胆道感染、败血症和自发性腹膜炎。以自发性细菌性腹膜炎最常见,一般起病较急,表现为腹痛、腹水迅速增长,体检有全腹压痛和腹膜刺激征。

（4）肝肾综合征:主要见于伴有腹水的晚期肝硬化或急性肝功能衰竭患者,由于大量腹水,导致有效循环血量不足及肾内血流重分布而引起,其特征为少尿或无尿,氮质血症,稀释性低钠血症和低钠尿,但肾脏本身并无器质性损害,故也称为功能性肾衰竭。

（5）原发性肝癌:尤其是肝炎后肝硬化、乙醇性肝硬化发生肝癌的危险性明显增高,应定期做甲胎蛋白和肝脏 B 超检查(参阅本章第五节)。

（6）电解质和酸碱平衡紊乱:常见的有,①低钠血症,由于长期钠摄入不足、长期利尿或大量放腹水导致钠丢失过多,加压素增多使水潴留超过钠潴留所致;②低钾、低氯血症与代谢性碱中毒,摄入不足、呕吐腹泻、长期应用利尿剂或高渗葡萄糖溶液等均可导致血钾和血氯降低;③酸碱平衡紊乱,以呼吸性碱中毒或代谢性碱中毒最为常见,并容易诱发肝性脑病。

（7）门静脉内血栓形成:如果血栓形成缓慢,多无明显临床表现。若发生门静脉急性完全阻塞,可出现剧烈腹痛、腹胀、血便乃至休克,同时,脾脏迅速增大、腹水迅速增加。

<hr>

知识链接

肝性脑病

肝性脑病（hepatic encephalopathy, HE）是由严重肝病或门 - 体分流引起的、以代谢紊乱为基础、中枢神经系统功能失调的综合征,又称肝性昏迷。临床表现轻者可仅有轻微的智力减退,严重者出现行为失常、意识障碍和昏迷。

诊断要点:①严重肝病病史及表现、广泛门 - 体静脉侧支循环形成和（或）门 - 体静脉分流手术史;②多有诱因;③性格、行为、精神紊乱,及昏睡或昏迷、扑翼样震颤,锥体束征阳性;④肝功能异常、血氨增高;⑤脑电图改变;⑥心理智能测验、诱发电位及临界视觉闪烁频率异常;⑦头部 CT 或 MRI 排除脑血管意外及颅内肿瘤等疾病。

应采取综合治疗措施,积极治疗原发肝病,去除引发肝性脑病的诱因、维护肝脏功能、促进氨代谢清除及调节神经递质等。肝移植是治疗各种终末期肝病的有效方法。

【辅助检查】

（一）实验室检查

1. 血常规 代偿期多正常。失代偿期可有贫血，血小板降低是较早出现的门静脉高压的信号，随着脾大、脾功能亢进的加重，外周血白细胞、红细胞和血小板计数均减少。

2. 肝功能检查 代偿期肝功能试验大多正常或轻度异常。失代偿期多有全面损害：①转氨酶常有轻、中度增高，以 ALT 增高较显著，肝细胞严重坏死时则 AST 活力高于 ALT；②血清胆红素有不同程度增高；③血清白蛋白（A）降低、球蛋白（G）增高，白蛋白与球蛋白比例（A/G）降低或倒置；④血清蛋白电泳表现为白蛋白减少，丙种球蛋白显著增高；⑤凝血酶原时间有不同程度延长，经注射维生素 K 亦不能纠正。

3. 免疫功能检查 细胞免疫功能减退，T 细胞数低于正常；免疫球蛋白 IgG、IgA 均增高，以 IgG 最为显著；部分患者可检测出乙型或丙型肝炎病毒标记。

4. 腹水检查 没有感染的肝硬化腹水，通常为漏出液；合并自发性腹膜炎，腹水可呈典型渗出液，或介于渗出液、漏出液之间。腹水细菌培养及药物敏感试验可作为抗生素选择时参考。血性腹水应考虑合并肝癌、门静脉血栓形成及结核性腹膜炎等。

（二）影像学检查

1. X 线检查 食管静脉曲张时，行食管吞钡检查可显示虫蚀样或蚯蚓状充盈缺损，纵行皱裂增宽；胃底静脉曲张时，可显示菊花瓣样充盈缺损。

2. 腹部超声检查 B 超显示肝表面不光滑、肝叶比例失调（肝右叶萎缩、左叶及尾叶增大）、肝实质回声不均匀等，提示肝硬化。门静脉属支形态改变：门静脉高压者的门静脉主干内径常＞13mm，脾静脉内径＞8mm，多普勒超声可检测门静脉的血流速度、方向和血流量，还能检出体检难以检出的少量腹水。

3. CT 和 MRI 检查 CT 可显示肝左、右叶比例失调，肝表面不规则，质地致密，脾大，腹水等。腹部增强 CT 及门静脉成像术可清晰、灵敏、准确、全面地显示多种门腔侧支循环开放状态、门静脉血栓、血管海绵样变及动 - 静脉瘘等征象，有利于对门静脉高压状况进行较全面的评估。当 B 超筛查疑合并原发性肝癌时，常需 CT 进一步检查，诊断仍有疑问时，可配合 MRI 检查，进行综合分析。

（三）内镜检查

通过胃镜可直接观察静脉曲张的部位及程度，准确率比 X 线检查高；食管胃底静脉曲张是诊断门静脉高压的最可靠指标。腹腔镜可直接观察肝外形、表面、色泽、边缘和脾的改变，并能做活组织检查与其他肝病鉴别。

（四）肝穿刺活组织检查

若见有假小叶形成，可确诊为肝硬化。

【诊断和鉴别诊断】

（一）失代偿期肝硬化诊断

诊断要点：①有病毒性肝炎或长期饮酒等病史；②有肝功能减退和门静脉高压的临床表现；③肝功能试验有血清白蛋白下降、丙种球蛋白显著增高等；④B 超或 CT 提示肝硬化等；⑤肝穿刺活组织检查见假小叶形成具有确诊价值。

（二）鉴别诊断

1. 与表现为肝大的疾病鉴别 主要有慢性肝炎、原发性肝癌、血吸虫病、某些累及肝的代谢性疾病和血液病等。

2. 与引起腹水或腹部肿大的疾病鉴别 有结核性腹膜炎、缩窄性心包炎、慢性肾小球肾炎、腹腔肿瘤和巨大卵巢囊肿等。

3. 与肝硬化并发症的鉴别 上消化道出血应与消化性溃疡、糜烂性胃炎、胃癌等鉴别；肝性脑病应与低血糖、尿毒症、酮症酸中毒昏迷等鉴别；肝肾综合征应与慢性肾小球肾炎、急性肾小管坏死等鉴别。

【治疗】

本病目前无特效治疗，关键在于早期诊断，针对病因给予相应处理，阻止肝硬化进一步发展，延长代偿期；对失代偿期患者主要是对症治疗，改善肝功能和防治并发症。

（一）一般治疗

1. 休息 代偿期患者应适当减少活动，注意劳逸结合；失代偿期应以卧床休息为主。

2. 饮食 肝硬化时若碳水化合物供能不足，机体将消耗蛋白质供能，加重肝脏代谢负担。肠内营养是机体获得能量的最好方式，只要肠道尚可用，应鼓励肠内营养，减少肠外营养。肝硬化常有消化不良，应进食易消化的食物，以碳水化合物为主，蛋白质摄入量以患者可耐受为宜，辅以多种维生素，可给予胰酶助消化。对食欲减退、食物不耐受者，可给予容易消化的、蛋白质已水解为小肽段的肠内营养剂。肝功能衰竭或有肝性脑病先兆时，应限制蛋白质的摄入。禁酒，避免粗糙、坚硬的食物；慎用损伤肝脏的药物；避免不必要、疗效不明确的药物，减轻肝脏代谢负担。有腹水时应限制水钠摄入。

3. 支持治疗 失代偿期患者食欲下降，进食减少，且多有恶心、呕吐，应静脉输入高渗葡萄糖以补充热量，输液中可加入维生素 C、胰岛素、氯化钾等；注意维持水、电解质和酸碱平衡；病情严重者应用白蛋白、鲜血或血浆。

（二）**抗纤维化治疗**

目前尚无有肯定作用的药物。积极治疗原发病因，阻止对肝脏继续损害，即可一定程度上起到防止肝纤维化发展的作用。

（1）抗乙型肝炎病毒（HBV）治疗：复制活跃的 HBV 是肝硬化进展最重要的危险因素之一，对于 HBV 肝硬化失代偿，不论 ALT 水平如何，当 HBV DNA 阳性时，均应给予抗 HBV 治疗。常用药物有阿德福韦、恩替卡韦及拉米夫定等口服核苷类似物，无固定疗程，需长期应用。失代偿期乙肝肝硬化不宜使用干扰素。

（2）抗丙型肝炎病毒（HCV）治疗：适用于肝功能代偿的肝硬化，尽管对治疗的耐受性和效果有所降低，但为使病情稳定、延缓或阻止肝衰竭等并发症的发生，可在严密观察下，采用直接抗病毒药物（索非布韦、达卡他韦等）或聚乙二醇干扰素 α 联合利巴韦林等方案。失代偿期丙肝肝硬化不宜使用干扰素。

（3）中医药治疗肝硬化：有一定效果，多以活血化瘀药为主，应按病情辨证施治。

（三）**腹水的治疗**

1. 限制钠、水摄入 限制钠盐饮食和卧床休息为腹水的基础治疗。腹水患者必须限钠、水摄入：摄入钠盐（氯化钠 1.2～2.0g/d）；摄入水量<1 000ml/d 左右，如有低钠血症（血清钠<125mmol/L），则应限制在 500ml 以内。

2. 利尿 对上述基础治疗无效，或腹水量较大者，应使用利尿剂。目前主张螺内酯和呋塞米联合应用，剂量比例约为 5∶2，既可增强疗效，又可减少电解质紊乱等不良反应。开始用螺内酯 60mg/d，加呋塞米 20mg/d，如效果不佳，再分别逐渐加大两药剂量，最大剂量为螺内酯 400mg/d，呋塞米 160mg/d。利尿治疗以每日体重减轻 0.3～0.5kg（不伴下肢水肿）或 0.8～1kg（伴下肢水肿）为宜，剂量不宜过大，利尿速度不宜过快，以免诱发肝性脑病、肝肾综合征等，腹水渐消退者要将利尿剂逐渐减量。

3. 提高血浆胶体渗透压 对低蛋白血症患者，每周定期少量、多次输注白蛋白或血浆，除对改善肝功能有利外，还可通过提高血浆胶体渗透压促进腹水消退。

4. 难治性腹水的治疗 难治性腹水是指使用最大剂量利尿剂而腹水不消退。

（1）自身腹水浓缩回输：是治疗难治性腹水的较好方法。在无菌情况下，放腹水 5 000ml～

10 000ml,通过浓缩回收成 500ml,再静脉回输,可去除潴留的钠和水分,提高血浆胶体渗透压和有效血容量。感染或癌性腹水不可回输。

（2）大量排放腹水加输注白蛋白：单纯放腹水只能暂时改善症状,2～3 天后腹水迅速复原。若无其他并发症,可 1～2 小时内放 4 000ml～6 000ml 腹水,同时每放 1 000ml 腹水对应静脉输注白蛋白 8g,比大剂量利尿药效果好,可缩短疗程,且并发症少。

（3）经颈静脉肝内门 - 体静脉分流术（TIPS）：能有效降低门静脉压力,创伤小,安全性高,但易诱发肝性脑病,故不宜作为治疗的首选。腹水形成的关键在于门静脉高压,当利尿剂辅以静脉输注白蛋白利尿效果不佳时,肝功能为 B 级,TIPS 可有效缓解门静脉高压,增加肾脏血液灌注,显著减少甚至消除腹水。如果能对因治疗,使肝功能稳定或有所改善,可较长期维持疗效,多数 TIPS 术后患者可不需限盐、限水及长期使用利尿剂,可减少对肝移植的需求。

（四）门静脉高压症的手术治疗

手术目的是降低门脉压力和消除脾功能亢进,手术方法有脾切除术、断流术和各种分流术。治疗效果与慎重选择患者和手术时机密切相关。无黄疸或腹水、肝功能损害较轻或无并发症者,手术效果较好;机体一般情况差、肝功能损害严重或大出血时急诊手术者,手术效果差。

（五）并发症的治疗

1. 上消化道出血　应采取急救措施,包括静卧、禁食、加强监护、迅速补充有效血容量、采取有效止血措施,以纠正失血性休克和预防肝性脑病（见本章第八节）。

2. 肝性脑病　应及时采取综合救治措施。

3. 感染　并发自发性腹膜炎或败血症时,应早期、足量、联合使用抗生素,一经诊断立即进行。先选用主要针对革兰氏阴性杆菌并兼顾革兰氏阳性球菌的抗生素,首选第三代头孢菌素,如头孢哌酮 + 舒巴坦,其他如氟喹诺酮类、哌拉西林 + 他唑巴坦及碳青霉烯类抗生素,均可根据患者情况使用。一旦培养出致病菌,则应根据药敏试验选择窄谱抗生素。开始剂量宜大,病情稳定后减量,用药时间不得少于 2 周。

4. 肝肾综合征　在积极改善肝功能的前提下,可采取以下措施：①迅速控制上消化道大出血、感染等诱发因素,避免强烈利尿、单纯大量放腹水及服用损害肾功能的药物;②严格控制液体量,量出为入,纠正水、电解质和酸碱平衡紊乱;③输注右旋糖酐、白蛋白,或腹水浓缩回输,在扩容的基础上应用利尿剂;④TIPS 有一定帮助。

（六）肝移植手术

肝移植是对晚期肝硬化治疗的最佳选择,是肝肾综合征唯一能长期存活的疗法,也是并发肝肺综合征时唯一的治疗选择。

知识拓展

肝移植时机的选择

对于良性终末期肝病,选择适当的手术时机是手术成功的关键。最好的手术时机是患者肝功能刚进入失代偿期,此时疾病无康复机会,而患者又能耐受手术。一般认为,良性终末期肝病肝移植手术时机为,当出现下列情况之一时,即应考虑进行：①出现一种或多种并发症,如食管胃底曲张静脉破裂出血、顽固性腹水、肝肾综合征、肝性脑病、自发性腹膜炎、严重凝血功能障碍等;②严重影响生活质量,如难以控制的瘙痒、严重嗜睡、严重慢性疲劳和进行性营养不良等;③对于乙型病毒性肝炎所致暴发性肝功能衰竭,由于病死率高,应行紧急肝移植。

【预后和预防】

（一）预后

肝硬化的预后与病因、病变类型、肝功能代偿程度及有无并发症有关。肝炎后肝硬化较其他原因的肝硬化差；失代偿期肝硬化合并各种并发症者预后差。

（二）预防

加强宣传教育、普及乙肝疫苗接种、加强血液制品管理、严格筛选献血员、控制酗酒及打击吸毒等是降低肝硬化发病率的有效措施。

第五节 原发性肝癌

原发性肝癌，是指由肝细胞或肝内胆管上皮细胞发生的恶性肿瘤，是我国常见恶性肿瘤之一，其死亡率在消化系统恶性肿瘤中仅次于胃癌和食管癌，列第三位。我国每年约有 11 万人死于肝癌，占全球肝癌死亡数的 45%。可发生于任何年龄，以 40～49 岁最多，男女之比为 5∶1。

【病因和发病机制】

尚未完全明确。根据高发区流行病学调查，可能与下列因素有关：

1. 肝炎病毒感染 慢性病毒性肝炎是我国肝癌发病最主要的因素。流行病学显示，肝癌高发区人群的 HBsAg 阳性率高于低发区，肝癌患者血清乙型肝炎标志物的阳性率高达 90% 以上，说明乙型肝炎病毒与肝癌高发有关。HBV 感染到慢性肝炎，到肝硬化，到肝癌，是最主要的发病机制。近年研究表明，丙型肝炎与肝癌的发病也可能有关。

2. 食物及饮水 长期酗酒导致酒精性肝病，在此基础上的肝纤维化及肝硬化过程都可能引发肝癌；HBV 及 HCV 感染者经常饮酒，将加速肝硬化的形成和发展，促进肝癌的发生。长期进食霉变食物（粮食受黄曲霉毒素污染）、含亚硝胺食物、食物缺乏微量元素及饮用蓝绿藻类毒素污染的水等都与肝癌发生有密切关系。

3. 遗传因素 肝癌发病有家族聚集现象，不同种族人群肝癌发病率不同。

4. 其他 血吸虫及华支睾吸虫感染均易导致肝癌。其他肝脏代谢疾病、自身免疫性疾病，以及隐源性肝病或隐源性肝硬化也可发生肝癌。

【病理】

（一）大体病理分型

1. 块状型 最多见。癌直径在 5cm 或以上；超过 10cm 称为巨块型。多呈圆形、质硬、呈膨胀性生长，癌块周围的肝组织常被挤压，形成假包膜。此型癌组织易液化、坏死及破裂出血。

2. 结节型 较多见。有单结节、多结节和融合结节，其大小数目不等，癌结节最大直径不超过 5cm。此型常伴有肝硬化。单个孤立的结节直径小于 3cm 或相邻的两个结节直径之和小于 3cm 者称为小肝癌。

3. 弥漫型 最少见。米粒至黄豆大小的癌结节弥漫整个肝表面，肝脏缩小，肉眼易与肝硬化混淆。此型常因肝功能衰竭死亡。

（二）组织学分型

1. 肝细胞癌（hepatocellular carcinoma，HCC） 最多见，占原发性肝癌 90%，是本节的主要内容。癌细胞来自肝细胞，异型性明显，胞质丰富，呈多边形，排列成巢状或索状，血窦丰富，有包膜者生长较缓慢。正常肝脏的肝动脉供血约占 30%，与之显著不同的是，肝细胞肝癌的肝动脉供血超过 90%。这是目前肝癌影像诊断及介入治疗的重要组织学基础。

2. 肝内胆管癌 较少见，由胆管上皮细胞发展而来，癌细胞呈立方或柱状，排列成腺状，血窦少，纤维组织较多。

3. 混合型肝癌　最少见，为上述两型并存，或呈过渡形态。

（三）转移途径

1. 肝内转移　肝内血行转移发生最早，也最常见。癌栓脱落在肝内引起多发性转移灶，并可阻塞门静脉干支引起门静脉高压和顽固性腹水。

2. 肝外转移

（1）血行转移：肝外血行转移以肺部转移最常见，其他常见部位有骨、肾、脑等。

（2）淋巴转移：转移至肝门淋巴结最常见，其次是胰、脾、主动脉旁及锁骨上淋巴结。

（3）种植转移：少见。从肝表面脱落的癌细胞可种植在腹膜、横膈及盆腔等处引起血性腹水和胸腔积液，也可在卵巢形成转移癌块。

【临床表现】

起病隐匿，早期缺乏典型症状和体征。本病常在肝硬化的基础上发生，或者以转移病灶症状为首发表现，此时临床容易漏诊或误诊，应予注意。当出现症状而自行就诊时多为中晚期，临床表现如下：

（一）症状

1. 肝区疼痛　是肝癌最常见的症状。多呈持续性胀痛或钝痛，是由于肿瘤增长迅速而牵拉肝包膜所致；当肝表面癌结节破裂，坏死的血液流入腹腔，可引起肝区突然剧痛并迅速波及全腹，出现腹膜刺激征及血性腹水。如癌肿生长缓慢，则可完全无痛或仅有轻微钝痛。

2. 黄疸　一般出现在肝癌晚期，多为阻塞性黄疸，少数为肝细胞性黄疸。前者常因癌肿压迫，或侵犯胆管，或肝门转移性淋巴结肿大而压迫胆管，造成阻塞所致；后者可由于癌组织肝内广泛浸润或合并肝硬化、慢性肝炎引起。

3. 全身表现　有进行性消瘦、食欲缺乏、乏力、营养不良和恶病质。部分患者有低热，少数可出现高热，易误诊为肝脓肿。

4. 伴癌综合征　由于癌肿本身代谢异常或癌组织对机体影响而引起内分泌或代谢异常的一组症候群。主要表现为自发性低血糖症、红细胞增多症；其他罕见的有高钙血症、高脂血症、类癌综合征等。

5. 转移灶症状　向肺部转移可出现咯血、胸痛；转移至胸腔可出现胸腔积液（右胸多见）；骨骼或脊柱转移可有局部疼痛、压痛或神经受压症状，也可有骨折、截瘫；颅内转移可出现神经定位征。

（二）体征

1. 肝大　短期内肝脏呈进行性增大，质地坚硬，边缘钝而不齐，表面凹凸不平，常有大小不等的结节，伴不同程度的压痛；肝癌突出于右肋弓下或剑突下时，上腹可呈局限性隆起或饱满，如位于膈面则主要表现为膈肌抬高而肝下缘不下移。

2. 肝硬化征象　伴有肝硬化门静脉高压时可有脾大、腹水、静脉侧支循环形成等肝硬化征象。血性腹水多因肝癌侵犯肝包膜或向腹腔内破溃引起，少数因腹膜转移癌所致。

（三）并发症

1. 肝性脑病　是肝癌终末期最严重的并发症，约30%的患者死于肝性脑病。

2. 上消化道出血　主要为：①在肝硬化的基础上或癌栓形成后所致门静脉高压时，发生食管胃底静脉曲张破裂出血；②晚期患者由于胃肠道黏膜糜烂合并凝血功能障碍而导致出血。出血约占肝癌死亡原因的15%。

3. 肝癌结节破裂出血　可为自发破裂或外力导致破裂出血。小量出血表现为血性腹水，大量出血可导致休克或死亡。约10%的患者死于癌结节破裂出血。

4. 继发感染　由于长期消耗，或因化疗、放疗导致白细胞减少，抵抗力减弱，患者易并发各种感染，如肺炎、肠道感染、败血症和真菌感染等。

【辅助检查】

（一）肝癌标记物检测

1.甲胎蛋白（alpha fetoprotein，AFP） 现已广泛用于肝癌的普查、诊断、判断治疗效果及预测复发。在排除妊娠、肝炎和生殖腺胚胎瘤的基础上，血清AFP检查诊断肝细胞癌的标准为：①大于400μg/L持续4周以上；②大于200μg/L持续8周以上；③由低浓度逐渐升高不降。大约30%的肝癌患者AFP可正常，检测AFP异质体有助于提高诊断率。

2.其他肝癌标志物 γ-谷氨酰转移酶同工酶Ⅱ、血清岩藻糖苷酶、异常凝血酶原（DCP）等有助于AFP阴性的原发性肝癌的诊断和鉴别诊断，但不能取代AFP对原发性肝癌的诊断地位。联合多种标记物可提高原发性肝癌的诊断率。

（二）影像学检查

1.超声显像（US） 为目前肝癌筛选的首选检查方法，结合AFP检测可用于肝癌普查，具有方便易行、价格低廉及无创等优点。B型超声显像可显示癌实质性暗区或光团，可检出直径大于1cm的病灶；利用多普勒效应或超声造影剂，了解病灶的血供状态，判断占位性病变的良恶性，并有助于引导肝穿刺活检。

2.增强CT CT具有更高分辨率，兼具定位与定性的诊断价值，且能显示病变范围、数目、大小及其与邻近器官和重要血管的关系等，因此是肝癌诊断的重要手段。CT增强扫描可进一步提高肝癌诊断的准确性及早期诊断率。

3.磁共振成像（MRI） 为非放射性检查，无需增强即能显示门静脉和肝静脉的分支；对肝血管瘤、囊性病灶、结节性增生灶等的鉴别有优势。

4.选择性肝动脉造影 适用于肝内占位性病变非侵入检查未能定性者；疑为肝癌而非侵入检查未能明确定位者；拟行肝动脉栓塞治疗者；施行配合CT检查的新技术。

（三）肝穿刺活组织检查

超声或CT引导下细针肝穿刺组织学检查是确诊肝癌的最可靠方法。但属创伤性检查，且偶有出血或针道转移的风险。上述非侵入性检查未能确诊者可视情况考虑应用。

【诊断和鉴别诊断】

（一）诊断

目前国际上广泛使用的肝癌诊断标准为：满足下列三项中的任一项，即可诊断肝癌。

1. 具有两种典型影像学（US、增强CT、MRI或选择性肝动脉造影）表现，病灶＞2cm；

2. 一项典型的影像学表现，病灶＞2cm，AFP＞400μg/L；

3. 肝脏活检阳性。

有典型临床症状的患者，往往已至晚期，为争取对肝癌的早诊早治，应对高危人群（各种原因所致的慢性肝炎、肝硬化，以及＞35岁的HBV或HCV感染者）每6～12个月行US和AFP检测，如有阳性改变，应进一步检查。

（二）鉴别诊断

1.继发性肝癌 以原发癌的表现为主，继发性肝癌大多为多发性结节，多数不伴肝硬化，血清AFP多呈阴性。

2.肝硬化 原发性肝癌常发生在肝硬化基础上，两者鉴别有困难。肝硬化病情发展较慢，常有反复，肝功能损害较显著，血清AFP多呈阴性或"一过性"升高。如增强CT/MRI见病灶动脉期强化，呈"快进快出"，可诊断肝癌；若无强化，则考虑为肝硬化结节。肝穿刺活组织检查可鉴别。

3.肝脓肿 以发热、肝区疼痛和压痛为主要表现，白细胞总数及中性粒细胞比例增高，超声检查常可发现脓肿的液性暗区。超声引导下诊断性肝穿刺，药物试验性治疗有助于确诊。

4.其他肝脏肿瘤或病变 当影像学与肝脏其他良性肿瘤（血管瘤、肝腺瘤等）鉴别有困难时,可随访 US、增强 CT/MRI,必要时在 US 引导下行肝活检。

知识拓展

肝内胆管癌诊断标准

　　肝内胆管癌是原发性肝癌的少见病理类型,好发年龄为 30～50 岁,临床症状无特异性,患者多无肝病背景,多数 AFP 不高,而 CEA 和 CA199 等肿瘤标志物则可能升高。影像学检查,CT 平扫表现常为大小不一的分叶状或类圆形低密度区,密度不均匀,边缘一般模糊;但最有意义的是 CT 增强扫描可见肝脏占位的血供不如肝细胞癌丰富,且纤维成分较多,有延迟强化现象,呈"快进慢出"特点,周边有时可见肝内胆管不规则扩张;还可有局部肝叶萎缩,肝包膜呈内陷改变,有时肝肿瘤实质内有线状高密度影(线状征)。影像学检查确诊率不高,主要依赖病理检查证实。

【治疗】

早期肝癌尽量手术切除,不能切除者应采取综合治疗的模式。

(一)手术治疗

手术切除仍是目前根治原发性肝癌的最好手段,凡有手术指征者均应积极争取手术切除。由于手术切除仍有很高的复发率,因此术后宜加强综合治疗与随访。

(二)局部治疗

1.肝动脉化疗栓塞治疗(TACE)　同时进行肝动脉灌注化疗(TAI)和肝动脉栓塞(TAE)治疗,以提高疗效。TACE 作为一线非根治性治疗,国内临床上最常用。循证医学证据业已表明 TACE 能有效控制肝癌生长,明显延长患者生存期,使肝癌患者获益,已成为不能手术切除的中晚期肝癌首选和最有效的治疗方法。

2.经皮穿刺瘤内注射无水乙醇(PEI)　在 US 或 CT 引导下,将无水乙醇直接注入肝癌组织内,使癌细胞脱水、变性、凝固性坏死。PEI 适用于肿瘤≤3cm 者,可达到治疗性切除的目的。

3.局部消融治疗　是借助医学影像技术的引导对肿瘤靶向定位,局部采用物理或化学的方法直接杀灭肿瘤组织的一类治疗手段。主要包括射频消融(RF)、微波消融(MWA)、冷冻治疗,以及高功率超声聚焦消融(HIFU)等。具有微创、安全、简便和易于多次施行的特点。影像引导技术包括 US、CT 和 MRI,而治疗途径有经皮、经腹腔镜手术和经开腹手术三种。

4.放射治疗　适应证为肿瘤局限,因肝功能不佳不能进行手术切除;或肿瘤位于重要解剖结构,在技术上无法切除;或患者拒绝手术。另外,对已发生远处转移的患者有时可行姑息治疗,以控制疼痛或缓解压迫等。放疗可延长切除术后切缘阳性和不能切除的肝内胆管癌患者的生存期。

(三)全身治疗

1.分子靶向药物治疗　已知肝癌的发生、发展和转移与多种基因的突变、细胞信号传导通路和新生血管增生异常等密切相关,其中存在着多个关键性环节,正是进行分子靶向治疗的理论基础和重要的潜在靶点。分子靶向药物治疗在控制肝细胞癌的肿瘤增殖、预防和延缓复发转移,以及提高患者的生活质量等方面具有独特的优势。

2.全身化疗　常用的抗肿瘤药物有顺铂(DDP)、阿霉素(ADM)、5-氟尿嘧啶(5-FU)、丝裂霉素(MMC)等,一般认为单一药物疗效差,多联合用药。对肝癌较有效的药物以 CDDP 方案为首选。

3.生物和免疫治疗　可巩固和增强手术切除、化疗或放疗的疗效。常用药有干扰素、白细胞介素Ⅱ、肿瘤坏死因子(TNF)等。目前单克隆抗体等药物已经应用于临床,基因治疗和肿瘤疫苗技术近年来也在研究之中。

4．中医治疗　中医药有助于减少放、化疗的毒性，改善癌症相关症状和生活质量，可能延长生存期，可以作为肝癌治疗的重要辅助手段。

（四）综合治疗

根据患者具体情况制定可行的治疗计划，合理地选择一种或多种治疗方法联合应用，尽可能去除肿瘤，修复机体的免疫功能，保护患者重要器官功能。综合治疗目前已经成为中晚期肝癌主要的治疗方法。

【预后和预防】

（一）预后

下列情况预后较好：①瘤体直径小于 5cm，能早期手术；②癌肿包膜完整，尚无癌栓形成；③机体免疫状态良好。如果合并肝硬化或有肝外转移者、并发上消化道出血者、癌肿破裂者、ALT 显著升高者预后差。

（二）预防

积极预防病毒性肝炎，注意饮食卫生，不食用霉变粮食，改进饮用水质，避免或减少与有害物质的接触。

第六节　急性胰腺炎

急性胰腺炎（acute pancreatitis，AP）是多种病因导致胰酶在胰腺内被激活后引起胰腺组织自身消化所致的胰腺水肿、出血甚至坏死的炎症反应。临床以急性上腹痛及血淀粉酶或脂肪酶升高为特点。本病为常见病，可发生于任何年龄，女性较男性多见。

【病因和发病机制】

（一）病因

1．胆道疾病　胆石症、胆道感染或胆道蛔虫症等是 AP 的主要病因，其中以胆石症最为常见。由于 70%～80% 的胰管与胆总管汇合成共同通道开口于十二指肠壶腹部，一旦结石、蛔虫嵌顿在壶腹部，胆管内炎症或胆石移行时损伤 Oddi 括约肌等，将使胰管流出道不畅，胰管内高压。微小胆石容易导致急性胰腺炎，因其在胆道系统内的流动性，增加了临床诊断的困难。

2．大量饮酒　大量及长期饮酒引起 AP 的机制：①通过刺激胃酸分泌，使胰泌素和缩胆囊素分泌，促使胰液分泌增加；②刺激 Oddi 括约肌痉挛、十二指肠乳头水肿，使胰液排出受阻，胰管内压增加；③长期酗酒者常有胰液内蛋白含量增高，易沉淀而形成蛋白栓，致胰液和胆汁排出不畅。此外，应注意酒精常与胆道疾病共同导致急性胰腺炎。

3．胰管阻塞　胰管结石、蛔虫、狭窄、肿瘤等均可引起胰管阻塞，使胰液排出受阻，胰管内压力增高，导致胰管小分支和胰腺腺泡破裂，胰液与消化酶渗入间质，引起急性胰腺炎。

4．腹腔内手术或创伤　①腹腔手术或外伤可直接或间接损伤胰组织与血液循环供应引起胰腺炎；②内镜逆行胰胆管造影术（ERCP）检查后，可因插管时导致的十二指肠乳头水肿或注射造影剂压力过高而引起胰腺炎。

5．代谢障碍　①高甘油三酯血症（>11.3mmol/L），可能与脂球微栓影响微循环及胰酶分解甘油三酯致毒性脂肪酸损伤细胞有关。由于高甘油三酯血症也常出现于严重应激、炎症反应时，因此，在急性胰腺炎伴有高甘油三酯血症时，应注意其是因还是果。②甲状旁腺肿瘤、维生素 D 过多等所致的高钙血症可致胰管钙化、促进胰酶提前活化而促发本病。

6．感染及全身炎症反应　可继发于急性流行性腮腺炎、甲型流感、肺炎衣原体感染、柯萨奇病毒感染等，常随感染痊愈而自行缓解。在全身炎症反应时，作为受损的靶器官之一，胰腺也可有急性炎性损伤。

7．过度饮食　大量进食后（尤其是荤食），分泌的胰液如果不能顺利排至十二指肠，胰管内压力升高，即可引发急性胰腺炎。一般单纯过度进食作为病因的急性胰腺炎相对较少。

8．其他　某些药物如噻嗪类利尿剂、硫唑嘌呤、糖皮质激素等可促发 AP，多发生在服药最初的 2 个月，与剂量无明确相关。少见的还有十二指肠球后穿透性溃疡等可直接波及胰腺。各种自身免疫性的血管炎等血管病变可影响胰腺血供。少数病因不明者称为特发性急性胰腺炎。

（二）发病机制

正常情况下合成的胰酶绝大部分是无活性的酶原，酶原颗粒与细胞质是隔离的，胰腺腺泡的胰管内含有胰蛋白酶抑制物质，灭活少量的有生物活性或提前激活的酶。这是胰腺避免自身消化的生理性防御屏障。而发生自身消化的机制有：各种致病因素导致胰管内高压，腺泡细胞内 Ca^{2+} 水平显著上升，溶酶体在腺泡细胞内提前激活酶原，大量活化的胰酶消化胰腺自身，①损伤腺泡细胞，激活炎症反应的枢纽分子 NF-κB，它的下游系列炎症介质如肿瘤坏死因子 α、白介素 -1、花生四烯酸代谢产物（前列腺素、血小板活化因子）、活性氧等均可增加血管通透性，导致大量炎性渗出；②胰腺微循环障碍使胰腺出血、坏死。炎症过程中参与的众多因素可以正反馈方式相互作用，使炎症逐级放大，当超过机体的抗炎能力时，炎症向全身扩展，出现多器官炎性损伤及功能障碍。

【病理】

可分为急性水肿型及急性出血坏死型胰腺炎两型。急性水肿型可发展为急性出血坏死型，但部分出血坏死型在起病初期即发生出血及坏死。

（一）急性水肿型

较多见，病变可累及部分或整个胰腺，以尾部为多见。胰腺肿大、充血、水肿和炎症细胞浸润，可有轻微的局部坏死。

（二）急性出血坏死型

相对较少，胰腺内有灰白色或黄色斑块的脂肪组织坏死，出血严重者，胰腺呈棕黑色并伴新鲜出血，坏死灶外周有炎症细胞浸润。常见静脉炎和血栓。此外尚可有胰腺脓肿、假性囊肿等。由于炎症波及全身，可有其他脏器如小肠、肺、肝、肾等脏器的炎症病理改变；由于胰腺大量炎性渗出，常有胸腔积液、腹水等。

【临床表现】

急性胰腺炎的临床表现和病情轻重取决于病因、病理分型和诊治是否及时。

（一）症状

1．腹痛　为本病的主要表现和首发症状。主要因胰腺急性水肿、炎性渗出、肠麻痹、胰管阻塞或伴胆囊炎胆石症等引起疼痛。

腹痛常在饮酒和饱餐后发生，多为急性发作，呈持续性，可有阵发性加剧，多位于中上腹，并常向腰背部呈带状放射，出血坏死型常为全腹痛。程度轻重不一，可与病情不平行，其性质可为钝痛、刀割样痛、钻痛或绞痛，取弯腰抱膝位可减轻疼痛，进食后加剧，一般胃肠解痉药不能缓解。水肿型腹痛 3～5 天即缓解；出血坏死型病情发展较快，疼痛延续时间较长。

2．恶心、呕吐及腹胀　为本病常见症状之一。多在腹痛后发生，呕吐物为食物和胆汁，呕吐后腹痛并不减轻。同时有腹胀，少数严重患者并发麻痹性肠梗阻，呕吐、腹胀更甚。

3．发热　常源于全身炎症反应综合征（systemic inflammatory response syndrome，SIRS）、坏死胰腺组织继发细菌或真菌感染。多数患者有中度以上发热，多持续 3～5 天。如持续一周以上不退或逐日上升，并有白细胞升高者，应怀疑有继发感染，如胰腺脓肿、胆道感染等。发热、黄疸者多见于胆源性胰腺炎。

4．低血压或休克　重症胰腺炎常发生。患者烦躁不安、皮肤苍白、湿冷、血压下降等，严重时甚至发生休克。主要为有效血容量不足，缓激肽类物质致周围血管扩张引起低血容量所致。

5．水、电解质及酸碱平衡紊乱　多有轻重不等的脱水、低钾血症；呕吐频繁者有代谢性碱中毒。重症者脱水明显，并有代谢性酸中毒，低钙血症（＜2.0mmol/L）；部分伴血糖增高。

（二）体征

轻症者仅表现为中上腹轻压痛，重症者全腹压痛明显，可出现腹膜刺激征、Grey-Turner 征、Cullen 征。肠鸣音减弱或消失。腹胀明显，可有腹水征，腹水多呈血性。胆总管或壶腹部结石、胰头炎性水肿压迫胆总管时，可导致黄疸。腹部因液体积聚或假性囊肿形成可触及肿块。其他可有相应并发症所具有的体征。

（三）并发症

1．局部并发症

（1）胰瘘：急性胰腺炎致胰管破裂，胰液从胰管漏出＞7 天，即为胰瘘。胰内瘘包括胰腺假性囊肿、胰性胸腹水及胰管与其他脏器间的瘘。胰液经腹腔引流管或切口流出体表，为胰外瘘。

胰腺假性囊肿多在重症急性胰腺炎（severe acute pancreatitis, SAP）病程 4 周左右出现，初期为液体积聚，无明显囊壁，此后由肉芽或纤维组织构成的囊壁缺乏上皮（与真性囊肿的区别所在），囊内无菌生长，含有胰酶。假性囊肿形态多样、大小不一，容积可波动于 10～5 000ml；囊肿可以延伸至横结肠系膜，肾前、肾后间隙，以及后腹膜；囊肿大时，可有明显腹胀、肠道梗阻等症状。胰腺假性囊肿压迫和炎症，导致左侧门静脉高压，脾静脉血栓形成，继而脾大、胃底静脉曲张，破裂后可发生致命性大出血。一般假性囊肿＜5cm 时，6 周内约 50% 可自行吸收。

（2）胰腺脓肿：胰腺内或胰周的脓液积聚，外周为纤维囊壁，增强 CT 提示气泡征，细针穿刺物细菌或真菌培养阳性。可有高热、腹痛、上腹肿块和中毒症状。

2．全身并发症　重症胰腺炎常并发不同程度的多器官功能衰竭，如急性呼吸窘迫综合征、急性肾功能衰竭、心律失常与心力衰竭、消化道出血、胰性脑病、败血症及真菌感染、高血糖、全身炎症反应综合、慢性胰腺炎等。

【辅助检查】

（一）诊断急性胰腺炎的重要标志物

1．淀粉酶　急性胰腺炎时，血清淀粉酶于起病后 2～12 小时开始升高，48 小时开始下降，持续 3～5 天。由于唾液腺也可产生淀粉酶，当患者无急腹症而有血淀粉酶升高时，应考虑其来源于唾液腺。胰源性胸腔积液、腹水和胰腺假性囊肿中的淀粉酶常明显升高。尿淀粉酶升高较晚，在起病后 12～14 小时开始升高，下降缓慢，持续 1～2 周，易受患者尿量的影响，因此仅作参考。

2．脂肪酶　血清脂肪酶于起病后 24～72 小时开始升高，持续 7～10 天，对病后就诊较晚的急性胰腺炎患者有诊断价值，且特异性也较高。

3．血清标志物　推荐使用 CRP，发病 72h 后 CRP＞150mg/L 提示胰腺组织坏死。动态测定血清 IL-6 水平增高，提示预后不良。

（二）反映 SAP 病理生理变化的实验室检测指标（表 3-5）

（三）影像学检查

1．腹部 B 超　是急性胰腺炎的常规初筛影像学检查，在发病初期 24～48h 行超声检查，可以初步判断胰腺组织形态学变化，同时有助于判断有无胆道疾病。但受胃肠道积气的影响，对急性胰腺炎不能做出准确判断。后期对脓肿及假性囊肿有诊断意义，常用于诊断、随访及协助穿刺定位。

2．腹部 CT　平扫有助于胰腺炎的诊断与鉴别，增强 CT 是诊断胰腺坏死的最佳方法，一般宜在起病 1 周左右进行。

表 3-5　反应 SAP 病理生理变化的实验室检测指标

检测指标	病理生理变化
白细胞 ↑	炎症或感染
C 反应蛋白＞150mg/L	炎症
血糖（无糖尿病史）＞11.2mmol/L	胰岛素释放减少、胰高血糖素释放增加、胰腺坏死
TB、AST、ALT ↑	胆道梗阻、肝损伤
白蛋白 ↓	大量炎性渗出、肝损伤
BUN、肌酐 ↑	休克、肾功能不全
血氧分压 ↓	成人呼吸窘迫综合征
血钙 ＜2mmol/L	Ca^{2+} 内流入腺泡，胰腺坏死
血甘油三酯 ↑	既是急性胰腺炎的病因，也可能是其后果
血钠、血钾、pH 异常	肾功能受损、内环境紊乱

【诊断和鉴别诊断】

（一）诊断

1. 急性胰腺炎的诊断标准　临床上符合以下 3 项特征中的任意 2 项，即可诊断为急性胰腺炎。①与急性胰腺炎符合的腹痛（急性、突发、持续、剧烈的上腹部疼痛，常向腰背部放射）；②血清淀粉酶和（或）脂肪酶活性至少＞3 倍正常上限值；③增强 CT/MRI 或腹部超声呈 AP 影像学改变。

2. 区别轻症与重症胰腺炎　区别轻症与重症胰腺炎十分重要，因两者的临床预后截然不同。有以下表现应当按重症胰腺炎处置：①临床症状见烦躁不安、四肢厥冷、皮肤呈斑点状等休克症状；②体征见腹肌强直、腹膜刺激征，Grey-Turner 征或 Cullen 征；③实验室检查见血钙＜2mmol/L 以下，血糖＞11.2mmol/L（无糖尿病史），血尿淀粉酶突然下降；④腹腔诊断性穿刺有高淀粉酶活性的腹水。

（二）鉴别诊断

本病需与某些引起上腹痛或淀粉酶增高的疾病鉴别。

1. 消化性溃疡急性穿孔　有典型的溃疡病史，腹痛突然加剧，腹肌紧张，肝浊音界消失。X 线见膈下游离气体可鉴别。

2. 急性胆囊炎及胆石症　有胆绞痛史，疼痛位于右上腹，可向右肩放射，Murphy 征阳性。血、尿淀粉酶轻度升高，B 超及 CT 胆道可明确诊断。

3. 急性心肌梗死　有冠心病史，起病急，有时疼痛可限于上腹部。心电图可显示梗死波形图像，血清心肌酶升高，血、尿淀粉酶正常。

4. 急性肠梗阻　阵发性腹痛，腹胀、呕吐、肛门停止排气，肠鸣音亢进，可见肠型。腹部 X 线片可见液气平面。

【治疗】

急性胰腺炎治疗的关键是：①寻找并去除病因；②控制炎症。

（一）轻症急性胰腺炎

即急性水肿型胰腺炎，经 3～5 天治疗多可痊愈。治疗措施如下：

1. 一般治疗　卧床休息，禁食 3～5 天，腹痛、腹胀及呕吐严重者给予胃肠减压。

2. 支持治疗　积极补充血容量，维持水、电解质和酸碱平衡，注意维持热量供应。

3．止痛 适当选择胃肠解痉药，如阿托品 0.5mg 或山莨菪碱 10mg，肌内注射，每日 2～3 次。腹痛剧烈者可给予哌替啶 50～100mg，肌内注射。

4．抗生素的应用 急性胰腺炎属于化学性炎症，抗生素并非必要；但我国急性胰腺炎常与胆道疾病有关，故临床上习惯应用。常用喹诺酮类联合甲硝唑治疗。

5．抑酸治疗 可通过抑制胃酸分泌而减少其对胰液分泌的刺激，并有预防应激性溃疡的作用。常用 H_2 受体拮抗剂或质子泵抑制剂。

（二）重症急性胰腺炎

重症急性胰腺炎，也称为急性出血坏死型胰腺炎，病情危重，必须采取综合性措施，积极治疗。

1．一般治疗

（1）严格卧床休息；禁食，但必须给予营养支持。早期一般采用全肠外营养（total parenteral nutrition，TPN），应尽早进行空肠插管，过渡到肠内营养（enteral nutrition，EN）。营养支持可增强肠道黏膜屏障，防止肠内细菌移位引起胰腺坏死合并感染。谷氨酰胺有保护肠道黏膜屏障作用，可加用。

（2）监护：有条件者应转入重症监护病房（ICU），密切监测血压、血氧、尿量及其他生命体征。

（3）维持水、电解质和酸碱平衡：应积极补充液体及电解质，维持有效血容量；有休克者，应给予白蛋白、鲜血或血浆代制品。

2．内科治疗

（1）减少胰液分泌：天然生长抑素由胃肠黏膜 D 细胞合成，它可抑制胰泌素和缩胆囊素刺激的胰液基础分泌。急性胰腺炎时，循环中生长抑素水平显著降低，可予外源性补充生长抑素 250～500μg/h，或生长抑素类似物奥曲肽 25～50μg/h，持续静脉滴注，疗程 3～7 天。

（2）抑制胰酶活性：主张早期足量应用。①抑肽酶：可抑制胰血管舒缓素、蛋白酶、糜蛋白酶和血清素等，20 万～50 万 U/d，分 2 次溶于葡萄糖溶液，静脉滴注。②加贝酯：可抑制蛋白酶、胰血管舒缓素、凝血酶原、弹性纤维酶等，还可稳定溶酶体膜，改善胰腺微循环，减少急性胰腺炎并发症。100～300mg/d 溶于 500～1 500ml 葡萄糖盐水中，静脉滴注，病情好转后逐渐减量。

（3）抗生素的应用：胰腺感染后，应选择针对革兰氏阴性菌和厌氧菌的、能透过血胰屏障的抗生素，如喹诺酮类或头孢类联合抗厌氧菌的甲硝唑。严重败血症或上述抗生素无效时，应使用亚胺培南等。此外，如疑有真菌感染，可经验性应用抗真菌药。

（4）镇痛：多数患者在静脉滴注生长抑素或奥曲肽后，腹痛可得到明显缓解。对严重腹痛者，可肌内注射哌替啶止痛，每次 50～100mg。由于吗啡可增加 Oddi 括约肌压力，胆碱能受体拮抗剂如阿托品可诱发或加重肠麻痹，均不宜使用。

3．内镜下 Oddi 括约肌切开术（EST） 适用于胆源性胰腺炎合并胆道梗阻的患者。

4．外科治疗 手术适应证有：①胰腺坏死合并感染者；②诊断未明确，与其他急腹症难以鉴别时；③并发脓肿、假性囊肿、弥漫性腹膜炎、肠麻痹坏死时；④胆源性胰腺炎处于急性状态，需外科手术解除梗阻时。

5．中医中药 单味中药（如生大黄、芒硝）、常用方剂（如清胰汤、柴芍承气汤等）被临床实践证明有效。中药制剂通过降低血管通透性、抑制巨噬细胞和中性粒细胞活化、清除内毒素达到治疗功效。

【预后和预防】

（一）预后

取决于病变程度，以及有无并发症。轻症常在 1 周内恢复，不留后遗症。重症病情凶险，预后差，病死率约 15%，治愈者多遗留不同程度的胰功能不全，甚至发展为慢性胰腺炎。

（二）预防

积极治疗胆道疾病，戒酒，避免暴饮暴食。

第七节　炎症性肠病

炎症性肠病（inflammatory bowel disease，IBD）是一类多种病因引起的、异常免疫介导的慢性非特异性肠道炎症性疾病。包括溃疡性结肠炎（ulcerative colitis，UC）和克罗恩病（Crohn disease，CD）。以反复发作的腹痛、腹泻等为主要临床表现。

【病因和发病机制】

（一）病因

1. 遗传因素　IBD 患者发病率具有明显的种族差异，欧美国家明显高于亚洲国家。患者同一家族成员发病率也较高，单卵双生可同患本病。这些都提示本病的发病具有遗传倾向。

2. 环境因素　近几十年来，全球 IBD 的发病率持续增高，这一现象首先出现在社会经济高度发达的北美、北欧。以往该病在我国少见，现已成为常见疾病。这一现象反映了环境因素，如饮食、吸烟、卫生条件、生活方式或暴露于其他尚不明确的因素对本病的重要作用。

3. 感染因素　多种微生物参与了 IBD 的发生与发展。基于研究结果，新近的观点认为，IBD 是针对自身正常肠道菌群的异常免疫反应性疾病。①用转基因或基因敲除方法造成免疫缺陷的 IBD 动物模型，在肠道无菌环境下不发生肠道炎症，但在肠道正常菌群状态下则出现肠道炎症；②临床上观察到肠道细菌滞留易使 CD 进入活动期，抗生素或微生态制剂对某些 IBD 患者有益。

4. 免疫　持续的天然免疫反应及 Th1 细胞异常激活等释放出各种炎症介质及免疫调节因子，如 IL-1、IL-6、IL-8、TNF-α、IL-2、IL-4、IFN-γ 等参与了肠黏膜屏障的免疫损伤。针对这些炎症反应通路上的重要分子而开发的生物制剂，如抗 TNF-α 单克隆抗体等对 IBD 的疗效已被证实。

（二）发病机制

尚未完全明确，已知肠道黏膜免疫系统异常反应所导致的炎症反应在 IBD 发病中起重要作用，可概括为：环境因素作用于遗传易感者，在肠道菌群的参与下，启动了难以停止的、发作与缓解交替的肠道天然免疫及获得性免疫反应，导致肠黏膜屏障损伤、溃疡经久不愈、炎性增生等病理改变。UC 和 CD 是同一疾病的不同亚类，组织损伤的基本病理过程相似，但可能由于致病因素不同及机制上的差异，导致病理表现不同。对于病理学不能确定为 UC 或 CD 的结肠炎，称为未定型结肠炎。以下主要介绍溃疡性结肠炎。

溃疡性结肠炎

溃疡性结肠炎是一种原因不明的直肠和结肠慢性非特异性炎症性疾病，病变限于大肠黏膜和黏膜下层。临床特点为反复发作的腹痛、腹泻、黏液脓血便及里急后重。病情轻重不等，多呈慢性病程。本病可发生在任何年龄，以 20~40 岁多见，男女发病率无显著差异。

【病理】

病变多累及直肠和乙状结肠，较重者可累及降结肠或全结肠，呈连续性、非节段分布；如果累及回肠末端，称为倒灌性回肠炎。炎症常局限于黏膜和黏膜下层，较少深达肌层，所以并发肠穿孔、瘘管形成或结肠周围脓肿者少见。病变黏膜充血、水肿、出血、变脆，形成浅小不规则溃疡，继而溃疡增大，沿结肠纵轴发展，融合成广泛、不规则的大溃疡。可有炎症细胞浸润表现及肠腺隐窝脓肿形成。在反复发作的慢性炎症过程中，肠黏膜肉芽组织增生导致炎性息肉形成。病程超过 20 年的患者发生结肠癌风险较正常人增高 10~15 倍。

【临床表现】

多为亚急性起病,少数急性起病。病程呈慢性经过,发作期与缓解期交替出现,少数症状持续并逐渐加重。可因感染、饮食失调、精神刺激、过劳而诱发或加重。临床表现与病变范围、病型及病期有关。

（一）症状

1.消化系统症状

（1）腹泻与黏液脓血便:见于绝大多数患者,主要与炎症导致大肠黏膜对水钠吸收障碍及结肠运动功能失常有关。黏液脓血便是本病活动期的重要表现,大便次数和便血的程度与病情轻重有关,轻者每日排便 2~4 次,便血或无;重者每日 10 次以上,为脓血便。粪质亦与病情轻重有关,多数为糊状,重者为稀水便,常伴有里急后重。病变限于直肠或累及乙状结肠的患者,除可有便频、便血外,偶尔表现为便秘,这是病变引起直肠排空功能障碍所致。

（2）腹痛:轻者可无腹痛,或仅诉腹部不适。多数患者有轻至中度腹部阵痛,多位于左下腹或下腹部,以隐痛、胀痛为主,有疼痛 - 便意 - 便后缓解的规律;若并发中毒性巨结肠或炎症波及腹膜时有持续性剧烈腹痛。

（3）其他症状:如腹胀,重者有恶心、呕吐、食欲减退等。

2.全身症状 轻型不明显。中、重型患者可有低热,高热多见于急性暴发型或出现合并症。重症或病情持续活动者,可伴有消瘦、贫血、低蛋白血症、乏力等营养不良症状和水电解质平衡紊乱、衰竭等。

3.肠外表现 本病可伴有多种肠外自身免疫性疾病的表现,包括外周关节炎、前葡萄膜炎、坏疽性脓皮病、口腔复发性溃疡、强直性脊柱炎、系统性红斑狼疮等。

（二）体征

轻、中型患者仅有左下腹轻压痛,有时可触及痉挛的乙状结肠或降结肠;重型患者可有明显压痛和鼓肠。若有腹肌紧张、反跳痛、肠鸣音减弱,应警惕中毒性巨结肠及肠穿孔的可能。

（三）临床分型

1.根据发作特点分 ①初发型:指首次发作。②慢性复发型:临床上最多见,发作期与缓解期交替。③慢性持续型:指症状持续出现,间以症状加重的急性发作。④急性暴发型:少见,起病急,病情重,伴有中毒性巨结肠、肠穿孔、败血症等并发症。

2.根据严重程度分 ①轻型:每日腹泻<4 次,便血轻或无,无发热,无贫血,血沉正常。②中型:介于轻型与重型之间。③重型:每日腹泻≥6 次,有明显黏液脓血便,伴有发热(T>37.8℃)、贫血、脉速(>90 次/min)、血沉加快(>30mm/h)、血红蛋白下降(<100g/L)。

3.根据病变范围分 ①直肠炎;②直肠乙状结肠炎;③左半结肠炎;④广泛性或全结肠炎。

4.根据病情分 ①活动期;②缓解期。

（四）并发症

1.中毒性巨结肠 多发生于暴发型或重型患者。由于病变广泛而严重,累及肌层与肠肌神经丛,肠壁张力减弱,肠蠕动减慢,肠内容物与气体积聚,导致急性结肠扩张,一般以横结肠最严重。常因低钾、钡剂灌肠、不恰当地使用抗胆碱能药物而诱发。表现为病情急剧恶化,毒血症明显,有高热、神志变化、脱水和电解质紊乱,可出现鼓肠、肠鸣音消失。白细胞计数显著升高。易引起急性肠穿孔,预后差。

2.直肠、结肠癌变 多见于广泛性结肠炎、幼年起病而病程较长者。国内少见,国外报道起病 20 年和 30 年后癌变率分别为 7.2% 和 16.5%。

3.其他 可有肠出血、肠穿孔和肠梗阻等。

【辅助检查】

（一）实验室检查

1.血液检查 轻型患者血常规多正常。中、重型患者可有血红蛋白下降,活动期白细胞计数增高。血沉加快和 C 反应蛋白增高是活动期的标志。

2. 粪便检查　常规检查肉眼可见黏液脓血,镜检见红细胞和脓细胞。粪便病原学检查如粪培养,可排除感染性结肠炎,是本病诊断与鉴别的一个重要步骤。

3. 自身抗体检测　抗中性粒细胞胞浆抗体(p-ANCA)与抗酿酒酵母抗体(ASCA),分别为溃疡性结肠炎和克罗恩病的相对特异性抗体。同时检测这两种抗体有助于溃疡性结肠炎和克罗恩病的诊断和鉴别诊断。

(二)结肠镜和活组织检查

是本病诊断和鉴别诊断的最重要手段之一。不仅可以直接观察黏膜的变化,还可取活组织检查,确定病变范围。镜下可见该病病变呈连续性、弥漫性分布,黏膜充血水肿,粗糙呈颗粒状,质脆,可有脓性分泌物,病变明显处可见糜烂或多发性浅溃疡;后期可有假息肉及桥状黏膜,结肠袋变浅、变钝或消失。

(三)X 线钡剂灌肠检查

结肠镜检查比 X 线钡剂灌肠检查准确,有条件者宜作结肠镜检查,有困难时再辅以 X 线检查。重型或暴发型患者不宜做钡剂灌肠检查,以免加重病情或诱发中毒性巨结肠。本病的 X 线征主要有:①黏膜粗乱和(或)颗粒样变;②多发性浅溃疡,呈毛刺状或锯齿状;③结肠袋消失,肠壁变硬,肠管呈铅管状。

【诊断和鉴别诊断】

(一)诊断

诊断要点:①具有持续或反复发作的腹痛、腹泻、黏液脓血便;②伴有(或不伴有)不同程度的全身症状者;③常伴有多种自身免疫性疾病,血中可检测到自身抗体;④结肠镜及活体组织检查、X 线钡剂灌肠发现溃疡病变;⑤可排除结肠的感染性或其他非感染性疾病。

(二)鉴别诊断

1. 慢性细菌性痢疾　常有急性菌痢病史,粪便检查可分离出痢疾杆菌,抗菌药物治疗有效。

2. 慢性阿米巴痢疾　病变主要侵犯右半结肠,溃疡口小而深,粪便检查或肠镜取活组织检查可找到溶组织阿米巴包囊或滋养体。抗阿米巴治疗有效。

3. 克罗恩病　可发生于食管至肛门的任何胃肠道。腹痛较重,常位于右下腹,便后腹痛不缓解,一般无黏液脓血便和里急后重,可有右下腹包块,易形成瘘管。结肠镜下见黏膜呈铺路石样变,纵行或纵行溃疡。组织病理改变为节段性全壁炎,有裂隙状溃疡,非干酪性肉芽肿。

4. 肠易激综合征　是一种以腹痛或腹部不适伴排便习惯改变为特征的功能性肠道疾病,经检查排除可引起这些症状的器质性疾病。其特点为粪便有黏液但无脓血,结肠镜检查无器质性病变征象。

5. 肠结核　青壮年多见,有肠外结核病史,可出现发热、盗汗等结核毒血症状,以午后中、低度发热最多见。腹痛多位于右下腹,也可出现脐周疼痛,呈间歇性发作,常为痉挛性阵痛,进餐后加重,排便或肛门排气后缓解,可能与进餐引起胃肠反射,或肠内容物通过炎症、狭窄肠段导致局部肠痉挛有关。腹泻常见,多呈稀糊状,每日 3～4 次以内,重者每日可达 10 余次,有时腹泻与便秘交替出现,增生型肠结核以便秘为主。X 线小肠钡剂造影可发现肠结核的表现和类型;结核菌素试验强阳性或结核感染 T 细胞斑点试验(T-SPOT)阳性;结肠镜及活体组织中找到抗酸杆菌可确诊。

6. 结核性腹膜炎　青壮年多见,有腹膜外结核病史,有明显的结核毒血症和伴有腹痛、腹胀、腹水、腹壁柔韧感或腹部包块。腹水为草黄色渗出液,以淋巴细胞为主,普通细菌培养阴性,腹水腺苷脱氨酶(ADA),尤其是 ADA2,明显增高;B 超可提示腹水,腹部 X 线片有肠梗阻或散在钙化点;X 线胃肠钡餐检查发现肠粘连等征象;结核菌素试验或 T-SPOT 试验呈强阳性;有游离腹水而无粘连者在腹腔镜直视下活组织检查具有确诊价值。

【治疗】

治疗目的是控制发作，维持缓解，减少复发，防治并发症。

（一）一般治疗

轻型患者可劳逸结合，给予流质或半流质的少渣饮食，限制乳制品。重症患者应卧床休息，消除紧张，暂禁食，给予完全肠外营养，及时纠正水、电解质紊乱。慎用抗胆碱能等解痉药，以防诱发中毒性巨结肠。

（二）药物治疗

1. 活动期的治疗 应积极控制炎症反应。

（1）氨基水杨酸制剂：柳氮磺吡啶（SASP）是治疗轻、中度或经糖皮质激素治疗已有缓解的重度 UC 常用药物。该药口服后在结肠经肠菌分解为 5- 氨基水杨酸（5-ASA）和磺胺吡啶，前者是主要有效成分，可通过抑制免疫反应、抑制前列腺素合成等发挥抗炎作用。用法：1～1.5g，口服，每日 4 次。新型制剂奥沙拉嗪、美沙拉秦疗效与 SASP 相仿，但降低了不良反应率，适宜于对 SASP 不能耐受者。灌肠剂适用于病变局限在直肠及乙状结肠者，栓剂适用于病变局限在直肠者。

（2）糖皮质激素：是重型和暴发型患者的首选药，对氨基水杨酸制剂疗效不佳的轻、中度患者也适用。其作用机制为非特异性抗炎和抑制免疫反应。一般给予口服泼尼松 0.75～1mg/（kg·d），最大剂量一般为 60mg/d；重症患者先予大剂量静脉滴注，如氢化可的松 200～300mg/d 和甲泼尼龙 40～60mg/d，7～10 天后改为口服泼尼松 60mg/d。病情缓解后初期以每 1～2 周减少 5mg，至 20mg 后需适当延长减药时间至停药，在减量过程中加用 SASP 逐渐接替激素治疗，防止复发。病变局限在直肠乙状结肠患者，可用氢化可的松 100mg 或地塞米松 5mg 加生理盐水 100ml 作保留灌肠，每晚 1 次。

（3）免疫抑制剂：可试用于对激素治疗效果不佳或对激素依赖的慢性持续型病例，加用这类药物后可逐渐减少激素用量甚至停用。常用硫唑嘌呤 1.5～2mg/（kg·d），分次口服，该类药显效时间约需 3～6 个月，维持用药可至 3 年或以上。其严重不良反应主要是白细胞减少等骨髓抑制表现，应用时应严密监测。对硫唑嘌呤不耐受者可试换用甲氨蝶呤。对严重 UC 急性发作，静脉用糖皮质激素治疗无效时，可应用环孢素 2～4mg/（kg·d），静脉滴注，大部分患者可取得暂时缓解而避免急症手术。

（4）抗生素的应用：抗生素治疗对一般病例并无指征，仅用于重型、暴发型或有瘘管形成有继发感染者。甲硝唑对肛周病变有效，环丙沙星对瘘有效。上述药物长期应用不良反应多，故临床上一般与其他药物联合短期应用，以增强疗效。

2. 缓解期的治疗 除初发病例、轻症远段结肠炎患者症状完全缓解后可停药观察外，其余患者症状完全缓解后均应维持治疗。氨基水杨酸制剂的维持量一般为控制发作治疗量的半量；如患者活动期缓解是由硫唑嘌呤所诱导，则仍用相同剂量该类药维持。维持治疗的疗程尚无一致意见，但一般认为至少要维持 3～5 年。

（三）对症治疗

及时纠正水、电解质紊乱；贫血者可输血；低蛋白血症者应补充白蛋白。病情严重应禁食，并予完全肠外营养治疗。

对腹痛、腹泻的对症治疗，要权衡利弊，使用抗胆碱能药物或止泻药，如地芬诺酯（苯乙哌啶）或洛哌丁胺宜慎重，在重症患者应禁用，因有诱发中毒性巨结肠的危险。

（四）手术治疗

紧急手术指征为并发大出血、肠穿孔及合并中毒性巨结肠经积极内科治疗无效且伴严重毒血症状者。择期手术指征：①并发结肠癌变；②内科治疗效果不理想而严重影响生活质量，或虽然用糖皮质激素可控制病情但糖皮质激素不良反应太大不能耐受者。一般采用全结肠切除加回肠肛门小袋吻合术。

【预后和预防】

（一）预后

本病经内科积极治疗后症状可缓解，但难以彻底治愈，易反复。轻型患者预后良好。急性暴发型、有并发症且年龄超过60岁者预后不良，但近年由于治疗水平提高，病死率已明显下降。慢性持续活动或反复发作频繁者，预后较差，但如能合理选择手术治疗，亦有望恢复。病程漫长者癌变危险性增加，应注意随访，推荐对病程8~10年以上的广泛性或全结肠炎和病程30~40年以上的左半结肠炎、直肠乙状结肠炎患者，每2年1次定期行肠镜检查。

（二）预防

加强身体锻炼，养成良好的健康饮食习惯。多进食富含纤维的食物，注意保持排便通畅。病程长者注意结肠镜随访。

第八节　上消化道出血

上消化道出血是指十二指肠悬韧带以上的消化道和消化器官（肝、胆、胰等）的出血。其临床表现为不同程度的呕血和（或）黑便等。上消化道大出血是指在数小时内失血量超过1 000ml或占循环血量的20%以上，并伴有急性周围循环衰竭，严重者危及生命。近年来由于紧急胃镜诊断和治疗的普及，死亡率明显下降，但肝硬化所致的食管-胃底静脉曲张破裂大出血，病死率仍高达25%左右。

【病因和发病机制】

（一）食管疾病

1. 食管炎症与溃疡　常见于胃食管反流病、食管憩室炎等。

2. 食管贲门黏膜撕裂症　是由于剧烈呕吐而引起胃内压力过大，冲击食管贲门交界处，导致食管下端的黏膜及黏膜下层撕裂而出血。

3. 食管癌　由于癌组织坏死、溃烂而出血。

4. 食管-胃底静脉曲张破裂　常见于各种原因引起的肝硬化、门静脉炎、门静脉血栓形成、腹腔内肿块压迫门静脉、肝静脉阻塞综合征等。患者出血量大，病情凶险。

（二）胃十二指肠病变

1. 消化性溃疡　是上消化道出血最常见的原因，约占50%。出血多发生于胃、十二指肠溃疡活动期，溃疡侵蚀血管或周围黏膜而出血。

2. 急性胃黏膜损害　包括急性糜烂性出血性胃炎、应激性溃疡，多在应激状态下发病。其病因可分为：①内源性，多因中枢性疾病（如脑出血、脑外伤等）引起，迷走神经功能亢进所致；②外源性，常由药物（水杨酸制剂、糖皮质激素类等）或乙醇引起。原因是损害胃黏膜屏障，造成胃黏膜损害。

3. 其他　胃癌、慢性胃炎等也可引起。

（三）消化器官病变及邻近器官或组织的病变

1. 肝脏疾病　各种肝病引起肝脏严重损害时，由于肝脏凝血因子合成减少，使凝血功能障碍导致出血；肝癌、肝脓肿或肝血管瘤破裂出血。

2. 胰腺疾病　常见于急性胰腺炎并发脓肿，或假性囊肿破溃至十二指肠，胰腺癌侵及十二指肠等。

3．其他疾病　胆道感染、胆道蛔虫症、胆道结石、胆道手术后等引起；纵隔肿瘤或脓肿破入食管；主动脉瘤、肝或脾动脉瘤破入上消化道等。

（四）全身性疾病

常见于血液病，如白血病、再生障碍性贫血、血友病、血小板减少性紫癜、过敏性紫癜、弥散性血管内凝血（disseminated inravascular coagulation，DIC）及其他凝血机制障碍性疾病。还可见于尿毒症、系统性红斑狼疮、动脉粥样硬化、流行性出血热、钩端螺旋体病等。

在上述众多的病因中，以消化性溃疡为最常见，其次是急性糜烂出血性胃炎、食管-胃底静脉曲张破裂和胃癌。

【临床表现】

取决于出血的量和速度，并与引起出血病变的性质、部位及全身状态密切相关。

（一）呕血与黑便

为上消化道出血的特征性表现。出血的部位在幽门以上、出血量大、出血速度快者，常伴有呕血，若出血量小、出血速度慢则无；出血部位在幽门以下者，一般无呕血，但若出血量大、出血速度快者也可伴有呕血。

呕血前患者多先有上腹部不适、恶心，随后出现呕血。呕出的血液多呈咖啡色或棕褐色，因为胃酸使红细胞中血红蛋白变为正铁血红蛋白。如出血量过大，未与胃酸充分混合即呕出时，多为鲜红、暗红或伴有血块。黑便一般呈柏油样，黏稠而发亮；当出血量大引起肠道蠕动过快时，多呈暗红色，甚至鲜红色。

（二）失血性周围循环衰竭

上消化道出血导致急性周围循环衰竭的程度取决于出血量的多少及出血速度。一般表现为头昏、乏力、晕厥、肢体发冷，并有心率、血压改变，严重时出现休克。

（三）贫血

急性失血性贫血一般须经 3～4 小时以上才出现贫血，出血 24～72 小时后血液稀释到最大限度。贫血程度取决于失血量的多少和出血前有无贫血基础、出血后液体平衡状况等因素。

（四）发热

多数患者可出现低热，一般体温不超过 38℃，持续约 3～5 天后降至正常。发热的原因可能是：①循环血容量减少、周围循环衰竭使散热减少和（或）体温调节中枢功能障碍；②出血后血液分解蛋白重吸收引起的吸收热。

【辅助检查】

（一）实验室检查

1．血常规检查　慢性出血可表现为小细胞低色素性贫血；急性大出血后均有急性失血性贫血，为正细胞正色素性贫血，24 小时内出现网织红细胞增高，出血停止后逐渐恢复正常。如果血红蛋白进行性下降，表明出血仍在继续；上消化道大出血时白细胞呈反应性升高，常于出血后2～5 小时出现，在 48～72 小时恢复正常。白细胞持续升高，提示胆道或其他部位急性感染。

2．血生化检查　肝功能检查有助于了解是否有肝功能损害；肾功能检查有助于了解有无合并肾功能衰竭。由于进入肠内的血液经消化液处理后可有大量蛋白质分解产物被重新吸收入血，因此导致血中尿素氮浓度暂时增高，称为肠源性氮质血症。出血后数小时血尿素氮开始上升，24～48 小时达到高峰，一般不超过 14.3mmol/L，3～4 天降至正常。如果患者出血前肾功能正常，出血后血容量已基本纠正，而血尿素氮仍持续升高 4 天以上，则提示上消化道继续出血或再出血；另外，可出现因循环血容量降低而引起的肾前性功能不全所致的氮质血症和大量或长期失血所致肾小管坏死引起的肾性氮质血症。

3．血气分析及血电解质检查　可帮助了解体内酸碱平衡、电解质情况。

4．粪便隐血试验　有助于判断出血是否停止。

（二）内镜检查

为目前诊断上消化道出血病因的首选检查，它不仅能直视病变、判断出血的原因、部位及程度、判断是否有继续出血的危险性、取活检做出病理诊断，又可对出血病灶进行及时准确的止血治疗。对急性上消化道出血在24～48小时内作紧急内镜检查，诊断率高达95%。

知识拓展

胶囊内镜检查

胶囊内镜是指胶囊形状的、经口进入消化道，通过收集拍摄图片进行检查的内镜。怀疑病变在十二指肠降段以下的患者，因胃肠镜难以到达，一直是内镜诊断的"盲区"，现可用胶囊内镜检查。对小肠病变诊断阳性率在60%～70%左右，是目前小肠出血的一线检查方法。

（三）影像学检查

X线钡餐检查对急性消化道出血的病因诊断阳性率不高，应用气钡双重造影可提高检出率。适应证为有胃镜检查禁忌证，不愿进行胃镜检查者，及胃镜检查后出血原因未明，可疑病变在十二指肠降段以下的患者。检查应在出血停止后数天进行。

超声、CT及MRI有助于了解肝、胆、胰病变，对诊断胆道出血具有重要意义。

（四）血管造影检查

当内镜未能发现病灶、估计有消化道动脉性出血时，可行选择性血管造影，若见造影剂外溢，则是消化道出血最可靠的征象，可立即予以经导管栓塞止血。

（五）手术探查

各种检查不能明确出血灶，持续大出血危及患者生命，必须手术探查。有些微小病变特别是血管病变，手术探查亦不易发现，此时可借助术中内镜检查帮助寻找出血灶。

【诊断和鉴别诊断】

（一）诊断

1. 判断是否为上消化道出血　有上消化道、消化器官等疾病病史，出现以下表现者可诊断：①呕血、黑便、出血性周围循环衰竭；②血红蛋白浓度、红细胞计数和血细胞比容下降；③粪便隐血试验阳性；④除外消化道以外的出血原因，如咯血、口鼻咽部出血，以及食物、药物因素引起的黑便；⑤除外下消化道出血。

2. 判断出血程度　正确估计出血量对判断病情、指导治疗有重要意义。一般来说，粪便隐血试验阳性表示每日消化道出血量5ml以上；黑便表示每日出血量50ml以上；呕血表示胃内积血量250ml以上；一次出血量小于400ml时，因轻度血容量减少可由组织液及脾脏贮血所补充，多不引起全身症状；出血量大于400ml，可出现头昏、心悸、乏力等症状；短时间内出血量大于1 000ml，可出现休克表现。临床上根据出血量的多少分为轻度、中度和重度出（表3-6）。

表3-6　上消化道出血程度的判断

分级	失血量	血压（mmHg）	脉搏（次/min）	血红蛋白（g/L）	临床表现
轻度	占全身总血量的10%～15%，成人失血量<500ml	基本正常	正常	无变化	一般不引起全身症状或仅有头晕、乏力
中度	占全身总血量的20%～30%，成人失血量500～1 000ml	收缩压下降（90～100）	100～120	70～100	一时性眩晕、口渴、心悸、烦躁、尿少、肤色苍白
重度	>30%全身总血量，成人失血量>1 500ml	收缩压<90，或测不出	>120	<70	神志恍惚、四肢厥冷、大汗、少尿或无尿

3．判断周围循环状态　急性上消化道出血严重程度的估计最有价值的指标是血容量减少所引起的周围循环衰竭的临床表现，而周围循环衰竭又是急性大出血导致死亡的直接原因。因此，应把对周围循环状态的有关检查放在首位，并据此做出相应的紧急处理。血压和心率是关键指标，再综合其他指标做出判断。直立性低血压常提示早期循环容量不足，即患者由平卧位改为坐位或站立位时出现血压下降幅度大于 15～20mmHg、心率加快幅度大于 10 次 /min。如收缩压低于 90mmHg、心率超过 120 次 /min，伴有面色苍白、四肢湿冷、烦躁不安或神志不清则已进入休克状态，属于严重大出血，需积极抢救。

4．判断是否继续出血或再出血　肠道积血一般需经 3 天才能排尽，故不能以黑便作为继续出血的指标。若有以下迹象可考虑继续出血或再出血：①反复呕血，或黑便次数增多、粪质稀薄，伴有肠鸣音亢进；②出现周围循环衰竭，经积极补液、输血等治疗未见明显改善，或暂时好转后又恶化；③红细胞计数、血红蛋白浓度、血细胞比容继续下降，网织红细胞计数持续增多；④在充分补液、尿量足够的情况下，血尿素氮持续或再次增高。

以下情况容易反复出血，应该密切观察：①过去有多次大出血史，本次出血量大，24 小时内反复大出血者；②原有高血压或明显动脉硬化者，再出血的可能性较大；③食管 - 胃底静脉曲张破裂出血者。

5．判断出血病因　详细病史、症状与体征可为出血的病因提供重要线索，但确诊常依赖于器械检查。

（1）病史：①有慢性、周期性、节律性上腹痛史，出血前疼痛加剧，有饮食不当、精神疲劳等诱因，出血后疼痛减轻或缓解，提示出血来自消化性溃疡；②曾服非甾体抗炎药、酗酒，或处于昏迷、烧伤等应激状态者，要考虑急性胃黏膜损害；③有病毒性肝炎、血吸虫病、慢性酒精中毒病史，出现肝掌、蜘蛛痣、门静脉高压等临床表现者，可能是食管 - 胃底静脉曲张破裂；④45 岁以上的患者，近期消瘦、黑便或粪便隐血试验阳性，并伴有缺铁性贫血及左锁骨上淋巴结肿大时，应考虑胃癌；⑤肿大的脾脏常在消化道出血后收缩而暂时缩小，肝功能异常有助于肝硬化的诊断。

（2）器械检查：参见辅助检查相关内容。

（二）鉴别诊断

1．黑便与进食动物血、动物肝、铁剂、铋剂、炭粉等相鉴别。

2．上消化道出血应与口、鼻、咽喉部出血相鉴别。

3．上消化道出血有时须与下消化道出血鉴别（表 3-7）。

表 3-7　上消化道出血与下消化道出血鉴别

	上消化道出血	下消化道出血
既往史	多曾有溃疡病、肝、胆疾患病史，或有呕血史	多曾有下腹部疼痛、包块及排便异常病史，或便血史
出血先兆	上腹部闷胀、疼痛或绞痛，恶心	中、下腹不适或下坠，欲排大便
出血方式	呕血伴柏油样便	便血，无呕血
便血特点	柏油样便，稠或成形，无血块	暗红或鲜红，稀多不成形，大量出血时可有血块

4．少数急性上消化道出血者，因出血量大、速度快，可在呕血或黑便前先出现失血性周围循环衰竭，应注意与其他原因引起的休克相鉴别。

【治疗】

治疗原则：补充血容量，迅速止血，纠正贫血，治疗病因。消化道大量出血病情急、变化快，抗休克、迅速补充血容量治疗应放在一切治疗措施的首位。

（一）一般治疗

1．卧床休息，大出血时应绝对卧床休息，平卧位应抬高下肢，以保证大脑血液供应；同时要注意保暖,防止烫伤。呕血时头偏向一侧,避免误吸,必要时用负压吸引器清除口鼻血液、呕吐物等。出血量大、有明显贫血时,应给予氧气吸入。

2. 急性大出血伴恶心、呕吐者暂禁食;少量出血且无呕吐者,可进凉、清淡流质饮食;出血停止后改为无刺激的半流质饮食。

3. 严密监测生命体征,如心率、血压、呼吸、意识及尿量变化;观察呕血与黑便的情况,准确记录出入量、呕血及便血量;定期复查血红蛋白浓度、红细胞计数、血细胞比容、尿素氮;必要时进行中心静脉压测定;病情较重者或老年患者应进行心电监护。

(二)迅速补充血容量

迅速补充血容量,为首要的抢救治疗措施。立即查血型和配血,尽快建立多条静脉输液通路,必要时行静脉切开。如出血量大,收缩压低于 90mmHg,在没有配好血之前,可先输入平衡液或葡萄糖盐水、生理盐水、林格液、右旋糖酐,或其他血浆代用品补充血容量,单纯输入葡萄糖溶液效果较差。输全血既可补充血容量,又利于止血,还可改善组织细胞缺氧。输血是改善急性失血性周围循环衰竭的关键措施。下列情况为输浓缩红细胞的指征:①体位改变时出现晕厥、脉搏加快、血压下降;②收缩压低于 90mmHg,心率大于 120 次 /min;③血红蛋白低于 70g/L,或血细胞比容低于 25%;④若放置了中心静脉导管,其压力在 5cmH$_2$O 以下。

在补充血容量的过程中,输液、输血开始速度宜快,较短时间内使收缩血压升至 90～100mmHg,尿量每小时超过 30ml。输血量以使血红蛋白达到 70g/L 左右为宜,同时防止输液、输血过快而导致再次出血或心力衰竭,对老年人尤其应加以注意。

(三)积极实施止血措施

1. 食管 - 胃底静脉曲张破裂出血 患者出血量大,死亡率高,应积极止血。

(1)药物止血:尽早给予血管活性药物,如生长抑素、奥曲肽、特利加压素及垂体加压素,减少门静脉血流量,降低门静脉压,从而止血。生长抑素及奥曲肽因不伴全身血流动力学改变,短期使用无严重不良反应,成为治疗食管 - 胃底静脉曲张出血的最常用药物。生长抑素用法为首剂 250µg 静脉缓注,继以 250µg/h 持续静脉滴注。本品半衰期极短,滴注过程中不能中断,若中断超过 5 分钟,应重新注射首剂。奥曲肽是 8 肽的生长抑素拟似物,半衰期较长,首剂 100µg 静脉缓注,继以 25～50µg/h 持续静脉滴注。特利加压素起始剂量为 2mg/4h,出血停止后可改为每次 1mg,每日 2 次,维持 5 天。垂体加压素剂量为 0.2U/min 静脉持续滴注,可逐渐增加剂量至 0.4U/min。该药可致腹痛、血压升高、心律失常、心绞痛等副作用,严重者甚至可发生心肌梗死。硝酸甘油对动、静脉血管均有扩张作用,尤以对静脉、冠状动脉扩张明显,可减少垂体加压素的不良反应。故适用于老年、血压升高及冠心病患者门静脉高压所致的消化道大出血。

(2)三腔二囊管压迫止血:在药物治疗无效的大出血时暂时使用。用法:经鼻腔或口腔插入,达胃腔后向胃囊内注入气体 250～300ml 使其膨胀(囊内压 50～70mmHg),然后轻轻向外牵拉,以压迫胃底曲张静脉。如食管静脉仍有出血,可向食管囊中注入气体 150～200ml(囊内压 35～45mmHg),以压迫曲张的食管静脉,从而达到止血目的。三腔二囊管压迫止血效果肯定,但缺点是患者痛苦大,并发症多;由于不能长期压迫,停用后早期再出血率高。鉴于近年治疗措施的进步,目前已经不推荐气囊压迫作为首选止血措施,其应用宜限于药物不能控制出血时作为暂时止血用,以赢得时间去准备其他更有效的治疗措施。

(3)内镜治疗:内镜直视下注射硬化剂或组织粘合剂至曲张的静脉(前者用于食管曲张静脉、后者用于胃底曲张静脉),或用皮圈套扎曲张静脉,不但能达到止血目的,而且可有效防止早期再出血,是目前治疗食管 - 胃底曲张静脉破裂出血的重要手段。

(4)经颈静脉肝内门 - 体分流术(TIPS):由于其对急性大出血的止血率达到 95%,新近的国际共识认为,对于大出血和估计内镜治疗成功率低的患者应在 72 小时内行 TIPS。

（5）手术治疗：急诊外科手术并发症多，死亡率高，目前多不采用。但大量出血上述治疗方法无效时唯有进行外科手术。

2. 非静脉曲张出血　其中以消化性溃疡所致出血最为常见。止血措施主要有：

（1）保护胃黏膜及抑制胃酸分泌：血小板聚集及血浆凝血功能所诱导的止血作用需在 pH＞6.0 时才能有效发挥，而且新形成的凝血块在 pH＜5.0 的胃液中会迅速被消化。因此，抑制胃酸分泌、提高胃内 pH，具有止血作用。常用 PPI 或 H_2RA，大出血时应首选前者，并应静脉途径给药。①PPI，如奥美拉唑 40mg 加入生理盐水 20ml 中，每日 1 次，静脉注射。②H_2RA，如西咪替丁 600mg 加入 5% 葡萄糖液 500ml 中持续静脉滴注；雷尼替丁 50mg 用液体稀释后静脉缓慢注射，6～12 小时 1 次，或以 150～300mg 加入液体中持续静脉滴注；法莫替丁 20mg 稀释后静脉缓慢注射，每日 2 次。出血停止后改为口服。

（2）内镜下直视止血：消化性溃疡出血约 80% 不经特殊处理可自行止血，其余部分患者则会持续出血或再出血。急诊胃镜观察到出血灶，有助于判断患者是否为高危再出血或持续出血，也是内镜治疗的重要依据。内镜下如见活动性出血或暴露血管的溃疡，可采用注射药物、热凝及止血夹机械止血等。

（3）介入治疗：内镜治疗不成功时，可通过血管介入栓塞胃十二指肠动脉。

（4）手术治疗：内科积极治疗仍大量出血不止，危及患者生命，需及时进行手术治疗，不同病因所致的上消化道大出血的具体手术指征和手术方式各有不同，详见有关章节。

【预后和预防】

（一）预后

约 80%～85% 的上消化道大出血患者除支持疗法外，无需特殊治疗，出血可在短期内自然停止，仅有 15%～20% 患者持续出血或反复出血，而主要是这类患者由于出血并发症而导致死亡。

如何早期识别再出血及死亡危险性高的患者，并予加强监护和积极治疗，成为急性上消化道大出血处理的重点。提示预后不良危险性增高的主要因素有：①高龄患者（＞60 岁）；②有严重伴随病（心、肺、肝、肾功能不全，脑血管意外等）；③本次出血量大或短期内反复出血；④特殊病因和部位的出血（如食管 - 胃底静脉曲张破裂出血）；⑤消化性溃疡伴有内镜下活动性出血，或近期出血征象如暴露血管或溃疡面上有血痂。

（二）预防

积极治疗原发疾病，劳逸结合，情绪乐观，戒除烟酒，避免刺激、粗糙饮食，避免暴饮暴食。

病案分析

病案：

患者，男，28 岁，长途汽车司机。因反复上腹部疼痛 3 年，黑便 3 天伴呕血 1 次入院。平素上腹疼痛多呈饥饿感，进食后可缓解，有时有夜间痛；近 3 天排柏油样便 4 次，今晨呕血约 300ml，自觉头昏、心悸。查体：血压 96/60mmHg，心率 108 次/min，贫血貌，心律齐，未闻明显杂音，双肺呼吸音清，未闻及干湿性啰音。腹平软，上腹部轻压痛，肝脾未触及，腹部其他检查未见异常。

讨论：

1. 该患者最可能的诊断是什么？

2. 需完善哪些必需的实验室及辅助检查？

3. 制定该患者的治疗措施。

（谭　鹏）

? 复习思考题

1. 请描述慢性胃炎的诊断要点。
2. 如何鉴别胃溃疡和十二指肠溃疡的上腹部疼痛?
3. 阐述消化性溃疡并发上消化道大出血的治疗措施。
4. 叙述肝硬化患者失代偿期肝功能减退的临床表现。
5. 哪些表现提示上消化道出血在继续?

第四章　泌尿系统疾病

PPT 课件

知识导览

学习目标

1. 掌握尿路感染的概念、病因和发病机制、临床表现、辅助检查、诊疗要点和药物选择方案。掌握慢性肾衰竭的概念和分期、临床表现、诊断要点、治疗措施。

2. 熟悉急、慢性肾小球肾炎和肾病综合征的病理分型。各类原发性肾小球疾病的临床表现、诊疗要点。

3. 了解原发性肾小球疾病的临床分型。

泌尿系统由肾脏、输尿管、膀胱、尿道及相关的血管、神经等组成。其主要功能包括滤过功能（生成和排泄尿液）；重吸收和排泄功能（调节机体内环境稳态、保持水电解质及酸碱平衡）；内分泌功能（调节血压、红细胞生成和骨骼生长等）。本章讨论内科范畴内的常见肾脏疾病。

【泌尿系统疾病的常见症状】

（一）肾性水肿

是肾脏疾病最常见的症状，可分为两大类。①肾炎性水肿：主要由于肾小球滤过率下降，而肾小管的重吸收功能正常导致。常首先出现在眼睑及颜面部，以晨起时明显。②肾病性水肿：主要由于长期大量蛋白尿造成血浆蛋白过低，血浆胶体渗透压下降而产生的水肿。严重者可发展为全身水肿，包括胸腔积液、腹水、心包积液。

（二）蛋白尿

每日尿蛋白定量超过 150mg 或尿蛋白定性试验阳性，称为蛋白尿。临床所见蛋白尿大多是肾小球性蛋白尿，它是肾脏损害的重要标志，对判断疾病的程度、治疗策略的选择及预后均有重要意义。

（三）血尿

分为肉眼血尿和显微镜下血尿两种。新鲜尿离心沉渣每高倍视野红细胞超过 3 个为镜下血尿；尿外观呈血样、洗肉水样，或有血凝块者，称肉眼血尿，1L 尿中含 1ml 血液即可呈现肉眼血尿。

（四）高血压

高血压是肾脏病常见临床表现，因此，所有高血压患者均应仔细检查有无肾脏疾病，尤其是年轻患者。肾性高血压分为肾血管性和肾实质性高血压两大类。①肾实质性高血压：是肾性高血压的常见原因，主要由急性或慢性肾小球肾炎、慢性肾盂肾炎等肾实质性疾病引起。水钠潴留是肾实质性高血压最主要的发病机制；此外，肾素 - 血管紧张素 - 醛固酮系统也在其发病机制中起重要作用。②肾血管性高血压：约占 5%～15%，主要由肾动脉狭窄引起，其高血压程度较重且进展迅速，易发展为高血压急症。

（五）膀胱刺激征

膀胱刺激征，是指膀胱受到炎症或理化因素刺激时出现尿频、尿急、尿痛、下腹坠痛、排尿不畅等症状。膀胱刺激征常见于泌尿系统感染、结石、肿瘤等。

【泌尿系统疾病的辅助检查】

（一）尿液检查

包括尿液常规检查、尿量测定、细菌培养等。

（二）肾小球滤过功能检查

1. **肾小球滤过率（GFR）**　指在单位时间内经肾小球滤过的血浆液体量。临床上推荐使用血肌酐等指标计算肾小球滤过率（eGFR）。

2. **血肌酐（Scr）及尿素氮（BUN）**　只有当肾脏严重损害时 Scr、BUN 才升高。另外高蛋白饮食、上消化道出血等，均可使 BUN 增高，因此 BUN 的准确性与可靠性不如 Scr。

（三）肾小管功能测定

1. **尿浓缩 - 稀释试验**　主要反映远端肾小管与集合管的功能。

2. **尿渗透压测定**　主要反映肾小管功能，较尿比重测定更为准确。

（四）影像学检查

包括静脉尿路造影、CT、MRI、超声显像、肾血管造影及放射性核素检查等。

（五）肾脏病理学检查

通过穿刺取得少量肾组织，并通过光镜、免疫荧光、电镜等检查，可以明确其病理类型，对于明确诊断、指导治疗及判断预后有重要价值。

【肾脏疾病综合征】

（一）肾炎综合征

以肾小球源性血尿为主要特征，常伴有蛋白尿，可有水肿、高血压和（或）肾功能损害。分为以下 3 种类型：①急性肾炎综合征。急性起病，多见于儿童，常有前驱感染。临床上最典型的为链球菌感染后急性肾小球肾炎。②急进性肾炎综合征。主要特征是数周至数个月内出现进行性加重的肾功能损害。③慢性肾炎综合征。缓缓起病，早期患者常无明显症状，或仅有水肿、乏力等，血尿和蛋白尿迁延不愈或逐渐加重，随着病情进展可逐渐出现高血压和（或）肾功能损害。

（二）肾病综合征

主要表现为大量蛋白尿（＞3.5g/d）、低蛋白血症（＜30g/L）、高度水肿及高脂血症。病因可为原发性肾小球疾病（如微小病变肾病、膜性肾病、局灶节段性肾小球硬化等）和继发性肾小球疾病（如糖尿病肾病、狼疮肾炎等）。

（三）无症状性尿检查异常

包括无症状性蛋白尿和（或）血尿，是指轻、中度蛋白尿和（或）血尿，不伴有水肿、高血压等明显症状。可见于多种原发性肾小球疾病及慢性间质性肾炎。

（四）急性肾损伤

各种原因引起的血肌酐在 48 小时内绝对值升高≥26.5μmol/L，或已知或推测在 7 天内较基础值升高≥50%，或尿量＜0.5ml/（kg•h）持续超过 6 小时，称为急性肾损伤（acute kidney injury，AKI）。急性肾衰竭是 AKI 的严重阶段，临床主要表现为少尿、无尿、含氮代谢产物潴留、水电解质及酸碱平衡紊乱等。

（五）慢性肾脏病

慢性肾脏病（chronic kidney disease，CKD）是指肾脏损伤或肾小球滤过率＜60ml/（min•1.73m²），时间＞3 个月。慢性肾衰竭是慢性肾脏病的严重阶段，临床主要表现为消化系统症状、心血管系统并发症、贫血及肾性骨病等。

【泌尿系统疾病的诊断与防治】

（一）泌尿系统疾病的诊断

根据患者病史、临床表现（如水肿、高血压、膀胱刺激征、肾区叩痛等），并辅以实验室检查

（如尿常规检查、肾功能检查、免疫学检查等）、影像学检查（如泌尿系统 X 线片、静脉肾盂造影、肾血管造影、超声显像、CT、MRI 等）及经皮穿刺肾活检，可做出正确诊断，包括病因诊断、解剖病理诊断、功能诊断和并发症诊断。

（二）泌尿系统疾病的防治原则

1.一般治疗　包括避免过度劳累，去除感染等诱因，避免接触肾毒性药物或毒物，采取健康的生活方式（如戒烟、限制饮酒、休息与锻炼相结合、控制情绪等）及合理的饮食。

2.治疗原则　①去除病因及诱因；②针对主要发病机制采取治疗措施；③对症治疗；④必要时应采用肾脏替代治疗。

第一节　肾小球疾病

一、肾小球疾病概述

肾小球疾病是一组病变主要累及双侧肾小球，临床表现以蛋白尿、血尿、水肿、高血压和肾功能损害为特征的肾脏疾病。它分为原发性、继发性和遗传性。原发性肾小球疾病原因不明；继发性肾小球疾病多由全身性或系统性疾病（如糖尿病、系统性红斑狼疮、乙肝等）引起；遗传性肾小球疾病是遗传基因变异所致。其中原发性肾小球疾病占大多数，也是我国引起慢性肾衰竭最主要的原因。

本节主要介绍原发性肾小球疾病。

【发病机制】

原发性肾小球疾病多数是免疫介导性炎症疾病。一般认为，免疫机制是肾小球疾病的始发机制，在此基础上炎症介质（如补体、细胞因子等）参与，导致肾小球损伤并产生临床症状。另外在其慢性进展过程中，也有非免疫、非炎症机制。此外，遗传因素在肾小球疾病的易感性、疾病的严重性和治疗反应方面起重要作用。

（一）免疫反应

包括体液免疫和细胞免疫。体液免疫中循环免疫复合物、原位免疫复合物和自身抗体在肾炎发病机制中的作用已得到公认；细胞免疫的作用也得到了重视。

1.体液免疫　主要有三个方面。①循环免疫复合物（circulating immune complex，CIC）沉积：某些外源性抗原或内源性抗原可刺激机体产生相应抗体，在血循环中形成 CIC，并在某些情况下沉积于肾小球或为肾小球所捕捉，并激活炎症介质，引起肾小球损伤。一般认为肾小球系膜区和（或）内皮下免疫复合物常源自 CIC 的发病机制。②原位免疫复合物形成：系指血液循环中游离抗体（或抗原）与肾小球固有抗原（如肾小球基底膜抗原或足细胞的抗原），或已种植于肾小球的外源性的抗原（或抗体）相结合，在肾脏局部形成免疫复合物，并导致肾炎。一般认为肾小球基底膜（GBM）上皮细胞侧免疫复合物主要是源自原位免疫复合物的发病机制。③自身抗体：自身抗体也可造成免疫炎症反应，引起典型的少免疫沉积性肾小球肾炎。

2.细胞免疫　细胞免疫在肾小球肾炎发病机制中的作用已为许多学者所重视。肾炎动物模型及部分人类肾小球肾炎均提供了细胞免疫的证据。至于细胞免疫是否直接导致肾小球肾炎还缺乏足够证据。

（二）炎症反应

免疫反应需引起炎症反应才能导致肾小球损伤及其临床症状。炎症介导系统可分成炎症细胞和炎症介质两大类，炎症细胞可产生炎症介质，炎症介质又可趋化、激活炎症细胞，各种炎症介质间又相互促进或制约,形成一个十分复杂的网络关系。

1.炎症细胞 主要包括单核巨噬细胞、中性粒细胞、嗜酸性粒细胞及血小板等。炎症细胞可产生多种炎症介质和细胞外基质(extracellular matrix,ECM),造成肾小球炎症病变与慢性进展性损害。肾小球固有细胞(如系膜细胞、内皮细胞和上皮细胞)具有多种免疫球蛋白和炎症介质受体,能分泌多种炎症介质和 ECM,它们有时也参与肾小球免疫介导的炎症。同时肾小球细胞自分泌、旁分泌在肾小球疾病的发生、发展中具有重要意义。

2.炎症介质 炎症介质可通过收缩或舒张血管影响肾脏局部的血流动力学,可分别作用于肾小球及间质小管等不同细胞,通过影响细胞的增殖、自分泌和旁分泌,影响 ECM 的分泌和降解,从而介导炎症损伤及其硬化病变。

【原发性肾小球疾病的分型】

(一)肾小球疾病的临床分型

原发性肾小球疾病的临床分型及主要特点(表4-1)。

表4-1 原发性肾小球疾病的临床分型及主要特点

疾病名称	主要临床特点
急性肾小球肾炎	起病急,病情轻重不等,大多数预后良好,一般在数月至 1 年内痊愈。具有蛋白尿、血尿、管型尿,常有水肿、高血压或短暂的氮质血症,B 型超声波检查肾脏不缩小。大多数患者有急性链球菌感染史,通常在感染后1~3 周发病
急进性肾小球肾炎	起病急骤,病情重,进展迅速。蛋白尿、血尿、管型尿、水肿等表现均较明显,可有高血压,迅速进展的贫血及低蛋白血症,进行性肾功能减退,少尿或无尿。若无有效治疗,多于半年内死于尿毒症
慢性肾小球肾炎	起病缓慢,病程迁延,时轻时重,肾功能逐步减退,夜尿多,尿密度降低。后期出现贫血、视网膜病变及尿毒症。有不同程度的蛋白尿、血尿、水肿及高血压等表现。病程中可因呼吸道感染、劳累等原因诱发急性发作,出现类似急性肾炎的表现。有的无慢性肾炎病史,而以尿毒症为首发症状
无症状性血尿和(或)蛋白尿	无明显临床症状及体征,主要表现为多形性红细胞尿和(或)蛋白尿,肾功能良好,并能排除肾小球外引起血尿、蛋白尿的原因
肾病综合征	具备四项特征。①大量蛋白尿:尿蛋白>3.5g/d。②低蛋白血症:血清白蛋白<30g/L。③高度水肿:一般为全身性水肿,可伴有腹水、胸腔积液等。④高脂血症:以胆固醇增高为主。其中以前两项为必备

(二)原发性肾小球疾病的病理分型

依据病变的性质和病变累及的范围进行肾小球疾病病理学分类,原发性肾小球疾病病理可分为以下类型:

1.肾小球轻微病变 包括微小病变型肾病。

2.局灶/节段性病变 包括局灶性肾小球肾炎和局灶节段性肾小球硬化症。

3.弥漫性肾小球肾炎

(1)膜性肾病(膜性肾小球肾炎)。

(2)增生性肾小球肾炎:①系膜增生性肾小球肾炎;②毛细血管内增生性肾小球肾炎;③系膜毛细血管性肾小球肾炎,又称膜增生性肾小球肾炎;④新月体性和坏死性肾小球肾炎。

(3)硬化性肾小球肾炎。

4.未分类的肾小球肾炎 尽管肾小球疾病的临床和病理类型之间有一定联系,但两者之间并无肯定的对应关系。同一病理类型可呈现多种不同的临床表现,而相同的一种临床表现可来自多种不同的病理类型。二者应互相结合参考。

二、急性肾小球肾炎

急性肾小球肾炎(acute glomerulonephritis,AGN),简称急性肾炎,是以急性肾炎综合征为主要临床表现的一组疾病。患者急性起病,临床表现主要为血尿、蛋白尿、水肿和高血压,并可出现一过性的肾功能不全。本病常见于链球菌感染后,好发于儿童及青少年,男性发病率高于女性,约为2~3:1,冬春季发病较多见。

【病因和发病机制】

(一)病因

1. 本病常由于乙型溶血性链球菌"致肾炎菌株"(常见为A组12型和49型等)感染所致,常发生在上呼吸道感染(如扁桃体炎)、猩红热、皮肤化脓性感染(如脓疱疮)等链球菌感染后。感染的轻重与急性肾小球肾炎是否发生及病变的轻重无关。

2. 葡萄球菌、肺炎球菌、乙肝病毒、疟原虫等感染后也可引起。

(二)发病机制

本病是感染后诱发的免疫反应引起。链球菌的致病抗原系胞质成分(内链素)或分泌蛋白(外毒素B及其酶原前体),诱发免疫反应后可通过循环免疫复合物沉积于肾小球或种植于肾小球的抗原与循环中的特异抗体相结合形成原位免疫复合物而致病。肾小球基底膜损害后,红细胞、白细胞和血浆蛋白等逸至尿液中,导致出现血尿、蛋白尿、管型尿;肾小球毛细血管袢阻塞,GFR下降,而肾小管重吸收功能基本正常,导致出现少尿、高血压、水肿、氮质血症等。

【病理】

肾脏体积较正常增大,病变主要累及肾小球。病变类型为毛细血管内增生性肾小球肾炎。光镜下通常为弥漫性肾小球病变,可见肾小球毛细血管内皮细胞和系膜细胞增殖肿胀,并有中性粒细胞和单核细胞浸润。肾小管病变多不明显,但肾间质可有水肿和灶状炎性细胞浸润。电镜下可见基底膜上皮细胞侧有呈驼峰状的大块电子致密物沉积。免疫病理检查可见颗粒状IgG与C_3沿肾小球毛细血管壁和(或)系膜区沉积(图4-1)。

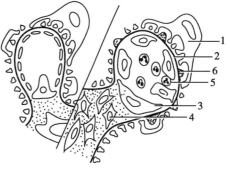

图4-1　毛细血管内增生性肾小球肾炎

左:正常肾小球　右:病变肾小球

1.上皮细胞　2.基底膜　3.内皮细胞　4.系膜细胞　5.中性粒细胞　6.免疫复合物

【临床表现】

(一)前驱表现

发病前1~3周常有上呼吸道感染(如扁桃体炎、咽峡炎等)及皮肤感染(如丹毒、脓疱疮)等链球菌感染史。

(二)肾炎综合征表现

大多为突然起病,进展快,病情轻重悬殊。典型临床表现有水肿、高血压、血尿和蛋白尿。

1. **水肿**　80%以上的患者有水肿,常为起病的初发表现,典型患者常表现为晨起颜面及眼睑水肿,或伴有下肢轻度凹陷性水肿。

2. **高血压**　约80%的患者有一过性轻、中度高血压,常与水、钠潴留有关,利尿后血压可逐渐降至正常。少数患者出现严重高血压,甚至发生高血压脑病。

3. 尿异常

（1）血尿：几乎全部患者都有肾小球源性血尿，轻重不等，约 30% 患者有肉眼血尿，常为首发症状或患者就诊的原因。肉眼血尿常于数天后转为镜下血尿，而镜下血尿常可持续数月，一般在 6 个月内消失。

（2）蛋白尿及管型尿：多为轻、中度蛋白尿，少数（小于 20%）可出现大量蛋白尿。尿沉渣检查除红细胞外，可见颗粒管型和红细胞管型；早期可见白细胞和上皮细胞稍增多。

（3）尿量减少：因 GFR 下降，水、钠潴留而尿量减少（常为 400～700ml/d），少数患者甚至出现少尿。

4. 肾功能损害　常为一过性，表现为血肌酐轻度升高，多于 1～2 周后逐渐恢复正常。极少数患者可出现急性肾衰竭。

5. 充血性心力衰竭　老年人多见，严重水、钠潴留和高血压为重要的诱发因素，患者可有颈静脉怒张、奔马律和急性肺水肿等表现，常需紧急处理。

【辅助检查】

（一）尿常规检查

绝大多数患者有镜下血尿，尿沉渣中可见白细胞，并常有红细胞管型、颗粒管型。尿蛋白多为（+）～（++）。

（二）血液检查

发病早期患者血清总补体（CH_{50}）与 C_3 可明显下降，6～8 周内逐渐恢复正常。70%～90% 患者血清抗链球菌溶血素"O"抗体（ASO）滴度可升高，提示近期内曾有过链球菌感染。

（三）肾功能检查

部分患者可有肾小球滤过功能一过性受损，表现为血肌酐、血尿素氮轻度升高。1～2 周后随着尿量增加，肾功能逐渐恢复正常。

【诊断和鉴别诊断】

（一）诊断

诊断要点：①起病前 1～3 周有上呼吸道、皮肤等处链球菌感染史；②出现血尿、蛋白尿、水肿和高血压，甚至少尿及肾功能不全等急性肾炎综合征表现；③辅助检查可见尿液检查异常及血清补体降低；④必要时肾活检可明确诊断。

（二）鉴别诊断

1. 以急性肾炎综合征起病的肾小球疾病　①其他病原体感染后急性肾炎：病毒、寄生虫及除链球菌外的多种细菌感染均可引起急性肾炎。目前较常见于多种病毒（如水痘 - 带状疱疹病毒、EB 病毒、流感病毒等），感染极期或感染后 3～5 天即可发病，病毒感染后急性肾炎多数临床表现较轻，不伴有血清补体降低，水肿和高血压较少见，肾功能一般正常，临床过程自限。②系膜毛细血管性肾小球肾炎：其临床表现以急性肾炎综合征伴肾病综合征为特点，无自愈性。50%～70% 患者有持续性补体降低，8 周内不恢复。③IgA 肾病：常于呼吸道感染后数小时至数天出现血尿、蛋白尿，血清补体正常，血中 IgA 常增高，本病常反复发作，无自愈倾向。

2. 急进性肾小球肾炎　起病常与急性肾小球肾炎相似，但症状严重，短时间内出现少尿或无尿，肾功能急剧恶化，肾活检可见广泛新月体形成，有助于鉴别诊断。

3. 慢性肾小球肾炎急性发作　与急性肾炎的主要区别是：①感染后至出现类似急性肾炎症状的时间（潜伏期）短，仅 1～5 天；②贫血、低蛋白血症、肾功能损害均较明显；③影像学检查示双肾体积缩小。

4. 继发性肾损害　系统性红斑狼疮肾炎与过敏性紫癜肾炎等可呈现急性肾炎综合征。前者常有全身多器官、多系统受累表现，后者常有皮肤紫癜、腹痛或关节痛，必要时肾活检，不难鉴别。

当临床诊断困难时，急性肾炎综合征患者需考虑进行肾活检以明确诊断、指导治疗。肾活检的指证为：①少尿1周以上，或进行性尿量减少伴肾功能恶化者；②病程超过2个月而无好转趋势者；③急性肾炎综合征伴肾病综合征者。

【治疗】

本病治疗以休息和对症治疗为主。有急性肾衰竭患者可予透析治疗，待其自然恢复。本病为自限性疾病，不宜使用糖皮质激素及细胞毒药物治疗。

（一）一般治疗

1. 休息　急性期应卧床休息，待肉眼血尿消失、血压恢复正常、水肿消退后可下床逐步增加活动，但应避免劳累和剧烈运动。

2. 饮食　急性期应给予低盐饮食，钠盐摄入<3g/d。肾功能正常者不需限制蛋白质的摄入，如出现氮质血症可考虑限制蛋白质摄入[0.6mg/(kg•d)]，并以优质动物蛋白为主。

3. 维持水、电解质平衡　少尿及水肿明显者应注意控制液体入量，高血钾者应限制钾盐的摄入。

（二）控制感染

由于本病主要为链球菌感染后的免疫反应所致，急性肾炎发作时感染灶多数已经得到控制。因此，以往主张病初注射青霉素10~14天（过敏者可用红霉素、林可霉素等），但其必要性现有争议。对于反复发作的慢性扁桃体炎，待病情稳定后（尿蛋白少于"+"，尿沉渣红细胞少于10个/HP），可考虑行扁桃体摘除术。

（三）对症治疗

1. 利尿　限水、限盐后，水肿仍明显者或伴有高血压者，可给予呋塞米（速尿）口服，必要时静脉注射。

2. 降压　休息、控制水盐及利尿治疗后血压仍控制不理想者，可加用降压药物，如ACEI、CCB等。

3. 急性心衰的治疗　水、钠潴留是主要诱发因素，可静脉注射呋塞米以快速利尿；用硝普钠或硝酸酯类减轻心脏负荷；给予毛花苷丙增强心肌收缩力等。

（四）透析治疗

少数发生急性肾衰竭且有透析指征（血钾>6.5mmol/L，pH<7.15，容量负荷过重对利尿剂无效，心包炎、严重脑病等）者，应及时给予透析治疗以度过急性期。因本病有自愈倾向，一般不需长期维持透析。

【预后和预防】

（一）预后

本病为自限性疾病，绝大多数患者预后良好，90%的患者在数月内可临床治愈，少数转为慢性肾炎，极少数（<1%）重症患者出现急性肾衰竭。老年人、高血压、大量蛋白尿、肾脏病理损害严重者预后较差。

（二）预防

积极预防链球菌感染。应做好呼吸道隔离，防止猩红热、化脓性扁桃体炎传播；保持皮肤清洁，预防脓疱病。一旦发生链球菌感染，应及早给予有效抗生素治疗。

三、急进性肾小球肾炎

急进性肾小球肾炎（rapidly progressive glomerulonephritis，RPGN），简称为急进性肾炎，是以

急性肾炎综合征、肾功能急剧恶化、常在疾病早期出现少尿性急性肾衰竭为临床特征,病理类型为新月体性肾小球肾炎的一组疾病。

急进性肾炎是由多种原因所致的一组疾病,主要有:①原发性急进性肾小球肾炎;②在原发性肾小球肾炎(如系膜毛细血管性肾小球肾炎)的基础上形成广泛新月体,即病理类型转化而来的新月体肾小球肾炎;③继发于全身性疾病的急进性肾小球肾炎(如系统性红斑狼疮肾炎)。本文重点讨论原发性急进性肾小球肾炎。

【病因和发病机制】

(一)病因

RPGN 患者约半数以上有上呼吸道感染的前驱病史,多数为病毒感染,少数为链球菌感染,但感染与 RPGN 发病的关系尚未明确。接触某些有机化学溶剂、碳氢化合物(如汽油),与 RPGN Ⅰ型发病有较密切的关系。某些药物如丙硫氧嘧啶、肼屈嗪等可引起 RPGN Ⅲ型。RPGN 的诱发因素包括吸烟、吸毒、接触碳氢化合物等。此外,遗传的易感性在发病中的作用也引起重视。

(二)发病机制

根据免疫病理急进性肾炎可分为三型:

1.抗肾小球基底膜(GBM)型肾小球肾炎(Ⅰ型) 由于抗肾小球基底膜抗体与肾小球基底膜抗原相结合激活补体而致病。

2.免疫复合物型肾小球肾炎(Ⅱ型) 由于肾小球内循环免疫复合物的沉积或原位免疫复合物形成,激活补体而致病。

3.少免疫复合物型肾小球肾炎(Ⅲ型) 肾小球内无或仅微量免疫球蛋白沉积。现已证实该型患者中 50%~80% 为原发性小血管炎肾损害,患者血清抗中性粒细胞胞浆抗体(ANCA)常呈阳性。

【病理】

肾脏体积较正常增大。病理类型为新月体肾小球肾炎。光镜下通常以广泛(50% 以上)的肾小球囊腔内有大新月体形成(占肾小球囊腔 50% 以上)为主要特征(图 4-2)。病变早期为细胞新月体,后期为纤维新月体。另外,Ⅱ型常伴有肾小球内皮细胞和系膜细胞增殖,Ⅰ型和Ⅲ型可见肾小球节段性纤维素样坏死。免疫病理学检查是分型的主要依据,Ⅰ型 IgG 及 C_3 呈光滑线条状沿毛细血管壁分布;Ⅱ型 IgG 及 C_3 呈颗粒状沉积于系膜区及毛细血管壁;Ⅲ型肾小球内无或仅微量免疫沉积物。电镜下Ⅱ型可见电子致密物在系膜区和内皮下沉积,Ⅰ型和Ⅲ型无电子致密物。

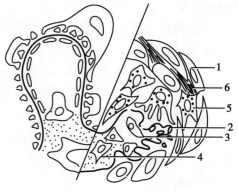

图 4-2 新月体肾小球肾炎

左:正常肾小球 右:病变肾小球

1.上皮细胞 2.基底膜 3.内皮细胞 4.系膜细胞 5.单核细胞 6.纤维素

【临床表现】

我国以Ⅱ型略为多见,Ⅰ型好发于青、中年,Ⅱ型及Ⅲ型多见于中、老年患者,男性居多。

(一)前驱表现

绝大多数患者起病前 1~3 周可有呼吸道等感染史、有机化学溶剂接触史或某些药物使用史。

(二)主要表现

1.多数起病急骤,进展迅速,病程多为数周或数月。

2.临床上以急性肾炎综合征(血尿、蛋白尿、水肿和高血压)为主要表现。

3．早期出现少尿或无尿，进行性肾功能恶化并发展为尿毒症为其临床特征；少数肾功能损害的进行速度较慢，在几个月或 1 年内发展为尿毒症。

4．其他表现如：患者常伴有中度贫血；Ⅱ型患者约半数伴有肾病综合征；Ⅲ型患者常有不明原因的发热、乏力、关节痛或咯血等系统性血管炎的症状。

【辅助检查】

（一）尿常规检查

尿蛋白常为阳性，红细胞及白细胞增多，常有红细胞、白细胞和颗粒管型，尿比重一般不降低。

（二）血液检查

多有中度贫血、白细胞及血小板增高、血沉加快、血尿素氮及肌酐均进行性增高。免疫学检查异常主要有血清抗 GBM 抗体阳性（Ⅰ型）和抗中性粒细胞胞浆抗体（ANCA）阳性（Ⅲ型）；Ⅱ型患者的血循环免疫复合物及冷球蛋白可呈阳性，并可伴血清 C_3 降低。

（三）肾脏超声检查

可发现肾脏增大或正常大小而轮廓整齐，但皮、髓质交界不清。

（四）肾活检

若病理学证实为新月体性肾小球肾炎，可明确诊断。

【诊断和鉴别诊断】

（一）诊断

诊断要点：①起病急，出现急性肾炎综合征表现；②疾病早期出现少尿或无尿；③数周和数月内肾功能急剧恶化，并迅速发展为尿毒症；④尿液检查可见大量红细胞、白细胞，尿蛋白常为阳性，免疫学检查可发现相关抗体和免疫复合物；⑤影像学检查可见肾脏增大；⑥肾活检证实肾小球囊腔内有新月体形成。

（二）鉴别诊断

1．引起急性肾衰竭的非肾小球疾病　①急性肾小管坏死：常有明确的肾缺血（如休克、脱水）或肾毒性药物等诱因，临床表现以肾小管损害（尿钠增加、低比重尿及低渗透压尿）为主，一般无急性肾炎综合征表现。②急性过敏性间质性肾炎：常有明确的用药史及部分患者有药物过敏反应（低热、皮疹等）、血和尿嗜酸性粒细胞增加等可鉴别。若鉴别诊断有困难时，肾活检可明确诊断。③梗阻性肾病：患者常突发或急骤出现无尿，但无急性肾炎综合征表现，可结合相关病史及 B 超、膀胱镜等检查，一般不难鉴别。

2．引起急进性肾炎综合征的其他肾小球疾病　①原发性肾小球疾病：有的病理改变并不一定新月体形成，但病变较重和（或）持续，临床上可呈现急进性肾炎综合征，如重症毛细血管内增生性肾小球肾炎或重症系膜毛细血管性肾小球肾炎等，临床上较难鉴别，肾活检可明确诊断。②继发性急进性肾炎：系统性红斑狼疮肾炎、过敏性紫癜肾炎等均可引起新月体性肾小球肾炎，依据系统受累的临床表现和实验室特异检查，一般不难鉴别。

【治疗】

应在病因诊断和免疫病理分型的基础上尽快进行治疗，包括针对急性免疫介导性炎症病变的强化治疗和针对肾脏病变后果（如水肿、高血压、尿毒症）的对症治疗两方面。

（一）一般治疗

卧床休息，不宜进行较重的体力活动。给予低盐、优质低蛋白饮食，水肿明显时应限制液体的摄入量。加强全身皮肤和口腔的清洁卫生，房间定时消毒，保持空气流通，减少探视等，避免感染发生。

（二）强化治疗

1．血浆置换疗法　应用血浆置换机分离患者的血浆和血细胞，弃去血浆，将等量正常人血浆(或血浆白蛋白)和患者血细胞重新输入体内。每日或隔日1次,每次置换血浆2~4L,直到血清自身抗体(如抗GBM抗体、ANCA)转阴,一般需7次以上。适用于Ⅰ型和Ⅲ型。此外,对于肺出血的患者,首选血浆置换。

2. 冲击疗法 甲泼尼龙0.5~1.0g,静脉滴注,每日或隔日1次,3次为一疗程。一般1~3个疗程。该疗法主要适用Ⅱ、Ⅲ型。

上述强化疗法需配合糖皮质激素[泼尼松,口服1mg/(kg•d),6~8周后渐减]及细胞毒药物[环磷酰胺,口服2~3mg/(kg•d);或静脉滴注,每个月0.6~0.8g,累积量一般不超过8g]。

(三)替代疗法

凡急性肾衰竭已达透析指征者,应及时血液透析。若肾功能不能逆转或强化治疗无效的晚期患者,则应长期透析治疗。肾移植应在病情静止半年,特别是Ⅰ型患者血清中抗GBM抗体需转阴后半年进行,以避免肾移植后复发。

【预后和预防】

(一)预后

本病预后差,死亡率高,5年生存率大约25%。预后与病因、新月体形成程度、增生病变及间质病变的轻重、诊断的早晚、并发症情况等有关。患者若得到及时明确诊断和早期强化治疗,预后可明显改善。若诊断不及时,早期未接受强化治疗,患者多于数周至半年内进展至不可逆肾衰竭。一般Ⅲ型预后较好,Ⅰ型差,Ⅱ型居中。本病缓解后大多逐渐转为慢性病变并发展为慢性肾衰竭。部分患者可长期维持缓解。仅少数患者(以Ⅲ型多见)可复发。

(二)预防

1. 注意休息,避免劳累,预防感染,饮食以低蛋白为主,注意补充维生素,避免应用损害肾脏的药物。

2. 在用药期间,每1~2周定期门诊复诊,以指导疗程的完成。病情控制及疗程完成后,应重复肾活检,了解肾组织病理改变情况,观察是否存在慢性化倾向。

3. 避免使肾血流量减少的各种因素(如低蛋白血症、脱水、低血压等),以保护残存肾功能。

四、慢性肾小球肾炎

慢性肾小球肾炎(chronic glomerulonephritis, CGN),简称慢性肾炎,是以蛋白尿、血尿、水肿、高血压为基本临床表现,起病方式各有不同,病情迁延,并呈缓慢进展,部分患者最终发展为慢性肾衰竭的一组肾小球疾病。

【病因和发病机制】

仅有少数慢性肾炎是由急性肾炎直接迁延而来,或临床痊愈后若干年重新出现。慢性肾炎的病因、发病机制和病理类型不尽相同,但起始因素多为免疫介导性炎症。导致病程慢性化的机制除免疫因素外,非免疫非炎症因素也占有重要作用。

(一)病因

仍以细菌、病毒和寄生虫感染为主要病因,并由此介导的免疫机制及其免疫所介导的炎症。

(二)发病机制

免疫机制(主要是体液免疫)和炎症机制为主要发病机制。除免疫因素外,非免疫非炎症因素也参与肾脏进行性损害。

【病理】

慢性肾炎常见的病理类型有系膜增生性肾小球肾炎、系膜毛细血管性肾小球肾炎、膜性肾病及局灶性节段性肾小球硬化等。其中,少数非IgA系膜增生性肾小球肾炎可由毛细血管内增生性肾小球肾炎转化而来。病变进展至后期,所有上述病理类型均可进展为程度不同的肾小球硬化等,相应肾单位的肾小管萎缩、肾间质纤维化。疾病晚期可见肾脏体积缩小,肾皮质变薄,表面呈细颗粒状,呈"固缩肾"。

【临床表现】

慢性肾炎起病多缓慢、隐袭,病程迁延持续 1 年以上。临床表现可轻可重,有较大差异。早期患者可有乏力、疲倦、腰部疼痛、纳差;水肿可有可无,一般不严重。有的患者可无明显临床症状,实验室检查多为轻度尿异常,血压可正常或轻度升高,肾功能正常或轻度受损(肌酐清除率下降或轻度氮质血症)。这种情况可持续数年,甚至数十年。

（一）水肿

大多数患者会出现不同程度的水肿,也往往是多数患者的首发表现。轻者仅清晨起床后发现眼睑、颜面部水肿或午后双侧踝部出现水肿,严重者可出现全身水肿。极少数患者,在病程中不出现水肿,往往容易被忽视。

（二）高血压

部分患者以高血压就诊。大多数有高血压,多为持续性中等以上程度的高血压,以舒张压增高更明显。严重者可有眼底出血、渗出,甚至视盘水肿。

（三）尿液异常

多有尿量减少或夜尿增多,尿比重常降低。多数患者有镜下血尿,病情加重时也可见肉眼血尿;蛋白尿为必有的表现,程度不一。

（四）其他表现

常可出现贫血、食欲减退、乏力等。

【辅助检查】

（一）尿常规检查

轻到中度蛋白尿,尿蛋白定性(+)～(+++),尿蛋白定量 1～3g/d。多数患者有镜下血尿,尿白细胞常增加。尿中可见透明管型增多,常有颗粒管型,晚期可见蜡样管型。

（二）血液检查

晚期可出现红细胞与血红蛋白减少,血清白蛋白降低。

（三）肾功能检查

早期肾功能变化不明显。随着病情进展,逐渐出现血肌酐与血尿素氮增高,内生肌酐清除率降低。晚期肾功能进一步恶化,内生肌酐清除率显著降低,血肌酐与血尿素氮明显增高,尿比重低而固定。

（四）肾活检

肾活检病理学检查可明确慢性肾炎的病变性质及病理类型,对于指导治疗、判断预后有重要作用。

【诊断和鉴别诊断】

（一）诊断

诊断要点:凡化验尿异常(蛋白尿、血尿)、伴或不伴水肿、高血压病史达 3 个月以上,无论有无肾功能损害均应考虑此病,在排除继发性肾炎及遗传性肾炎后,临床上可诊断为慢性肾炎。

（二）鉴别诊断

1. 继发性肾小球疾病　如狼疮肾炎、过敏性紫癜肾炎、糖尿病肾病等。依据相应的病史、临床表现及特异性实验室检查,一般不难鉴别。

2. Alport 综合征　常起病于青少年,常有家族史(多为 X 连锁显性遗传),患者可有眼(球形晶状体等)、耳(神经性耳聋)、肾(血尿,轻至中度蛋白尿及进行性肾功能损害)异常。

3. 其他原发性肾小球疾病 ①无症状性血尿和（或）蛋白尿：临床上轻型慢性肾炎应与无症状性血尿和（或）蛋白尿相鉴别，后者主要表现为无症状性血尿和（或）蛋白尿，无水肿、高血压和肾功能减退。②感染后急性肾炎：有前驱感染并以急性发作起病的慢性肾炎需与此病相鉴别。两者的潜伏期不同，血清 C_3 的动态变化有助鉴别；此外，转归不同，慢性肾炎无自愈倾向，呈慢性进展。

4. 原发性高血压肾损害 呈血压明显增高的慢性肾炎需与原发性高血压引起的继发性肾损害（即良性小动脉性肾硬化症）鉴别。后者先有较长期高血压病史，其后再出现肾损害，临床上远曲小管功能损伤（如尿浓缩功能减退、夜尿增多）多较肾小球功能损伤早，尿改变轻微（微量至轻度蛋白尿<2.0g/24h，以中、小分子蛋白为主，可有轻度镜下血尿），常有高血压的其他靶器官并发症和眼底改变。

5. 慢性肾盂肾炎和梗阻性肾病 慢性肾盂肾炎多有反复发作的泌尿系统感染史，并有影像学及肾功能异常（参阅本章第二节），尿沉渣中常有白细胞，尿细菌学检查阳性可资鉴别。梗阻性肾病多有泌尿系统梗阻的病史、慢性者影像学常有多发性肾结石、肾盂扩张并积水、肾脏萎缩等征象。

【治疗】

慢性肾炎治疗的主要目的是防止或延缓肾功能的进行性恶化，改善或缓解临床症状及防治心脑血管并发症，而不以消除尿红细胞或轻度尿蛋白为目标。

（一）一般治疗

1. 休息 避免劳累；有水肿、高血压及肾功能损害者，或其他原因导致病情严重者应卧床休息。

2. 饮食治疗 给予足够热量、富含维生素、易消化的食物；有水肿时给予低盐（2～3g/d）饮食，并控制液体摄入量；大量蛋白尿且无明显肾功能损害者，适当补充生物效价高的动物蛋白（如瘦肉、鱼和鸡蛋等），若肾功能减退较明显者时应限制蛋白和磷的入量（详见本章第三节）。

3. 避免诱因 注意防治呼吸道感染；避免使用肾毒性药物（如氨基糖苷类、磺胺类药、含马兜铃酸中药等）。

（二）积极控制高血压和减少尿蛋白

高血压和蛋白尿是加速肾小球硬化、促进肾功能恶化的重要因素，积极控制高血压和减少蛋白尿是两个重要环节。高血压的治疗目标：力争把血压控制在理想水平（<130/80mmHg）。尿蛋白的治疗目标：争取减少到<1g/d。

1. 高血压的治疗 ①限制食盐摄入（<6g/d）；②选用噻嗪类利尿剂；③GFR<30ml/min 时，选用呋塞米，但剂量不宜过大，时间不宜过长；④使用其他降压药物，如 ACEI、ARB、β 受体阻滞剂、CCB 等。

2. 尿蛋白的治疗 ①加强饮食中蛋白质摄入的调控（见一般治疗）；②ACEI 或 ARB，这两类药能减少蛋白尿和延缓肾功能恶化，是治疗慢性肾炎高血压和（或）减少尿蛋白的首选药物；③对系膜毛细血管性肾小球肾炎可选用抗血小板聚集药物。

3. 糖皮质激素和细胞毒药物 一般不主张应用。如患者肾功能正常或仅轻度受损，病理类型较轻（如轻度系膜增生性肾炎、早期膜性肾病等），而且尿蛋白较多，如无禁忌证者可试用，但无效者则应及时逐步撤去。

【预后和预防】

（一）预后

慢性肾炎病情迁延，最终进展至慢性肾衰竭。进展速度个体差异很大，主要取决于病理类型与肾脏保护。

（二）预防

1. **注意休息** 避免劳累和紧张，防治各种感染。
2. **注意调控饮食** 有水肿、高血压和心功能不全者，应低盐饮食和适当限制蛋白质。
3. **避免药物损害** 禁用氨基糖苷类、磺胺药等肾毒性药物。
4. **定期门诊复查** 如检查血糖、血脂、血钙及尿液检查等，出现高脂血症、高血糖、高钙血症者应及时给予适当治疗。

五、肾病综合征

肾病综合征（nephrotic syndrome，NS）是由各种肾脏疾病引起的具有以下共同临床表现的一组综合征：①大量蛋白尿（尿蛋白>3.5g/d）；②低蛋白血症（血浆白蛋白<30g/L）；③水肿；④高脂血症。其中①②两项为诊断的必备条件。

【病因和发病机制】

（一）病因及分类

肾病综合征可分为原发性和继发性两大类，可由多种不同病理类型的肾小球疾病所引起（表4-2）。本文主要介绍原发性肾病综合征。

表4-2 肾病综合征的分类和常见病因

分类	儿童	青少年	中老年人
原发性	微小病变型肾病	系膜增生性肾小球肾炎 微小病变型肾病 局灶性节段性肾小球硬化 系膜毛细血管性肾小球肾炎	膜性肾病
继发性	过敏性紫癜肾炎 乙型肝炎病毒相关性肾炎 系统性红斑狼疮肾炎	系统性红斑狼疮肾炎 过敏性紫癜肾炎 乙型肝炎病毒相关性肾炎	糖尿病肾病 肾淀粉样变性 骨髓瘤性肾病 淋巴瘤或实体瘤性肾病

（二）发病机制

原发性肾病综合征发病机制未完全明了，各病理类型也不尽相同，但从根本上讲都是属于免疫介导性肾小球炎症性疾病。

【病理生理】

（一）大量蛋白尿

肾小球滤过膜具有分子屏障及电荷屏障作用，当肾小球滤过膜的屏障作用由于各种原因受损，特别是当电荷屏障被破坏时，致使原尿中蛋白含量明显增多，当其增多超过近曲小管回吸收量时，形成大量蛋白尿。在此基础上，凡增加肾小球内压力及导致高灌注、高滤过的因素（如高血压、高蛋白饮食或大量输注血浆蛋白），均可加重尿蛋白的排出。

（二）低蛋白血症

肾病综合征时，大量白蛋白从尿中丢失，同时由于近端肾小管在重摄取滤过蛋白增加时，肾小管分解蛋白也增加。当肝脏白蛋白合成增加不足以抵消蛋白的丢失和分解时，则出现低蛋白血症。此外，患者因胃肠道黏膜水肿导致食欲减退、蛋白质摄入不足、吸收不良或丢失，也是加重低蛋白血症的原因。

（三）水肿

低蛋白血症使血浆胶体渗透压显著下降，水分从血管腔内渗入组织间隙，是造成肾病综合征水肿的基本原因。RAAS也参与水肿的发生发展。某些原发于肾内的水、钠潴留因素在肾病综合征水肿的发生机制中起一定作用。

（四）高脂血症

肾病综合征患者发生动脉硬化的风险增加。高胆固醇血症和（或）高甘油三酯血症，血清中低密度脂蛋白、极低密度脂蛋白增高，常与低蛋白血症并存。其发生机制与肝脏合成脂蛋白增加和脂蛋白分解减少相关，目前认为后者可能是高脂血症更为重要的原因。

【病理】

原发性肾病综合征的肾小球病变主要病理类型有微小病变型肾病、系膜增生性肾小球肾炎、系膜毛细血管性肾小球肾炎、膜性肾病，及局灶性节段性肾小球硬化。它们的病理特征如下：

（一）微小病变型肾病

儿童肾病综合征病理改变多为微小病变型肾病，约占80%～90%。光镜下肾小球形态结构基本正常，近曲小管上皮细胞可见脂肪变性。电镜下有广泛的肾小球脏层上皮细胞足突融合为本病的特征性改变及主要的诊断依据（图4-3）。免疫病理检查一般无免疫复合物与补体沉积。

（二）系膜增生性肾小球肾炎

光镜下以弥漫性系膜细胞和系膜基质增生为特点，依其增生程度可分为轻、中、重度。免疫病理检查可将本组疾病分为IgA肾病及非IgA系膜增生性肾小球肾炎。前者以IgA沉积为主，后者以IgG或IgM沉积为主，均常伴有C_3呈颗粒状沉积于肾小球系膜区或系膜区和毛细血管壁。电镜下系膜区可见电子致密物（图4-4）。本组疾病在我国的发病率占原发性肾病综合征的30%，男性多于女性，好发于青少年。

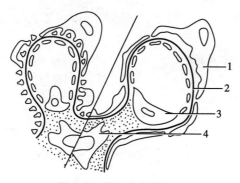

图4-3　微小病变型肾病
左：正常肾小球　右：病变肾小球
1. 上皮细胞足突消失　2. 基底膜　3. 内皮细胞　4. 系膜细胞

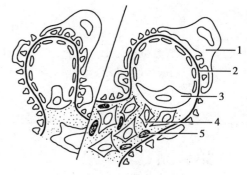

图4-4　系膜增生性肾小球肾炎
左：正常肾小球　右：病变肾小球
1. 上皮细胞　2. 基底膜　3. 内皮细胞　4. 系膜细胞　5. 免疫复合物

（三）系膜毛细血管性肾小球肾炎

光镜下病理改变主要为系膜细胞和基质弥漫重度增生，可插入到肾小球基底膜和内皮细胞之间，形成毛细血管袢"双轨征"改变。免疫病理检查常见IgG和C_3呈颗粒状系膜区及毛细血管壁沉积。电镜下系膜区和内皮下可见电子致密物（图4-5）。该病理类型占原发性肾病综合征的10%～20%。男性多于女性，好发于青壮年。临床常出现血尿、高血压与肾功能损害，糖皮质激素与免疫抑制剂疗效不佳。

（四）膜性肾病

光镜下可见肾小球毛细血管基底膜均匀一致增厚，不伴有细胞或系膜增生。免疫病理检查IgG和C_3呈细颗粒状沿肾小球毛细血管壁沉积。电镜下早期可见GBM上皮侧有排列整齐的电

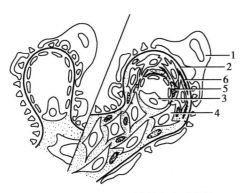

图 4-5　系膜毛细血管性肾小球肾炎
左：正常肾小球　右：病变肾小球
1. 上皮细胞　2. 基底膜　3. 内皮细胞　4. 系膜细胞　5. 免疫复合物　6. 基底膜样物质

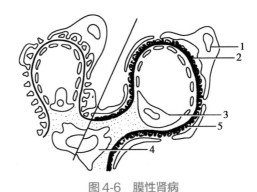

图 4-6　膜性肾病
左：正常肾小球　右：病变肾小球
1. 上皮细胞　2. 基底膜　3. 内皮细胞　4. 系膜细胞　5. 免疫复合物

子致密物，常伴有广泛足突融合（图 4-6）。本病男性多于女性，好发于中老年人，占我国原发性肾病综合征的 20%。本病进展缓慢，易合并高凝状态及肾静脉血栓形成。

（五）局灶性节段性肾小球硬化

本型病理特点为肾小球毛细血管袢有局灶性、节段性硬化或透明变性，而无明显细胞增生。该类型占原发性肾病综合征的 20%～25%，以青少年多见，男性多于女性，多为隐匿起病，部分病例可由微小病变型肾病转变而来。

【临床表现与辅助检查】

（一）三高一低表现

1. 大量蛋白尿　尿蛋白定性多为（+++）～（++++），尿蛋白定量 24 小时尿蛋白定量大于 3.5g，最高可达 40g/d。尿沉渣镜检可有红细胞及透明管型、颗粒管型。

2. 低蛋白血症及高脂血症　血浆总蛋白低于正常，白蛋白降低更为明显（<30g/L），血清蛋白电泳示白蛋白比例减少，球蛋白比例增高，丙种球蛋白降低。血胆固醇明显增高，血清补体正常。

3. 水肿　常为患者的首发症状，也是最突出的体征。水肿程度与低蛋白血症呈正相关。全身可有凹陷性水肿，以下肢、阴囊、颜面更为明显，常有腹水。一般全身状况尚好，无高血压，肾功能一般正常。明显少尿时，可有暂时性轻度氮质血症。

（二）并发症

1. 感染　是肾病综合征最常见的并发症。主要与低蛋白血症、免疫功能紊乱及应用糖皮质激素治疗有关。常见的感染部位为呼吸道、泌尿道、皮肤等。若治疗不及时或不彻底，可导致肾病综合征疗效不佳和复发，甚至引起患者死亡。

2. 血栓、栓塞并发症　血液浓缩及高脂血症使血液黏稠度增加；低蛋白血症及肝代偿合成蛋白增多，导致机体抗凝及纤溶系统失衡；血小板功能亢进及应用利尿剂，进一步加重高凝状态。因此，肾病综合征患者容易发生血栓、栓塞并发症，其中肾静脉血栓最为常见，其次为肺血管血栓、栓塞，下肢静脉、下腔静脉、冠状血管血栓和脑血管血栓也不少见。血栓、栓塞并发症是引起肾病综合征的治疗效果和预后差的重要因素。

3. 急性肾损伤　本病患者可因有效血容量不足而致肾血流量减少，诱发肾前性氮质血症，经扩容、利尿后可得到恢复。少数病例可出现急性肾损伤，尤以微小病变型肾病居多。

4. 蛋白质及脂肪代谢紊乱　长期低蛋白血症易引起营养不良、小儿生长发育缓慢；免疫球蛋白减少导致机体免疫力下降而易致感染。高脂血症增加血液黏稠度，促进血栓、栓塞并发症的发生。

【诊断和鉴别诊断】

（一）诊断

诊断包括三个方面：①明确是否肾病综合征；②确认原发性肾病综合征，排除继发性病因和遗传性疾病，通过肾活检病理学检查，确定病理类型；③判定有无并发症。

（二）鉴别诊断

1. 乙型肝炎病毒相关性肾炎 多见于儿童及青少年，临床主要表现为蛋白尿或肾病综合征，常见的病理类型为膜性肾病，其次为系膜毛细血管性肾小球肾炎等。主要诊断依据包括：①血清乙型肝炎病毒抗原阳性；②有肾小球肾炎临床表现，并除外其他继发性肾小球肾炎；③肾活检组织中找到乙型肝炎病毒抗原。我国为乙型肝炎高发区，对有乙型肝炎患者，儿童及青少年蛋白尿或肾病综合征患者，尤其是膜性肾病，应认真鉴别和排除。

2. 过敏性紫癜肾炎 多见于青少年，有典型的皮肤紫癜，可伴有关节痛、腹痛及黑便，多在皮疹出现后1~4周出现血尿和（或）蛋白尿。典型皮疹有助于鉴别。

3. 系统性红斑狼疮肾炎 好发于青、中年女性，常有发热、皮疹、关节痛等多器官、系统受损表现，典型者面部有蝶形红斑，体内可出现多种自身抗体（抗核抗体、抗双链 DNA 抗体、抗 Sm 抗体等），一般不难明确诊断。

4. 糖尿病肾病 多在糖尿病发病十余年后才出现肾病综合征，较快进入慢性肾衰竭阶段。根据糖尿病史，特征性眼底微血管改变可做出鉴别。

5. 肾淀粉样变性 本病常有多器官受损，肾脏损害早期仅有蛋白尿，3~5 年后出现肾病综合征；同时伴有心脏、肝脾大；丙种球蛋白增高；确诊依靠肾活检。

【治疗】

治疗原则为抑制免疫与炎症反应，防治并发症。

（一）一般治疗

1. 患者应注意休息，避免劳累。有严重水肿、低蛋白血症时应卧床休息。水肿消退、一般情况好转后，可起床活动。

2. 保证足够的热量，每天每公斤体重不少于 126~147kJ（30~35kcal）。给予正常量 0.8~1.0g/（kg•d）的优质蛋白饮食。高蛋白饮食增加肾小球高滤过，可加重蛋白尿并促进肾脏病变进展，故不能给予高蛋白饮食。为减轻高脂血症，应多吃富含多聚不饱和脂肪酸（如植物油、鱼油）及富含可溶性纤维（如燕麦、米糠及豆类等）的饮食；水肿明显者，给予低盐（<3g/d）饮食，适当控制液体入量。

知识链接

优质蛋白质

优质蛋白质是指富含必需氨基酸的食物。因为必需氨基酸为人体的组织结构和功能所必需，而机体又不能合成，需从食物中获得。猪瘦肉、鸡肉、鱼、蛋类、奶制品、牛肉等食物中的必需氨基酸含量高，为优质蛋白质，应作为蛋白质的主要来源。一般要求膳食中优质蛋白质与植物蛋白之比为3：2，植物蛋白以豆制品为佳。

（二）对症治疗

1. 利尿消肿 原则是不宜过快过猛。

（1）利尿：噻嗪类利尿剂、潴钾利尿剂、袢利尿剂、渗透性利尿剂均可使用，但要注意肾功能情况及电解质变化。较为常见的方式，如呋塞米与螺内酯合用，各 20~40mg，口服，每日2~3 次。使用渗透性利尿剂（少尿患者慎用），如右旋糖酐 -40，随后加用袢利尿剂可增强利尿效果。

（2）提高血浆胶体渗透压：血浆或白蛋白可提高血浆胶体渗透压，但输入的蛋白将于24～48小时内由尿中排出，增加肾脏损害，故不提倡常规应用。对严重低蛋白血症、高度水肿有少尿的患者，在必须利尿的情况下可考虑使用，随后加用袢利尿剂如呋塞米，有时可获得较好的利尿效果。

2．抗栓抗凝　可选用肝素或华法林，配合应用双嘧达莫等抗血小板聚集。

3．防治急性肾损伤　肾病综合征并发急性肾损伤如处理不当可危及患者生命，若及时给予正确处理，大多数患者可望恢复。可采取以下措施：①袢利尿剂，对袢利尿剂仍有效者应予以较大剂量，以冲刷阻塞的肾小管；②血液透析，利尿无效并已达到透析指征者，应给血透，并在补充血浆制品后适当脱水，以减轻肾间质水肿；③原发病治疗；④碱化尿液，可口服碳酸氢钠碱化尿液，以减少管型形成。

4．减少蛋白尿　可选用ACEI、ARB等药物。

5．降脂治疗　一般而言，存在高脂血症的肾病综合征患者因其发生心血管疾病的风险增高，可以考虑降脂药物治疗。

6．防治感染　一旦发现感染，应及时选用对致病菌敏感、强效且无肾毒性的抗生素积极治疗。

（三）抑制免疫与炎症反应

1．糖皮质激素　通过抑制免疫炎症反应、抑制醛固酮和抗利尿激素分泌，影响肾小球基底膜通透性等综合作用发挥其利尿、消除尿蛋白的疗效。

（1）治疗方法：常用泼尼松口服治疗，若有肝功损害，可使用甲泼尼龙。治疗原则和方案：①起始量足。成人泼尼松1mg/（kg·d）（但最多不超过每日60mg），晨起顿服，治疗8周（必要时可延长至12周）左右开始减量。②缓慢减量。足量治疗后，每2～3周减原剂量的10%，当减至20mg/d时，病情易出现反跳，应更加缓慢减量。③长期维持。最后以最小有效剂量（10mg/d）再维持半年左右。维持用药期间，可全天量顿服，或两日量隔日一次顿服，以减轻激素的副作用。

（2）激素治疗后分类：根据患者对激素的治疗反应，可分为"激素敏感型"（用药8～12周内缓解），"激素依赖型"（激素减量到一定程度即复发），"激素抵抗型"（激素治疗无效）。

2．免疫抑制剂　若无激素禁忌，一般不作为首选或单独治疗用药。常与糖皮质激素配合使用，多用于"激素依赖型"或"激素抵抗型"的患者。常用药物：①环磷酰胺，2mg/（kg·d），分1～2次口服；或200mg，隔日静脉注射，累积量达6～8g后停药。②环孢素A，开始剂量为3～5mg/（kg·d），分2次口服，服药期间需监测并维持其血药浓度谷值100～200mg/L，服药2～3个月后逐渐减量，疗程至少一年。③吗替麦考酚酯（MMF），是一种独特的新型免疫抑制剂，可用于难治性肾病综合征，常用量为1.5～2g/d，分2次口服，共用3～6个月，后减量维持半年。

（四）中医药治疗

本病中医辨证多为气虚或脾肾阳虚，临床常给予益气健脾、补肾利水治疗。一般主张在辨证论治的前提下和激素、免疫抑制剂联合应用。此外，雷公藤多苷对于治疗本病也有一定疗效。

【预后和预防】

（一）预后

主要取决于病理类型，如微小病变型肾病、轻中度系膜增生性肾小球肾炎预后较好。早期膜性肾病有较高的治疗缓解率，晚期虽难以达到治疗缓解，但病情多数进展缓慢，发生肾衰竭较晚。系膜毛细血管性肾小球肾炎及重度系膜增生性肾小球肾炎疗效不佳，预后差，较快进入慢性肾衰竭。此外大量蛋白尿、高血压、高血脂促使肾小球硬化，如长期得不到控制，预后不良。

（二）预防

1. 注意休息及加强营养，缓解后适当增加活动，增强机体的抵抗力。
2. 避免诱因、预防复发，如避免劳累、感染等。
3. 坚持遵医嘱用药，定期门诊复查。

六、IgA 肾病

IgA 肾病是一组肾小球系膜区以 IgA 或 IgA 免疫复合物沉积为主的原发性肾小球疾病，是肾小球源性血尿最常见的病因。IgA 肾病是目前世界范围内最常见的原发性肾小球疾病，也是我国最常见的肾小球疾病。

【病因和发病机制】

目前尚不明确。因部分 IgA 肾病患者发病前常在上呼吸道或消化道等部位感染后发病或出现血尿，故认为黏膜免疫与 IgA 肾病的发病有关。近年的研究证实，IgA 肾病患者血清中 IgA_1 较正常人显著增高，肾小球系膜区及皮肤毛细血管的免疫病理检查有 IgA、IgG 和 C_3 沉积，而无补体前期成分存在，因而认为 IgA 肾病属免疫复合物性肾炎。

【病理】

病变主要累及肾小球，病理类型多种多样。免疫荧光镜下，可见肾小球系膜区有弥漫分布的颗粒或团块状 IgA 沉积物。电镜下可见电子致密物主要沉积于系膜区，有时呈巨大团块样，具有重要辅助诊断价值。

【临床表现】

起病隐匿，多见于儿童和年轻人，部分患者发病前 1～3 天常有上呼吸道感染（咽炎、扁桃体炎等），其次是消化道、肺部和泌尿系感染。主要表现为发作性的肉眼血尿，可持续数小时或数日，后转为镜下血尿，少数患者肉眼血尿易反复发作。可伴有轻微全身症状（如肌肉酸痛、乏力等）或一过性血压及尿素氮升高。

IgA 肾病伴或不伴轻度蛋白尿，无水肿、高血压和肾功能减退者，临床称之为无症状性血尿和（或）蛋白尿，也称隐匿性肾炎。约占 IgA 肾病的 60%～70%。

IgA 肾病患者还可出现肾病综合征（占 10%～20%）、急进性肾炎综合征（占 10%～15%）、早期高血压（5%～10%）及急性肾衰竭（<5%）。

【辅助检查】

（一）尿常规检查

尿沉渣检查常显示尿红细胞增多，相差显微镜显示变形红细胞为主，提示肾小球源性血尿。尿蛋白可为阴性或轻度阳性，少数患者呈大量蛋白尿（>3.5g/d）。

（二）血液检查

约 30%～50% 患者血清 IgA 升高。

（三）肾脏活组织检查

肾活检不仅可确定是否 IgA 肾病，还能判断病理类型和病变程度。

【诊断和鉴别诊断】

（一）诊断

诊断要点：本病诊断依靠肾活检标本的免疫病理学检查，即肾小球系膜区或伴毛细血管壁 IgA 为主的免疫球蛋白呈颗粒样或团块样沉积。诊断原发性 IgA 肾病时，必须排除肝硬化、过敏性紫癜等所致继发性 IgA 沉积的疾病后方可成立。

（二）鉴别诊断

1. 链球菌感染后急性肾小球肾炎　应与表现为急性肾炎综合征的 IgA 肾病相鉴别。IgA 肾病潜伏期短,病情反复;链球菌感染后急性肾小球肾炎潜伏期长,有自愈倾向,并结合实验室检查(如血 IgA、C₃、ASO)可予以鉴别。

2．薄基底膜肾病　多表现为持续镜下血尿,有血尿家族史,电镜下弥漫性肾小球基底膜变薄,肾脏免疫病理显示 IgA 阴性。一般不难鉴别。

3．继发性 IgA 沉积为主的肾小球疾病　①过敏性紫癜肾炎:肾脏病理及免疫病理与 IgA 肾病相同,但前者有肾外表现如皮肤紫癜、关节肿痛及腹痛等,可鉴别。②慢性酒精性肝硬化:50%～90% 酒精性肝硬化患者肾组织可显示以 IgA 为主的免疫球蛋白沉积,但仅少数患者有肾脏受累的临床表现。依据肝硬化的临床表现不难鉴别。

【治疗】

IgA 肾病是肾脏免疫病理一致,但临床表现、病理改变和预后变异甚大的原发性肾小球疾病。目前尚无特效治疗方法,其治疗原则应根据不同的临床表现、病理类型和程度等综合给予合理治疗。

（一）单纯镜下血尿

一般无特殊治疗,避免劳累、预防感冒和避免使用肾毒性药物。此类患者一般预后较好,肾功能可较长期地维持在正常范围。

（二）蛋白尿

建议采用 ACEI 或 ARB 治疗并逐渐增加至可耐受的剂量,以使尿蛋白<1g/d,最好<0.5g/d,延缓肾功能恶化。经过 3～6 个月优化支持治疗（ACEI/ARB）后,如尿蛋白仍持续>1g/d 且肾功能尚可的患者,可应用糖皮质激素治疗,必要时加用免疫抑制剂。大量蛋白尿长期得不到控制者,常进展至慢性肾衰竭,预后较差。

（三）肾病综合征

IgA 肾病出现肾病综合征的不多,有些病例可能同时合并微小病变,具体治疗方法见本节肾病综合征。

（四）急进性肾小球肾炎

表现为急进性肾炎导致急性肾衰竭者,给予甲泼尼龙及环磷酰胺联合治疗,并进行血液透析或血浆置换治疗,具体治疗方法见本节急进性肾小球肾炎。

（五）慢性肾小球肾炎

表现为慢性肾炎者,可参考一般慢性肾炎治疗原则(治疗方法见本节慢性肾炎)。

【预后和预防】

（一）预后

本病自然缓解者仅占 4%,10 年肾脏存活率为 80%～85%,20 年约为 65%,但是个体差异很大。长期随访资料表明,最终有 20%～30% 的患者进展为慢性肾衰竭,其余为持续性血尿和(或)蛋白尿。

（二）预防

1. 注意休息,适度锻炼身体,避免过度劳累及剧烈运动。

2. 积极消除易感和诱发因素,如呼吸道、消化道、泌尿道及皮肤感染,一旦出现感染性炎症,应积极治疗。

3. 保持心情舒畅,避免精神紧张、抑郁和悲观,减少对患者不良的精神刺激。

第二节　尿　路　感　染

尿路感染(urinary tract infection,UTI),简称尿感,是指由各种病原微生物直接侵袭尿路并在尿路中生长、繁殖而引起的炎症性疾病。多见于育龄期妇女、老年人、免疫力低下及尿路畸形者,男女之比约为1:8。本节主要介绍细菌引起的尿路感染。

按感染发生部位可分为上尿路感染(肾盂肾炎)和下尿路感染(膀胱炎、尿道炎)。根据有无尿路功能或结构的异常,又可分为复杂性和非复杂性尿感。复杂性尿感是指伴有尿路引流不畅、结石、畸形或膀胱输尿管反流等结构功能的异常或免疫低下,或在慢性肾实质疾病基础上发生的尿路感染;不伴有上述情况者称非复杂性尿感。

【病因和发病机制】

(一)病原微生物

革兰氏阴性杆菌为尿路感染最常见致病菌,其中以大肠埃希菌最为常见,约占80%~90%,其次为变形杆菌、克雷伯菌、产气杆菌、沙雷杆菌、铜绿假单胞菌等。约5%~15%的尿路感染由革兰氏阳性细菌引起,主要是肠球菌和凝固酶阴性的葡萄球菌。大肠埃希菌最常见于无症状性细菌尿、非复杂性尿感或首次发生的尿感。医院内感染、复杂性尿感、尿路器械检查后发生的尿感,则多为肠球菌、变形杆菌、克雷伯菌和铜绿假单胞菌等。

(二)感染途径

1. 上行感染　为最常见的感染途径(约占尿感的95%)。细菌由尿道外口至膀胱,甚至沿输尿管上行到达肾盂。此种感染途径的致病菌多为大肠埃希菌,因健康人尿道口及其周围和前尿道有这类细菌寄生,当机体抵抗力下降及尿道黏膜受刺激或损伤时(如尿路器械检查、导尿、性交、尿液过浓及月经期等),细菌黏附于尿道黏膜上行而致病。女性尿道短而宽,尿道口距有寄生菌的肛门、阴道近,故易发生尿路感染。

2. 血行感染　病原菌通过血液到达肾脏和尿路的其他部位引起的感染。此种感染途径少见,仅占尿感的2%以下。多发生于患有慢性疾病或接受免疫抑制剂治疗的患者,常见的病原菌有金黄色葡萄球菌、铜绿假单胞菌等。

3. 直接感染　泌尿系统周围器官、组织发生感染时,病原菌偶可直接蔓延至肾引起肾盂肾炎,临床很少见。

4. 淋巴道感染　下腹部、盆腔器官的淋巴管和肾周围淋巴管有交通支,细菌经淋巴管进入肾脏而致病,但罕见。

(三)机体防御功能

在正常情况下,进入膀胱的细菌会被很快清除,是否发生尿感既与细菌的数量、毒力相关,还取决于机体自身的防御功能。机体防御尿感主要机制包括:①尿液的冲刷作用;②尿道和膀胱黏膜具有的抗菌能力;③尿液中高浓度尿素、高渗透压和低 pH 等;④前列腺的分泌物中含有抗菌物质;⑤出现感染后,白细胞迅速进入膀胱上皮组织和尿液,发挥清除细菌的作用;⑥输尿管和膀胱连接处有一单向活瓣,具有防止膀胱里的尿液、细菌进入输尿管的作用。

(四)机体易感因素

1. 尿流不畅和尿路梗阻　为尿感最主要的易感因素。常见梗阻因素有狭窄、结石、肿瘤、前列腺增生、妊娠子宫压迫输尿管、肾下垂等,均可导致尿流不畅,尿液积聚,细菌不易被冲洗清除,而在局部大量生长、繁殖而引起感染。

2. 尿路结构异常或功能缺陷　如多囊肾、马蹄肾、膀胱输尿管反流、肾盂及输尿管畸形、肾发育不良等。

3. 机体免疫力低下　如糖尿病、重症肝病、艾滋病、肿瘤、贫血、营养不良及长期应用免疫抑制剂的患者,机体的抵抗力下降而易发生感染。

4. 医源性因素　导尿或留置导尿管、膀胱镜和输尿管镜检查、逆行性尿路造影等可致尿路黏膜损伤,如将细菌带入泌尿系,易引发尿路感染。

5. 尿道口周围及女性内生殖器炎症病变　如尿道旁腺炎、阴道炎、前列腺炎、会阴部皮肤感染等,细菌沿尿路上行引起肾盂肾炎。

6. 其他　如遗传因素、神经功能障碍、性活动、男性前列腺增生、包皮过长、包茎等。

【病理】

肾盂肾炎病变可累及单侧或双侧肾脏。急性期肾盂肾盏黏膜充血、水肿及中性粒细胞浸润。肾小球一般无形态学改变。慢性期多由急性肾盂肾炎迁延而成，在肾盂肾盏及肾乳头部有变形、狭窄及瘢痕形成。后期病变持续进展，肾表面有粗糙的瘢痕形成以致凹凸不平，质地坚硬，肾体积缩小，成为"固缩肾"。两侧病变常不对称，临床上出现慢性肾功能不全。

膀胱炎的病理变化主要为膀胱黏膜充血、水肿，上皮细胞肿胀，黏膜下组织充血、水肿及白细胞浸润，重者可有点状或片状出血，甚至黏膜溃疡。

【临床表现】

（一）膀胱炎

占尿路感染的 60% 以上，分为急性单纯性膀胱炎和反复发作性膀胱炎。

1. 症状　一般无明显全身感染症状。主要表现为尿频、尿急、尿痛等膀胱刺激征，及排尿不适、下腹部疼痛等，部分患者出现排尿困难。尿液常浑浊，约 30% 可出现血尿。

2. 体征　主要是耻骨上膀胱区压痛。

（二）急性肾盂肾炎

可发生于各年龄段，育龄女性最多见。临床表现与感染程度有关，通常起病较急。

1. 症状　轻症患者全身症状可不明显，仅有尿路局部表现和尿液变化。典型症状如下：

（1）全身症状：起病急，常有寒战、发热、全身酸痛、疲乏无力、食欲减退、恶心、呕吐等，体温多在 38℃ 以上，也可高达 40℃ 以上，多为弛张热，也可呈稽留热或间歇热。

（2）泌尿系统症状：常有尿频、尿急、尿痛等尿路刺激症状，并有排尿困难、下腹部疼痛、腰部钝痛或酸痛。部分患者尿路刺激症状不典型或缺如。

2. 体征　一侧或双侧肋脊角或上、中输尿管点压痛和（或）肾区叩击痛，少数患者膀胱区有轻压痛。

（三）慢性肾盂肾炎

大多数由急性肾盂肾炎未彻底治疗，病情反复发展而来，病情持续进展可发展为慢性肾衰竭。临床表现复杂多样，多不典型，有时仅表现为无症状性菌尿。急性发作时症状似急性肾盂肾炎，还有以长期低热为主要表现，可伴乏力、腰酸、食欲降低、体重下降等。

（四）无症状性菌尿

无症状性菌尿是指患者有真性细菌尿，而无尿路感染的症状，可由症状性尿路感染演变而来或无急性尿路感染病史，患者可长期无症状，尿常规也无明显异常，但尿培养有真性菌尿。也可在病程中出现急性尿路感染症状。20～40 岁女性无症状性细菌尿的发病率低于 5%，而老年女性及男性发病率为 40%～50%。

（五）并发症

1. 肾乳头坏死　指肾乳头及其邻近肾髓质缺血性坏死，常发生于伴有糖尿病或尿路梗阻的肾盂肾炎，为其严重并发症。主要表现为寒战、高热、剧烈腰痛及血尿等，可同时伴发败血症和（或）急性肾衰竭。静脉肾盂造影（IVP）可见肾乳头区有特征性"环行征"。

2. 肾周围脓肿　常由严重的肾盂肾炎直接扩散而来，多伴有糖尿病、尿路结石等易感因素。致病菌主要为革兰氏阴性杆菌，特别是大肠埃希菌。临床表现除原有症状加剧外，可出现明显的单侧腰痛，向健侧弯腰时疼痛加重。腹部 X 线片、超声、CT 等检查有助于诊断。

【辅助检查】

（一）尿液检查

1. 常规检查　尿液常混浊，多有异味，可有白细胞尿、血尿、蛋白尿。尿沉渣镜检白细胞＞5 个 /HP 称为白细胞尿，几乎所有尿路感染都有白细胞尿，对尿路感染诊断意义较大；部分尿感患者有镜下血尿,少数急性膀胱炎患者可出现肉眼血尿,蛋白尿多为阴性至微量。尿中发现白细胞管型提示肾盂肾炎。

2．白细胞排泄率　准确留取 3 小时尿液,立即进行尿白细胞计数。正常人白细胞计数$<2\times10^5$/h,若白细胞计数$>3\times10^5$/h 为阳性,介于$(2\sim3)\times10^5$/h 为可疑。

3．亚硝酸盐还原试验　其原理是大肠埃希菌等革兰氏阴性细菌可使尿内硝酸盐还原为亚硝酸盐。此法诊断尿感的敏感性为 70% 以上,特异性是 90% 以上,一般无假阳性,而球菌感染则可出现假阴性。

（二）尿细菌学检查

确定尿感诊断最主要的检查方法。尿标本收集最好在未应用抗生素治疗前或停药 7 天后留取清晨清洁第一次中段尿作标本。做膀胱穿刺取尿作细菌定性培养结果最可靠。

1．涂片细菌检查　是一种快速诊断细菌尿的方法。清洁中段尿沉渣涂片,革兰氏染色用油镜或不染色用高倍镜找细菌,计算 10 个视野细菌数,取其平均值,如平均每个视野可见 1 个细菌或更多,提示尿路感染。本法设备简单、操作方便,细菌检出率达 80%～90%,可初步确定是杆菌还是球菌,是革兰氏阴性细菌还是革兰氏阳性细菌,对及时选择有效抗菌药物有重要参考价值。

2．尿细菌定量培养　①尿含菌量$\geq10^5$/ml 为真性菌尿,可确诊为尿路感染;②尿含菌量$10^4\sim10^5$/ml,为可疑阳性,需复查;③含菌量$<10^4$/ml 则可能为污染。耻骨上膀胱穿刺尿细菌定性培养有细菌生长,即为真性菌尿。

尿细菌定量培养有可能出现假阳性与假阴性的结果。假阳性主要见于:①中段尿的收集不规范,标本被污染;②尿标本在室温放置时间超过 1 小时才接种;③检验技术错误等。假阴性主要见于:①患者近 7 天内用过抗菌药;②尿液在膀胱内停留时间不足 6 小时,细菌没有足够的时间繁殖;③收集中段尿时,消毒液不慎混入尿标本内;④饮水过多,尿液被稀释;⑤感染灶排菌呈间歇性等。

（三）其他检查

1．血常规　急性肾盂肾炎者血白细胞常升高,中性粒细胞增多,核左移,血沉可增快。急性膀胱炎白细胞计数无变化。

2．肾功能检查　慢性肾盂肾炎肾功能损害时可出现肾小球滤过率下降,血肌酐升高等。

3．影像学检查　如 B 超、腹部 X 线片、排尿期膀胱输尿管反流造影、静脉肾盂造影等,可了解尿路情况,及时发现有无尿路结石、梗阻、反流、畸形等导致尿路感染反复发作的因素。

【诊断和鉴别诊断】

（一）尿路感染的定性诊断

典型的尿路感染有尿路刺激征、感染中毒症状、腰部不适等,结合尿液改变和尿细菌学检查,诊断不难。凡是有真性菌尿者,均可诊断为尿路感染。无症状性菌尿的诊断主要依据尿细菌学检查,要求两次细菌培养均为同一菌种的真性菌尿。

对于留置导尿管的患者出现典型的尿路感染症状、体征,且无其他原因可以解释的,尿标本细菌培养菌落计数$>10^3$/ml 时,应考虑导管相关性尿路感染的诊断。

（二）尿路感染的定位诊断

真性菌尿的存在表明有尿路感染,但不能判定是上尿路或下尿路感染,故需进行定位诊断。

1．根据临床表现定位　上尿路感染常有发热、寒战,甚至出现毒血症症状,伴有明显的腰痛、输尿管点和（或）肋脊点压痛、肾区叩击痛等。而下尿路感染常以尿路刺激征为突出表现,一般少有发热、腰痛等。

2．根据实验室检查定位　出现下列情况者提示上尿路感染:①膀胱冲洗后尿培养阳性;②尿沉渣镜检有白细胞管型,并排除间质性肾炎、狼疮性肾炎等疾病;③尿 NAG 升高、尿 β_2 微球蛋白（β_2-MG）升高；④尿渗透压降低。

3.慢性肾盂肾炎的诊断　除反复发作尿路感染病史外，需结合影像学及肾脏功能检查。①肾外形凹凸不平，且双肾大小不等；②静脉肾盂造影可见肾盂、肾盏变形、缩窄；③持续性肾小管功能损害的（如夜尿多、尿比重和尿渗透压下降、肾小管性酸中毒等）。具备上述①、②项的任何一项者再加上第③项可诊断慢性肾盂肾炎。

（三）鉴别诊断

1.肾结核　是由结核分枝杆菌引起的特异性感染，可有发热、乏力等全身症状，尿路刺激症状和脓尿等与肾盂肾炎相似。但肾结核尿路刺激征更明显，血尿多见，多同时有肾外结核灶，如肺、附睾结核等，一般抗生素治疗无效，尿沉渣可找到抗酸杆菌而普通尿细菌培养为阴性，尿结核分枝杆菌培养阳性。应注意的是肾结核患者常可能与尿路感染并存。

2.慢性肾小球肾炎　慢性肾盂肾炎当出现肾功能减退、高血压时应与慢性肾小球肾炎相鉴别。后者多为双肾受累，且肾小球功能损害较肾小管损害更早而突出，并常有较明确的蛋白尿、血尿和水肿病史；而前者常有尿路刺激征，细菌学检查阳性，影像学检查可表现为双肾不对称性缩小。

3.尿道综合征　常见于女性，患者有尿频、尿急、尿痛及排尿不适等尿路刺激症状，但多次尿液检查均无真性菌尿，须与尿路感染区别。尿道综合征又分为二种。①感染性尿道综合征：尿检有白细胞尿，但尿细菌培养为阴性，尿衣原体、支原体检查呈阳性，患者往往有不洁性交史，治疗须夫妇同时服用大环内酯类抗生素。②非感染性尿道综合征：多见于青、中年妇女，尿检无白细胞，尿细菌培养阴性，其病因可能与尿路局部损伤、刺激、过敏及尿路动力学功能异常等有关。

【治疗】

（一）一般治疗

急性期注意休息，多饮水，勤排尿。发热者给予高热量、高维生素、丰富蛋白质、易消化饮食。尿路刺激征和血尿明显者，可口服碳酸氢钠1.0g，每日3次，以碱化尿液、缓解症状、抑制细菌生长，并可增强青霉素类、红霉素及磺胺类药物等的疗效。尿路感染反复发作者应积极寻找病因，及时去除诱发因素。

（二）抗感染治疗

用药原则：①选用致病菌敏感的抗生素。无病原学结果前，一般首选对革兰氏阴性杆菌有效的药物，尤其是首发尿感者。治疗3天症状无改善，应根据药敏结果调整用药。②抗生素在尿液和肾内的浓度要高。③选用肾毒性小，副作用少的抗生素。④单一药物治疗失败、严重感染、混合感染、耐药菌株出现时应联合用药。⑤对不同类型的尿路感染者应给予不同的治疗时间。

1.急性膀胱炎　常采用3天短程疗法。一般采用单药治疗，即口服氧氟沙星0.2g，每日2次；或口服阿莫西林0.5g，每日3次；或口服头孢拉啶0.5g，每日3次。于疗程结束后1周进行尿细菌定量培养。如结果阴性，表示急性膀胱炎已治愈；如仍有真性菌尿，应继续给予2周抗菌药物治疗。

2.急性肾盂肾炎　应尽量根据药物敏感试验结果选用抗生素，但对起病较急、病情较重者可在留取尿液标本后立即根据临床经验选用对革兰氏阴性杆菌有效的药物。

（1）病情较轻者：多在院外治疗，疗程10~14天。常用药物有喹诺酮类（如氧氟沙星0.2g，2次/d；或环丙沙星0.25g，2次/d）；半合成青霉素类（如阿莫西林0.5g，3次/d）；头孢菌素类（如头孢呋辛0.25g，2次/d）等。治疗14天后，通常90%以上可治愈。如尿菌仍为阳性，应参考药敏试验选用有效抗菌药物继续治疗4~6周。

（2）病情较重者：需住院治疗，应以静脉给药为主。常用药物有青霉素类（如哌拉西林/舒巴坦钠复合制剂等）；头孢菌素类（如头孢曲松、头孢他啶、头孢哌酮等）；喹诺酮类（如左氧氟沙星等）。氨基糖苷类（如阿米卡星、庆大霉素等）有明显肾毒性，故应慎用。上述药物可单用，必要时应联合应用。经上述治疗好转，可于热退后继续用药 3 天，然后改为口服抗生素，完成 2 周疗程。用药 72 小时无效者，应按药敏结果更换抗菌药，疗程不少于 2 周。

（3）再发性尿路感染：①重新感染，是指治疗后症状消失、尿菌阴性，但在停药 6 周后再次出现真性菌尿，但菌株与上次不同。多数患者有尿感症状，治疗方法与首次发作相同。对半年内发生 2 次以上者，病情控制后可用长程低剂量抑菌治疗，常选用复方磺胺甲噁唑（SMZCo）1～2 片，或氧氟沙星 200mg，或呋喃妥因 100mg，每晚临睡前排尿后服用，每 7～10 天更换药物 1 次，连用半年。②复发，是指治疗后症状消失、尿菌转阴，但在停药 6 周后再次出现真性菌尿，菌株与上次相同且为同一血清型。治疗需寻找并去除诱因，按药敏结果选择强有力的杀菌药物，且疗程不少于 6 周。对反复发作者，可给予长程低剂量抑菌治疗。

3. 慢性肾盂肾炎　急性发作时抗生素选用与急性肾盂肾炎相似，最好根据尿培养及药物敏感试验结果选用 2～3 种抗生素联合用药，疗程应适当。但其治疗关键在于寻找并去除易感因素。

病案分析

病案：

女性，35 岁，农民，因发热伴尿频、尿急 3 天入院。患者于 3 天前劳累后出现发热，体温 38.5℃，伴畏寒、左侧腰痛、尿频、尿急，口服"诺氟沙星"无好转。当日下午左侧腰痛加重，体温 39.4℃，就诊于当地门诊，未明确诊断，给予退热药口服后体温一度下降。次日下午出现恶心、呕吐，无腹痛、腹泻等症状，当地门诊给予抗炎补液等对症治疗后好转。今天上午再次出现发热。入院体检：T 39.2℃，P 110 次 /min，R 20 次 /min，BP 120/70mmHg。急性病容，神志清楚，左侧肾区叩击痛，膀胱区有压痛。尿镜检见大量白细胞和成堆脓细胞；血常规示 WBC $11×10^9$/L，中性粒细胞占比 0.85%。

讨论：

1. 患者的初步诊断及依据，需要与哪些疾病鉴别？并说明理由。

2. 制定下一步的诊疗计划。

3. 写出治疗方案。

【预后和预防】

（一）预后

单纯性急性尿路感染经抗菌药治疗后，90% 可治愈，约 10% 左右可转为持续性细菌尿或反复发作，极少数慢性肾盂肾炎可发展为慢性肾衰竭。

（二）预防

1. 养成多饮水、勤排尿的习惯，这是最有效的预防方法。

2. 加强妇女卫生宣传教育，注意会阴部清洁。

3. 医务人员应严格掌握尿路器械检查的指征，对需留置导尿管者要定期更换，并预防用药。

4. 与性生活有关的尿感，应于性交后立即排尿，并服一次常用量的抗生素。

5. 对于有膀胱 - 输尿管反流者，要养成"二次排尿"的习惯，即每次排尿后数分钟再排尿一次。

第三节 慢性肾衰竭

慢性肾衰竭（chronic renal failure，CRF）是各种慢性肾脏病持续进展至后期的共同结局。它是以代谢产物潴留，水、电解质及酸碱代谢失衡，以及全身各系统症状为表现的一种临床综合征。慢性肾脏病（chronic kidney disease，CKD）的防治已成为重要公共卫生问题，近年来慢性肾脏病的患病率有明显上升趋势。

【定义、病因和发病机制】

（一）定义和分期

1.慢性肾脏病 各种原因引起的肾脏结构和功能障碍≥3个月，包括肾小球滤过率（GFR）正常和不正常的病理损伤，血液或尿液成分异常及影像学检查异常；或不明原因的GFR下降（<60ml/min）超过3个月。

目前国际公认的慢性肾脏病分期依据肾脏病预后质量倡议制定的指南分为1～5期，后来又将3期分成了3a和3b（表4-3）。应当指出，单纯GFR轻度下降（60～89ml/min）而无肾损害其他表现者，不能认为存在CKD；只有当GFR<60ml/min，才按CKD 3期对待。另外，改善全球肾脏病预后组织（KDIGO）建议对eGFRcre处于45～59ml/（min·1.73m²）、无肾损伤标志物的人群进一步以胱抑素C为基础估算的eGFR（eGFRcys）来判断是否为CKD。

2.慢性肾衰竭 指慢性肾脏病引起的GFR下降及与此相关的代谢紊乱、临床症状组成的综合征。临床习惯上将CRF晚期称为尿毒症。GFR<15ml/min称为终末期肾病（end-stage renal disease，ESRD）。

CKD囊括了疾病的整个过程，即CKD 1期至CKD 5期，部分CKD在疾病进展过程中GFR可逐渐下降，进展至CRF。CRF则代表CKD中GFR下降至失代偿期的那一部分群体，主要为CKD 4～5期。

本节主要介绍慢性肾衰竭。

表4-3 慢性肾脏病分期及建议

分期	特征	GFR[ml/(min·1.73m²)]	防治目标及措施
1	GFR 正常或升高	≥90	CKD病因诊治；缓解症状；保护肾功能，延缓CKD进展
2	GFR 轻度降低	60～89	评估、延缓CKD进展；降低CVD（心血管病）风险
3a	GFR 轻到中度降低	45～59	延缓CKD进展；评估、治疗并发症
3b	GFR 中到重度降低	30～44	
4	GFR 重度降低	15～29	综合治疗；肾脏替代治疗准备
5	终末期肾病	<15或透析	适时肾脏替代治疗

（二）病因

CKD与CRF病因主要有糖尿病肾病、高血压肾小动脉硬化、原发性与继发性肾小球肾炎、肾小管间质疾病、肾血管疾病、遗传性肾病等。我国目前居首位的病因还是原发性肾小球肾炎，但近年来所占比例有所下降，糖尿病肾病、高血压肾小动脉硬化有明显增高趋势，尤其是老年人群。糖尿病肾病、高血压肾小动脉硬化是发达国家CKD主要病因。

（三）慢性肾衰竭进展的危险因素

1. 慢性肾衰竭渐进性发展的危险因素 蛋白尿（包括微量白蛋白尿）、高血压、高血糖、低蛋白血症、吸烟等。此外，老年、营养不良、贫血、高脂血症、高同型半胱氨酸血症、尿毒症毒素（如甲状旁腺激素）蓄积等，在慢性肾衰竭病程进展中也起一定作用。

2. 慢性肾衰竭急性加重的危险因素 ①累及肾脏的疾病复发或加重；②有效血容量不足；③肾脏局部血供急剧减少；④使用肾毒性药物（如非甾体抗炎药、氨基糖苷类抗生素、造影剂、含马兜铃酸中药）；⑤严重高血压未能控制；⑥泌尿道梗阻；⑦其他，如严重感染、高钙血症、心力衰竭、肝衰竭等。

（四）慢性肾衰竭的发病机制

慢性肾衰竭进展的机制尚未完全阐明，目前认为进展的机制可能与以下因素有关。

1. 慢性肾衰竭进展的机制

（1）肾小球高灌注、高滤过：当肾单位破坏到一定程度时，健存肾小球血流动力学变化，血管内压力和流量增加（高灌注、高压力），导致单个肾单位滤过率增加，即高滤过。高灌注和高滤过刺激肾小球系膜细胞增殖和基质增加，内皮细胞损伤和血小板聚积增强，导致微动脉瘤形成，引起炎症细胞浸润、系膜细胞凋亡增加等，肾小球硬化不断发展，肾单位进行性丧失。

（2）肾单位高代谢：慢性肾衰竭时残余肾单位肾小管高代谢状况，是肾小管萎缩、间质纤维化和肾单位进行性损害的重要原因之一。高代谢引起肾小管氧消耗增加和氧自由基增多，小管内液 Fe^{2+} 的生成和代谢性酸中毒引起补体旁路途径激活和膜攻击复合物（C5b-9）的形成、均可造成肾小管-间质损伤。

（3）肾组织上皮细胞表型转化作用：在某些生长因子（如 TGF-β_1 等）或炎症因子诱导下，肾小管上皮细胞、肾小球上皮细胞、肾间质成纤维细胞均可转变为肌成纤维细胞，在肾间质纤维化、局灶节段性或球性肾小球硬化过程中起重要作用。

（4）细胞因子和生长因子作用：慢性肾衰竭肾组织内一些细胞因子和生长因子（如 TGF-β_1、白细胞介素-1、血管紧张素Ⅱ、内皮细胞-1 等）均参与肾小球、肾小管和肾间质的损伤过程，在肾小球硬化和肾间质纤维化过程中也起重要作用。

（5）其他：肾脏固有细胞凋亡、醛固酮过多也参与肾小球硬化和肾间质纤维化的过程。

2. 尿毒症症状的发生机制 导致尿毒症症状及体内各个器官系统损害的主要原因如下：①肾脏代谢和排泄功能下降使水、电解质和酸碱平衡失调，从而表现为水钠潴留，血压升高，代谢性酸中毒等；②尿毒症毒素的毒性作用；③肾脏内分泌功能障碍，如促红细胞生成素（EPO）的分泌减少可导致肾性贫血。此外，持续炎症状态、营养素的缺乏也都可引起或者加重尿毒症的症状。

【临床表现】

在慢性肾脏病和慢性肾衰竭的不同阶段，其临床表现各异。CKD 1～3 期患者可以无任何症状，或仅有乏力、腰酸、夜尿增多等轻度不适；少数患者可有食欲减退、代谢性酸中毒及轻度贫血。进入 CKD 4 期以后，上述症状更加明显。到 CKD 5 期时，可出现急性左心衰竭、严重高钾血症、消化道出血、中枢神经系统表现等，甚至危及生命。

（一）水、电解质及酸碱代谢平衡紊乱

1. CRF 时常表现为代谢性酸中毒 轻度慢性酸中毒时多数患者能耐受，但如动脉血 HCO_3^- ≤15mmol/L，体内多种酶活性受抑制，则出现较明显症状，常见有食欲缺乏、呕吐、乏力、呼吸深长等。在部分轻至中度慢性肾衰竭（GFR>25ml/min，或 Scr<350μmol/L）患者，可引起阴离子间隙正常的高氯血症性代谢性酸中毒，即肾小管酸中毒。当 GFR 降低<25ml/min（或 Scr>350μmol/L）时，可发生高氯血症性（或正氯血症性）高阴离子间隙性代谢性酸中毒，即"尿毒症性酸中毒"。

2. 水、钠代谢紊乱　水、钠潴留，导致稀释性低钠血症，可表现为不同程度的皮下水肿和（或）体腔积液，常伴有血压升高，严重时导致左心衰竭和脑水肿。少数患者由于长期低钠饮食、进食差、呕吐等，可出现低钠血症、低血容量状态，临床上需注意鉴别。

3. 钾代谢失调　当 GFR 降至 20~25ml/min 或更低时，肾脏的排钾能力下降，易出现高钾血症。尤其是钾摄入过多、酸中毒、感染、创伤、出血、输血及使用保钾利尿剂等，均可使血钾升高。也有因摄入不足等出现低钾。明显的钾异常会影响细胞的动作电位，出现肌无力、麻痹等，过高或过低的血钾都可致严重的心律失常甚至心搏骤停。

4. 钙磷代谢失调　常呈"一低一高"表现（低钙血症和高磷血症）。一般在 CRF 晚期（GFR <20ml/min）时才会出现低钙和高磷血症。低钙血症、高磷血症、1, 25-(OH)$_2$D$_3$（骨化三醇）缺乏等可引起继发性甲状旁腺功能亢进和肾性骨营养不良。

5. 镁代谢失调　慢性肾衰竭中、晚期时，肾脏排镁减少，常致轻度高镁血症。患者虽可无任何症状，但不宜使用含镁的药物。

（二）蛋白质、糖类、脂类和维生素代谢紊乱

CRF 患者蛋白质代谢紊乱多表现为蛋白质代谢产物蓄积（氮质血症），也可有必需氨基酸、白蛋白水平下降等。糖代谢异常主要表现为糖耐量减低和低血糖症，糖耐量减低相对多见，但患者一般较少出现自觉症状。脂类代谢混乱常表现为高脂血症，多为轻到中度高甘油三酯血症，少数患者表现为轻度高胆固醇血症，或两者兼有。因饮食摄入不足、某些酶活性下降等因素，维生素代谢紊乱在 CRF 中也很常见，如血清维生素 A 水平增高、维生素 B$_6$ 和叶酸缺乏等。

（三）尿毒症毒素引起的各系统表现

1. 胃肠道表现　尿毒症常见的早期表现，常表现为食欲减退、恶心、呕吐，部分患者口腔有尿味，还可见消化道出血。时有患者误认为单纯的消化道疾病而延误诊治。

2. 心血管系统表现　心血管病变是慢性肾衰竭患者常见并发症及最主要的死因。CKD 5 期的患者心血管事件及动脉粥样硬化性心血管病的发生率比普通人群升高约 15~20 倍，心血管病变占尿毒症患者死因 45%~60%。

（1）高血压和左心室肥厚：ESRD 患者约 95% 存在不同程度的高血压，主要原因是水、钠潴留引起的容量负荷增加，RAAS 系统活跃和（或）某些舒张血管的因子产生不足。高血压能引起动脉硬化、左心室肥厚、心力衰竭。贫血及动 - 静脉内瘘会引起心排血量增加，加重左心室负荷。

（2）心力衰竭：是 CRF 患者最常见死亡原因之一。其发病率随着肾功能的不断恶化明显增加，至尿毒症期可达 65%~70%。心衰和肾衰常相互加剧病情发展。

（3）尿毒症性心肌病：可能与代谢废物的潴留及贫血等因素有关，部分患者可伴有冠状动脉粥样硬化性心脏病。各种心律失常的出现，与心肌损伤、缺氧、电解质紊乱、尿毒症毒素蓄积等有关。

（4）心包病变：心包积液在慢性肾衰竭患者中常见，其原因多与尿毒症毒素蓄积、低蛋白血症、心力衰竭等有关，少数情况下也可能与感染、出血等因素有关。轻者可无症状，重者可有心音低钝、遥远，少数情况下还可有心脏压塞。心包炎可分为尿毒症性和透析相关性，前者已较少见，后者的临床表现与一般心包炎相似，心包积液多为血性。

（5）血管钙化和动脉粥样硬化：除冠状动脉外，脑动脉和全身周围动脉都可发生动脉粥样硬化和钙化，动脉粥样硬化往往进展迅速，血液透析患者的病变程度较非透析患者为重。

3. 血液系统表现　主要表现为肾性贫血和出血倾向。肾性贫血主要由于肾组织分泌 EPO 减少所致。一般贫血的程度与肾功能受损害的程度相一致。晚期慢性肾衰竭患者有出血倾向，表现为皮肤瘀斑、鼻出血、齿龈出血、月经过多和消化道等内脏出血，其原因多与血小板功能低

下有关，部分患者也可有凝血因子Ⅷ缺乏。

4.神经肌肉系统表现 早期可有失眠、头昏、乏力、注意力不集中等；其后会出现性格改变、抑郁、记忆力减退、判断力降低；晚期可出现表情淡漠、惊厥、谵妄、昏迷、幻觉、精神错乱等表现。周围神经损害主要以下肢远端感觉异常多见，最常见的是肢端呈袜套样分布的感觉丧失，也可有肢体麻木、灼痛，深反射迟钝或消失。肌肉表现为肌肉震颤、痉挛、不宁腿综合征，也可出现肌萎缩、肌无力等。

5.呼吸系统表现 体液过多、酸中毒时均可出现气短气促，出现肺水肿或胸腔积液。严重酸中毒可导致呼吸深长。由尿毒症毒素所诱发的肺泡毛细血管渗透性增加、肺充血可引起"尿毒症肺水肿"，肺部 X 线检查可出现"蝴蝶翼"征。

6.皮肤表现 患者面色萎黄，色素沉着，有轻度水肿，称之为"尿毒症面容"。皮肤干燥、脱屑、瘙痒（尿素霜刺激皮肤所致）也是常见症状。

7.骨骼系统表现 慢性肾脏病患者因钙、磷等矿物质代谢及内分泌功能紊乱致矿物质异常、血管钙化、骨病等临床综合征，称为慢性肾脏病 - 矿物质和骨代谢异常（CKD-MBD）。CRF 患者骨骼病变发生率高（骨活检约 90% 可发现异常），但出现骨痛、行走不便和自发性骨折并不多见。

8.内分泌功能紊乱 主要表现有：①肾脏本身内分泌功能紊乱，如 EPO 生成减少和肾内肾素 - 血管紧张素Ⅱ增多；②糖耐量异常和胰岛素抵抗；③下丘脑 - 垂体内分泌功能紊乱；④外周内分泌腺功能紊乱。

9.免疫功能异常 主要表现为细胞免疫功能低下，体液免疫多数患者正常，易发生呼吸、泌尿系和皮肤感染。

【辅助检查】

（一）血液检查

可有中到重度贫血，血红蛋白一般在 80g/L 以下，严重者 < 40g/L，多为正细胞正色素性贫血。发生感染时白细胞和中性粒细胞常升高。血小板正常或偏低。红细胞沉降率常增加。

（二）尿常规检查

尿蛋白一般为（+）～（++），晚期尿蛋白减少甚至阴性；尿沉渣镜检有不同程度的血尿、管型尿。如能发现有粗大宽阔的蜡样管型对本病的诊断有帮助。

（三）肾功能检查

有明显的肾功能损害表现，如血清肌酐清除率低下，血清肌酐、尿素氮明显升高，晨尿渗透压多 < 450mOsm/(kg·H$_2$O)，尿比重低而固定（多为 1.010）。

（四）血生化检查

血浆总蛋白、白蛋白减低；血清钙减低、磷增高；血清钾、钠随病情可高可低；动脉血 HCO$_3^-$ 降低。

（五）其他检查

X 线腹部检查、B 超、CT 及 MRI 检查等对确定肾脏的位置、外形、大小、有无梗阻及观察肾脏内部结构有帮助。放射性核素肾扫描、肾图检查可测定总肾和分肾功能。若上述检查发现肾体积缩小（固缩肾）对本病的诊断有重要意义。

【诊断和鉴别诊断】

（一）诊断

慢性肾衰竭诊断并不困难，慢性病程伴血肌酐进行性升高，都应想到该病的可能。但其临床表现复杂，各系统表现均可成为首发症状，故应仔细询问病史和查体，重视肾功能检查，以尽早明确诊断，防止误诊。对既往病史不明，或存在近期急性加重诱因的患者，需与急性肾损伤鉴别，是否存在贫血、低钙血症、高磷血症、血甲状旁腺激素升高、肾脏缩小等有助于本病与急性肾损伤鉴别。如有条件,尽早行肾活检以尽量明确导致慢性肾衰竭的基础肾脏病,积极寻找引起肾功能恶化的可逆因素,延缓慢性肾脏病进展至慢性肾衰竭。

(二)鉴别诊断

1. 急性肾损伤(acute kidney injury,AKI) AKI 诊断标准为:肾功能在 48 小时内突然减退,血清肌酐绝对值升高≥0.3mg/dl(26.5μmol/L),或 7 天内血清肌酐增至≥1.5 倍基础值,或尿量<0.5ml/(kg•h),持续时间>6 小时。部分患者肾脏疾病呈隐匿经过,当遇到应激状态可使慢性肾衰竭突然加剧,需与急性肾衰竭鉴别。后者常因肾缺血、肾中毒、感染而致,贫血和低钙常不明显,肾脏体积缩小不明显或稍大。

2. 原发于各系统疾病的症状 慢性肾衰竭各系统表现无特征性,如患者肾脏病史不清,且以其中某一系统损害为突出表现时,易被误诊为某一系统疾病,如贫血、高血压、胸膜炎、心肌病、上消化道出血及胃肠炎等,应注意区别。

【治疗】

慢性肾衰竭的预防和治疗实际上是慢性肾脏病一体化治疗的体现。目前对于慢性肾衰竭并无特殊的治疗手段,对诊断为慢性肾脏病的患者,要综合采取各种措施延缓、停止或逆转慢性肾衰竭发生发展,防止进展至终末期肾病。基本对策是:①坚持病因治疗;②避免和消除可能使肾功能急剧恶化的危险因素;③抑制、阻断肾单位损害渐进性发展的各种途径,保护健存肾单位。

应根据患者慢性肾衰竭的不同分期,采用不同的治疗手段。大致可分为两个阶段:①慢性肾衰竭的非替代治疗,主要是对症处理,关键是要把患者多个指标都控制在"理想范围"。血压,CKD 1~4 期,<130/80mmHg,CKD 5 期<140/90mmHg;糖尿病患者空腹血糖 5.0~7.2mmol/L,睡前血糖 6.1~8.3mmol/L,糖化血红蛋白<7%;蛋白尿<0.5g/d;GFR 下降速度<4ml/(min•年),血肌酐升高速度<50μmol/(L•年)。②终末期肾病的替代治疗,血液净化、腹膜透析、肾移植目前都较为成熟。

(一)一般治疗

1. 教育 让患者及家属对疾病充分认识,提高依从性。即使自觉病情无变化加重,也要有定期随访的意识。

2. 休息 病情稳定者可以适度活动,但以不出现疲劳、呼吸困难为度;症状明显的患者卧床休息,以减轻心脏和肾脏负担,改善肾功能。

3. 饮食治疗 限制蛋白饮食是治疗的重要环节,能够减少含氮代谢产物的生成,减轻症状及相关并发症,甚至可能延缓病情进展。非糖尿病肾病患者在 CKD 1~2 期推荐蛋白摄入量为 0.8g/(kg•d);从 CKD 3 期起应开始低蛋白饮食治疗,推荐蛋白摄入量为 0.6g/(kg•d)。糖尿病肾病患者则从出现显性蛋白尿起就应该限制蛋白摄入,推荐蛋白摄入量为 0.8g/(kg•d)。一旦出现 GFR 下降,蛋白摄入量须降至 0.6g/(kg•d)以下。低蛋白饮食中应以高生物效价的动物蛋白为主,尽量少摄入植物蛋白。在低蛋白饮食治疗的基础上,同时补充必需氨基酸或 α- 酮酸可改善患者的蛋白质营养状态,使血中的尿素氮水平下降。

无论应用何种饮食治疗方案,都必须摄入足够热量,一般为 125.6~146.5kJ/(kg•d)[30~35kcal/(kg•d)],此外还需给予含钙、铁、维生素和叶酸丰富的食物,限制高钾、高磷食物的摄入。

4. 保持大便通畅 胃肠道途径能排出一些尿毒症毒素。口服氧化淀粉、活性炭制剂或含大黄的制剂等,均是利用该机制。

(二)积极治疗原发疾病

积极治疗引起慢性肾衰竭的基础疾病是重要治疗措施之一。有些疾病具有可逆性,经治疗后肾功能可望有不同程度的改善,少数甚至会恢复接近正常(如狼疮性肾炎等)。

（三）寻找和纠正促使肾功能恶化的因素

如对糖尿病、高血压、肾小球肾炎、肾盂肾炎、心力衰竭、高脂血症等进行长期合理治疗，消除和避免使病情急性加重的因素。

（四）对症治疗

1．纠正水、电解质及酸碱代谢紊乱

（1）维持钠、水平衡：对于有少尿、钠和水潴留及心力衰竭者，应严格限制钠、水的摄入量。如水肿明显，可用呋塞米口服或静脉使用；如有明显的钠、水潴留，而常规治疗无效时，应行透析治疗。

（2）高钾血症的防治：①限制钾的摄入；②使用袢利尿剂（呋塞米 40～200mg/ 次，静脉注射）；③积极纠正酸中毒，可给予 5% 碳酸氢钠 100ml 静脉快速滴注；④应用葡萄糖 - 胰岛素溶液输入（每 4～6g 葡萄糖，加胰岛素 1U）；⑤10% 葡萄糖酸钙 20ml 稀释后缓慢静脉注射；⑥口服降钾树脂，以增加肠道钾排出；⑦对严重高血钾患者（血钾＞6.5mmol/L），应及时给予血液透析治疗。

（3）纠正代谢性酸中毒：主要为口服碳酸氢钠，轻者可口服碳酸氢钠 1.5～3.0g/d；中、重度患者 3～15g/d；当动脉血 HCO_3^-＜15mmol/L 时，应静脉补碱。在纠正酸中毒时易发生低血钙，引起手足搐搦，可用 10% 葡萄糖酸钙 10～20ml 稀释后缓慢静脉注射。

2．降低血压

血压控制不仅是为了控制高血压的症状，更为重要的是为保护心、肾、脑等靶器官。降压药物中以 ACEI、ARB、CCB 应用广泛，袢利尿剂、α（β）受体阻滞剂、血管扩张剂等均可应用。无论使用何种降压药物，都应当详细把握其禁忌证。临床上需注意 ACEI 和 ARB 可能使血肌酐升高，一般认为基础血肌酐水平＜265μmol/L，使用较为安全；若超过 265μmol/L，应谨慎使用，密切观察。慢性肾衰竭的血压相对原发性高血压患者更难控制，常需联合用药，甚至需要加大剂量。

3．贫血的治疗

先应明确是否肾性贫血，部分患者可能存在失血、造血原料缺乏等因素，纠正这些因素后贫血多可改善。若为肾性贫血，血红蛋白（Hb）＜100g/L 时应考虑开始应用重组人促红细胞生成素（rHuEPO）治疗，一般开始用量为每周 80～120U/kg，分 2～3 次皮下注射，并根据患者 Hb 水平、升高速率等调整剂量。Hb 上升至 110～120g/L 即可，不建议维持 Hb＞130g/L。除非存在需要快速纠正贫血的并发症，慢性肾衰竭贫血患者通常无需输注红细胞治疗。

4．心力衰竭的治疗

可参照心衰一般处理，少尿或无尿患者可透析超滤，以消除水、钠潴留。

5．CKD-MBD 治疗

高磷血症和低钙血症是甲状旁腺功能亢进症（简称甲旁亢）的始动环节。补钙可口服钙剂，明显低钙血症患者，可口服骨化三醇，0.25μg/d，连服 2～4 周。降磷除限制磷摄入外，可应用磷结合剂口服，如碳酸钙（含钙 40%）、醋酸钙（含钙 25%）、碳酸镧、司维拉姆等。使用钙剂降磷应在餐中服用，效果最好。处理 CKD 继发甲状旁腺功能亢进症应首先纠正钙磷紊乱。CKD 3 期全段甲状旁腺激素（iPTH）应保持在 35～70pg/ml，CKD 4 期 iPTH 应保持在 70～110pg/ml，CKD 5 期 iPTH 应保持在 150～300pg/ml。严重且顽固的继发性甲旁亢可通过手术切除甲状旁腺。

6．防治感染

平时应注意预防各种感染。抗生素选择和应用的原则与一般感染相同，但剂量需要根据 GFR 水平调整。在疗效相近的情况下，应尽量选择肾毒性最小的药物。

（五）肾脏替代治疗

对于 CKD 4 期以上或预计 6 个月内需要接受透析治疗的患者，建议进行肾脏替代治疗准备。肾脏替代治疗时机目前尚不确定。通常对于非糖尿病肾病患者 GFR 小于 10ml/min，糖尿病肾病患者适当提前至 GFR 10～15ml/min，并有明显尿毒症表现，则应进行肾脏替代治疗，现也有观点

认为 GFR 小于 15ml/min 就应开始。肾脏替代治疗包括血液净化、腹膜透析和肾脏移植。

血液透析和腹膜透析疗效相近，各有优缺点，临床上互为补充。透析疗法仅可部分替代肾脏的排泄功能，不能代替其内分泌和代谢功能，因此不少对症处理措施仍需继续使用，如降压、纠正贫血等。

肾移植是目前最佳的肾脏替代疗法，成功的肾移植可恢复正常的肾功能（包括内分泌和代谢功能），肾移植后需长期应用免疫抑制剂，以防排异反应发生。但肾源远远不能满足需要。

知识链接

血液净化治疗

血液净化治疗包括血液透析、血液滤过、血液灌注、血浆置换、腹膜透析等。其目的是清除体内的代谢产物和废物，纠正水、电解质与酸碱失衡。适用于各种原因导致的肾功能衰竭，也可用于严重疾病所致的内环境失衡、自身免疫性疾病、中毒等。其中，血液透析是最常用的血液净化治疗。

血液透析主要替代肾脏对溶质和液体的清除功能，其利用半透膜原理，通过溶质交换清除血液内的代谢废物、维持电解质和酸碱平衡，同时清除过多的液体。溶质清除主要依靠弥散与对流，即溶质依半透膜两侧溶液浓度差和压力梯度产生定向流动。

【预后和预防】

（一）预后

慢性肾衰竭具有不可逆性，预后不良。如糖尿病肾病、慢性肾小球肾炎等易发展至尿毒症，尤其出现各种合并症和危险因素（如高血压、感染、心衰、脱水，或治疗失当）时，可迅速导致肾功能恶化。

（二）预防

1. 早期预防，及时诊治　提高对 CKD 的认知和重视，临床上注重询问病史、查体和肾功能的检查。要有定期筛查，努力发现早期肾损害。对各种急慢性肾小球肾炎、狼疮性肾炎、紫癜性肾炎，或可能累及肾脏的疾病（如高血压病、糖尿病）积极治疗，防止慢性肾衰竭的发生。

2. 避免或消除危险因素　如对肾脏有毒性的药物、严重感染、尿路梗阻（如结石、前列腺增生）及创伤等及早发现并加以纠正。

3. 合理的饮食　低蛋白、低磷和低脂饮食，保护慢性肾脏病的肾功能。

思政元素

惠民为本，减轻就医负担

由于各种因素的影响，血液透析是目前终末期肾病最常用的治疗手段。近年来，慢性肾脏病的患病率有明显上升趋势，血液透析患者人数持续增长，终末期肾病已纳入国家大病医保报销范围。另外，随着带量采购政策的实施，血液透析类高值耗材价格大幅下降，为更多透析人群带来了优惠，也将促使更多患者接受血液透析治疗。2016 年国务院发布《"健康中国 2030"规划纲要》，也为独立透析中心的建立提供了政策支持。2021年，国家卫健委对《血液净化标准操作规程》进行了修订，增强了可操作性，也更适应社会需求。

（彭筱平）

扫一扫，测一测

？ 复习思考题

1. 简述急性肾小球肾炎的主要临床表现和治疗措施。叙述慢性肾炎诊断要点、治疗目的和措施。

2. 简述肾病综合征的诊断依据和激素的用药原则及方案。

3. 尿路感染的主要病原微生物、感染途径和易感因素有哪些？哪些情况下可出现尿细菌学检查假阳性、假阴性？

4. 试述慢性肾衰竭的分期和治疗策略。

第五章　血液系统疾病

PPT 课件

知识导览

学习目标

1. 掌握贫血的概念、病因、分类。缺铁性贫血和再生障碍性贫血的病因、临床表现、实验室检查、诊断与鉴别诊断、治疗方案。

2. 熟悉急性白血病和慢性髓系白血病的概念、分类（分期）、临床表现、诊断、治疗要点。熟悉淋巴瘤的概念、病理特点、临床表现、辅助检查、诊断要点。

3. 了解过敏性紫癜和原发免疫性血小板减少症的临床表现、诊断和鉴别诊断要点、治疗方案。

血液系统是由血液和造血器官组成。血液是由血浆及悬浮在其中的血细胞组成。出生后的造血器官主要是骨髓、胸腺、脾脏、淋巴结，以及分散在全身各处的淋巴组织和单核 - 巨噬细胞系统。血液系统疾病是指原发（如白血病）或累及（如缺铁性贫血）血液和造血器官的疾病。

【造血干细胞和造血】

造血干细胞是一种多能干细胞，它具有不断自我复制更新和多向分化两大特征，是各种血细胞和免疫细胞的起始细胞。出生后保留在体内的造血干细胞称为成体干细胞，主要存在骨髓中，约占骨髓有核细胞总数的 0.5%，仅有少量在外周循环血液中。

大部分造血干细胞处于静止期，部分进入增殖状态。增殖时自我复制更新与多向分化之间保持动态平衡，即干细胞一分为二时，其一仍保持自我复制的特性，而另一则具备相对成熟的特性，向各系血细胞分化，过渡为定向干细胞（祖细胞）。祖细胞自我复制能力下降，只能定向分化为某些细胞。祖细胞根据分化方向可分为髓系祖细胞和淋巴系祖细胞。各系祖细胞进一步分化成可辨认的各系前体细胞、原始细胞、幼稚细胞和成熟细胞，一直到出现在周围血液中的各种成熟血细胞。

血细胞生成除需要造血干细胞外，尚需有正常造血微环境及调控造血功能的体液因子的存在。造血组织中的非造血细胞成分，包括微血管系统、神经成分、网状细胞、基质及其他结缔组织，统称为造血微环境。静脉血窦系统是其结构基础。造血微环境可直接与造血细胞接触或释放某些调控造血的体液因子，影响或诱导造血细胞的生成。调控造血功能的体液因子，包括刺激各种祖细胞增殖的正调控因子，如促红细胞生成素、粒系集落刺激因子等，同时亦有各系的负调控因子，如肿瘤坏死因子、干扰素等，二者互相制约。

出生前的造血分为三个阶段。①中胚层造血期：自胚胎第 9～10 天，中胚层开始形成造血位点，以后逐步发育成卵黄囊壁上的血岛，这是最初的造血中心。②肝脏造血期：肝脏造血始于胚胎第 2 个月，至第 4～5 个月达高峰，肝脏以制造红细胞、粒细胞和血小板为主，不生成淋巴细胞。与此同时，脾、胸腺和淋巴结等也参与造血，制造淋巴细胞和单核细胞。③骨髓造血期：开始于胚胎第 4～5 个月，从此肝、脾造血逐渐减退，骨髓造血功能迅速增加，成为红细胞、粒细胞和巨核细胞的主要生成器官，同时也生成淋巴细胞和单核细胞。淋巴结参与红细胞生成时间很短，从胚胎第 4 个月以后成为终生造淋巴细胞和浆细胞的器官。淋巴干细胞来自胚胎肝脏、骨髓及胸腺。出生后血细胞主要是在骨髓及淋巴组织内生成。骨髓是出生后主要造血器官,5 岁前全身骨髓充满能够造血的红骨髓。以后随年龄增长,四肢管状骨髓逐渐被大量脂肪细胞代替成为黄骨髓,成人红骨髓主要见于全身扁骨、椎骨和四肢管状骨端。黄骨髓平时无造血功能,但在生理需要时,黄骨髓、肝、脾,甚至淋巴结可恢复造血功能,称为髓外造血。

【淋巴系统和单核 - 巨噬细胞系统】

(一)淋巴系统

是免疫系统的一部分。中枢淋巴器官包括胸腺、胚胎肝及出生后骨髓;周围淋巴器官指淋巴结、扁桃体、脾,及沿消化道、呼吸道分布的淋巴组织等,与造血系统相通并有一定的重叠。在骨髓中造血干细胞分化生成淋巴细胞,其中 T 淋巴细胞在胸腺中成熟,参与细胞免疫;B 淋巴细胞在骨髓中成熟,参与体液免疫。淋巴细胞循环于血液和淋巴系统内。

(二)单核 - 巨噬细胞系统

也是免疫系统的一部分。该系统细胞起源于骨髓造血干细胞分化产生的粒 - 单核祖细胞。祖细胞分化为原始、幼稚单核细胞,再进一步分化成熟为血液中的单核细胞。血中的单核细胞游走至组织即成为巨噬细胞,又称组织细胞。该系统细胞有共同的结构与功能,细胞膜上有免疫球蛋白和补体的受体,有活跃的吞噬功能。淋巴结、脾脏和结缔组织的固定和游走巨噬细胞,肺泡巨噬细胞、肝的 Kupffer 细胞,以及神经系统的小神经胶质细胞等也属于单核 - 巨噬细胞系统。该系统还参与铁、脂肪和蛋白质代谢,并通过清除被激活的凝血因子而成为抗凝系统的重要组成部分。

【血液系统疾病的分类】

(一)造血干细胞疾病

如再生障碍性贫血、骨髓增殖性疾病、急性非淋巴细胞白血病、骨髓增生异常综合征和阵发性睡眠性血红蛋白尿等。

(二)红细胞疾病

如各类贫血、遗传性椭圆形细胞增多症及异常血红蛋白病等。

(三)粒细胞疾病

如粒细胞缺乏症、中性粒细胞分叶功能不全及类白血病反应等。

(四)单核细胞和巨噬细胞疾病

如炎症组织细胞增多症及恶性组织细胞病等。

(五)淋巴细胞和浆细胞疾病

如急慢性淋巴细胞白血病、淋巴瘤及多发性骨髓瘤等。

(六)脾功能亢进

与脾大疾病有关,如传染性单核细胞增多症、黑热病、疟疾、脾血管瘤、脾囊肿等。

(七)出血性及血栓性疾病

如过敏性紫癜、原发免疫性血小板减少症、血小板无力症、血友病、弥散性血管内凝血及血栓性疾病等。

【血液系统疾病的诊断】

血液系统疾病的诊断要根据病史、体格检查及实验室检查做出综合分析。

(一)病史采集

血液病的常见症状有贫血、出血、发热、黄疸、肿块及骨痛等,对每一患者应仔细了解这些症状的有无及其特点。还应询问有无药物、毒物及放射性核素等接触史,慢性疾病史,营养及饮食习惯,过敏史,手术史,月经史,生育史及家族史。

(二)体格检查

除全面检查外,还应特别注意与造血器官有关的体征,如皮肤黏膜苍白、黄染,皮肤出血点、紫癜、瘀斑，浅表淋巴结及肝脾大，胸骨压痛，腹部肿块等。

（三）实验室检查

血液系统疾病的临床表现特异性不强，临床医生的经验和物理检查方法是发现血液病的线索，但多数情况下是无法确立诊断的，一般都需要实验室检查结果提供可靠的确诊依据。因此，实验室检查是血液系统疾病诊断的重要环节。

1．血细胞计数及形态学检查和血红蛋白量测定 是诊断血液病最基本的检查方法。

2．骨髓检查 包括骨髓穿刺涂片及骨髓活体组织检查，对某些血液病有确诊价值（如白血病、骨髓瘤、骨髓纤维化等）及参考价值（如增生性贫血）。

3．出血性疾病检查 出血时间（BT）、凝血时间（CT）、凝血酶原时间（PT）、活化部分凝血活酶时间（APTT）、纤维蛋白原定量（FG）等的测定为出血性疾病的基本检查项目。此外，尚可做血块回缩试验、血小板聚集和黏附试验以了解血小板功能。

4．溶血性疾病检查 常用的试验有酸溶血（Ham）试验、蔗糖水试验、蛇毒因子溶血试验、红细胞渗透脆性试验、抗人球蛋白（coombs）试验等以确定溶血原因。

5．细胞化学染色 如过氧化酶、碱性磷酸酶、非特异性酯酶等，对诊断急性白血病的类型有价值。

6．活体组织检查 如淋巴结或浸润包块的活检对淋巴瘤或恶性血液病的浸润有诊断价值。

7．生化及免疫学检查 血清铁蛋白及血清铁测定了解体内贮存铁和铁代谢情况，用于缺铁性贫血诊断。各种红细胞酶测定可诊断溶血性贫血。自身免疫性血液病常有免疫球蛋白的异常及细胞免疫功能的异常，各种免疫球蛋白测定及应用单克隆抗体检测细胞表面标记对诊断具有重要价值。

8．分子生物学技术 基因芯片技术是珠蛋白合成障碍性贫血等遗传病基因诊断的可靠方法。高分辨染色体分带技术，约80%～85%白血病可检查出染色体异常。

（四）其他检查

如B超、CT、MRI等影像学检查对纵隔及腹膜后淋巴瘤的诊断有重要价值。放射性核素检查应用于红细胞寿命测定、红细胞破坏部位测定、骨髓显像和淋巴瘤显像等。

【血液系统疾病的治疗】

（一）去除病因

对病因明确的疾病，使患者脱离致病因素的作用。

（二）保持血液正常成分及其功能

1．补充造血所需要的原料 根据发病原因不同，给予铁剂、叶酸、维生素 B_{12} 和维生素 K 等。

2．刺激骨髓造血 应用雄性激素、促红细胞生成素和粒系集落刺激因子等。

3．切除脾脏 去除体内最大的单核-巨噬细胞系统的器官，可减少血细胞的破坏，延长血细胞的寿命，对特发性血小板减少性紫癜、遗传性球形红细胞增多症有确切疗效。

4．成分输血 根据病情输注红细胞、血小板或凝血因子。

5．抗感染治疗 白细胞减少患者有感染时，必须及时选择有效抗感染药物控制病情。

（三）去除血液异常成分和抑制异常功能

1．化疗和放疗 使用化学药物和物理射线杀灭肿瘤细胞，是治疗白血病及淋巴瘤的主要方法。但化学药物和物理射线并非特异性杀灭肿瘤细胞，对正常细胞也带来伤害，而且也是诱变剂和致癌剂，长期或大量使用应慎重。

2．诱导分化治疗 1986年和1992年我国科学家研究发现全反式维A酸及三氧化二砷能诱导早幼粒细胞凋亡并使其分化为正常成熟的粒细胞，且不影响正常组织细胞。应用于临床后，急性早幼粒细胞白血病患者死亡率明显降低，大部分患者得以长期存活。

3. 免疫抑制剂 使用糖皮质激素、环孢素等减少淋巴细胞数量抑制其异常功能,治疗自身免疫性溶血性贫血、再生障碍性贫血等。

4. 抗凝及溶栓治疗 根据病情选用肝素、双嘧达莫、尿激酶和链激酶等抗凝溶栓药,恢复血流通畅。

5. 治疗性血液成分单采 通过血细胞分离器,选择性地去除血液中某种成分,用于治疗骨髓增殖性疾病、白血病等。

(四)造血干细胞移植

造血干细胞移植是指对患者进行全身射线照射、化疗和免疫抑制治疗等预处理后,将正常供体或自体的造血细胞(包括造血干细胞和祖细胞)经血管输注给患者,使之重建正常的造血和免疫功能。按造血干细胞来源被分为异体移植和自体移植,异体移植又分为异基因移植和同基因移植。按造血干细胞采集的部位又分为骨髓干细胞移植、外周血干细胞移植和脐带血干细胞移植。造血干细胞移植为更多的血液病患者带来治愈的希望。

【血液病学的进展】

20世纪60年代用MOPP化疗方案治疗霍奇金淋巴瘤,部分患者达到长期无病生存,为化疗治愈肿瘤开创了先例。近10年来,由于免疫学、生物化学、细胞遗传学及分子生物学等基础学科的进步,以及与血液病学的相互渗透,血液病学也随之发生了突飞猛进的进展。造血干细胞的研究为血液病的发病机理、诊断及治疗提供了科学依据;脐带血移植、单倍体半相合移植扩大了供体来源,使造血干细胞移植技术在血液病救治中得到了规模化发展。常规放化疗、诱导分化、去甲基化治疗、细胞治疗、免疫治疗、靶向治疗、基因治疗陆续应用于临床,提高了血液病的治疗效果;也将对相关学科尤其是肿瘤学科的发展继续发挥参照作用。

第一节 贫 血

一、贫 血 概 述

贫血是指在单位容积的循环血液中红细胞计数(RBC)、血红蛋白量(Hb),以及血细胞比容(HCT)均低于正常范围的下限。其中以血红蛋白量最为重要,在我国海平面地区,成年男性Hb低于120g/L,成年女性(非妊娠)Hb低于110g/L,孕妇Hb低于100g/L,一般可认为是贫血。

需要注意的是,高原地区居民的血红蛋白正常值较海平面居民为高;在血液被稀释或浓缩时都会影响Hb,应防止误诊或漏诊。贫血在临床中最常见,然而它不是一种独立疾病,而是各系统许多不同性质疾病的临床表现之一,一旦发现贫血,必须首先查明其发生原因。

【分类】

(一)按贫血程度分类

根据血红蛋白量和临床表现,贫血可分为四个等级:

1. 轻度贫血 Hb低于正常范围最低限,但>90g/L,临床症状轻微。

2. 中度贫血 Hb为90~60g/L,体力劳动后感到心慌、气短。

3. 重度贫血 Hb为59~30g/L,卧床休息时也感到心慌、气短。

4. 极重度贫血 Hb<30g/L,常合并贫血性心脏病。

(二)按红细胞形态分类

主要是根据红细胞平均容积(MCV)、红细胞平均血红蛋白量(MCH)及红细胞血红蛋白平均浓度(MCHC),贫血可分为四类:

1. 正细胞正色素性贫血 MCV 80~100fl,MCH 27~34pg,MCHC 32%~35%。见于再生

障碍性贫血、多数溶血性贫血、急性失血性贫血及白血病的贫血等。

2．大细胞性贫血　MCV＞100fl，MCH＞34pg，MCHC 32%～35%。如叶酸或维生素 B_{12} 缺乏引起的巨幼红细胞性贫血和恶性贫血。

3．小细胞低色素性贫血　MCV＜80fl，MCH＜27pg，MCHC＜32%。见于缺铁性贫血、地中海贫血、铁粒幼细胞性贫血等。

4．单纯小细胞性贫血　MCV＜80fl，MCH＜27pg，MCHC 32%～35%。见于慢性感染、肝病、恶性肿瘤、尿毒症及风湿性疾病所致的贫血。

（三）按病因和发病机理分类

1．红细胞生成减少性贫血

（1）造血干细胞增殖和分化障碍：见于①再生障碍性贫血；②纯红细胞再生障碍性贫血；③先天性红细胞生成异常性贫血；④骨髓浸润伴发的贫血（如白血病、多发性骨髓瘤）。

（2）造血原料缺乏：造血原料是指造血细胞所必需的物质，如维生素 B_{12}、叶酸、蛋白质及微量元素（铁、铜、锌）等，任何一种原料缺乏都可能导致红细胞生成减少。见于：①缺铁性贫血；②巨幼红细胞性贫血。

（3）造血微环境异常：①各种骨髓炎造成骨髓基质和基质细胞损伤；②肾衰、肝病、垂体及甲状腺功能低下及病毒感染等使造血调控因子水平异常。

2．红细胞破坏过多性贫血

（1）红细胞内在缺陷：①膜缺陷，如遗传性球形红细胞增多症、阵发性睡眠性血红蛋白尿；②酶缺陷，如葡萄糖 -6- 磷酸脱氢酶缺乏；③异常血红蛋白病，如地中海贫血。

（2）红细胞外在因素：①免疫因素，如新生儿溶血、血型不合输血、自身免疫性溶血；②血管因素，如血管炎、人工心脏瓣膜；③生物因素，如毒蛇咬伤、疟疾、黑热病；④理化因素，如大面积烧伤、血浆渗透压改变、苯及亚硝酸盐中毒。

3．红细胞丢失过多性贫血　根据失血速度分为急性和慢性。慢性失血性贫血常合并缺铁性贫血，可因出凝血性疾病（如血友病）所致和非出凝血性疾病（如消化性溃疡）所致。

以上的贫血分类法各有局限性。形态分类法对缺铁性贫血和叶酸缺乏或维生素 B_{12} 缺乏的巨幼红细胞性贫血的诊断能提供重要线索，但对正细胞型贫血提不出确切诊断的线索。病因和发病机理分类法的优点是对贫血发生的机理有所说明，病因的确定有助于对因治疗，但是某些贫血的发生机理比较复杂，有时不能用一种原因阐明发生贫血的全部机理。

【病理生理】

红细胞的主要功能是输送氧，正常血液中 1g 血红蛋白能携带 1.34ml 氧，贫血的病理生理基础是血液携氧能力减低，组织缺氧。机体对缺氧进行代偿和适应机制如下：

（一）心脏搏出量增加

贫血患者因红细胞减少，血液黏度减低和选择性的周围血管扩张，周围血管阻力减低，心率加速，循环速度加快，为防止对机体供氧量减少，心脏排血量增加。但长期严重贫血，心脏超负荷工作且供氧不足，会导致贫血性心脏病。

（二）增加组织的灌注

贫血时血液供应重新分配，供血减少区域为皮肤组织和肾脏，故皮肤苍白，对缺氧敏感的心肌、脑供血量增加。

（三）肺的代偿机能

贫血时呼吸加快、加深、呼吸增强，但这并不能得到更多的氧，这可能是对组织缺氧的一种反应。

（四）红细胞生成亢进

除部分贫血（如再生障碍性贫血）外，大多都有促红细胞生成素的产生增加，代偿性红细胞生成亢进。

（五）氧解离曲线右移

缓慢发生的贫血，红细胞内 2,3 二磷酸甘油酸（2,3-DPG）的合成增加。2,3-DPG 有与脱氧血红蛋白结合的能力，使血红蛋白与氧的亲和力减低，促进氧解离曲线右移，使组织在氧分压降低的情况下能摄取更多的氧。故轻度贫血时无明显缺氧表现。

【临床表现】

贫血症状的有无或轻重，取决于贫血的程度、贫血发生的速度、循环血量有无改变、患者的年龄，以及心血管系统的代偿能力等。

（一）贫血的一般表现

因肌肉缺氧所致全身软弱无力、疲乏、困倦，为最常见和最早出现的症状。

（二）皮肤、黏膜

苍白是贫血时皮肤、黏膜的主要表现，受毛细血管的分布和血管舒缩状态等因素影响，以口唇、睑结膜、手掌大小鱼际及甲床的颜色比较可靠。粗糙、缺少光泽，甚至形成溃疡，是皮肤、黏膜的另一种表现，可能与贫血的原发病有关。皮肤、黏膜黄染是溶血性贫血的表现。

（三）心血管系统

心悸为最突出的症状之一。在心尖部或肺动脉瓣区可听到柔和的收缩期杂音，重者可听到舒张期杂音。严重贫血或原来有冠心病者，可引起心绞痛、心脏扩大、心律失常和心力衰竭。

（四）呼吸系统

轻度贫血，由于机体有一定的适应和代偿能力，轻微活动不增加呼吸次数，活动量加大时呼吸增快；重度贫血时，即使安静休息也会有气短，甚至端坐呼吸。

（五）中枢神经系统

由于大脑缺氧，头晕、头痛、耳鸣、眼花、失眠、多梦、注意力不集中、嗜睡等均为常见症状。晕厥甚至神志模糊可出现于严重贫血或发病急骤者，特别是老年患者。小儿贫血时可哭闹不安、躁动，甚至影响智力发育。

（六）消化系统

贫血时消化腺分泌减少，甚至消化腺萎缩，导致食欲减退、腹部胀气、恶心、大便规律和性状改变等。缺铁性贫血可有吞咽异物感和异食癖，巨幼红细胞贫血可引起舌炎、牛肉舌等。

（七）泌尿生殖系统

贫血严重者，肾脏缺氧可有轻度蛋白尿及尿浓缩功能减低。长期贫血影响性激素的分泌，可使患者性欲减退，女性中常有闭经或月经过多等。急性溶血性贫血可发生游离血红蛋白堵塞肾小管，进而引起少尿、无尿、急性肾衰。

【辅助检查】

（一）血液检查

Hb 及 RBC 是确定贫血的可靠指标。根据 Hb、RBC 和 HCT 计算出 MCV 及 MCHC 有助于贫血的形态分类。外周血涂片检查可观察红细胞、白细胞及血小板数量及形态方面的改变，有无异常细胞及疟原虫等，可对贫血的性质、类型提供诊断线索。

（二）网织红细胞计数

网织红细胞计数可以帮助了解红细胞的增生情况，以及作为判断缺铁性贫血疗效的早期指标，在贫血患者中应作为常规检查。正常成人的网织红细胞在外周血占 0.005%～0.015%，绝对值（24～84）×10^9/L。网织红细胞增多常见于大出血后、缺铁性贫血的有效治疗后，或溶血性贫血。网织红细胞减少常见于再生障碍性贫血。

（三）骨髓检查

任何不明原因的贫血都应作骨髓穿刺检查，必要时还应作骨髓活检。

（四）其他检查

根据患者的不同情况进一步进行血液生化检查、尿常规、大便隐血及寄生虫卵检查、免疫学、影像学，以及分子生物学检查等。

【诊断】

首先了解贫血发生的时间、速度、程度、并发症等，其次查明病因，只有明确病因，才能进行合理治疗。诊断步骤可分为三步：

（一）详细询问现病史、个人史、月经生育史、家族史

了解有无疲倦、乏力、头痛、晕厥、心悸、呼吸困难；有无出血史、呕血、黑便、酱油色尿；在妇女中有无月经过多，妊娠、生育（或流产）和哺乳情况；有无营养缺乏或偏食情况；工种和生活环境中有无与化学毒物或放射物质接触；起病前有无服用能引起贫血的药物；有无提示有慢性炎症、感染、肾病、肝病、恶性肿瘤、内分泌功能紊乱等疾病的症状；家族中有无地中海贫血、遗传性球形红细胞增多症等遗传性疾病患者。

（二）体格检查

除全面检查外，须特别注意有无皮肤、黏膜苍白、黄疸、紫癜或瘀斑，淋巴结肿大，肝脾大，骨骼压痛，心脏扩大、杂音等。反甲和舌炎出现于严重的缺铁性贫血；舌乳头萎缩和脊髓后索及侧索体征出现于维生素 B_{12} 缺乏。

（三）辅助检查

为确定是否贫血首先检查 RBC、Hb、HCT。为进一步找出病因还应做骨髓检查、网织红细胞计数、MCV、MCH、MCHC，以及血液生化检查。其他如尿常规、大便隐血及寄生虫卵、免疫学、影像学，以及分子生物学等检查均不容忽视。

【治疗】

（一）病因治疗

消除病因是治疗贫血的首要措施。很多时候，原发病比贫血本身的危害更严重（例如胃肠道癌肿），其治疗也比贫血更为重要。在病因诊断未明确时，不应乱用药物使情况复杂，增加诊断上的困难。

（二）支持治疗

加强营养，给予富含蛋白质和维生素饮食。注意休息，保持精神愉快。

（三）对症治疗

重症贫血或合并心肺功能不全患者可输红细胞，迅速改善缺氧状态；急性大量失血时，应尽快补充血容量；合并出血、感染者及时止血和抗感染治疗。

（四）药物治疗

常用治疗贫血的药物有铁剂、维生素 B_{12}、叶酸、雄激素、糖皮质激素和免疫抑制剂，必须严格掌握各种药物的适应证，切忌滥用补血药。

（五）脾切除

脾功能亢进引起的贫血在脾切除后，症状迅速减轻，疗效且能巩固。但应有足够证据表明脾脏破坏更多的红细胞，否则不应轻率地进行手术。

（六）造血干细胞移植

主要用于急性再生障碍性贫血，如果移植成功，可能获得治愈。

二、缺铁性贫血

缺铁性贫血是指体内可用来制造血红蛋白的贮存铁缺乏，红细胞生成减少所致的小细胞低色素性贫血。缺铁性贫血是临床上最多见的一种贫血，广泛地存在于世界各地，在经济不发达地

区和钩虫病流行地区发病率最高；尤其多见于育龄期妇女（特别是孕妇）和婴幼儿。

【铁的代谢】

铁是制造血红蛋白的原料，正常成人体内含铁量为3～5g，随年龄、性别、体重等而略有差异，成年男性50～55mg/kg，女性约为35～40mg/kg。

（一）铁的分布

体内铁分布有两种状态，其一是功能状态铁，包括血红蛋白铁（占体内铁67%）、肌红蛋白铁（占体内铁15%）、转铁蛋白铁（占体内铁0.12%）、含铁酶（占体内铁0.2%）；其二是贮存铁，以铁蛋白或含铁血黄素的形式贮存于肝、脾、骨髓等单核巨噬细胞系统中，随时供应血红蛋白的合成，占体内铁16%～21%。

（二）铁的来源和吸收

正常成人每天造血约需20～25mg铁，主要来自衰老的红细胞释放的铁和从食物中摄取铁。每天从食物中摄取铁1～1.5mg（孕、乳妇2～4mg）即可维持体内铁平衡。

铁的吸收部位在十二指肠及空肠上段。含铁量较丰富的食物有海带、紫菜、木耳、香菇、动物肝脏、瘦肉、动物血、豆类等。谷类和大多数水果、蔬菜中含铁量较低，乳类含铁量极低。动物食物中的铁约20%能被吸收，植物食物铁吸收率仅1%。动物食物中肌红蛋白或血红蛋白中的血红素能以完整的分子直接被肠道吸收。植物中的铁需先在胃及十二指肠内转变成游离的二价铁后方能被吸收。胃液中盐酸能防止铁离子变成不溶于水的铁复合物，有利于铁吸收。维生素C和许多还原剂能使高铁还原成亚铁，帮助铁的吸收。茶叶、咖啡会使铁的溶解度下降，吸收减少。

（三）铁的运转

血浆铁有来自小肠吸收的外源铁和衰老红细胞释放的内源铁。血浆铁要先经铜蓝蛋白氧化为高价铁后，与转铁蛋白（一种由肝脏合成的β_1球蛋白）结合后被输送至各组织，主要是转运到骨髓内的幼红细胞参与血红蛋白的合成。能与血浆铁结合的β_1球蛋白总量为总铁结合力。正常情况下转铁蛋白仅以总量的1/3与铁结合，称为血清铁。2/3的转铁蛋白尚未与铁结合但有潜在的结合力者，称为未饱和的铁结合力。血清铁饱和度是指总铁结合力中血清铁所占百分比。最新的研究发现，肝脏分泌的铁调素（hepcidin）是食物铁自肠道吸收和铁从巨噬细胞释放的主要负调控因子。铁调素的表达受机体铁状况、各种致炎因子、细菌、内毒素脂多糖和细胞因子等各种因素调节。

多余的铁以铁蛋白和含铁血黄素形式贮存于肝、脾、骨髓等器官的单核 - 巨噬细胞系统，待铁需要增加时动用。

（四）铁的排泄

铁的排泄量极微，正常成年男子每日一般不超过1mg，月经期妇女每日约2mg。主要是通过肠黏膜脱落的细胞随粪便排出，少量通过尿液、汗液、乳汁排出。在正常情况下，铁的吸收和排泄保持平衡状态。

【病因和发病机制】

（一）病因

1. 铁的需要量增加而摄入不足　婴幼儿、青少年、月经过多和妊娠期、哺乳期的妇女，铁的需要量增多，如果食物中含铁量不足或偏食则易发生缺铁性贫血。无论人乳、牛乳或羊乳，铁的含量均很低；谷类食物，如米、面等含铁量也很低。故8个月以上的婴儿如果仍以乳类或谷类食物为主要营养，常发生缺铁性贫血。

2. 铁的吸收不良　胃次全切除术后，胃酸分泌不足，且食物迅速进入空肠，食物中的铁没有经过十二指肠吸收，使铁吸收量减少。此外，长期腹泻、慢性肠炎等均可引起缺铁性贫血。

3. 慢性失血　是缺铁性贫血最重要的原因。尤以消化道出血或妇女月经过多为主，常见疾病有消化性溃疡、胃癌、消化道息肉、钩虫病、食管和胃底静脉曲张破裂出血、痔出血、子宫肌瘤、异常子宫出血。其他见于肺结核、肺癌、支气管扩张症引起的长期咯血。

（二）发病机制

缺铁性贫血的发生是慢性渐进性铁缺乏的发展结果。临床上分三个阶段：①贮存铁缺乏期，是缺铁初期，血清铁蛋白<12μg/L，骨髓含铁血黄素和铁粒幼细胞减少，血红蛋白和血清铁正常；②缺铁性红细胞生成期，贮存铁耗尽，血清铁蛋白和血清铁下降，总铁结合力增高，转铁蛋白饱和度下降，骨髓含铁血黄素和铁粒幼细胞缺乏，血红蛋白无明显减少；③缺铁性贫血期，血红蛋白明显减少，呈小细胞低色素性贫血。

缺铁时，含铁酶活性降低，许多组织细胞代谢和机能发生紊乱，导致患者精神、行为异常，儿童神经和智力发育损害，体力、免疫功能下降。组织学发现，上消化道迅速增殖的细胞对缺铁特别敏感，缺铁可引起舌、食管、胃和小肠黏膜萎缩。颊黏膜变薄和上皮角化，咽喉黏膜萎缩，产生缺铁性吞咽困难。

【临床表现】

（一）贫血表现

缺铁性贫血的发生较为缓慢，患者常能较好地适应，早期没有症状或症状很轻。常见乏力、倦怠、头昏、头痛、耳鸣、皮肤黏膜苍白、气短、心悸、心率增快等。

（二）组织缺铁表现

1.上皮组织损害引起的症状 细胞内含铁酶减少，是上皮组织变化的主要原因。患者可见口角炎、舌炎、舌乳头萎缩、吞咽困难；皮肤干燥、角化和萎缩；毛发易折与脱落；指甲缺乏光泽、脆裂、反甲（匙状指）。

2.神经精神症状 患者表现头痛、感觉异常、注意力不集中，易激动、精神迟滞和异食癖。缺铁不仅影响脑组织的氧化代谢与神经传导，也能导致与行为有关的线粒体单胺酸氧化酶的活性降低。

（三）原发病的临床表现

如消化性溃疡的节律性上腹痛，血管内溶血的血红蛋白尿，慢性肠炎的大便性状改变和消瘦、腹痛等。

【辅助检查】

（一）血象

呈小细胞低色素性贫血。MCV<80fl，MCH<27pg，MCHC<32%。血涂片可见红细胞大小不等，体积普遍较小，中央淡染区扩大。网织红细胞计数、白细胞和血小板计数大多正常。

（二）骨髓象

骨髓红细胞系统增生明显活跃，粒红比例降低。中、晚幼红细胞比例增多，粒系细胞和巨核细胞数量和形态均正常。用普鲁士蓝染色可见骨髓含铁血黄素（细胞外铁）减少，铁粒幼细胞（细胞内铁）减少，这是诊断早期缺铁的可靠方法。但是，骨髓铁染色要求制作条件高，易受不同部位取材影响，临床上已经被血清铁蛋白测定取代。

（三）铁代谢检查

1.血清铁及转铁蛋白饱和度测定 血清铁降低<8.95μmol/L；总铁结合力增高>64.44μmol/L，故转铁蛋白饱和度减少，低于15%。

2.铁蛋白测定 缺铁时血清铁蛋白低于12μg/L（正常男性15～200μg/L，女性12～150μg/L）。血清铁蛋白是体内储存铁的一种形式，缺铁时首先减少的是贮存铁，继之血清铁才减少，所以血清铁蛋白是诊断缺铁性贫血最敏感、最可靠的指标。

3.红细胞游离原卟啉（FEP）测定 FEP的增高表示血红素的合成有障碍。缺铁或铁利用障碍（如慢性疾病）时，FEP都会增高，全血FEP>0.9μmol/L。

4. 血清转铁蛋白受体测定　转铁蛋白受体表达于红系造血细胞膜表面，当红细胞内铁缺乏时，转铁蛋白受体脱落进入血液，血清可溶性转铁蛋白受体（sTfR）升高。sTfR 测定是迄今反映缺铁性红细胞生成的最佳指标，一般 sTfR 浓度＞26.5nmol/L（2.25μg/ml）可诊断为缺铁。

【诊断和鉴别诊断】

（一）诊断

IDA 诊断包括以下三方面：

1. 贫血为小细胞低色素性，男性 Hb＜120g/L，女性 Hb＜110g/L，孕妇 Hb＜100g/L；MCV＜80fl，MCH＜27pg，MCHC＜32%。

2. 有缺铁的依据，符合贮存铁耗尽（ID）或缺铁性红细胞生成（IDE）的诊断。

ID　符合下列任一条即可诊断。①血清铁蛋白＜12μg/L；②骨髓铁染色显示骨髓小粒可染铁消失，铁粒幼红细胞少于 15%；③Hb 及血清铁等指标尚正常。

IDE　①符合 ID 诊断标准；②血清铁低于 8.95μmol/L，总铁结合力升高大于 64.44μmol/L，转铁蛋白饱和度＜15%；③FEP/Hb＞4.5μg/gHb；④Hb 尚正常。

3. 存在铁缺乏的病因，铁剂治疗有效。

（二）鉴别诊断

1. 慢性病性贫血　慢性炎症、感染或肿瘤引起的铁代谢异常性贫血，血清铁也是低的，但血清总铁结合力不增高反而降低。由于贮存铁增多，骨髓含铁血黄素明显增多，血清铁蛋白增多。一般可查出明确的感染灶或有肿瘤病史。

2. 珠蛋白生成障碍性贫血　原名地中海贫血，是由于构成血红蛋白的珠蛋白肽链合成异常所致，有家族史，有慢性溶血表现，为不同程度的小细胞低色素性贫血。血片中见较多靶形细胞，血清铁、骨髓含铁血黄素和铁粒幼细胞都明显增多，血红蛋白电泳异常。

3. 铁粒幼细胞性贫血　是由于幼红细胞线粒体内酶的缺乏，铁利用不良，不能合成血红素，因而有血红蛋白合成障碍，所以也有低色素性贫血，但无缺铁表现。血清铁蛋白增高，骨髓内含铁血黄素和铁粒幼细胞都明显增多，并出现特殊的环形铁粒幼细胞，有诊断意义。

【治疗】

治疗缺铁性贫血的原则是：①尽可能除去引起缺铁和贫血的原因；②补充足量的铁以供机体合成血红蛋白，并补充体内铁的贮存量至正常水平。

（一）病因治疗

病因治疗对改善症状及防止复发，从而达到彻底治愈有重要意义。应积极治疗各种慢性失血性疾病；青少年和妇女要注意合理的膳食结构；寄生虫感染需要驱虫治疗。

（二）铁剂治疗

1. 口服铁剂　缺铁性贫血治疗首选口服铁剂，多为易吸收的亚铁制剂。常用药物有：①硫酸亚铁 0.3g，每日 3 次；②富马酸亚铁 0.2g，每日 3 次；③琥珀酸亚铁 0.1g，每日 3 次；④多糖铁复合物 150mg，每日 2 次。口服铁剂注意事项：①从小剂量开始，逐渐加至常规剂量。进餐时或饭后服，可以减少胃肠道刺激。②避免同时服用钙剂、碱性药、牛奶、咖啡及茶叶水。③为增加铁剂吸收可同时服用维生素 C 及稀盐酸。④疗效观察，服药 3 天后患者自觉症状有所好转，网织红细胞计数开始升高，5～10 天达到高峰，2 周以后又降至正常范围内。血红蛋白常于治疗 2 周后才逐渐上升，2 个月左右完全恢复正常。血红蛋白完全恢复正常后，小剂量铁剂治疗仍继续4～6 个月，待血清铁蛋白恢复正常后停药，以补足体内铁贮存量。

如果口服铁剂不能使贫血减轻，须考虑下列可能：①患者未按医嘱服药；②所患贫血可能不是缺铁性的，考虑诊断有误；③出血未得到纠正，失血量超过了新生成的血量；④同时还有感染、恶性肿瘤等疾病干扰了骨髓对铁的利用；⑤有腹泻或肠蠕动过速，影响了铁的吸收。

2. 注射铁剂　不良反应多，应严格掌握适应证：①肠道对铁的吸收不良，如胃切除或胃肠吻合术后、慢性腹泻等；②胃肠道疾病时有些患者因口服铁剂后症状加重，如消化性溃疡、溃疡性结肠炎、节段性结肠炎、胃切除后胃肠功能紊乱及妊娠时持续呕吐等；③口服铁剂减量后仍有严重胃肠道反应。

常用的铁注射剂有右旋糖酐铁及山梨醇枸橼酸铁。给铁的总剂量应准确计算，以免引起急性铁中毒。计算方法：铁的总需量(mg)＝(需达到的血红蛋白量 – 患者的血红蛋白量)×患者体重(kg)×0.33。首次给药量为 50mg，如无不良反应，第二日可增至 100mg，如仍无不良反应，以后 100mg/d，直至总剂量给完。给药途径是深部位肌内注射。右旋糖酐铁易发生注射局部疼痛、头痛、发热、荨麻疹等，甚至导致过敏性休克。

(三)中医中药

脾胃虚弱者以香砂六君子汤合当归补血汤加减；气血两亏者以八珍汤加减。除辨证施治外，常用中成药有阿胶口服液、生血精胶囊、归参芪冲剂、健脾益气丸等。

【预后和预防】

(一)预后

单纯营养不良者，积极治疗后易恢复正常。继发于其他疾病者，取决于原发病能否根治。

(二)预防

缺铁性贫血大多是可以预防的，在易发生这类贫血的人群中开展卫生宣教和采取预防措施，如：①婴儿喂养应及时增加含铁丰富的辅助食品；②积极治疗慢性出血性疾病；③在妊娠后期和哺乳期间可每日口服硫酸亚铁 0.3g；④在钩虫病流行地区进行大规模的寄生虫病防治工作。

病案分析

病案：

男性，32 岁，菜农。因反复头晕、乏力、食欲不振近 3 年，加重伴胸闷、心悸 2 个月余就诊。体检：血压 100/60mmHg，面色苍白，毛发干枯，心率 102 次/min，律齐，心尖部闻及 2/6 级收缩期吹风样杂音，肺部未见异常，腹部平软，肝脾未触及。化验：Hb 66g/L，RBC $3.0×10^{12}$/L，血小板 $120×10^9$/L。大便常规：隐血试验(+)，钩虫卵 0～2 个/HP。

讨论：

1. 本病最可能的诊断是什么？请列出诊断依据。

2. 还须做何检查可助确诊？

3. 如何处理？

4. 服用治疗药物时有何注意事项？

三、再生障碍性贫血

再生障碍性贫血(aplastic anemia，AA)，简称再障，是指原发性骨髓造血功能衰竭综合征。是一种造血多能干细胞疾病，其特征为造血细胞缺乏，骨髓造血组织被脂肪组织取代，外周血液中全血细胞减少，临床上常表现为贫血、感染和出血。

再障是一种较常见的造血系统疾患，欧美国家年发病率为(4.7～13.7)/100 万人口，我国为 7.4/100 万人口，可发生于各年龄段，男女比例为 1.2∶1。

根据患者的病情、血象、骨髓象及预后，可分为重型(SAA)和非重型(NSAA)。国内学者曾将 AA 分为急性型(AAA)和慢性型(CAA)；1986 年以后，又将 AAA 改称为重型再障 - I 型(SAA- I)，将 CAA 进展成的急性型称为重型再障 - II 型(SAA- II)。

【病因和发病机制】

（一）病因

约半数以上病例因找不到明显的病因，称为原发性再障。部分病例由于化学、物理或生物因素对骨髓的毒性作用所引起，称为继发性再障。引起继发性再障的原因如下：

1. 化学因素

（1）药物：一类是与药物剂量有关，剂量过大时任何人均能发生骨髓再生障碍。如氮芥、环磷酰胺、6-巯嘌呤、白消安（马利兰）等抗肿瘤药物。另一类是与个人敏感性有关，而与药物剂量无关，如氯霉素类抗生素、保泰松、磺胺类等药物。其中氯霉素类抗生素是药物引起再障最多见的病因。

（2）化学毒物：长期接触苯、染发剂等可引起骨髓抑制。苯是常用的化工产品，也是最重要的骨髓抑制毒物，长期与苯接触比一次大剂量接触的危险性更大。

2. 物理因素　骨髓是对放射线最敏感的组织。各种电离辐射如 X 线、放射性同位素等，除了损伤造血干细胞还可损伤造血微环境，影响干细胞的增殖和分化。损伤程度与接触辐射剂量有关。

3. 生物因素　与再障发病关系密切的是肝炎病毒，尤其是乙型肝炎病毒。多在病毒性肝炎后 2 个月内发病，肝炎继发再障病情重，病死率高。此外，原发性再障部分患者在起病前曾有呼吸道病毒感染史。EB 病毒、流感病毒、HIV 病毒、分枝杆菌均可能引起骨髓抑制。

（二）发病机制

1. 造血干细胞缺陷　包括量和质的异常。骨髓产生血细胞取决于有足够数量且机能正常的造血干细胞，干细胞必须能反复自我增殖更新以保持其恒定数量，同时又能向粒系、红系、巨核细胞各系列分化，从而不断形成大量成熟血细胞。再障患者骨髓造血干细胞体外培养显示，定向祖细胞减少，体外对造血生长因子反应差，免疫抑制治疗后造血恢复不完整；许多再障患者骨髓造血干细胞移植成功，提示骨髓的缺陷能够通过植入正常骨髓干细胞而矫正。因此，造血干细胞缺陷是再障发生的主要机制。

2. 造血微环境异常　多能干细胞在特定的微环境条件下增殖更新。再障患者骨髓活检除发现造血干细胞减少外，还有骨髓"脂肪化"、静脉窦壁水肿、毛细血管坏死，骨髓基质细胞体外培养生长情况差，基质细胞分泌的各种造血调控因子不同于正常人。

3. 免疫异常　近年来的研究认为，再障患者 T 淋巴细胞功能异常，T 淋巴细胞分泌的造血负调控因子（干扰素、肿瘤坏死因子）明显增多使造血干细胞增殖及分化受损；T 细胞亚群失衡，细胞毒性 T 细胞直接杀伤造血干细胞，造血干细胞过度凋亡，骨髓造血功能衰竭。多数患者临床上用免疫抑制剂治疗有效。

有人将造血干细胞、造血微环境和免疫反应之间的关系，比喻为"种子""土壤"和"虫子"之间的关系，可能还要加"肥料"，这几种成分中，任一成分缺陷都会导致再障的发生。

【临床表现】

再障的主要临床表现为进行性贫血、出血及感染，其轻重与血细胞减少的程度及发展的速度有关。

（一）重型再障-I型（SAA-I）

起病急，进展快，病情重，未经治疗者数月或 1 年内死亡。早期突出表现是感染和出血，多无肝、脾及淋巴结肿大。

1. 感染　起病时出现寒战、发热，体温常在 39℃以上。以呼吸道感染最常见，其次有皮肤感染、肛门周围感染、泌尿生殖道感染。感染菌种以革兰氏阴性杆菌、金黄色葡萄球菌和真菌为主，重者可因败血症而死亡。

2. 出血　患者出血广泛且严重，皮肤瘀点、紫癜、鼻衄、齿龈出血、消化道出血、女性月经过多、眼底出血和颅内出血,颅内出血常危及患者生命。

3.贫血　发病初期皮肤黏膜苍白、乏力、头昏、心悸等贫血症状较轻,但呈进行性发展。

(二)非重型再障(NSAA)

大多起病、进展缓慢,主要表现为倦怠无力、劳累后气促、心悸、头晕、面色苍白等贫血症状。如有出血亦较轻微,内脏出血较少见。感染、发热一般较轻微,出现较晚,治疗后较易控制。肝、脾、淋巴结均不肿大。病程较长,患者可以生存多年,病情逐渐好转,甚至接近痊愈。部分患者转变为重型再障-Ⅱ型(SAA-Ⅱ)。

【辅助检查】

(一)血象

全血细胞减少为最主要的特点,但红细胞、白细胞和血小板的减少程度不一定平行。贫血属正细胞正色素性,网织红细胞绝对数明显减低,常小于 $20×10^9/L$;白细胞分类主要为中性粒细胞减少,淋巴细胞的百分数相对增高,但淋巴细胞绝对数在重病例也是减少的;单核细胞减少。血小板计数减少,故有出血时间延长、血块退缩不良、束臂试验阳性。

(二)骨髓象

重型再障的骨髓穿刺物中骨髓小粒很少,脂肪滴增多。多部位骨髓增生低下或极度低下,有核细胞显著减少,主要是粒系及红系细胞减少,巨核细胞减少或消失。淋巴细胞比例相对增多,非造血细胞如浆细胞、组织细胞和组织嗜碱性细胞增多。

非重型再障骨髓增生减低,骨髓活检病理切片中造血组织显著减少,代之以脂肪组织,其间有淋巴细胞、浆细胞和组织细胞分布在疏松的间质中;如抽取到灶性增生部位的骨髓,可呈骨髓增生活跃,红系和粒系细胞减少不明显,甚至可以增多,但巨核细胞仍减少或缺如是其典型特点。

(三)发病机制检查

骨髓造血细胞培养结果显示,再障患者的粒-单系集落形成单位减少、红系集落形成单位减少。免疫功能检查可有T淋巴细胞亚群异常($CD4^+$ 细胞: $CD8^+$ 细胞比值减低,Th1:Th2细胞比值增高, $CD8^+T$ 抑制细胞和 $\gamma\delta TCR^+T$ 细胞比例增高),造血负调控因子水平升高(血清IL-2、IFN-γ、TNF水平增高)。

【诊断和鉴别诊断】

(一)诊断

1.再障的诊断要点　①全血细胞减少,伴有相应临床症状;②无明显肝、脾、淋巴结肿大;③网织红细胞百分数<1%,绝对值<$20×10^9/L$;④骨髓检查显示粒系、红系及巨核系细胞增生减低或重度减低(如出现粒系、红系增生活跃,须有巨核细胞减少),非造血细胞增多;⑤一般抗贫血药物治疗无效;⑥能除外其他引起全血细胞减少的疾病。

2.再障的分型诊断依据

(1)重型再障诊断依据:除发病急、贫血呈进行性加剧、常伴严重感染或内脏出血外,具备下述三项中两项。①网织红细胞<1%,绝对值<$15×10^9/L$;②中性粒细胞绝对值<$0.5×10^9/L$;③血小板<$20×10^9/L$。骨髓多部位增生减低,三系造血细胞明显减少。

(2)非重型再障诊断依据:指达不到重型再障诊断标准的再障。

(二)鉴别诊断

1.急性白血病　部分低增生性白血病,因全血细胞减少易误诊为再障,但白血病多有肝、脾或淋巴结肿大,胸骨有压痛。血片中见到原始或幼稚白细胞,骨髓增生明显活跃或极度活跃,原始或幼稚细胞(淋巴细胞、粒细胞或单核细胞)明显增多。再障无上述表现。若能发现白血病的融合基因对鉴别帮助更大。

2.阵发性睡眠性血红蛋白尿(PNH)　本病是由于红细胞膜结构的变异,对补体特别敏感而引起的一种获得性慢性血管内溶血性贫血。有少数患者可并发再障,此时骨髓显示增生减低伴全血细胞减少,临床上称为再生障碍性贫血-阵发性睡眠性血红蛋白尿综合征。与再障的鉴别是,PNH 常有反复发作的血红蛋白尿、黄疸和脾大。其实验室检查网织红细胞增高、酸溶血试验阳性、蔗糖溶血试验阳性、蛇毒因子溶血试验阳性、尿中含铁血黄素试验呈阳性。

3. 骨髓增殖异常综合征(MDS) 本病是一组病因不明的骨髓造血干细胞造血功能异常的肿瘤性血液病。可表现为外周全血细胞持续减少,与再障很相似,一般抗贫血治疗无效。其特点是骨髓增生活跃或明显活跃;骨髓病态造血,红系、粒系和巨核系均有形态异常;可见小巨核细胞,巨核细胞数不减少。多见于老年,预后不良,其终末期多转化为急性髓系白血病。

【治疗】

（一）一般治疗

1. 保证患者良好休息。非重型再障患者可以适当活动,避免外伤和剧烈运动;重型再障患者应卧床休息。

2. 注意个人和周围环境的清洁卫生,加强皮肤、口腔、会阴部清洁护理。遵守无菌操作技术;重型再障患者宜予保护性隔离。

3. 注意饮食卫生,加强营养。

4. 给予必要的心理护理,增强患者的治疗信心。

5. 避免与可能引起骨髓损害的物质接触,禁用一切对骨髓有抑制作用的药物。

（二）对症治疗

1. 纠正贫血 输血是纠正贫血的一个重要措施,但不应滥用,以防止过多输血引起同种免疫输血反应。通常认为血红蛋白小于 60g/L,且患者对贫血耐受较差时,可输注浓缩红细胞。

2. 控制感染 首先应及时采用经验性大剂量广谱抗生素治疗,同时采集可疑感染部位的分泌物或血、尿、粪作细菌培养和药物敏感试验,再根据药物敏感试验结果更换有效的抗生素。

3. 控制出血 给予常规止血药,如酚磺乙胺(止血敏)、立止血等。若血小板<$20×10^9$/L 时,可输注血小板悬液。

4. 护肝治疗 再生障碍性贫血常合并肝功能损害,应酌情选用护肝药物治疗。

（三）针对发病机制的治疗

1. 免疫抑制剂治疗 能抑制 T 淋巴细胞,使其产生的造血负调控因子减少,解除对造血细胞的抑制和破坏,进而改善造血功能。

（1）抗淋巴细胞球蛋白(ALG)或抗胸腺细胞球蛋白(ATG):用于重型再障的治疗。制剂来源于马、兔、猪,不同的来源用药剂量不同,如马 ALG 10～15mg/(kg•d),连用 5 天。用前需做过敏试验,严格控制输注速度,用药过程中用糖皮质激素防止过敏反应。可与环孢素组成强化免疫抑制方案。

（2）环孢素:是一种 T 淋巴细胞功能调节药,主要用于重型再障的治疗。用量为 6mg/(kg•d),疗程一般长于 1 年。用药期间注意定期检查肝肾功能、血象及电解质。

（3）其他:环磷酰胺、甲基泼尼松龙、吗替麦考酚酯、抗 CD3 单克隆抗体等。

2. 促造血治疗

（1）雄激素:用药后 2～3 个月发挥作用,是治疗非重型再障的首选药,适用于全部再障。可使肾脏促红细胞生成素产生增多,刺激造血干细胞增殖分化,提高祖细胞对红细胞生成素的反应。常用制剂有:①司坦唑醇(康力龙),2mg,每日 3 次,口服;②十一酸睾酮,40～60mg,每日 3 次,口服;③达那唑,0.2g,每日 3 次,口服;④丙酸睾酮,成人剂量为 50～100mg,每日 1 次,肌内注射。此类药物不良反应有毛发增多、痤疮、女性停经、声音低哑、乳房缩小、男性性欲亢进。

（2）造血生长因子:适用于全部再障,特别适用于重型再障。①重组人粒系集落刺激因子(G-CSF),剂量为 5μg/(kg•d);②重组人红细胞生成素(EPO),常用剂量为 50～100U/(kg•d)。

一般在免疫抑制治疗重型再障后使用,剂量可酌减,维持 3 个月以上为宜。重组人血小板生成素(TPO),皮下注射,每周 3 次,每次 15 000U。血小板生成素受体激动剂如艾曲波帕,美国 FDA 已批准应用于重型再障免疫抑制治疗未完全痊愈患者的治疗,50mg,每日 1 次口服。

3. 造血干细胞移植　是治疗干细胞缺陷引起再障的最佳方法,且能达到根治目的。对 40 岁以下、无感染及其他并发症、有合适供体的重型再障患者应及早进行造血干细胞移植。

(四)中医治疗

中医认为本病属于"内伤血虚"或"虚劳亡血"。按中医理论,肾主骨,骨生髓,故治疗宜从补肾着手,进行辨证施治。肾阳虚型宜温补肾阳,用右归丸加减;肾阴虚型宜滋补肾阴,用左归丸加减;肾阴阳两虚型宜阴阳双补,用龟鹿二仙胶加味。常用中成药还有再障生血片、补肾生血丸、贞芪扶正胶囊。

知识拓展

纯红细胞再生障碍(PRCA)

PRCA 是一种以正细胞正色素性贫血、网织红细胞减低和骨髓中红系前体细胞显著减低或缺如为特征的综合征。PRCA 可分为先天性和获得性两种。

获得性 PRCA 主要是由于药物、病毒、抗体或免疫细胞等直接或间接攻击红系祖细胞、红细胞生成素或其受体等,抑制红系增殖和分化成熟,最终导致发病。获得性 PRCA 又可分为原发性和继发性。

也有国外学者将之分为四型:

Ⅰ型:血清中有 IgG 抑制物,直接作用于幼稚红细胞。

Ⅱ型:IgG 抑制物作用于循环中的红细胞生成素。

Ⅲ型:白血病前期的一种形式。

Ⅳ型:慢性淋巴细胞白血病的一种并发症。

前两种可用免疫抑制剂为主的方案治疗,后两种实际上是其他血液病的一种表现。

【预后和预防】

(一)预后

如治疗得当,非重型再障患者可长期缓解甚至治愈,仅少数发展为重型再障。重型再障治疗效果不佳,以往死亡率达 90% 以上。近十年来,造血生长因子的应用及干细胞移植使重型再障预后明显改善,但是仍有 1/3 患者在发病后 1 年内死于感染和出血。

(二)预防

防止滥用对造血系统有损害的药物,特别是氯霉素、保泰松等;必须使用时,加强观察血象,及时采取适当措施。长期接触苯及其衍生物、放射线的人员,应严格执行劳动防护措施,严格遵守操作规程,防止有害的化学和放射性物质污染周围环境。

第二节　白　血　病

一、白血病概述

白血病是一种造血干细胞的恶性克隆性疾病。白血病细胞具有很强的自我更新能力,增殖失控,且其分化成熟障碍和凋亡受阻,从而停留在细胞发育的不同阶段。白血病与实体瘤不同,不是生长在局部的赘生物；具有质和量改变的白血病细胞在骨髓和其他器官广泛浸润，导致正常血细胞生成减少，侵犯全身各系统、器官和组织。

白血病是儿童和青年中最常见的恶性肿瘤。我国发病率约为(3~4)/10万人口，与亚洲其他国家相近，低于欧美国家。在恶性肿瘤所致的死亡率中，居男性第6位和女性第7位，儿童及35岁以下成人中居第1位。

我国各类型白血病的发病情况：急性白血病多于慢性白血病(5.5：1)；急性髓系白血病(1.62/10万)较急性淋巴细胞白血病多见(0.69/10万)；急性淋巴细胞白血病以儿童多见，急性髓系白血病则成人多见；慢性白血病以50岁以上者多见；男性发病率略高于女性(1.81：1)。

【病因和发病机制】

至今仍未完全明了。已知病因有生物、物理、化学、遗传因素及免疫功能异常等。目前认为白血病病因是以上各种因素综合作用的结果。

（一）生物因素

动物实验证明，一种C型逆转录病毒能引起鸡、小鼠、猫、牛和狗患白血病。1976年日本从成人T淋巴细胞白血病(ATL)的恶变T淋巴细胞中分离出人类T淋巴细胞白血病病毒Ⅰ型(HTLV-Ⅰ)，从患者血清中检出HTLV-Ⅰ抗体，从而证实了HTLV-Ⅰ是诱发人类ATL的病因。HTLV-Ⅰ具有传染性，可通过哺乳、输血和性生活传播。病毒DNA整合到宿主细胞DNA中，改变了宿主细胞的生物学特性，使正常造血干细胞转变为恶性细胞株。

（二）物理因素

研究表明，一次大剂量或多次小剂量接受电离辐射可使骨髓抑制和机体免疫力缺陷，染色体发生断裂和重组。国外调查资料证实，1929—1942年无防护措施的放射科医师，其白血病发病率比一般医师高10倍；日本的广岛和长崎原子弹爆炸后，遭受辐射地区比未遭辐射地区居民的白血病发病率高30倍和17倍。

（三）化学因素

已知很多化学物质有致白血病作用，如工业中广泛应用的苯，药物中的抗癌剂(尤以烷化剂)、乙双吗啉、氯霉素、保泰松、镇静剂，有机溶剂及杀虫剂等均可诱发白血病。

（四）遗传因素

家族性白血病约占白血病的7‰。同卵孪生子女，一人患白血病，另一人患白血病的机会比正常人高25%。有特殊遗传综合征者，白血病发病率增高，如21-三体综合征(唐氏综合征)、遗传性毛细血管扩张性共济失调等。染色体断裂和易位可使原癌基因的位置发生移动和被激活，癌基因的点突变、活化和抑癌基因失活、丢失是重要的发病机制。

（五）其他血液病

某些血液病最终可能发展为急性白血病，如骨髓增生异常综合征、阵发性睡眠性血红蛋白尿、淋巴瘤、多发性骨髓瘤等。

【分类】

（一）按自然病程及细胞的成熟度分类

1. 急性白血病(acute leukemia, AL)　起病急、病情重、自然病程一般在6个月以内。骨髓及外周血中原始细胞和早期幼稚细胞超过30%。

2. 慢性白血病(chronic leukemia, CL)　起病缓、发展慢，病程一般1年以上，骨髓和外周血以较成熟的细胞占多数，原始细胞和幼稚细胞不超过10%。

（二）按细胞类型分类

1. AL分为急性淋巴细胞白血病(acute lymphoblastic leukemia, ALL)，和急性髓系白血病(acute myeloid leukemia, AML)。

2. CL则分为慢性髓系白血病(chronic myelogenous leukemia, CML)，慢性淋巴细胞白血病

（chronic lymphocytic leukemia，CLL）。

3. 少见类型的白血病，如：毛细胞白血病（hairy cell leukemia，HCL）、幼淋巴细胞白血病（prolymphocytic leukemia，PLL）等。

（三）按外周白细胞的多少分类

1. 白细胞增多性　外周血中白细胞总数显著增多，并有大量原始细胞和幼稚细胞出现。

2. 白细胞不增多性　外周血中白细胞总数不增多或甚至低于正常。血片中没有或较难找到原始细胞和幼稚细胞。

二、急性白血病

急性白血病是造血干细胞的恶性克隆性疾病。发病时骨髓中异常的原始细胞及幼稚细胞（白血病细胞）大量增殖并抑制正常造血，白血病细胞广泛浸润各种器官、组织。主要表现为贫血、出血、感染和浸润等征象。

【分类】

急性白血病的分类方法，广泛应用世界卫生组织（WHO）分型，简称 MICM 分型。它整合了白血病细胞形态学（morphology）、免疫学（immunology）、细胞遗传学（cytogenetics）和分子生物学（molecular biology）特征。而 1976 年 FAB（法、美、英）协作组修订，基于细胞形态学方法的急性白血病分类诊断标准（FAB 分型）是最基本的诊断学依据。它将急性白血病分为急性髓系白血病（AML）及急性淋巴细胞白血病（ALL）两大类。

（一）AML 共分为 8 型

1. M_0（急性髓系白血病微分化型）　骨髓中原始粒细胞在非红系有核细胞中≥30%，核仁明显，无嗜天青颗粒及 Auer 小体，髓过氧化酶（MPO）及苏丹黑 B 阳性细胞<3%。从形态学上无法归类，故称 M_0 型。

2. M_1（急性粒细胞白血病未分化型）　骨髓中原始粒细胞（Ⅰ型+Ⅱ型）在非红系有核细胞中≥90%，MPO 及苏丹黑 B 阳性细胞>3%。

3. M_2（急性粒细胞白血病部分分化型）　骨髓中原始粒细胞（Ⅰ型+Ⅱ型）在非红系有核细胞中占 30%～89%，单核细胞<20%，其他粒细胞≥10%。

4. M_3（急性早幼粒细胞白血病）　骨髓中以多颗粒的早幼粒细胞为主，此类细胞在非红系有核细胞中≥30%。

5. M_4（急性粒-单核细胞白血病）　骨髓中原始细胞占非红系有核细胞的 30% 以上，中粒系和单核系细胞均增生，各阶段粒细胞占 30%～80%；各阶段单核细胞≥20%，但<80%。

6. M_5（急性单核细胞白血病）　骨髓非红系有核细胞中原单核、幼单核及单核细胞≥80%。

7. M_6（红白血病）　骨髓中幼红细胞≥50%，非红系有核细胞中原始细胞≥30%。

8. M_7（急性巨核细胞白血病）　骨髓中原始巨核细胞≥30%。血小板抗原阳性。

（二）ALL 共分为 3 型

1. L_1 型　原始和幼淋巴细胞以小细胞（直径≤12μm）为主。

2. L_2 型　原始和幼淋巴细胞以大细胞（直径>12μm）为主。

3. L_3 型　原始和幼淋巴细胞以大细胞为主，大小较一致，细胞内有明显空泡，胞质嗜碱性，染色深。

【临床表现】

多数患者起病急，进展快。有些以突然寒战、高热，类似"感冒"为首发症状，也有些以严重出血为首发症状。少数患者起病较缓，表现为进行性贫血、低热。各型 AL 的临床表现主要包括以下两大方面。

（一）正常造血功能受抑制表现

1. 贫血　部分患者因起病急，病程短，可无贫血表现。半数患者就诊时已有重度贫血，呈进行性发展。贫血的原因主要为红细胞生成障碍及出血。

2. 发热　50%患者以发热为最早表现。热型不定，可呈低热，亦可高达39～40℃及以上。发热多为继发感染引起，常伴有畏寒、出汗、心动过速等。感染可发生在各个部位，口腔炎、牙龈炎、咽峡炎最常见；肺部感染、肛周炎、肛旁脓肿亦常见，严重时可致败血症。最常见致病菌为革兰氏阴性杆菌，如肺炎克雷伯菌、铜绿假单胞菌、产气杆菌等；其他有金黄色葡萄球菌、表皮葡萄球菌、粪链球菌等。长期应用抗生素者，可出现真菌感染，如念珠菌、曲霉菌、新型隐球菌等；因伴免疫功能缺陷，可有病毒感染，如带状疱疹等。偶见卡氏肺孢子虫病。

白血病本身也可发热，与白细胞破坏，释放致热原如白介素-1、前列腺素E_2及肿瘤坏死因子有关。其发热的特点是多为低热，检查无感染证据，足量抗生素治疗无效，但抗白血病治疗可使体温下降。

3. 出血　出血是近40%患者的早期表现。以皮肤瘀点、瘀斑、牙龈出血、鼻衄、月经过多为常见。严重者可有内脏出血，如便血、尿血、咯血及呕血。颅内出血最为严重，多突然出现剧烈头痛、呕吐、昏迷、瞳孔不等大，成为急性白血病主要死亡原因。临床上M_3型往往出血较重。出血原因：血小板质与量的异常，白血病细胞对血管壁的浸润或在血管内形成白细胞栓子使血管破裂，感染可进一步使血小板减少，纤溶活性增强等。

（二）白血病细胞增殖浸润的表现

1. 肝、脾和淋巴结肿大　AL患者肝、脾大一般为轻至中度，慢性粒细胞白血病急性变患者可见巨脾。淋巴结肿大以急性淋巴细胞性白血病较多见。纵隔淋巴结肿大常见于急性T淋巴细胞白血病。

2. 骨骼和关节　成人以胸骨和肋骨浸润多见。胸骨压痛提示髓腔内白血病细胞过度增生，对白血病诊断有重要价值。儿童多为四肢骨骼、关节疼痛。发生骨髓坏死时，可以引起骨骼剧痛。

3. 眼部　粒细胞白血病常累及扁骨骨膜形成粒细胞肉瘤（绿色瘤），以眼眶部位最常见，可引起眼球突出、复视或失明。

4. 口腔和皮肤　由于白血病细胞浸润可使牙龈增生、肿胀，可出现蓝灰色丘疹或皮肤粒细胞肉瘤，局部皮肤隆起、变硬，呈紫蓝色皮肤结节。多见于M_4和M_5型。

5. 中枢神经系统　表现为头痛、头晕，呕吐、颈项强直，甚至抽搐、昏迷，侵犯颅神经时出现视力障碍、面瘫。CNSL可发生在急性白血病各个时期，但最常发生在化疗缓解期。临床上尤以ALL最常见。由于化疗药物难以通过血脑屏障，隐藏在中枢神经系统的白血病细胞不能有效地被杀灭，因而引起中枢神经系统白血病（central nervous system leukemia，CNSL）。CNSL是白血病髓外复发的主要根源。

6. 睾丸　睾丸受浸润，出现无痛性肿大，多为一侧性，另一侧虽不肿大，但活检时往往也有白血病细胞浸润。睾丸白血病多见于急性淋巴细胞性白血病化疗缓解后的幼儿或青年，是白血病髓外复发的另一根源。

此外，白血病可浸润其他各器官，如肺、心、消化道、泌尿系统等均可受累。

【辅助检查】

（一）血象

多数患者白细胞总数在（10～50）×10^9/L，严重时>100×10^9/L。若白细胞总数>10×10^9/L称为白细胞增多性白血病。白细胞增多者血片上原始和（或）幼稚细胞一般>30%。少数患者白细胞总数<1.0×10^9/L，称白细胞不增多性白血病。白细胞不增多者很难找到原始细胞及幼稚细胞，此类患者必须做骨髓穿刺检查才能确诊。白细胞过高或过低其预后均较差。此外，患者有不

同程度的正细胞性贫血,约 50% 患者血小板低于 $60×10^9/L$,晚期血小板往往极度减少。

(二)骨髓象

骨髓象是诊断 AL 的主要依据和必做检查。FBA 协作组提出,原始细胞≥骨髓有核细胞(ANC)30% 为 AL 的诊断标准;WHO 分类将骨髓原始细胞≥20% 定为诊断 AL 的诊断标准。多数患者骨髓象有核细胞显著增生,以原始细胞为主,而成熟中间阶段细胞缺如,并残留少量成熟粒细胞。胞质中出现 Auer 小体(一种异常溶酶体)是急性髓系白血病的重要标记之一。而急性淋巴细胞白血病不见 Auer 小体。正常造血受抑制,骨髓中幼红细胞和巨核细胞减少。

各系列的白血病原始细胞有时形态学难以区分,可借助骨髓细胞化学染色技术协助形态学鉴别各类白血病(见表 5-1)。一般通过中性粒细胞碱性磷酸酶(NAP)、髓过氧化物酶(MPO)、非特异性脂酶(NSE)及糖原染色(PAS),可将急性粒细胞白血病、急性单核细胞白血病、急性淋巴细胞白血病加以区别。

表 5-1 常见急性白血病的化学染色反应鉴别

化学染色	急性淋巴细胞白血病	急性粒细胞白血病	急性单核细胞白血病
MPO	(−)	(+)～(+++)	(−)～(+)
NSE	(−)	(−)～(+)	(+)～(+++)
NAP	增加	减少	正常或增加
PAS	(+)成块或粗颗粒状	(−)～(+)弥漫性淡红色或细颗粒性	(−)～(+)弥漫性淡红色或细颗粒状

(三)生化检查

1.溶菌酶 白细胞中的单核系细胞和粒系细胞是溶菌酶唯一来源,血浆或血清中的溶菌酶是从白细胞崩解而来。急单白血病和急粒-单白血病显著升高,急粒白血病可正常也可升高。而急淋白血病则常低于正常。故测定溶菌酶有利于鉴别白血病类型。

2.尿酸 由于体内大量细胞的新生及死亡,嘌呤和嘧啶代谢异常,尿酸产生明显增多,大量尿酸经肾脏排出,导致急性肾功能衰竭。

3.电解质及酸碱平衡 白血病在治疗前及治疗过程中常有低钠、低氯、低钙、高血钾或低血钾和代谢性酸中毒。

(四)免疫学检查

各种单克隆抗体问世,为白血病免疫学分型奠定了基础,提高了白血病诊断的准确性。根据白血病细胞免疫学标志,不仅可将急性淋巴细胞白血病与急性髓系白血病区别;而且还可将急性 T 淋巴细胞白血病和急性 B 淋巴细胞白血病加以区别。

(五)染色体检查

应用高分辨染色体分带技术,约 80%～85% 白血病可检查出染色体异常。如 90% 的 M_3 具有 t(15;17)(q22;q21),该易位使 15 号染色体上的早幼粒白血病基因(*PML*)与 17 号染色体上的维 A 酸受体基因(*RARa*)形成 *PML-RARa* 融合基因,这是 M_3 发病的基础,也是临床上用全反式维 A 酸和三氧化二砷治疗 M_3 的分子基础。

(六)分子生物学检查

除了染色体易位形成的融合基因外,具有临床诊断治疗、判别预后的检查还有基因突变等。具体方法为聚合酶链反应(PCR)、免疫荧光原位杂交(FISH)、二代基因测序(NGS)技术。

(七)脑脊液检查

出现中枢神经系统白血病时,脑脊液压力增高,白细胞数增多($>0.01×10^9/L$),蛋白质增多($>450mg/L$)。而糖定量减少。涂片中可找到白血病细胞。脑脊液清浊度随所含的细胞数而异。

【诊断和鉴别诊断】

（一）诊断

根据临床表现、血象和骨髓象特点,大部分病例可作出正确诊断。因白血病细胞类型、染色体改变、免疫表型和融合基因的不同,治疗方案及预后亦随之改变,故初诊患者应尽力获得全面MICM 资料,以便评价预后,指导治疗,并应注意排除其他疾病。

（二）鉴别诊断

1. 白细胞减少型白血病　需与再障、骨髓增生异常综合征、粒细胞缺乏症相鉴别,骨髓检查有助确诊。粒细胞缺乏症的恢复早期骨髓酷似急性粒细胞白血病,但原始、幼粒细胞内无 Auer小体,短期内骨髓成熟粒细胞恢复正常。

2. 传染性单核细胞增多症和传染性淋巴细胞增多症　须与急性单核细胞白血病和急性淋巴细胞白血病相鉴别。前者一般无贫血及血小板减少,骨髓原始细胞和早期幼稚细胞不增高可资鉴别。

3. 类白血病反应　有些类白血病反应的原始细胞或异形细胞比例较高,甚至达到急性白血病的诊断标准。需要细致进行形态学及细胞化学检查并积极寻找致病原因作出鉴别。

【治疗】

白血病是一种异质性疾病,每一例患者在年龄、性别、体质、白血病类型、血液学特征、细胞遗传学和分子生物学特征、细胞动力学及体内药物代谢周期等方面都千差万别,应按照患方的意愿、经济能力,设计和选择最佳的治疗方案。

急性白血病治疗包括两个重要环节:①改善患者一般状况,防治并发症,为抗白血病治疗创造条件;②大量杀灭白血病细胞,促进正常造血功能的恢复,使患者能长期存活,最终达到治愈目的。

（一）一般治疗

1. 紧急处理高白细胞血症　患者首诊时血中白细胞计数$>100×10^9/L$ 称为高白细胞血症,$>200×10^9/L$ 可发生白细胞淤滞症,表现为呼吸困难、低氧血症、反应迟钝、言语不清、颅内出血等,是患者早期死亡的常见原因之一。高白细胞血症还可增加髓外白血病的发病率和复发率。处理措施有:①使用血细胞分离机,单采清除过高的白细胞(M_3型不首选)。②化疗前预处理,急性淋巴细胞性白血病,用地塞米松 $10mg/m^2$,静脉注射;急性髓系白血病,用羟基脲 $1.5\sim2.5g/6h$（总量 $6\sim10g/d$）,约 36 小时,然后进行联合化疗。③预防白血病细胞大量溶解诱发的高尿酸血症、电解质紊乱、酸中毒等。

2. 防治感染　白血病患者常伴有粒细胞减少,特别在化疗、放疗期间出现的粒细胞缺乏,极易出现严重感染或感染性休克。因而在化疗过程中必须强调无菌操作,有条件时患者应安置在无菌层流病房进行治疗,加强口咽、鼻腔、皮肤及肛门周围的清洁卫生。化疗前局灶性感染要予以根除。在化疗同时可服用肠道不吸收的抗生素,以净化肠道细菌。

在病原菌及感染部位尚未明确前,可试用抗生素经验治疗,待得到细菌培养和药敏试验报告后,再行调整治疗方案。白血病的继发感染以革兰氏阴性杆菌居多数,可首先选用氨基糖苷类(如阿米卡星)及氧哌嗪青霉素或氧氟沙星等联合应用。如 72 小时病情未好转,应换用万古霉素静脉滴注,以防表皮葡萄球菌感染。如 2～3 天后感染仍未控制,应尽速改用第三代头孢菌素药物,如头孢噻甲羧肟、头孢哌酮等。改药后体温未下降,即应考虑真菌感染的可能性,可以试用两性霉素及氟康唑等;病毒感染如带状疱疹等可用阿昔洛韦口服,也可用 α- 干扰素肌内注射。对卡氏肺囊虫病可用喷他脒(戊烷脒)肌内注射或乙胺嘧啶口服。

3. 成分输血支持　严重贫血可吸氧、输浓缩红细胞,维持 $Hb>80g/L$;但白细胞淤滞时,不宜马上输红细胞,以免进一步增加血黏度。如果因血小板计数过低而引起出血,需输注单采血小板悬液直至止血。为预防严重出血,需要维持血小板$\geq10×10^9/L$。在输血时,为防止异体免疫反应所致的无效输注和发热反应,可以采用白细胞滤器去除成分血中的白细胞;为预防输血后移植物抗宿主病,须在输注前将含细胞成分的血液照射25～30Gy,以灭活其中的淋巴细胞。

4.防治高尿酸血症肾病　由于白血病细胞大量破坏,特别在化疗时更甚,血清和尿中尿酸浓度增高,积聚在肾小管,引起阻塞而发生高尿酸血症肾病。应鼓励患者多饮水,给予碳酸氢钠碱化尿液;抑制尿酸生成,用别嘌醇100mg,每日3次,口服。

5.维持营养　白血病系严重消耗性疾病,特别是化、放疗的副作用可引起患者消化道功能紊乱。应注意补充营养,维持水、电解质平衡,给患者高蛋白、高热量、易消化食物,必要时经静脉补充营养。

(二)化学治疗

化疗是治疗白血病的重要手段。应用化疗药物尽快杀灭白血病细胞,使病情得到完全缓解。所谓完全缓解,即白血病的症状和体征消失,血象和骨髓象基本正常,血片中一般找不到白血病细胞,骨髓中原始粒细胞(或原单＋幼单、原淋＋幼淋)≤5%,无Auer小体,无髓外白血病。

1.化疗原则

(1)联合用药:作用于细胞周期不同阶段的药物联合应用,以增强相互协同作用,最大程度杀灭白血病细胞。

(2)早期用药:剂量要足,争取1～2个疗程达到完全缓解。

(3)顺序用药:同样药物、同一剂量按不同顺序应用时,疗效和毒性各不相同,因此要注意化疗方案中的用药顺序。

(4)间歇用药:白血病细胞增殖周期约5天,所以化疗一个疗程须持续7～10天,每一疗程结束后,间歇1～2周再进行下一疗程。间歇的目的是使正常造血恢复,使处于休止期(G_0期)的白血病细胞进入增殖周期,有利于下一疗程化疗药物的杀灭。休止期白血病细胞常是复发的根源。

(5)阶段用药:整个化疗过程分为诱导缓解和缓解后治疗两个阶段。诱导缓解的目的是通过化疗使白血病细胞被大量杀灭,机体正常造血恢复,达到完全缓解。缓解后治疗的目的是继续采用巩固、强化或维持化疗,轮换或交替使用不同的化疗方案,进一步消灭残留的白血病细胞,防止复发,延长缓解期和无病成活期,争取彻底缓解。

(6)个体化用药:根据白血病细胞生物学特性和白血病分型及患者的年龄、性别、体质和对化疗药物的耐受性等实际情况,灵活选用化疗方案。

2.常用化疗药物

(1)细胞周期非特异性药物:此类药物对增殖周期内、外的细胞均起到杀伤作用,其特点是作用快、杀伤力强、杀伤效应与剂量成正比。主要有环磷酰胺、柔红霉素、阿霉素、米托蒽醌等。

(2)细胞周期特异性药物:此类药物,只杀伤增殖周期某一时相的细胞,有高度选择性和特异性。由于只对增殖期细胞敏感,发挥作用慢,为时间依赖性药物,随给药时间延长而疗效增加。主要有长春新碱、阿糖胞苷、甲氨蝶呤、羟基脲、6-巯基嘌呤、高三尖杉酯碱、门冬酰胺酶等。

3.急性淋巴细胞白血病化疗方法

(1)诱导缓解治疗:①VP方案是急性淋巴细胞性白血病诱导缓解的基本方案。长春新碱(VCR)1～2mg,每周第1天静脉注射;泼尼松(P)40～60mg/d,分3次口服,连用2～3周,完全缓解率儿童80%～90%,成人50%。②VLP方案,在VP方案上加门冬酰胺酶(L-ASP)6 000U/(m^2·d),每日一次静脉滴注,共10天。③DVP方案,在VP方案上加柔红霉素(D)40mg/(m^2·d),每周第1～2天静脉注射。④DVLP方案,以上四种药联合,可使成人缓解率达70%以上,能提高患者长期无病生存时间,DVLP方案是目前大多数急性淋巴细胞白血病采用的诱导方案。

(2)缓解后治疗:急性淋巴细胞性白血病缓解后的巩固治疗方案目前尚无统一意见,可用原诱导缓解方案2～4疗程,或多种药物交替序贯应用。甲氨蝶呤和6-巯基嘌呤联合是普遍采用的有效维持治疗方案,也可用依托泊苷、阿糖胞苷等。在巩固强化阶段,应积极进行中枢神经系统白血病的预防性治疗,鞘内注射甲氨蝶呤 10mg,每周 1 次,至少 6 次。急性淋巴细胞白血病巩固维持治疗需 3 年左右或更长时间。

4．急性髓系白血病化疗方法

（1）诱导缓解治疗：①DA 方案,柔红霉素（D）30mg/（$m^2 \cdot d$）,第 1～3 天,静脉注射;阿糖胞苷（A）100～150mg/（$m^2 \cdot d$）,第 1～7 天,静脉滴注。②HA 方案,高三尖杉酯碱（H）2～4mg/（$m^2 \cdot d$）和阿糖胞苷 100～150mg/（$m^2 \cdot d$）,均为每日 1 次,静脉滴注,连用 7 天。③HOAP 方案,在 HA 方案上加长春新碱,第 1 天静脉注射;泼尼松口服,连用 7 天。④M_3 患者用全反式维 A 酸 45～100mg/d,分 3 次口服。该药能诱导早幼粒细胞凋亡并使其分化为正常成熟的粒细胞,使 M_3 缓解率达 85%。缓解后宜与化疗联合或交替巩固治疗,可显著提高无病生存期。⑤对维 A 酸无效或难治性 M_3 患者,可用三氧化二砷治疗,10mg/d 静脉滴注,4 周一疗程。M_3 的 *PML-RARa* 融合基因可能是三氧化二砷作用的"靶分子"之一,该药通过诱导白血病细胞凋亡达到缓解目的。

（2）缓解后治疗：原则是早期用强烈的巩固、强化治疗,以缩短治疗时间。方法有：①用原诱导缓解方案巩固治疗 4～6 疗程;②以中等剂量的阿糖胞苷为主的强化治疗,阿糖胞苷可与柔红霉素、米托蒽醌、安吖啶任一药物联合应用;③以依托泊苷、米托蒽醌、安吖啶等新药组成联合方案。每 1～2 个月化疗 1 次,约 1 年。

5．特殊病例化疗方法

（1）难治、复发性白血病：有下列之一者为难治。①经标准方案化疗两个疗程未获完全缓解的初治病例。②第一次完全缓解后 6 个月内复发。③6 个月以上复发,对标准化疗无效者。④两次以上复发者。经治疗已达完全缓解的白血病患者,若在以后的病程中有下列之一者为复发：①完全缓解后,骨髓中原始细胞再次>5%,但<20%,经有效治疗 1 疗程仍未缓解者;②骨髓中原始细胞>20%;③髓外出现白血病细胞膜浸润者。治疗可用中剂量阿糖胞苷配合二线药物之一种,如米托蒽醌、依托泊苷、安吖啶、阿克拉霉素等,5～7 天为 1 疗程。取得完全缓解后,争取尽早做骨髓移植。白血病治疗失败的重要原因之一是多药耐药,可使用一些药物使白血病细胞耐药逆转,如钙通道阻滞药、环孢素、双嘧达莫、维生素 E、维生素 K、中药川芎嗪等。

（2）中枢神经系统白血病的防治：①预防。通常在缓解后鞘内注射甲氨蝶呤 10mg 加地塞米松 5mg,每周 2 次,共 3 周。对急性淋巴细胞白血病尤为重要。②治疗。确诊为中枢神经系统白血病时立即鞘内注射甲氨蝶呤和地塞米松,每周 2 次,同时并用头颅放射线照射,直至脑脊液恢复正常,然后改用每 6～8 周注射 1 次,随全身化疗结束而停用。如甲氨蝶呤不能耐受或疗效欠佳,也可改用阿糖胞苷 25mg 鞘内注射。

（3）老年白血病：以急性髓系白血病为常见。由于老年人组织器官衰退,对化疗耐受差,治疗应个体化,常规化疗方案的剂量应减少。过度虚弱无法接受联合化疗者,宜用小剂量阿糖胞苷静脉滴注,长期治疗,直至缓解。

（三）造血干细胞移植

近年来,造血干细胞移植治疗白血病已成为普遍采用的治疗手段,这种方法对于提高白血病的长期无病生存率、降低复发率有重要意义。临床研究表明,高危型白血病造血干细胞移植的疗效优于化疗。目前,临床开展新的干细胞移植技术,如 $CD34^+$ 分选的造血干细胞移植、HLA 配型不相合的造血干细胞移植、非清髓性造血干细胞移植等,为更多的白血病患者带来治愈的希望。

（四）中医中药

中医将本病分为气阴两虚、气血双亏、热毒炽盛、痰瘀互结等证型,应注意辨证施治。中成药六神丸、青黛片、苦参注射液对急性白血病有一定缓解及预防复发作用。有研究发现,葛根、巴豆有诱导白血病细胞向正常细胞分化的作用,苦参、莪术能抑制肿瘤细胞生长代谢。

【预后和预防】

（一）预后

未做特殊治疗的急性白血病，平均生存期为 3 个月左右。近年来由于治疗的进步，预后大为改观。儿童急淋完全缓解率达 97%～100%，5 年无病生存率为 50%～75%；成人急淋完全缓解率 80% 左右，5 年无病生存率为 50%。急性髓系白血病完全缓解率为 70%～85%，5 年无病生存率为 35%～50%，部分患者获得治愈。然而对白血病预后的估计十分困难，一般影响预后因素主要为白血病的生物学特性的差别，如细胞类型、细胞数量、细胞遗传学及免疫学的不同；其次与患者的年龄、体质状况等有关。

（二）预防

保持个人卫生，增强体质，提高抗病力，预防病毒感染。长期接触苯及其衍生物、X 线、γ 射线的人员，应严格执行劳动防护措施，严格遵守操作规程，防止有害物质污染周围环境。防止滥用乙双吗啉、氯霉素、保泰松等药物，必须使用时，加强观察血象，及时采取适当措施。

知识链接

造血干细胞移植可治疗哪些疾病？

1. 各种白血病及其他血液肿瘤，如多发性骨髓瘤、淋巴瘤、骨髓增生异常综合征等。
2. 遗传性血液病及免疫系统疾病，如重型地中海贫血、严重联合免疫缺陷病等。
3. 造血功能衰竭性疾病，如重型再生障碍性贫血等。
4. 非造血系统疾病，如实体瘤、顽固性风湿性疾病等。

三、慢性白血病

慢性髓系白血病

慢性髓系白血病（chronic myelogenous leukemia，CML），又称慢性粒细胞白血病，俗称慢粒。是获得性造血干细胞的恶性克隆性疾病。在受累的细胞系中可找到 Ph 染色体和 *BCR-ABL* 融合基因，外周血粒细胞显著增多并且不成熟，大量白血病细胞浸润引起脾脏明显肿大，病程发展缓慢，临床可分为三期，即慢性期、加速期和急性变期。常以急性变而死亡。

【临床表现】

慢粒在各年龄组均可发病，以中年人最多见，中位发病年龄为 53 岁，男性略多于女性。起病缓慢，早期常无自觉症状。患者可因健康检查或因其他疾病就医时才发现血象异常或脾大而被确诊。

（一）脾大

为慢粒的显著特征，往往就医时已达脐或脐以下，质地坚实、平滑，无压痛。由于脾大，部分患者自觉左上腹有坠胀感。如果发生脾梗死则脾区压痛明显，并有摩擦音。治疗后病情缓解时，脾往往缩小，但病变发展会再度增大。约半数患者有肝大。

（二）全身症状

随着病情发展，可出现乏力、低热、多汗或盗汗、体重减轻等代谢亢进的表现。当白细胞显著增高时可有眼底静脉充血及出血。白细胞极度增高时可发生白细胞淤滞症。

（三）胸骨压痛

胸骨中下段压痛为重要体征。

【辅助检查】

（一）血象

白细胞总数显著增高，常在 $50 \times 10^9/L$ 以上，半数患者达 $100 \times 10^9/L$ 以上。血片中的中性晚幼粒、中幼粒及杆状核占大多数。原始粒及早幼粒常<10%。嗜碱性粒细胞常增高,有助于诊断。血小板、红细胞早期正常,晚期减少。

（二）骨髓象

骨髓中粒细胞增生明显活跃或极度活跃,粒红比高达10～50：1;分类计数与血象相近似,中性中幼、晚幼及杆状核粒细胞明显增多,原始粒细胞<10%。

（三）染色体检查

约90%以上慢粒患者白血病细胞中找到Ph染色体,显带分析为t(9;22)(q34;q11)。9号染色体与22号染色体长臂易位,形成$BCR\text{-}ABL$融合基因,缺失长臂的22号染色体称为费城染色体（Ph）。Ph染色体阴性的慢粒患者只有5%左右,但预后比阳性者差。

（四）生化检查

血清维生素B_{12}显著增高（可为正常人的15倍）是本病特点之一,其原因可能是与大量粒细胞破坏而释放维生素B_{12}结合蛋白增多有关。其他有血尿酸升高、乳酸脱氢酶升高、中性粒细胞碱性磷酸酶活性显著降低。治疗有效时中性粒细胞碱性磷酸酶活性可以恢复,疾病复发时又下降。

【诊断和鉴别诊断】

（一）诊断

1.诊断依据　根据脾大、血液学改变、骨髓象特点、Ph染色体阳性可做出诊断。对于临床上符合慢粒诊断条件而Ph染色体阴性者,应进一步作$BCR\text{-}ABL$融合基因检测。确诊后要做出分期诊断。

2.分期　临床分三期。①慢性期:一般约1～4年,临床无症状或仅有乏力、低热消瘦等,原粒及早幼粒常<10%。②加速期:发热、虚弱、体重下降,脾迅速肿大,胸骨和骨骼疼痛,逐渐出现贫血和出血,对原来治疗有效的药物变得无效。血及骨髓原始细胞>10%而<20%,出现Ph染色体以外的其他染色体,此期可持续几个月到1～2年。③急性变期:临床表现与急性白血病相似,外周血中原粒加早幼粒细胞>30%,骨髓中原始细胞或原淋加幼淋或原单加幼单>20%,原粒＋早幼粒细胞>50%,出现髓外原始细胞浸润。加速期与急性变期统称为慢性髓系白血病的进展期。

（二）鉴别诊断

1.其他原因引起的脾大　血吸虫病、慢性疟疾、黑热病、肝硬化、脾功能亢进等均可出现脾大。但各病均有原发病的临床特点,血象及骨髓象无慢性白血病的改变,Ph染色体阴性等。

2.类白血病反应　类白血病反应常并发于严重感染、恶性肿瘤等基础疾病,并有相应原发病的临床表现。原发病控制后类白血病的反应随之消失。

3.骨髓纤维化　骨髓纤维化外周血白细胞数多不超过$30\times10^9/L$,中性粒细胞碱性磷酸酶阳性,幼红细胞持续出现于血中,常有泪滴状红细胞是其特点之一,Ph染色体及$BCR\text{-}ABL$融合基因阴性。多次多部位骨髓穿刺往往出现"干抽"。骨髓活检网状纤维染色阳性。

🌐　　　　　　　　　　　　　　　　**知识链接**

慢性淋巴细胞白血病（CLL）

CLL是一种成熟B淋巴细胞克隆增殖性肿瘤,临床表现外周血淋巴细胞增多、肝脾及淋巴结肿大,并累及淋巴系统以外其他器官,晚期可表现为骨髓衰竭。

CLL是西方最多见的白血病类型,占到全部白血病的25%～35%,欧美人群中年发病率达到(4～5)/10万,而亚洲人群的发病率明显低于欧美。CLL多为老年发病,我国的中位发病年龄为65岁。

CLL 早期可无症状,患者常因体检偶然发现血常规异常而被确诊。部分患者可以因为偶然发现淋巴结无痛性肿大就诊,颈部多见,有时候可以自行回退缩小,但很少完全消失。晚期可出现疲乏、盗汗、食欲减退、低热、体重减轻等症状。可能出现获得性免疫缺陷,患者可以反复感染,或发生免疫性疾病。对于病情出现快速进展的患者,可以开始治疗。通常需要根据 *TP53* 基因缺失和(或)突变、年龄及身体状态进行分层。针对布鲁顿氏酪氨酸激酶(BTK)通路的特异性抑制剂伊布替尼等,已经应用于一线和挽救治疗。其他常用药物有氟达拉滨、环磷酰胺、利妥昔单抗、苯达莫司汀、维奈克拉等。

【治疗】

CML 治疗应着重于慢性期早期治疗,一旦进入加速期或急变期则预后不良。

(一)白细胞淤滞症的紧急处理

采用血细胞分离机,单采除去大量白细胞。同时使用羟基脲抑制肿瘤细胞增殖,别嘌醇抑制尿酸形成,防止尿酸性肾病。

(二)分子靶向治疗

酪氨酸激酶抑制剂(TKI)甲磺酸伊马替尼等能特异性阻断 ATP 在 *ABL* 激酶上的结合位置,使酪氨酸残基不能磷酸化,从而抑制 *BCR-ABL* 阳性细胞的增殖。它还能抑制另外两种酪氨酸激酶的活性。

(三)干扰素

干扰素具有抗细胞增殖作用,长期足量治疗后 1/3 患者 Ph 染色体减少,是分子靶向药物出现之前的首选药。常用剂量 300 万~500 万 $U/(m^2 \cdot d)$,皮下或肌内注射,每周 3~7 次,持续用数月至两年不等。毒性反应有发热、寒战、流感样症状,晚期有食欲下降、消瘦、帕金森氏综合征、免疫性血小板减少等。

(四)其他药物治疗

1. 羟基脲(HU) 细胞周期特异性化疗药,起效快,用药后 2~3 天白细胞即下降,停药后又很快回升。常用剂量为 3g/d,分 2 次口服;待白细胞减至 $20 \times 10^9/L$ 左右时,剂量减半;降至 $10 \times 10^9/L$ 时,改为小剂量(0.5~1g/d)维持治疗。需经常检查血象,以便调节药物剂量。耐受性好,单独应用 HU 的慢性期患者中位生存期约为 5 年。

2. 其他药物 包括阿糖胞苷、高三尖杉酯碱、砷剂、白消安等。

(五)异基因造血干细胞移植(allo-HSCT)

随着移植技术的进步,慢性期患者全相合异基因造血干细胞移植术后 5 年生存率可达 80%,allo-HSCT 治疗 CML 慢性期的治疗相关死亡率已经下降到 10% 以下。但由于 allo-HSCT 相关毒性,自 TKI 应用以来,已不作为一线方案,患者如有移植意愿并具备相应条件,方考虑选择 allo-HSCT。

(六)进展期的治疗

进展期患者对药物耐受性差,缓解率低且缓解期很短。但如用 TKI,仍可能使病情返回慢性期。

【预后和预防】

(一)预后

TKI 出现前 CML 慢性期患者中位生存期约 39~47 个月,3~5 年内进入终末期,少数患者慢性期可延续 10~20 年。TKI 应用以来,生存期显著延长。随着移植技术的进步,allo-HSCT 治疗 CMI,慢性期患者生存率明显提高;治疗进展期患者疗效不如慢性期患者,但联合 TKI 后疗效提高。

（二）预防

同急性白血病预防。

第三节 淋 巴 瘤

淋巴瘤起源于淋巴结和淋巴组织,其发生大多与免疫应答过程中淋巴细胞增殖分化产生的某种免疫细胞恶变有关,是免疫系统的恶性肿瘤。淋巴瘤可发生在身体的任何部位,其中淋巴结、扁桃体、脾及骨髓是最易受累的部位,无痛性、进行性淋巴结肿大和局部肿块是其特征性临床表现。按组织病理学改变,本病分为霍奇金淋巴瘤(Hodgkin lymphoma,HL)和非霍奇金淋巴瘤(non-Hodgkin lym-phoma,NHL)两大类。

我国淋巴瘤的总发病率男性为 1.39/10 万,女性为 0.84/10 万,男性发病率明显多于女性。以 20～40 岁为多见。城市发病率高于农村。我国淋巴瘤死亡率为 1.5 万 /10 万,排在恶性肿瘤死亡的第 11～13 位。

【病因和发病机制】

淋巴瘤的病因和发病机制尚不完全清楚。

（一）病毒学说

EB 病毒与 HL 的关系极为密切。用荧光免疫法检查 HL 患者的血清,可发现部分患者有高效价抗 EB 病毒抗体,患者的淋巴结在电镜下可找到 EB 病毒颗粒,80% 以上的患者血清中 EB 病毒抗体滴定度明显增高。普通人群中 EB 病毒抗体滴定度高者,发病的机会也明显增多。

（二）遗传因素

日本的成人 T 细胞白血病 / 淋巴瘤有明显的家族集中趋势,且呈地区性流行。

（三）幽门螺杆菌感染

胃黏膜淋巴瘤是一种 B 细胞黏膜相关的淋巴样组织淋巴瘤,幽门螺杆菌抗原的存在与其发病有密切的关系,抗幽门螺杆菌治疗可改善其病情。

（四）免疫功能低下

遗传性或获得性免疫缺陷患者伴发淋巴瘤者较正常人为多,器官移植后长期应用免疫抑制剂而发生恶性肿瘤者,其中 1/3 为淋巴瘤。干燥综合征患者中淋巴瘤的发病率比一般人高。提示免疫功能低下与淋巴瘤的发生有关。

【病理和分型】

淋巴瘤典型的病理学特点为淋巴结正常滤泡结构、被膜及被膜周围组织和被膜下窦由大量异常淋巴细胞所破坏。按组织病理学改变特点,淋巴瘤可分为霍奇金淋巴瘤和非霍奇金淋巴瘤两大类。

（一）霍奇金淋巴瘤(HL)

受累淋巴结的正常结构被破坏,肿瘤组织成分复杂,但病变组织中找到 R-S 细胞是霍奇金淋巴瘤的特点。目前采用 2016 年世界卫生组织(WHO)的淋巴造血系统肿瘤分类,分为结节性淋巴细胞为主型 HL 和经典 HL 两大类。结节性淋巴细胞为主型占 HL 的 5%,经典型占 HL 的 95%。在我国,又以经典 HL 中混合细胞型(MCHL)最为常见,其次为结节硬化型(NSHL)、富于淋巴细胞型(LRHL)和淋巴细胞削减型(LDHL)。几乎所有的 HL 细胞均来源于 B 细胞,仅少数来源于 T 细胞。各型并非固定不变,霍奇金淋巴瘤淋巴结播散呈连续性,通常从原发部位向邻近淋巴结依次转移,而越过邻近淋巴结向远处淋巴结区的跳跃性播散较少见。

（二）非霍奇金淋巴瘤(NHL)

正常淋巴结结构破坏,增生或浸润的淋巴瘤细胞排列紧密,成分单一,与霍奇金淋巴瘤不同。依据 HE 染色的不同分成 10 个类型。非霍奇金淋巴瘤常原发或累及结外淋巴组织,往往跳跃性播散,越过邻近淋巴结向远处淋巴结转移。大部分非霍奇金淋巴瘤为侵袭性,发展迅速,易发生早期远处扩散。

【临床表现】

淋巴瘤细胞增生引起无痛性、进行性淋巴结肿大和肿块压迫症状,侵犯器官组织引起各系统症状是霍奇金淋巴瘤和非霍奇金淋巴瘤的共同临床表现,但二者的病理组织学变化不同也形成了各自的临床特点。

(一)霍奇金淋巴瘤(HL)

多见于青年,儿童少见。

1. 淋巴结肿大 60%~80% 患者的首见症状是无痛性颈部或锁骨上淋巴结进行性肿大,其次为腋下淋巴结肿大。肿大的淋巴结可以活动,也可互相粘连,融合成块,触诊有软骨样感觉。少数患者仅有深部淋巴结肿大。

2. 压迫症状 淋巴结肿大可压迫邻近器官,如压迫神经可引起疼痛;纵隔淋巴结肿大,可致咳嗽、胸闷、气促、肺不张及上腔静脉压迫综合征等;腹膜后淋巴结肿大可压迫输尿管,引起肾盂积水;硬膜外肿块导致脊髓压迫症等。

3. 浸润症状 HL 可引起肺实质浸润、胸腔积液、骨痛、腰椎或胸椎破坏、脊髓压迫症、肝大和肝痛、黄疸、脾大等。

4. 慢性消耗性症状 周期性发热、盗汗、乏力、消瘦、食欲减少等。

5. 其他 5%~16% 霍奇金淋巴瘤患者发生带状疱疹;饮酒后引起淋巴结疼痛是霍奇金淋巴瘤特有的,但并非每一个 HL 患者都是如此;皮肤瘙痒可为 HL 的唯一全身症状。

(二)非霍奇金淋巴瘤(NHL)

与 HL 比较,非霍奇金淋巴瘤的临床表现有如下特点:

1. 随年龄增长而发病增多,男性多于女性;除惰性淋巴瘤外,一般发展迅速。

2. 常以高热或各器官、各系统症状为首发表现。

3. 有远处扩散和结外侵犯倾向,以无痛性颈和锁骨上淋巴结进行性肿大为首发表现者较 HL 少。

4. 对各器官的压迫和浸润较霍奇金淋巴瘤多见 ①咽淋巴环病变表现为吞咽困难、鼻塞、鼻出血及颌下淋巴结大。②胸部以肺门及纵隔淋巴结受累最多,半数有肺部浸润和(或)胸腔积液,1/3 可有心包及心脏受侵。③累及胃肠道者以小肠为多见,其中半数以上为回肠,其次为胃,结肠很少受累;约 1/4~1/2 的患者有肝脏受累,脾大仅见于较后期的病例。④肾脏受累时表现为肾肿大、高血压、肾功能不全及肾病综合征。⑤中枢神经系统病变多在疾病进展期,以累及脑膜和脊髓为主。⑥骨骼损害以胸椎及腰椎最常见,股骨、肋骨、骨盆及颅骨次之。⑦皮肤受累表现为肿块、皮下结节、浸润性斑块、溃疡等。

5. 慢性消耗性症状 见于晚期,有发热、盗汗、乏力、消瘦、食欲减退等。

(三)淋巴瘤的临床分期

Ⅰ期:病变仅限于一个淋巴结区(Ⅰ),或单个结外器官局限受累(ⅠE)。

Ⅱ期:病变累及横膈同侧两个或更多的淋巴结区(Ⅱ),或病变局限侵犯淋巴结以外器官及横膈同侧一个以上淋巴结区(ⅡE)。

Ⅲ期:横膈上下均有淋巴结病变(Ⅲ),可伴脾累及(ⅢS)、结外器官局限受累(ⅢE),或脾与局限性结外器官受累(ⅢS+E)。

Ⅳ期:一个或多个结外器官受到广泛性或播散性侵犯,伴或不伴淋巴结肿大。如肝或骨髓受累,即使局限性也属Ⅳ期。

各临床分期按全身症状有无分为 A、B 两组,无症状者为 A,有症状者为 B。

全身症状包括三个方面：①发热 38℃以上，连续 3 天以上，且无感染原因；②6 个月内体重减轻 10% 以上；③盗汗。

【辅助检查】

（一）血液和骨髓检查

HL 常有轻度或中度贫血，部分患者白细胞轻度或明显增加。骨髓象多为非特异性改变，但骨髓涂片找到 R-S 细胞是霍奇金淋巴瘤骨髓浸润的依据。NHL 患者白细胞数多正常，伴有淋巴细胞绝对和相对增多。晚期并发急性淋巴瘤细胞白血病时，可呈现白血病样血象和骨髓象。

（二）生化及免疫学检查

疾病活动期有血沉增速，血清乳酸脱氢酶活性增高。乳酸脱氢酶升高提示淋巴瘤预后不良；血清碱性磷酸酶活力或血钙增加时，提示骨骼累及。中枢神经受累时脑脊液检查有 β_2- 微球蛋白升高；B 细胞 NHL 可并发抗球蛋白试验（Coombs 试验）阳性的溶血性贫血，少数患者有单克隆高球蛋白血症。

（三）影像学检查

首先能够发现深部肿大的淋巴结和受累器官，确定获取病理组织的部位。当确诊为淋巴瘤后，需要借助影像学资料明确病变范围，作出临床分期。超声检查和 CT 检查是常用的检查方法，有条件时可做淋巴造影检查或放射性核素淋巴显像。

（四）病理学检查

是诊断淋巴瘤及病理类型的最主要手段。选取较大的淋巴结，完整地取出，避免挤压，做细胞病理形态学检查和组织病理学检查。深部淋巴结可依靠 B 超或在 CT 引导下细针穿刺涂片，做细胞病理形态学检查。同时染色体易位检查有助于非霍奇金淋巴瘤的分型诊断。

（五）剖腹探查

一般不易接受。但必须为诊断及临床分期提供可靠依据时，如发热待查病例，临床高度怀疑淋巴瘤，B 超发现有腹腔淋巴结肿大，但无浅表淋巴结或病灶可供活检的情况下，为肯定诊断，或准备单用扩大照射治疗 HL 前为明确分期诊断，有时需要剖腹探查。在取淋巴结标本的同时切除脾脏做组织病理学检查。

【诊断和鉴别诊断】

（一）诊断

诊断要点是：①慢性、进行性、无痛性淋巴结肿大；②肿块压迫和肿瘤细胞的浸润症状；③淋巴结穿刺物涂片、淋巴结印片及病理切片检查可进行诊断和分型诊断；④血清乳酸脱氢酶、血清碱性磷酸酶、血钙升高；⑤骨髓活检和涂片寻找 R-S 细胞或淋巴瘤细胞。

（二）鉴别诊断

淋巴瘤需与其他淋巴结肿大疾病相区别。

1．局部淋巴结肿大要排除淋巴结炎和恶性肿瘤转移，结核性淋巴结炎多局限于颈两侧，可彼此融合，与周围组织粘连，晚期由于软化、溃破而形成窦道。

2．以发热为主要表现的淋巴瘤，需与结核病、败血症、结缔组织病、坏死性淋巴结炎和恶性组织细胞病等鉴别。

3．结外淋巴瘤需与相应器官的其他恶性肿瘤相鉴别。

4．R-S 细胞对 HL 的病理组织学诊断有重要价值，但近年报道 R-S 细胞可见于传染性单核细胞增多症、结缔组织病及其他恶性肿瘤。因此在缺乏 HL 其他组织学改变时单独见到 R-S 细胞，尚不能确诊为 HL。

【治疗】

近年来淋巴瘤的治疗取得了重大进展，HL 大部分都可治愈。NHL 疗效虽不如 HL，但也有部分病例得以治愈。现有的各种治疗手段各有其优劣，应合理应用，以期取长补短，使治疗更充分、更完全，最终提高治愈率。

（一）一般治疗

注意休息，避免劳累；加强营养，注意个人卫生。积极预防化疗、放疗中的不良反应，如出现放射性肺炎给予足量抗生素和大剂量激素及对症处理；胃肠道反应给予镇静、止吐等处理；放射性心包炎给予激素、利尿可控制病情。

（二）化疗、放疗相结合的综合治疗

化疗和放疗是目前治疗淋巴瘤的主要措施，二者联合应用后显著提高了疗效。组织学类型和临床分期是选择治疗方案的依据。

1. HL　由于从原发部位向邻近淋巴结依次转移时存在淋巴结区间的跳跃转移现象，故放疗时应实施扩大照射（表 5-2），剂量为 30~40Gy，3~4 周为 1 个疗程。保护肱骨、头、喉部及肺部免受照射。联合化疗对 HL 的疗效较好，而且化疗不会影响儿童的发育，也避免了剖腹探查病理分期对患者的损害。故对 HL 的 ⅠB、ⅡB 和 Ⅲ~Ⅳ 期患者，即使纵隔有大肿块，均应采用联合化疗＋局部照射。

表 5-2　HL 的治疗方法选择

临床分期	主要治疗方法
ⅠA、ⅡA	扩大照射：膈上采用斗篷式照射；膈下采用倒 Y 字照射
ⅠB、ⅡB、Ⅲ~Ⅳ	联合化疗＋局部照射

注：斗篷式照射部位包括两侧从乳突端至锁骨上下、腋下、肺门、纵隔至横膈的淋巴结；Y 字照射部位包括从膈下淋巴结到腹主动脉旁、盆腔及腹股沟淋巴结，同时照射脾区。

化疗则采用多药联合组成方案（表 5-3），争取首次治疗获得缓解，有利于患者的长期存活。MOPP 方案用 6 个疗程，或一直用至完全缓解，再额外给 2 个疗程，完全缓解率为 80%，5 年生存率达 75%。ABVD 方案对生育功能影响小，不引起继发性肿瘤，成为目前 HL 的首选方案。主张 ABVD 方案缓解后巩固 2 个疗程，即结束治疗。如 ABVD 方案失败，可考虑大剂量化疗或自体造血干细胞移植。

2. NHL　跳跃性播散且有较多结外侵犯，扩大照射的治疗作用不如 HL，决定了其治疗策略应以化疗为主，待病情缓解后酌情进行区域性放疗。NHL 按病理分类及恶性度选择化疗方案，基本的化疗方案为 COP 方案或 CHOP 方案。CHOP 方案每 2~3 周为 1 个疗程，完全缓解后巩固 2 个疗程，但总化疗不应少于 6 个疗程。CHOP 方案的 5 年无病生存率达 41%~80%。

全身广泛散布的淋巴瘤或有向白血病发展倾向者或已转化成白血病的患者，可试用治疗淋巴细胞白血病的化疗方案。

表 5-3　淋巴瘤的化疗方案

方案	药物	用法	备注
MOPP	（M）氮芥	4mg/m^2 静注，第 1 天及第 8 天	疗程间
	（O）长春新碱	1~2mg 静注，第 1 天及第 8 天	休息 2 周
	（P）丙卡巴肼	70mg/（m^2·d）口服，第 1~14 天	
	（P）强的松	40mg/d 口服，第 1~14 天	
ABVD	（A）阿霉素	25mg/m^2 静注，第 1 天及第 15 天	疗程间
	（B）博莱霉素	10mg/m^2 静注，第 1 天及第 15 天	休息 2 周
	（V）长春花碱	6mg/m^2 静注，第 1 天及第 15 天	
	（D）达卡巴嗪	375mg/m^2 静注，第 1 天及第 15 天	

续表

方案	药物	用法	备注
COP	（C）环磷酰胺	400mg/(m²·d)口服,第1~5天	
	（O）长春新碱	1.4mg/m² 静注,第1天	3周一疗程
	（P）泼尼松	100mg/(m²·d)口服,第1~5天	
CHOP	（C）环磷酰胺	750mg/m² 静注,第1天	
	（H）阿霉素	50mg/m² 静注,第1天	3周一疗程
	（O）长春新碱	1.4mg/m² 静注,第1天	
	（P）泼尼松	100mg/(m²·d)口服,第1~5天	

（三）生物治疗

1. 单克隆抗体　凡 CD20 阳性的 B 细胞淋巴瘤,均可用 CD20 单抗（利妥昔单抗）治疗。NHL 大部分为 B 细胞性,90% 表达 CD20。HL 的淋巴细胞为主型也高密度表达 CD20。已有临床研究报告,联合化疗前使用一次利妥昔单抗（375mg/m²）可明显提高 NHL 的完全缓解率并可延长无病生存时间。在造血干细胞移植前用利妥昔单抗作体内净化,可以提高移植治疗的疗效。

2. 干扰素　对 T 细胞皮肤淋巴瘤（蕈样肉芽肿）和滤泡性小裂细胞型有部分缓解作用。

3. 抗幽门螺杆菌的药物　胃黏膜淋巴瘤经抗幽门螺杆菌治疗后,部分患者症状改善,淋巴瘤消失。

（四）造血干细胞移植

自身造血干细胞移植治疗侵袭性淋巴瘤取得了令人鼓舞的成果,其中 40%~50% 以上获得肿瘤负荷缩小,18%~25% 的复发病例被治愈,比常规化疗长期生存率增加 30% 以上。自体外周血干细胞移植用于淋巴瘤治疗时,移植物受淋巴瘤细胞污染的机会小,造血功能恢复快,并适用于骨髓受累或经过盆腔照射的患者。

临床上对 55 岁以下、重要脏器功能正常,如属缓解期短、难治易复发的侵袭性淋巴瘤、4 个 CHOP 方案能使淋巴结缩小超过 3/4 者,可考虑全淋巴结放疗（即斗篷式合并倒 Y 字式扩大照射）及大剂量联合化疗后进行造血干细胞移植,以期最大限度地杀灭肿瘤细胞,取得较长期缓解和无病存活。

（五）手术治疗

合并脾功能亢进者,如有切脾指征,可行脾切除术以提高血象,为以后化疗创造有利条件。

（六）中医药治疗

本病可归属中医学"阴疽""痰核""恶核"等范畴。早期以祛邪为主;中期以扶正与祛邪相结合;晚期以扶正为主,佐以祛邪。中医扶正培本,可以减轻化放疗的毒副作用,提高疗效。

【预后和预防】

（一）预后

淋巴瘤的治疗已取得了很大进步,HL 已成为化疗可治愈的肿瘤之一。HL 的预后与组织类型及临床分期紧密相关,淋巴细胞为主型预后最好,5 年生存率为 94.3%;其次是结节硬化型,混合细胞型较差,而淋巴细胞消减型最差。HL Ⅰ期与Ⅱ期 5 年生存率在 90% 以上;有全身症状者较无全身症状者为差;儿童及老年人的预后一般比中青年为差;女性治疗的预后较男性为好。

近年来,国际上将年龄大于 60 岁、分期为Ⅲ期或Ⅳ期、结外病变 1 处以上、需要卧床或生活需要别人照顾、血清 LDH 升高等 5 个预后不良因素来判断 NHL 预后。

（二）预防

早期发现,早期诊断,早期治疗。注意饮食卫生,加强体育锻炼,增强体质,提高机体抗肿瘤免疫力,预防各种感染。

第四节　出血性疾病

一、出血性疾病概述

人体血管受到损伤时,血液可自血管外流或渗出。此时,机体将通过一系列生理性反应使出血停止,此即止血。止血过程有多种因素参与,主要依赖于血管壁的结构和功能、血小板的质量和数量、血浆凝血因子活性,以及健全的神经体液调节等。因止血功能缺陷而引起的以自发性出血或血管损伤后出血不止为特征的疾病,称为出血性疾病。

【正常止血与凝血机制】

(一)血管因素

1. 血管收缩　是人体对出血最早的生理性反应。当血管受损时,局部血管发生收缩,导致管腔变窄、破损伤口缩小或闭合。血管收缩通过神经反射及多种介质调控完成。

2. 激活血小板　血管内皮细胞受损后表达并释放血管性血友病因子,使血小板在损伤部位黏附和聚集。血管内皮细胞尚可通过调节血中一氧化氮(NO)浓度影响血小板功能。

3. 激活凝血系统　血管内皮细胞受损后表达并释放组织因子,启动外源性凝血;基底胶原暴露激活因子Ⅻ,启动内源性凝血。

(二)血小板因素

1. 黏附功能　血小板黏附于血管破损处,并参与血管内皮的再生和修复。

2. 聚集功能　血小板之间互相黏着,形成白色血栓。

3. 释放功能　血小板膜磷脂释放花生四烯酸,随后转化为血栓烷 A_2,进一步促进血小板聚集、血管强烈收缩,有利于止血。

4. 促凝功能　血小板激活时,释放一些凝血因子,促进凝血过程。

5. 血块收缩功能　有利于伤口愈合。

(三)凝血机制

血液凝固是无活性的凝血因子(酶原)被有序地、逐级放大地激活,转变为有蛋白降解活性的凝血因子的系列性酶反应过程。凝血的最终产物是血浆中的纤维蛋白原转变为纤维蛋白。

1. 凝血因子　目前已知直接参与人体凝血过程的凝血因子有 14 个,大多数由肝脏合成。除钙离子(因子Ⅳ)外均为蛋白质,除组织因子(因子Ⅲ)外均存在于血液中。按发现的先后顺序以罗马数字编号,数字右下角加 a 表示该因子被激活。

2. 凝血过程　包括三个阶段:①凝血活酶生成。凝血活酶的生成过程一般被分为外源性和内源性两种途径。外源性途径是血管壁或组织损伤释放组织因子从而激活因子 X;内源性途径是血管损伤内皮下胶原暴露从而激活因子 X,在钙离子的参与下被激活的因子 X 与血小板磷脂 (PF_3) 形成复合物,即凝血活酶。②凝血酶生成。血浆中无活性的凝血酶原在凝血活酶的作用下转变成凝血酶。③纤维蛋白生成。在凝血酶作用下,纤维蛋白原依次裂解形成纤维蛋白单体,单体交联聚合,完成凝血过程。

【抗凝与纤维蛋白溶解机制】

(一)抗凝系统的组成及作用

1. 细胞抗凝作用　①单核-巨噬细胞系统:吞噬清除血液中各种促凝物质。②肝细胞:合成抗凝因子,灭活被激活的凝血因子。③血管内皮细胞:合成和释放前列环素,抑制血小板的聚集和释放功能。

2. 体液抗凝作用 包括诸多抗凝因子,主要通过灭活被活化的抗凝因子而发挥作用。如,①抗凝血酶Ⅲ(AT-Ⅲ):是人体最主要的抗凝因子,主要由肝脏和血管内皮细胞生成。②蛋白C系统:主要在肝脏合成。③肝素:主要由肺或肠黏膜肥大细胞合成。

(二)纤维蛋白溶解系统的组成及激活

1. 纤溶系统的组成 主要由纤溶酶原、纤溶酶原激活剂(包括组织型纤溶酶原活化剂、尿激酶)、纤溶酶原激活抑制物等组成。

2. 纤溶系统的激活 ①内源途径:与内源性凝血过程有关,当Ⅻ因子被激活后,生成激肽释放酶,把纤溶酶原转化为纤溶酶。②外源途径:血管及组织损伤时组织型纤溶酶原活化剂及尿激酶释放入血,激活纤溶酶原。

3. 纤溶过程 ①纤溶酶原激活转化为纤溶酶;②纤溶酶将纤维蛋白降解成小分子多肽及一系列碎片,称纤维蛋白降解产物(FDP)。

正常情况下为了保持血液在血管内畅通地流动,体内的凝血系统、抗凝系统、纤溶系统维持着动态平衡,平衡一旦破坏则发生出血性疾病或血栓性疾病。

【出血性疾病分类】

(一)血管壁异常

1. 先天性或遗传性 如遗传性出血性毛细血管扩张症、家族性单纯性紫癜、先天性结缔组织病等。

2. 获得性 如败血症、过敏性紫癜、药物性紫癜、维生素C缺乏症、糖尿病、库欣综合征、结缔组织病、动脉硬化、机械性紫癜和体位性紫癜等。

(二)血小板异常

1. 血小板数量异常

(1)血小板减少:①生成减少,如再障、白血病、放疗及化疗后的骨髓抑制;②破坏过多,发病多与自身免疫有关,如原发免疫性血小板减少症(ITP);③血小板消耗过度,如弥散性血管内凝血(DIC);④分布异常,如脾功能亢进。

(2)血小板增多:①原发性,如原发出血性血小板增多症;②继发性,如脾切除术后。

2. 血小板质量异常 ①遗传性:如血小板无力症、巨大血小板综合征、血小板颗粒性疾病。②获得性:由抗血小板药物、感染、尿毒症、异常球蛋白血症等引起。

(三)凝血异常

1. 先天性或遗传性

(1)血友病A、B及遗传性FⅪ缺乏症

(2)遗传性凝血酶原缺乏症,FⅤ、FⅦ、FⅩ缺乏症,遗传性纤维蛋白原缺乏及减少症,遗传性FⅩⅢ缺乏及减少症。

2. 获得性 ①肝病性凝血障碍;②维生素K缺乏症;③尿毒症性凝血异常等。

(四)抗凝及纤维蛋白溶解异常

主要为获得性疾病:①肝素使用过量;②香豆素类药物过量及敌鼠钠中毒;③抗因子Ⅷ、Ⅸ抗体形成;④蛇咬伤,水蛭咬伤和溶栓药物过量等。

(五)复合性止血机制异常

1. 先天性或遗传性 血管性血友病(vWD)。

2. 获得性 弥散性血管内凝血(DIC)。

【出血性疾病的诊断】

(一)病史

了解患者出血史至为重要,须注意以下几方面。①出血特点:包括出血部位、持续时间、出血量。以皮肤及黏膜的瘀点、瘀斑为主,多提示血小板性或血管性出血;如瘀斑隆起,多提示为血管性；如以深部组织（肌肉关节腔）出血为主，则提示凝血因子缺乏。此外，前二者往往于外伤后可即刻出血，持续时间短；后者发生缓慢，持续时间长。②出血诱因：有药物接触史，多提示血小板性；如轻伤后出血不止，多为凝血因子障碍。③既往病史：是否患有肝病、糖尿病、尿毒症、免疫性疾病等。④家族史：因遗传性出血疾病常有一定遗传方式，应询问祖代、父代及近亲中有无类似病史及出血史。

（二）体格检查

观察出血范围、部位。是否分布对称，平坦或高出皮表。有无肌肉出血或关节腔出血。是否伴有皮肤瘙痒，荨麻疹，贫血，肝、脾、淋巴结肿大，黄疸，蜘蛛痣，腹水，关节畸形，皮肤异常扩张的毛细血管团。注意心率、呼吸、血压、末梢循环情况等。

（三）辅助检查

根据病史及体格检查可能提供的一些诊断线索，先选择一些简单的试验项目进行筛选，然后再做较复杂的确诊性试验，必要时做一些特殊检查。

1. 筛选试验

（1）血管异常：出血时间（BT）、毛细血管脆性试验。

（2）血小板异常：血小板计数、血块收缩试验、BT及毛细血管脆性试验。

（3）凝血异常：凝血时间（CT）、活化部分凝血活酶时间（APTT）、凝血酶原时间（PT）、凝血酶原消耗时间（PCT）及凝血酶时间（TT）等。

2. 确诊试验

（1）血管异常：毛细血管镜、血管性血友病因子（vWF）、内皮素-1（ET-1）及血栓调节蛋白（TM）测定等。

（2）血小板异常：血小板形态、平均体积、血小板黏附及聚集功能，PF_3 有效性测定，血小板相关抗体（PAIg）及 TXB_2 测定等。

（3）凝血异常：①凝血第一阶段，因子Ⅻ、Ⅺ、Ⅹ、Ⅸ、Ⅷ、Ⅶ、Ⅴ及TF等抗原及活性测定；②凝血第二阶段，凝血酶原抗原及活性，凝血酶碎片 1+2（F_{1+2}）测定；③凝血第三阶段，纤维蛋白原、异常纤维蛋白原、血（尿）纤维蛋白肽A（FPA）测定，因子ⅩⅢ抗原及活性测定等。

（4）抗凝异常：①AT-Ⅲ抗原及活性，或凝血酶-抗凝血酶复合物（TAT）测定；②PC及相关因子测定；③因子Ⅷ：C抗体测定；④狼疮抗凝物或心磷脂类抗凝因子测定。

（5）纤溶异常：①鱼精蛋白副凝（3P）试验；②血、尿FDP测定；③D-二聚体（D-dimer）测定；④纤溶酶原测定；⑤组织型纤溶酶原活化剂测定。

3. 特殊试验　对某些遗传性疾病及一些特殊、少见的出血性疾病，在上述实验基础上，可能还需要进行一些特殊检查，才能确定诊断。如蛋白质结构分析、氨基酸测序、基因分析及免疫病理学检查等。

（四）诊断步骤

按照先常见病后少见病及罕见病、先易后难、先普通后特殊的原则，逐层深入进行程序性诊断。①确定是否属出血性疾病范畴；②大致区分是血管、血小板异常，抑或为凝血障碍或其他疾病；③判断是数量异常或质量缺陷；④通过病史及家系调查等，初步确定为先天性、遗传性或获得性；⑤如为先天或遗传性疾病，应进行基因及其他分子生物学检测，以确定其病因的准确性质及部位。

【出血性疾病的防治】

（一）病因防治

对获得性出血性疾病，必须针对病因，进行积极防治。

1. 防治基础疾病　如控制感染，积极治疗肝胆疾病、尿毒症等。

2. 避免使用可加重出血的药物　如阿司匹林、保泰松、吲哚美辛、噻氯匹定、华法林及肝素等药。

3.防止外伤 尽可能避免手术及深部肌内注射,做好血友病携带者产前检查,防止病儿出生。

(二)止血治疗

1.替代疗法 对凝血功能障碍所致的出血主要采用补充血小板和(或)相关凝血因子的替代疗法。新鲜血浆中含有除 TF、Ca^{2+} 以外的全部的凝血因子,紧急情况下输注新鲜血浆是一种可靠的替代疗法。此外,可根据情况补充血小板悬液、全血及冷沉淀物等。

2.止血药物 ①作用于血管的药物:卡巴克络(安络血)、曲克芦丁、垂体后叶素、维生素 C 及糖皮质激素等。②促血液凝固的药物:维生素 K、鱼精蛋白硫酸盐、纤维蛋白原、凝血酶原复合物、立止血、抗血友病球蛋白及去氨加压素等。③抗纤溶药物:抑肽酶、氨基己酸(EACA)、氨甲苯酸(PAMBA)及氨甲环酸等。④局部止血药物:如凝血酶及明胶海绵等。

3.局部处理 包括局部加压包扎、固定及手术结扎局部血管等。

(三)其他治疗

1.基因疗法 适用于某些先天性出血性疾病,如血友病等。

2.抗凝药物治疗 DIC 时可用肝素等抗凝药终止异常凝血过程,减少凝血因子、血小板的消耗,可发挥一定的止血作用。

3.血浆置换 可去除抗体和毒素,减少对血小板的破坏。

4.手术治疗 包括脾切除、血肿清除等。

5.中医中药 传统医学认为止血贵在辨证,辨虚实、辨寒热、辨病变脏腑,从而分型论治,气血亏虚者宜养血摄血,血热妄行者宜凉血止血,瘀血阻络者宜通络止血。实验研究表明,中药中有止血作用的药物相当多,如蒲黄、柿子叶粉、血凝片等有降低毛细血管通透性和收缩血管的作用;血余炭粗晶液、大黄等有增强血小板功能的作用;荆芥炭脂溶性提取液、赤石脂、党参注射液等均可增强止血功能。

二、过敏性紫癜

过敏性紫癜是一种常见的血管变态反应性出血性疾病。患者为过敏体质,对某些致敏物质发生变态反应,引起广泛的小血管炎,使毛细血管脆性及通透性增加,血液外渗,产生皮肤紫癜、黏膜及某些器官出血。可同时伴随皮肤水肿、荨麻疹等其他过敏表现。无血小板减少和凝血功能障碍。

本病可见于任何年龄,尤以儿童及青少年多见,男性略多于女性(2.5∶1)。春秋季发病较多。

【病因和发病机制】

(一)病因

本病属免疫性血管疾病,致敏因素主要有:

1.感染 细菌中以乙型溶血性链球菌为常见,其次有金黄色葡萄球菌、结核分枝杆菌和肺炎球菌等。病毒中以流感病毒、风疹病毒、水痘病毒、流行性腮腺炎病毒和肝炎病毒等为最常见。寄生虫中以蛔虫感染最多见,其次为钩虫及其他寄生虫。寄生虫的代谢产物或死后分解产物,均可使机体发生变态反应。

2.食物 以高蛋白动物性食物为主,主要有鱼、虾、蟹、牛奶、蛋、鸡等。

3.药物 主要为抗生素(青霉素类、头孢菌素类和磺胺类),解热镇痛药(水杨酸类、保泰松和吲哚美辛),以及抗结核药(异烟肼)。其他如镇静剂、阿托品、噻嗪类利尿剂等。

4.其他 如寒冷、外伤、昆虫叮咬、花粉、疫苗接种、结核菌素试验、更年期,甚至精神因素等。

（二）发病机制

1. 免疫复合物型反应　蛋白质及其他大分子致敏原作为抗原，刺激人体产生抗体（主要为IgG），后者与抗原结合成抗原-抗体复合物，沉积于血管内膜，激活补体，导致中性粒细胞的游走、趋化及一系列炎性介质的释放，引起血管炎症反应，使毛细血管脆性及通透性增加，血液外渗。此种炎性反应除见于皮肤、黏膜小动脉及毛细血管外，尚可累及肠道、肾脏及关节腔等部位小血管。

2. 速发型超敏反应　小分子致敏原作为半抗原，与人体内某些蛋白质结合构成抗原，刺激机体产生抗体（主要为IgE），此类抗体吸附于血管及其周围的肥大细胞，当上述半抗原再度进入体内时，即与肥大细胞上的抗体产生免疫反应，致肥大细胞释放一系列炎性介质，引起血管炎性反应。小动脉壁纤维素样坏死，血管周围浆液渗出及炎细胞浸润。

【临床表现】

多数患者发病前1～3周有全身不适、低热、乏力及上呼吸道感染等前驱症状，随之出现典型临床表现。依其症状、体征不同，可分为如下几种类型。

（一）单纯型（紫癜型）

为最常见类型。表现为皮肤紫癜，主要局限于四肢，尤其是下肢及臀部，躯干极少受累及，可伴有痒感或疼痛。紫癜常有成批反复发生、对称分布等特点。紫癜大小不等，初呈深红色，按之不褪色，可融合成片或略高出皮肤表面，呈出血性丘疹或小型荨麻疹，严重者可融合成大血疱，中心呈出血性坏死。随后数日内紫癜渐变成紫色、黄褐色、淡黄色。经7～14天逐渐消退。

（二）腹型

因消化道黏膜及腹膜脏层毛细血管受累而产生一系列消化道症状及体征，如恶心、呕吐、腹泻及黏液便、便血等。其中腹痛最为常见，常为阵发性绞痛，多位于脐周，也可在下腹或全腹，发作时可因腹肌紧张及明显压痛、肠鸣音亢进而误诊为外科急腹症。在幼儿可因肠壁水肿、蠕动增强等而致肠套叠，有时可发生肠穿孔。腹部症状、体征多与皮肤紫癜同时出现，偶可发生于紫癜之前。

（三）关节型

除有皮肤紫癜外，因关节部位血管受累，出现关节肿胀、疼痛、压痛及功能障碍等表现。多发生于膝、踝、肘、腕等大关节，呈游走性、反复性发作，经数日而愈，不遗留关节畸形。常易误诊为"风湿性关节炎"。

（四）肾型

病情最为严重的一种类型，发生率可高达12%～40%。在皮肤紫癜基础上，因肾小球毛细血管炎性反应而出现血尿、蛋白尿及管型尿，偶见水肿、高血压及肾衰竭等表现。肾损害多发生于紫癜出现后1周，亦可延迟出现。多在3～4周内恢复，少数病例因反复发作而演变为慢性肾炎或肾病综合征。

（五）混合型

以上四型（皮肤、关节、腹部、肾脏）可单独存在，两种以上合并存在时称为混合型。

（六）其他

少数患者还可以因病变累及脑膜血管，表现为头痛、呕吐、谵妄、抽搐、瘫痪和昏迷等。累及眼部血管，而出现视神经萎缩、虹膜炎、视网膜出血及水肿等。累及呼吸系统，表现为咯血、哮喘、胸膜炎、肺炎等。

【辅助检查】

（一）常规检查

白细胞计数可增加，嗜酸性粒细胞增加，血小板计数正常。肾型或混合型者可有血尿、蛋白尿、管型尿。大便潜血（+）。

（二）毛细血管脆性试验

半数以上患者毛细血管脆性试验为阳性。毛细血管镜检查可见毛细血管扩张,扭曲及渗出性炎性反应。

（三）止血凝血功能检查

除出血时间可能延长外,其他均为正常。

【诊断和鉴别诊断】

（一）诊断

诊断要点:①发病前 1～3 周有低热、咽痛、全身乏力或上呼吸道感染史;②典型四肢皮肤紫癜,可伴有腹痛和(或)血尿;③血小板计数、血小板功能及凝血功能检查正常;④排除其他原因所致的血管炎及紫癜。

（二）鉴别诊断

本病需与下列疾病进行鉴别:①原发免疫性血小板减少症,出血点小,很少融合,不伴瘙痒,血小板减少,骨髓巨核细胞成熟障碍;②肾小球肾炎;③风湿性关节炎;④外科急腹症等;⑤系统性红斑狼疮,由于本病的特殊临床表现及绝大多数实验检查正常,鉴别一般无困难。

【治疗】

（一）去除病因

寻找并清除过敏原很重要,如扁桃体炎及其他感染病灶治愈后,本病也常获得缓解。曾经有经驱钩虫后顽固性紫癜得到治愈的报道。避免可疑的药物、食物及其他因素。

（二）一般治疗

1. 抗组胺药　常用有:①氯苯那敏(扑尔敏)4mg,每日 3 次,口服;②苯海拉明或异丙嗪 25mg,每日 3 次,口服;③阿司咪唑(息斯敏)10mg,每日 1 次,口服;④10% 葡萄糖酸钙 10ml,静脉注射,每日 1 次;⑤氯雷他定 10mg,每日 1 次,口服;⑥西替利嗪 10mg,每日 1 次,口服。

2. 改善血管通透性药物　维生素 C、曲克芦丁等。维生素 C 以大剂量(5～10g/d)静脉注射疗效较好,持续用药 5～7 天。曲克芦丁 20～40mg,口服,每日 2 次。

3. 其他止血药　卡巴克络 10mg,每日 2～3 次,肌内注射;或用 40～60mg,加入葡萄糖液中静脉滴注。酚磺乙胺 0.25～0.5g,每日 2～3 次,肌内注射,或静脉滴注。有肾脏病变者应慎用抗纤溶药。

（三）糖皮质激素

可抑制抗原-抗体反应,改善毛细血管通透性,减轻血管炎症和组织水肿,改善腹痛及关节痛症状。但不能改善病程,也不能预防肾炎的发生。常用泼尼松 30～40mg/d,顿服或每日分 3 次服;严重者可用氢化可的松 100～200mg/d,或地塞米松 10～20mg/d,静脉滴注,连续 3～5 天,病情好转后改口服。病情控制后宜用小剂量维持治疗,糖皮质激素疗程一般不超过 30 天,肾型紫癜者可酌情延长。

（四）对症治疗

腹痛较重者可予阿托品或山莨菪碱,口服或皮下注射;关节痛可酌用止痛药;呕吐严重者可用止吐药;伴发呕血、血便者,可用抑制胃酸分泌药等治疗。

（五）免疫抑制剂

并发膜性、增殖性肾炎,以上治疗效果不佳者,可采用环磷酰胺 2～3mg/(kg·d)静脉注射,或硫唑嘌呤 2～3mg/(kg·d)口服,但应注意血象及其他副反应。也可与激素合用。

（六）中医中药

本症是风热毒邪入侵,与气血相搏,热伤脉络,使血不循经,溢于脉外,渗于肌肤而成。热毒发斑者,宜用凉血解毒,代表方为银翘解毒汤加减。皮肤瘙痒,加白鲜皮;关节肿痛,加当归、川芎、牛膝;腹痛,加白芍;尿血,加白茅根。热毒清除后可改用归脾汤加减或红枣汤治疗。雷公藤及丹参对难治性紫癜性肾炎有良好的治疗作用。

【预后和预防】

（一）预后

本病一般预后良好，常可自愈，病程多为2～4周。本病可复发，首次发作严重者，复发率高。肾型紫癜病程较长，可达4～5年，预后差。

（二）预防

积极寻找过敏原，不吃可诱发本病的药物或食物。加强锻炼，增强体质，预防和治疗各种感染，在春秋好发季节更应注意预防病毒和细菌感染。

三、原发免疫性血小板减少症

原发免疫性血小板减少症（idiopathic thrombocytopenic purpura，ITP），既往也称特发性血小板减少性紫癜，是一种免疫介导的血小板过度破坏和血小板生成受抑所致的出血性疾病。临床特征是广泛皮肤、黏膜或内脏出血，血小板减少，骨髓巨核细胞发育成熟障碍，血小板生存时间缩短及抗血小板抗体（PAIgG）出现。临床上分为急性型和慢性型，前者多见于儿童，后者好发于40岁以下之女性，男女比约为1∶4。

【病因和发病机制】

病因和发病机制未完全明确，可能与下列因素有关：

（一）感染

细菌或病毒感染与ITP发病有密切关系，其佐证有：①约80%的急性原发免疫性血小板减少症患者，在发病前2周左右有上呼吸道感染史；②慢性原发免疫性血小板减少症患者，常因感染而致病情加重；③病毒感染后发生的ITP患者血中可发现抗病毒抗体或免疫复合物，并证实抗体滴度及免疫复合物水平与血小板计数及寿命呈正相关。

（二）免疫因素

免疫因素的参与可能是ITP发病的重要原因：①正常人的血小板输入ITP患者体内，其生存期明显缩短（12～24小时），而ITP患者血小板在正常人血清或血浆中，存活时间正常（8～10日），提示患者血浆中可能存在破坏血小板的某种物质；②50%～70%以上的ITP患者血浆及血小板表面可检测到抗血小板抗体（PAIgG），PAIgG的量与病情严重程度呈正相关；③糖皮质激素及近年开展的血浆置换、静注丙种球蛋白等治疗对ITP有肯定疗效。

（三）肝、脾的作用

病毒抗原抗体复合物与血小板Fc受体结合或者病毒抗原产生的抗血小板抗体（PAIgG）与血小板结合后，血小板表面性状发生改变，在通过脾时易在脾窦中滞留，增加了血小板在脾中被单核-吞噬细胞系统吞噬、清除的可能性，使血小板破坏增多。此外，体外培养证实，脾是ITP患者PAIgG的产生部位。临床部分患者切除脾脏后，PAIgG减少，血小板迅速上升。肝在血小板的破坏中有与脾类似的作用，少数患者切除脾脏后血小板不升高，可能是致敏血小板在肝脏内被清除。

（四）其他因素

ITP在女性多见，且多发于40岁以前，推测ITP发病可能与雌激素有关。

【临床表现】

（一）急性型

半数以上发生于10岁以下儿童，无性别差异，冬春季节发病较多。临床特点如下：

1．起病方式 80%以上患者在发病前1～3周有感染史，以上呼吸道感染、风疹、麻疹、水痘居多。也可发生在疫苗接种后。起病急骤，进展快。

2．出血特点

（1）皮肤黏膜出血严重而广泛：全身皮肤出血呈大小不等的瘀点、紫癜、瘀斑，严重时可有血疱及血肿形成，出血部位分布不均，以四肢为多。黏膜出血中，鼻出血、牙龈出血、口腔黏膜出血及舌出血常见。损伤及注射部位可渗血不止或形成大片瘀斑。

（2）内脏出血多见：当血小板低于 $20×10^9/L$ 时，可有内脏出血，如呕血、黑便、咯血、血尿、阴道出血、视网膜出血；严重时可有颅内和蛛网膜下腔出血，表现为剧烈头痛、意识障碍、瘫痪及抽搐等，是本病致死的主要原因。

3．全身表现　部分患者可有畏寒、寒战、发热；出血量过大可导致血压降低，甚至失血性休克；出血时间较长或范围过于广泛者，可出现程度不等的贫血。

4．病情转归　急性患者80%呈自限性，常在数周内恢复或者痊愈。如果病程超过半年以上仍不能痊愈，应考虑为慢性型。

（二）慢性型

占ITP的80%，主要见于40岁以下女性。

1．起病方式　隐匿，一般无前驱症状，较难确定发病时间。病情进展缓慢，感染常可以使病情加重。

2．出血特点

（1）皮肤黏膜出血轻微而局限：多表现为皮肤和黏膜瘀点、瘀斑，及外伤后出血不止等，很少形成血肿；鼻出血、牙龈出血也很常见，出血容易控制。

（2）内脏出血少见：月经过多较常见，在部分患者可为唯一临床症状，而严重内脏出血较少见，出血容易停止。部分患者病情可因感染等而骤然加重，出现广泛、严重皮肤黏膜和内脏出血。

3．全身表现　一般无全身表现，长期或反复出血患者可出现贫血；病程达半年者，部分可出现轻度脾大。

4．病情转归　慢性患者很难自然缓解，少数病例经治疗缓解后又可再发作。

【辅助检查】

（一）血象

急性型血小板明显减少，多在 $20×10^9/L$ 以下。出血严重时可伴贫血，白细胞可增高。偶有嗜酸性粒细胞增多。慢性者，血小板多在 $(30\sim80)×10^9/L$，常见巨大畸形的血小板。

（二）骨髓象

急性型骨髓巨核细胞数正常或增多，多为幼稚型，细胞边缘光滑，无突起、胞质少、颗粒大。慢性型骨髓巨核细胞一般明显增多，颗粒型巨核细胞增多，但胞质中颗粒较少，嗜碱性较强。红系及粒系、单核系正常。

（三）免疫学检查

PAIg 主要为 IgG，亦可为 IgM。国内应用酶联免疫吸附试验测定原发免疫性血小板减少症患者 PAIgG、PAIgM 和血小板相关补体（PAC3）阳性率分别为94%、35%、39%。其增高程度与血小板计数呈负相关。

（四）其他

出血时间延长，束臂试验阳性，血块收缩不佳，血小板黏附、聚集功能减弱，^{51}Cr 或 ^{111}In 标记血小板测定，其寿命缩短。

【诊断和鉴别诊断】

（一）诊断

1．诊断标准

（1）至少2次化验血小板计数减少，血细胞形态无异常。

（2）广泛出血累及皮肤、黏膜及内脏。脾脏不增大或仅轻度增大。

（3）骨髓检查巨核细胞数正常或增多，有成熟障碍。

（4）具备以下 5 点中任何一点：①泼尼松治疗有效；②脾切除有效；③PAIg 增高；④PAC3 增高；⑤血小板寿命缩短。

（5）排除继发性血小板减少症。

2. 原发免疫性血小板减少症急性型与慢性型的鉴别　见表 5-4。

表 5-4　原发免疫性血小板减少症急性型与慢性型鉴别

鉴别项	急性型	慢性型
年龄	2～6 岁	20～40 岁
性别	无差异	男女比约为 1：4
诱因	发病前 1～3 周有感染史	不常有
起病	急	缓慢
症状	黏膜及内脏出血常见	不常见
血小板计数	常 $<20\times10^9/L$	$(30\sim80)\times10^9/L$
巨核细胞	正常或增多、幼稚型、体积小、无血小板形成	正常或明显增多，体积正常、血小板形成减少
病程	2～6 周，最长 6 个月	数月至数年
自行缓解	80%	少见、常反复发作

（二）鉴别诊断

本病确诊需排除继发性血小板减少症，如再生障碍性贫血、白血病、系统性红斑狼疮、脾功能亢进症、溶血性贫血、药物性免疫性血小板减少等。上述疾病导致的血小板减少均有原发病的特点，结合实验室检查可资鉴别。原发免疫性血小板减少症与过敏性紫癜的鉴别，后者为对称性出血斑丘疹，下肢多见，血小板计数正常。

知识拓展

单纯性紫癜

单纯性紫癜，多见于青年女性，是一种原因不明的血管性出血性疾病。其临床表现的特点是：①自发性下肢和臀部出现瘀点和瘀斑，局限于四肢，上肢少见，有反复发生及自愈倾向；②病情多于月经期加重，不予治疗紫癜亦可自行消退；③除约 90% 的患者毛细血管脆性试验阳性外，有关血小板、凝血的检查均正常；④本病无损健康，预后良好，一般无需治疗。

它的特点：自发性轻微的皮肤瘀点或瘀斑，以双下肢为主，偶可发生在上肢，但很少发生于躯干部，无诱发因素。瘀斑或瘀点大小不等，分布不均，不高出表面，压之不褪色也不疼痛。出现瘀斑前局部可有轻微疼痛，常在第 2 天清晨穿衣时自觉腿部皮肤隐痛，检查时发现瘀斑。不经治疗，瘀斑可自行消退，留下青黄色色素沉着斑块，以后逐渐消失。紫癜常反复发作，在月经期加重。

【治疗】

（一）一般治疗

急性型及重症者应住院治疗，限制活动，加强护理，避免外伤，尤其是头部损伤。禁用阿司匹林等一切影响血小板聚集的药物，以免加重出血。积极预防控制感染。给大剂量维生素 C 以减少出血倾向，并给予止血药物及局部止血。出血严重者输新鲜血或血小板，成人给予 10～20U/ 次（从 200ml 循环血中单采所得的血小板为 1U 血小板），根据病情可重复使用。多次输注血小板易使受者产生同种抗体,影响疗效。

慢性型出血不严重者或在缓解期均无需特殊治疗,但应避免感染而引起复发,避免外伤引起出血。

(二)糖皮质激素

一般情况下为首选治疗,近期有效率约为80%,早期大剂量激素应用后,出血现象可较快好转。然而停药后,半数病例可复发,但再发再治疗仍有效。

1. 作用机制 ①减少PAIg生成及减轻抗原抗体反应;②抑制单核-吞噬细胞系统对血小板的破坏;③改善毛细血管通透性;④刺激骨髓造血及血小板向外周血的释放。

2. 用药原则 早期、大量、短程。

3. 剂量与用法 常用泼尼松30~60mg/d,分次或顿服;出血较重者静脉滴注氢化可的松400mg,或地塞米松15~20mg,每天1次,连用5~7天,好转后改泼尼松口服。待血小板升至正常或接近正常后,逐步减量(每周减5mg),最后以5~10mg/d维持治疗,持续3~6个月。难治性ITP或严重出血可采用大剂量泼尼松龙冲击疗法,剂量为1g/d,连用3~5天,再根据血小板恢复情况逐渐减量。应用时,注意监测血压、血糖的变化,预防感染,保护胃黏膜。

(三)静脉输注丙种球蛋白

1. 作用 ①抑制自身抗体的产生;②抑制单核-巨噬细胞的Fc受体的功能;③保护血小板免被血小板抗体附着。

2. 适应证 ①并发严重出血的急性重症ITP;②慢性ITP患者手术前准备;③难治性ITP。疗效在60%左右,能快速升高血小板,但不能持久。首次剂量400mg/kg,每日1次,静脉滴注,连续5天,有效率70%以上;维持量400mg/kg,每1~6周用药1次。

(四)免疫抑制剂

为二线治疗用药。

1. 适应证 ①糖皮质激素或脾切除疗效不佳者;②有使用糖皮质激素或切脾禁忌证;③与糖皮质激素合用以提高疗效及减少糖皮质激素的用量。

2. 常用药物 ①长春新碱:最常用。除免疫抑制外,还可能有促进血小板生成及释放的作用。每次1mg,每周1次,静脉注射,4~6周为一疗程。②环孢素A:主要用于难治性ITP治疗。250~500mg/d,口服,3~6周为一疗程;维持量50~100mg/d,可持续半年以上。③其他:如硫唑嘌呤、环磷酰胺等。

(五)脾切除

脾切除是ITP有效疗法之一。有效率可达70%~90%,术后复发率9.6%~22.7%,长期效果为50%~60%。

1. 手术指征 ①慢性ITP,内科积极治疗6个月无效;②糖皮质激素疗效差,或需用较大剂量维持者(30~40mg/d);③对激素或免疫抑制剂应用禁忌者;④^{51}Cr标记血小板检查,若血小板主要阻留在脾脏,则脾脏切除有效率可达90%,若阻留在肝脏则70%的脾切除无效。

2. 手术禁忌证 ①年龄小于2岁;②妊娠期;③因其他疾病不能耐受手术。

(六)其他

1. 抗CD20单克隆抗体 抗CD20的人鼠嵌合抗体,375mg/m^{2}静脉注射,每周1次,连用4周。可有效清除体内B淋巴细胞,减少自身抗体生成。

2. 血小板生成药物 此类药物的耐受性良好,副作用轻微,但骨髓纤维化、中和性抗体的产生,以及血栓形成的风险等尚待进一步观察。一般用于糖皮质激素治疗无效或难治性ITP患者。包括重组人血小板生成素(rhTPO)和非肽类TPO类似物艾曲泊帕等。

3. 达那唑 是一种合成雄激素。主要作用与免疫调节及抗雌激素有关,可使抗体生成减少,血小板数上升。该药与糖皮质激素有协同作用。常用剂量为每日400~800mg,口服,疗程

≥2个月，国内报道有效率60%。其雄性作用较弱，长期用药无男性化不良反应。孕妇禁用，需定期查肝功能。

（七）中医中药

中药对持续抑制抗血小板抗体的产生及促进骨髓巨核细胞向成熟过渡有着重要作用。急性型ITP的中医辨证多属于外感邪热，宜用清热解毒、凉血止血法，代表方为犀角地黄汤加减；慢性型ITP的中医辨证大多属气血亏虚，宜用养气止血法，代表方为归脾汤。中成药有六味地黄丸、人参归脾丸等。

【预后和预防】

（一）预后

急性型的病程短，有自愈趋势，约80%患者可以缓解。50%患者可在6周内恢复，其余的在半年内完全恢复，6%～20%可转为慢性，病死率1%，多在发病1～2周时。慢性型有10%～20%可以自愈，多数病程较长，发作与缓解相间隔，有的呈周期性发作。个别严重患者，血小板极度减少，有颅内出血危险，后者为本病的致死原因。

（二）预防

积极参加体育锻炼，增强体质，提高抗病力。尽可能避免使用能引起血小板减少的药物，如阿司匹林、利福平、头孢菌素等。保持个人卫生，预防各种感染。

（童金生）

？　复习思考题

1. 缺铁性贫血的病因有哪些？
2. 重型急性再障患者血象和骨髓象有哪些主要特点？
3. 简述急性白血病的临床表现。
4. 慢性髓系白血病慢性期的治疗有哪些方面？
5. 简述淋巴瘤的临床表现。
6. 如何用泼尼松片口服治疗原发免疫性血小板减少症？应用时还应注意什么？

ER-5-4

扫一扫，测一测

第六章　内分泌系统及代谢疾病

1. 掌握甲状腺功能亢进症、糖尿病的病因、临床表现、常见并发症、诊断依据、治疗原则和措施。

2. 熟悉腺垂体功能减退症、单纯性甲状腺肿、甲状腺功能减退症的临床表现、诊断依据、治疗原则。

3. 了解内分泌系统及代谢疾病的相关辅助检查及其临床意义。

内分泌系统是由内分泌腺(垂体、甲状腺、甲状旁腺、肾上腺、性腺和胰岛),以及分布在某些器官(下丘脑、心血管、胃肠、肾、肝)中的内分泌组织与细胞组成的一个体液调节系统,主要功能是在神经支配和物质代谢反馈调节基础上合成与调控各种激素的分泌。激素通过血液、淋巴液和细胞外液传递到靶细胞作用部位而发挥作用,调节人体的代谢过程、脏器功能、生长发育、生殖、衰老等生命活动。

【内分泌系统各组成部分的生理功能】

下丘脑是间脑的最下部分,只有 4g 左右,它的神经内分泌细胞具有神经和内分泌两种特性,能分泌促激素和抑制激素,是机体最重要的神经内分泌器官,也是神经系统与内分泌系统联系的枢纽。它分泌的促激素包括促甲状腺激素释放激素(TRH)、促肾上腺皮质激素释放激素(CRH)、促性腺激素释放激素(GnRH)、催乳素释放因子(PRH)、生长激素释放激素(GHRH)、黑色素细胞刺激素释放因子(MRF)等;分泌的抑制激素有催乳素释放抑制因子(PIF)、生长激素释放抑制激素(GHRIH)、黑色素细胞刺激素释放抑制因子(MIF)。上述促激素和抑制激素主要对腺垂体起调节作用,促进或抑制其分泌促激素。

垂体是人体内分泌系统中重要的中枢性内分泌腺,呈卵圆形,重约 0.5g,分前后两叶。前叶称为腺垂体,主要分泌促肾上腺皮质激素(ACTH)、促甲状腺激素(TSH)、黄体生成素(LH)、卵泡刺激素(FSH),对周围相应靶腺起调节作用。分泌的生长激素(GH)能间接作用于有关组织起促进蛋白质合成、脂肪分解与骨骼成长等作用;催乳素(PRL)作用于乳腺,刺激其泌乳,同时有维持黄体分泌作用;促黑素细胞激素(MSH)作用于皮肤内黑色素细胞,促进黑色素的沉着。后叶称为神经垂体,储存下丘脑分泌的抗利尿激素(ADH)和催产素(OXT)。ADH 作用于肾集合管和远曲小管,增加水分的重吸收而使尿液浓缩,调节体内有效血容量、渗透压和血压;OXT 在分娩时刺激子宫收缩,促进分娩后泌乳,同时有轻度抗利尿作用。

甲状腺为人体最大的内分泌腺体,呈蝶形,重约 15～25g,分为左右侧叶和峡部,位于喉及气管前下方,峡部位于第 2～4 气管软骨环前方。甲状腺滤泡分泌甲状腺素(T_4)和三碘甲状腺原氨酸(T_3),促进机体的能量代谢、物质代谢与生长发育;甲状腺腺泡旁 C 细胞分泌降钙素(CT),能使骨组织释放的钙盐减少并抑制骨钙的再吸收而降低血钙,与甲状旁腺素(PTH)刺激骨脱钙相拮抗。

甲状旁腺位于甲状腺后壁两侧,一般有 4 枚,体积较小,每个平均重 25mg。主要分泌 PTH,作用于骨、肾和肠,通过升高血钙、降低血磷来调节人体的钙磷代谢。

肾上腺有左右两个，分别位于肾脏上方。右侧肾上腺呈三角形，左侧肾上腺呈半月形。肾上腺分为皮质和髓质两部分。肾上腺皮质分泌糖皮质激素（以皮质醇为代表），能促进蛋白质和脂肪分解，加强肝糖原异生，并有抗炎、抗过敏、抗细菌毒素反应、抗休克和抑制免疫作用；盐皮质激素（以醛固酮为代表）作用于远曲小管和集合管，加强钠和水的再吸收，促进钾、铵和氢离子的排出；性激素为少量的雄激素和微量的雌激素，具有促进蛋白质合成作用。肾上腺髓质分泌的肾上腺素作用于 α 和 β 受体，使皮肤、黏膜和肾血管收缩，冠状动脉和骨骼肌动脉扩张；分泌的去甲肾上腺素主要作用于 α 受体，使皮肤、黏膜和肾血管强烈收缩而升高血压。

睾丸为男性的性腺，分泌的雄激素可刺激男性性器官及第二性征的生长发育并维持其成熟状态，促进蛋白质合成、骨骼生长，以及红细胞生成等。女性性腺为卵巢，分泌雌激素和孕激素，雌激素刺激女性性器官及第二性征的生长发育并维持其成熟状态，促进脂肪合成与沉积；孕激素主要为孕酮，能促进子宫内膜在增生期基础上进入分泌期，准备受精卵着床，促进乳腺小叶的发育与生长，此外还有致热作用，使排卵后的体温上升 0.5℃，临床上常用来测量清晨基础体温变化以测定排卵功能。

胰岛为胰腺的内分泌部分，分泌的胰岛素能促进葡萄糖进入肌肉细胞和脂肪而被利用，促进肝糖原的合成，抑制糖异生，使血糖下降，同时促进脂肪和蛋白质的合成，抑制脂肪、糖原和蛋白质的分解；分泌的胰高血糖素则与胰岛素起拮抗作用。

此外，存在于心血管、胃肠、肾、肝等器官中的一些具有内分泌功能的组织和细胞也能分泌相应的激素，参与脏器功能的调控和机体的新陈代谢过程。

【内分泌系统的调节】

内分泌系统直接由下丘脑所调控。下丘脑通过合成、释放促激素和抑制激素来支配和控制垂体各种分泌细胞激素的合成与分泌，从而控制周围靶腺并影响全身，下丘脑与垂体之间已构成一个神经内分泌轴。同时，下丘脑、垂体、靶腺之间也存在反馈调节（图 6-1）。外周组织中的靶腺激素可反作用于下丘脑和垂体，对其相应激素的合成与释放起抑制或兴奋作用，称为反馈调节。起兴奋作用者为正反馈，起抑制作用者为负反馈。在生理情况下，下丘脑、垂体、靶腺激素的相互作用处于相对平衡的状态。一方面当下丘脑 - 垂体功能减退时，靶腺的功能也减退，腺体萎缩而靶腺激素分泌减少，对下丘脑 - 垂体的负反馈减弱而促使相应激素的分泌，反之亦然；另一方面，周围腺体功能减退激素分泌减少时，下丘脑 - 垂体所受的负反馈抑制作用减弱而相应的促激素分泌增加，反之亦然。反馈调节是内分泌系统的主要调节机制，可以使相处较远的腺体之间相互联系，彼此配合，从而保持机体内环境的稳定并克服各种病理状态。

【内分泌系统与代谢性疾病的临床特点】

机体在遗传因素、先天缺陷、免疫损伤、感染、出血、梗死、肿瘤、放射线，以及不良生活行为等因素作用下，可使内分泌系统发生病理形态和病理生理改变，都可直接或间接造成内分泌系统疾病，常累及多个器官系统，其表现非常复杂，按基本表现可分为激素分泌过量引起的功能亢进和激素分泌减少导致的功能减退两大类，个别疾病可以表现为功能正常。

新陈代谢是指在生命机体中进行的众多化学变化的总和，是人体生命活动的基础。通过物质的合成和分解

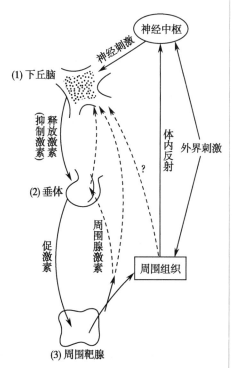

图 6-1 内分泌系统的反馈调节

两个代谢过程,不断地为机体的生存、生长、发育、生殖、劳动,以及内环境的稳定提供物质和能量。规律的代谢程序是维持人体健康所必需。内分泌系统和神经系统支配和调节各脏器、各组织的许多物质代谢过程。机体在先天缺陷、遗传、药物、感染、创伤、不良饮食行为等因素作用下,使中间代谢某一环节发生障碍,则可导致代谢性疾病的发生。

内分泌与代谢性疾病大多呈慢性过程,对患者的生长发育、营养代谢、神经调节等方面有着明显的影响,常出现营养失调、外貌体态改变、性功能异常、体力减退,甚至精神异常的表现。内分泌与代谢性疾病诊断较为复杂,除了病史和临床表现外,往往需要进行大量的实验室检查才能做出完整和准确的诊断,这是正确与合理治疗的基础。

随着国民经济的发展和生活水平的不断提高、生活方式的显著改变,内分泌与代谢性疾病的发病率逐年增高,疾病的防治任务十分艰巨。

第一节　腺垂体功能减退症

腺垂体功能减退症是指腺垂体激素分泌减少,可以是单种激素减少,也可以是多种激素同时缺乏,表现为周围内分泌靶腺功能减退和(或)鞍区占位性病变的一系列综合征。由垂体本身病变引起者,称为原发性腺垂体功能减退症;下丘脑及以上神经病变或垂体门脉系统障碍引起,则称为继发性腺垂体功能减退症。疾病发生于儿童期,表现为矮小症,称为生长激素缺乏性矮小症;发生于成年期,称为成年人腺垂体功能减退症。其临床表现因累及激素多寡而程度轻重各异,容易长期延误诊断,但在补充缺乏的激素后症状可以迅速缓解。

【病因和发病机制】

（一）病因

1. 肿瘤压迫浸润　垂体瘤为成人最常见的原因,大多数属于良性占位性病变;其他常见的颅内肿瘤有颅咽管瘤、胶质瘤等。肿瘤可以压迫正常垂体组织造成腺垂体功能减退。同时,肺癌、乳腺癌、淋巴瘤、白血病等可以浸润下丘脑垂体,引起腺垂体功能减退。

2. 腺垂体缺血坏死　妊娠期腺垂体增生肥大,供血丰富。某些原因导致产后大出血、休克、DIC、产褥热等,造成垂体门脉系统缺血,使垂体大部分缺血坏死和纤维化而发生腺垂体功能减退(席汉综合征)。糖尿病血管病变、颞动脉炎、动脉粥样硬化也可以使腺垂体供血出现障碍导致腺垂体缺血坏死。

3. 感染性疾病　各种病毒、细菌、真菌、原虫等感染引起脑炎、脑膜炎,以及梅毒、疟疾等损伤下丘脑和垂体,引起腺垂体功能减退。

4. 其他　蝶鞍区手术、颅底骨折、鼻咽癌放疗等损伤垂体或阻断神经垂体与门脉联系;糖皮质激素长期治疗可以抑制下丘脑 - 垂体轴的分泌功能;垂体卒中、自身免疫性垂体炎、空泡蝶鞍等也可以压迫垂体引起腺垂体功能减退。

（二）发病机制

腺垂体破坏使组织萎缩、细胞减少,分泌的激素不足,甚至完全缺乏,导致功能减退。

【临床表现】

一般情况下,腺垂体组织破坏 50% 以上才出现临床症状。腺垂体功能减退患者往往表现为全垂体功能减退,但无垂体占位性病变的表现。

（一）靶腺(性腺、甲状腺、肾上腺)功能减退表现

为本病主要的临床表现。

1. 性腺功能减退　常为最早、最多见的表现。多见于产后大出血、休克或产褥热的女性,表现为产后无乳,乳房萎缩,毛发脱落(以阴毛、腋毛为甚),性欲减退,外阴、子宫、阴道萎缩,阴道

分泌物减少，性交疼痛，长期闭经、不育等。成年男性表现为睾丸缩小，性欲减退、阳痿，胡须、腋毛、阴毛稀少，肌力减弱，皮脂分泌减少、皮肤细腻，缺乏男性气质。发生在青春期前的男女可以有第二性征发育不全。

2.甲状腺功能减退　表现为怕冷、少汗、食欲减退、便秘，表情淡漠、抑郁、嗜睡，甚至出现幻觉、妄想等精神症状，皮肤干燥、粗糙、弹性差，心率减慢，严重者可以有黏液性水肿。患者通常无甲状腺肿大。

3.肾上腺皮质功能减退　表现为极度疲乏、衰弱、厌食、恶心、呕吐、消瘦，因对胰岛素敏感性提高而容易出现低血糖反应。脉搏细弱、血压偏低。本病由于缺乏促黑素激素，皮肤色素减退致皮肤苍白、乳晕色素浅淡，与原发性慢性肾上腺皮质功能减退症表现的皮肤色素加深不同。

（二）垂体功能减退性危象

在全垂体功能减退症基础上，因各种应激如严重感染、水与电解质紊乱、脑血管意外、心肌梗死、外伤、手术、精神创伤、寒冷、饥饿、麻醉，及使用镇静药、降糖药等诱发。临床表现为：①高热型（T>40℃）；②低温型（T<30℃）；③低血糖型；④低血压、循环虚脱型；⑤水中毒型；⑥混合型。各种类型可以伴有相应的典型症状，但突出表现为消化系统、循环系统和神经精神方面的症状，如高热、恶心、呕吐、循环衰竭、休克、头痛、神志不清、谵妄、抽搐、昏迷等严重、垂危状态。

（三）原发疾病的表现

因原发疾病的不同而各异。

【辅助检查】

（一）实验室检查

腺垂体的功能情况可以通过对其所支配的靶腺功能状态来反映。

1.性腺功能测定　男性血睾酮降低，精液检查精子数量少、活动度差。女性雌二醇降低，无排卵和基础体温改变，阴道涂片未见有雌激素作用的周期性改变。

2.肾上腺皮质功能测定　24小时尿17-羟皮质类固醇及游离皮质醇减少，血皮质醇含量均减低，但分泌节律正常，葡萄糖耐量示血糖低平曲线。

3.甲状腺功能测定　血清TT_4、FT_4降低，TT_3和FT_3可以正常或者降低。

4.腺垂体分泌激素测定　ACTH、TSH、LH、FSH、PRL、GH等血浆浓度减低。

（二）影像学检查

CT及MRI检查可了解腺垂体-下丘脑病变的部位、大小、性质，还可了解对邻近组织的侵犯程度。非颅脑病变可以选择胸部X片、胸腹CT及MRI等检查。

（三）其他检查

肝、淋巴结、骨髓等活检，有利于判断原发性疾病的病因。

【诊断和鉴别诊断】

（一）诊断

诊断要点：①有产后大出血或产褥热、颅脑外伤、颅脑手术、颅脑放疗等病史；②有腺垂体功能减退的临床表现；③血清垂体激素和靶腺激素水平降低。

（二）鉴别诊断

1.神经性厌食　多见于有节食想法的青春期少女；有精神症状和恶病质；无腋毛和阴毛脱落；可伴有神经性贪食交替出现。

2.失母爱综合征　见于失去母爱或失去父母及社会关爱和教育的青少年；生长障碍与营养不良和情绪紊乱有关；改善环境或得到关爱后生长迅速恢复。

【治疗】

治疗原则是力争消除病因,恢复垂体功能。

(一)一般治疗

1.重视生活卫生调理　注意生活规律,保持身心愉快。预防感染,避免过度劳累和情绪刺激,冬天注意保暖。缓慢变换体位,防止晕厥的发生。

2. 给予高热量、高蛋白、高维生素、易消化的食物以改善营养。

3. 注意维持水、电解质平衡,不宜过多饮水。

(二)激素替代治疗

是本病主要的治疗措施,可以改善患者的精神状态和体力活动,改善全身代谢和性功能,防治骨质疏松。激素替代治疗需要长期,甚至终身维持治疗。根据不同情况,补充适量的靶腺激素,所有替代治疗的激素宜口服给药。全垂体功能减退时,要先补充肾上腺皮质激素,后给予甲状腺激素,以防发生肾上腺危象。

1.肾上腺皮质激素　可选用氢化可的松 20～30mg/d,或泼尼松 5～7.5mg/d,如遇感染等应激情况适当加量。服法应模仿生理分泌的昼夜规律,并随病情调节剂量。一般不需补充盐皮质激素。

2.甲状腺激素　左甲状腺素 50～150μg/d,或甲状腺片 40～120mg/d。从小剂量开始,并缓慢递增剂量,以免增加代谢率而加重肾上腺皮质负担而诱发垂体危象。

3.性激素　年轻女性可行人工月经周期疗法以维持第二性征和性功能,促进排卵和生育。炔雌醇 5～20μg/d,妊马雌酮(结合型雌激素)0.625～1.25mg/d,月经周期第 1～25 天口服;甲羟孕酮(安宫黄体酮)5～10mg/d,月经周期第 12～25 天口服。男性可用丙酸睾酮 50mg,每周 1 次肌内注射,可以改善性功能,促进蛋白质合成,增强体质。

(三)垂体危象的处理

1. 首先静脉注射 50% 葡萄糖液 40～60ml 以抢救低血糖。

2. 继之补充 5% 葡萄糖盐水溶液,在每 500～1 000ml 液体中加入氢化可的松 50～100mg,然后按总量 200～300mg/d 分次应用,以解除急性肾上腺功能减退危象并纠正失水状态。待病情好转后在一周内逐渐减量,改口服维持量治疗。

3.其他处理　有循环衰竭者按抗休克原则处理;有感染者给予敏感抗生素;水中毒者加强利尿,可给予氢化可的松或泼尼松;高温者应予降温治疗;低温者保暖,并予小剂量甲状腺激素。禁用或慎用麻醉剂、镇静催眠药或降糖药等。

(四)病因治疗

发现明确病因者应针对病因治疗。对垂体肿瘤,视其病情可采用放射治疗或手术治疗。下丘脑部位肿瘤应手术治疗。对于产后出血、休克、产褥热等引起的垂体缺血性坏死,关键在于预防,应加强产妇围产期的监护和调理,及时纠正产科病理状态。

【预后和预防】

(一)预后

经过正规治疗,部分患者可以刺激垂体增生,功能得以恢复;而部分患者需要长期替代治疗;少数患者在腺垂体功能尚未恢复前时常处于虚弱状态,容易继发各种感染,诱发垂体危象,如果处理不当预后不良。

(二)预防

积极防治产后大出血、休克、产褥热;垂体瘤手术和放疗中应注意防范本症;遵医嘱按时按量用药,不随意增减药物剂量;规律生活,劳逸结合;发现垂体危象表现及时就医。

第二节　单纯性甲状腺肿

甲状腺肿是指良性甲状腺上皮细胞增生而形成的甲状腺肿大。单纯性甲状腺肿是指由于非炎症、非肿瘤原因，不伴有临床甲状腺功能异常的甲状腺肿大，也称为弥漫性非毒性甲状腺肿。单纯性甲状腺肿，呈散发性分布，女性多见，发病率为男性的3～5倍，当某一地区儿童中单纯性甲状腺肿的患病率大于5%时，称为地方性甲状腺肿。

【病因和发病机制】

（一）病因

1. 地方性甲状腺肿　最常见的原因是碘缺乏病。碘是甲状腺合成甲状腺激素的重要原料之一，WHO推荐的成人碘摄入量为150μg/d。流行病学调查发现本病主要发生于离海较远、海拔较高的地区，这类流行地区土壤、水源和食物中的碘含量长期较低。我国有4亿多人口生活在碘缺乏地区，新疆、青海、内蒙古、云南、甘肃、贵州、山西、陕西、四川等地，都有地方性甲状腺肿不同程度的流行。同时本病的患病率和甲状腺的体积随碘缺乏程度的加重而增加，而补充碘剂后患病率显著下降；碘化食盐可以预防本病，也可证实缺碘是甲状腺肿的重要原因。部分轻度缺碘的地区中，如果个体出现碘需求量明显增加的情况，如妊娠期、哺乳期、青春期等，导致碘相对不足时也可以诱发或加重甲状腺肿。有些地区由于摄入碘过多，也可引起甲状腺肿，可能由于碘过多抑制甲状腺有机碘的形成，从而使甲状腺激素合成发生障碍。

2. 散发性甲状腺肿　发生在个别人或者个别家庭中，原因复杂。外源性因素包括致甲状腺肿物质（如花生、卷心菜、萝卜、木薯等食物）、某些药物（保泰松、碳酸锂、硫氰酸盐、硫脲类和磺胺等），以及摄碘过多；内源性因素有先天性甲状腺激素合成障碍，严重障碍者还可出现甲状腺功能减退症。

单纯性甲状腺肿有时可以有明确的原因可查，但部分病例也可无明显原因。

（二）发病机制

当一种或多种原因影响甲状腺激素的合成分泌能力时，导致甲状腺激素不足，负反馈作用减弱引起腺垂体分泌TSH增加，刺激甲状腺代偿性增生肥大，促使甲状腺激素分泌增加以满足机体的基本需要。本病患者血清TSH多正常，估计也有其他发病机制参与，这可能是由于在甲状腺内缺碘或甲状腺激素合成发生障碍时，甲状腺组织对TSH的反应性增强，所以TSH虽不增高，仍能刺激甲状腺增生肥大；同时血清T_3/T_4比值增加，T_3相对增多，机体的代谢率仍能保持基本正常，并可以抑制TSH的过度分泌。但如病变较严重，上述代偿机制不能弥补甲状腺激素合成之不足，可发展为甲状腺功能减退症。

【临床表现】

（一）甲状腺肿大

甲状腺常呈轻度或中度弥漫性肿大，表面光滑，质地较软，无压痛，无血管杂音和震颤。随着病情的发展，甲状腺可逐渐增大，可如婴儿头大小，下垂于颈下胸骨前（图6-2）。久病者甲状腺肿大明显，有大小不等的结节，左右不对称，质坚硬，腺体外可见曲张静脉。

（二）局部压迫症状

明显肿大的甲状腺可以引起周围组织的压迫症状：①压迫气管可引起喉部紧缩感、干咳、呼吸困难；②压迫食管引起吞咽困难；③压迫喉返神经引起声音嘶哑；④胸骨后甲状腺肿可使头部、颈部、上肢静

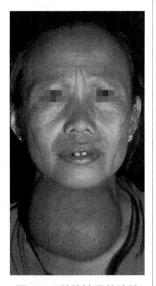

图6-2　单纯性甲状腺肿

脉回流受阻,引起上腔静脉阻塞综合征,表现为面部青紫、浮肿、颈部与胸部浅表静脉扩张;⑤颈交感神经受压可出现霍纳综合征。

(三)甲状腺功能

疾病早期甲状腺功能正常,但随着病情发展,在多发性结节的基础上,少数患者可出现自主性功能亢进。在碘缺乏严重地区,小儿甲状腺肿常伴有呆小病,甲状腺结节肿大常伴有程度不等的甲状腺功能减退症。

【辅助检查】

(一)血液检查

血清 TT_3、TT_4 基本正常,T_3/T_4 比值增高。血清 TSH 水平一般正常。血清甲状腺球蛋白水平增高,增高的程度与甲状腺肿的体积呈正比关系。

(二)甲状腺摄 ^{131}I 率

常高于正常,但无高峰前移并可被 T_3 所抑制。

(三)尿碘

是监测碘营养水平的公认指标,病因上由于碘缺乏所致者,尿碘中位数(MUI)<100μg/L。80μg/L<MUI<100μg/L 为轻度碘缺乏,50μg/L<MUI<80μg/L 为中度碘缺乏,MUI<50μg/L 为重度碘缺乏。

【诊断和鉴别诊断】

(一)诊断

诊断要点:①有甲状腺肿大而无临床自觉症状;②实验室检查甲状腺功能基本正常可作出诊断;③地方性甲状腺肿地区的流行病史有助于本病的诊断。

(二)鉴别诊断

1. 慢性淋巴细胞性甲状腺炎 起病缓慢,呈慢性发展过程;甲状腺对称弥漫性肿大,无结节,硬如橡皮,无压痛;抗甲状腺球蛋白抗体与微粒体抗体常明显增高。甲状腺细针穿刺细胞学检查有助于区别。

2. 甲状腺癌 好发于中老年人,生长迅速,质地坚硬,表面不平,固定不动,边界不清,常浸润邻近的颈部结构。甲状腺细针穿刺细胞学检查可以确诊。

3. 甲状腺功能亢进症(甲亢) 甲亢患者有多汗、怕热、多食、消瘦等一系列高代谢、多系统的症状,部分患者有突眼,血清 TT_3、TT_4 增高,血清 TSH 则降低等特点。

【治疗】

主要取决于病因。青春期甲状腺肿大多可自行消退,不需治疗。由于摄入致甲状腺肿物质所致者,在停用后甲状腺肿一般可自行消失。

(一)甲状腺激素(TH)抑制治疗

适用于各种原因引起的单纯性甲状腺肿。用 TH 治疗以补充内源性 TH 之不足,抑制 TSH 分泌,达到缓解甲状腺增生的目的。常用左甲状腺素($L-T_4$),从小剂量开始,逐渐增加剂量,使 TSH 受抑制,肿大的甲状腺缩小而不发生甲状腺毒症为宜。起始剂量 25~50μg/d,每 2~4 周增加一次剂量,疗程一般为 3~6 个月,停药后如果复发可重复治疗。在治疗过程中应检测血清 TSH 水平,如血清 TSH 水平降低或者处于正常值下限时则不宜继续使用 TH。

(二)补充碘

碘缺乏是导致本病的重要原因,补充碘是主要的治疗措施。多摄入含碘丰富的食物。在碘缺乏地区食用加碘盐是地方性甲状腺肿最主要和最基本的治疗手段。口服和肌内注射碘剂的方法已较少使用。但应避免在短时间内摄入大量碘,防止碘致甲亢和自身免疫甲状腺病的发生。

(三)手术治疗和 ^{131}I 治疗

一般不进行外科手术治疗,但当出现明显压迫症状、长时间药物治疗无改善,或疑有甲状腺结节癌变时,应手术治疗。手术后残留的甲状腺组织仍可增生、肿大,为防止再形成腺肿或手术引起甲状腺功能低下,应长期服用甲状腺制剂治疗。对于全身情况较差、不能耐受手术、手术后复发的患者可以采用 ^{131}I 治疗,在治疗前应准确判断甲状腺体积的大小。

【预后和预防】

(一)预后

本病去除病因后预后良好。

(二)预防

在地方性甲状腺肿流行地区,积极开展宣传教育工作,指导居民食用国家标准的碘化食盐;摄取含碘丰富的食物,如海带、紫菜等海产品;对青春期、哺乳期人群应适当增加碘的摄入量;妊娠妇女在妊娠前和妊娠初期应补充足够的碘以预防地方性呆小病的发生。在高碘地方性甲状腺肿流行地区,应避免饮用高碘水,选择低碘饮食,使用无碘食盐。避免大量摄入抑制甲状腺激素合成的物质。对于需要长期使用甲状腺制剂的患者,应坚持长期用药,以避免停药后复发。

第三节 甲状腺功能亢进症

甲状腺毒症是指血液循环中甲状腺激素(TH)过多,引起以神经、循环、消化等系统兴奋性增高和代谢亢进为主要表现的一组临床综合征。根据甲状腺的功能状态,甲状腺毒症可分为甲状腺功能亢进型和非甲状腺功能亢进型(表6-1)。

表6-1 甲状腺毒症的常见原因

甲状腺功能亢进型	非甲状腺功能亢进型
1. 弥漫性毒性甲状腺肿	1. 亚急性甲状腺炎
2. 多结节性毒性甲状腺肿	2. 无痛性甲状腺炎
3. 甲状腺自主高功能腺瘤	3. 桥本甲状腺炎
4. 碘致甲状腺功能亢进症	4. 产后甲状腺炎
5. 桥本甲状腺毒症	5. 外源甲状腺激素
6. 新生儿甲状腺功能亢进症	6. 异位甲状腺激素产生
7. 垂体 TSH 腺瘤	

甲状腺功能亢进症,简称甲亢,是指甲状腺本身合成并释放到血液的 TH 过多引起的甲状腺毒症。引起甲亢的病因很多,主要包括弥漫性毒性甲状腺肿、结节性毒性甲状腺肿、甲状腺自主高功能腺瘤等。其中弥漫性毒性甲状腺肿是甲亢最常见的病因,占全部甲亢病因的 80%~85%。本节主要讨论弥漫性毒性甲状腺肿。

弥漫性毒性甲状腺肿

弥漫性毒性甲状腺肿(Graves 病,简称 GD)是一种自身免疫性疾病,有显著的遗传倾向,常因精神刺激和感染等因素诱发。国内报告普通人群患病率为 1.2%,发病年龄多在 20~50 岁,女性显著高发,男女比约为 1:(4~6)。

【病因和发病机制】

目前公认本病的发生与自身免疫有关,是一种器官特异性自身免疫性疾病。

(一)病因

1. 遗传 本病有显著的遗传倾向,并与一定的人类白细胞抗原类型有关,是一种多基因的复杂遗传病，单卵双生子的共显率达30%~76%。

2.环境因素 精神刺激、感染、性激素、锂剂等环境因素可能诱发机体免疫功能的紊乱，对本病的发生发展有重要影响。

（二）发病机制

尚未完全阐明，与自身免疫关系密切。患者血液中存在大量的 TSH 受体抗体（TRAb）。TRAb 有两种类型：TSH 受体刺激性抗体（TSAb）和 TSH 受体刺激阻断性抗体（TSBAb）。TSAb 能与 TSH 受体结合，产生 TSH 的生物学效应，促进甲状腺组织增生、TH 合成与分泌增加，导致血液中 TH 浓度显著增加。因此，TSAb 是 GD 的致病性抗体，未经治疗的 GD 患者 TSAb 阳性检出率达 95%。半数以上患者也存在针对甲状腺的其他自身抗体，如甲状腺过氧化物酶抗体（TPOAb）。

浸润性突眼的发生是由于眶后组织淋巴细胞浸润，大量黏多糖和糖胺聚糖沉积，透明质酸增多，导致突眼、球后眼外肌损伤、纤维化，同时纤维细胞转化为脂肪细胞，出现球后脂肪浸润。

【临床表现】

多数起病缓慢，少数在严重精神创伤或急性感染等应激后急性起病。临床典型表现有甲状腺毒症、弥漫性甲状腺肿、突眼征等，三者表现的严重程度与病史长短、激素升高程度及患者年龄相关，老年人和儿童的表现常不典型，病情较轻者可与神经症相混淆。

（一）甲状腺毒症表现

1.高代谢状态 怕热多汗、皮肤温暖而潮湿、疲乏无力、多食善饥、体重锐减。常有低热，发生甲状腺危象时可以出现高热。

2.神经精神系统 烦躁易怒、神经过敏、紧张多虑、失眠不安、记忆力减退。手指、舌、眼睑出现细震颤，腱反射亢进。有时出现幻觉、躁狂、精神分裂表现，偶有寡言抑郁、表情淡漠。

3.心血管系统 心悸、胸闷、气短，稍微活动即明显加剧。心动过速（一般 90~120 次/min，休息和睡眠时心率仍快是本病的特征表现之一）、第一心音亢进、心尖区可闻及收缩期杂音、脉压增大，有时出现周围血管征。合并甲状腺毒症心脏病时可出现心律失常（如期前收缩、心房颤动等）、心脏增大，甚至出现心力衰竭。

4.消化系统 食欲亢进、多食，大便次数增多及粪便稀薄。严重者肝大、肝功能异常，偶有黄疸。

5.肌肉骨骼系统 主要是甲状腺毒症性周期性瘫痪（参阅第九章第五节），少数患者有甲亢性肌病，多累及肩胛和骨盆带肌群，表现为肌肉软弱无力、肌肉萎缩，患者抬上臂、下蹲及起立困难。

6.其他 男性阳痿，女性月经减少或闭经；周围血中淋巴细胞比例增加，白细胞总数降低。

（二）弥漫性甲状腺肿

甲状腺呈弥漫性、对称性肿大（图 6-3），质地中等，无压痛，吞咽时可上下移动。少数患者甲状腺肿大不对称。由于甲状腺的血流量增大，在甲状腺上下极可触及震颤，闻及血管杂音。少数患者甲状腺可不肿大，并且肿大的程度与甲亢病情的轻重无明显关系。

（三）眼部表现

约有 25%~50% 的患者出现眼部表现，是本病最具特征性的体征，但突眼的程度与病情的严重程度不一定成比例。GD 的眼征分为以下两类：

1.单纯性突眼 与甲状腺毒症导致交感神经兴奋性增

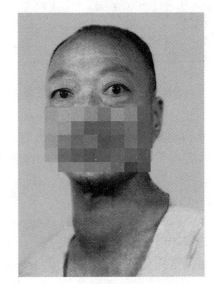

图6-3 甲亢患者肿大的甲状腺及突眼

图示患者甲状腺肿大不明显，多伴有突眼征

强有关，临床上表现为眼球轻度突出，眼裂增宽，瞬目减少。

2. 浸润性突眼　眼球明显突出，超过眼球突度参考值上限的 3mm 以上（中国人群突眼度，女性 16mm；男性 18.6mm），两眼可不对称，少数患者仅有单侧眼突。由于眼球高度突出，眼睑不能闭合，结合膜和角膜经常暴露，常发生结膜充血水肿、眼球活动受限、角膜炎、角膜溃疡，严重时会引起全眼炎以致失明。患者诉眼球胀痛、畏光、流泪、眼内异物感，以及复视、斜视、视力下降等。其形成与眶周组织的自身免疫炎症反应有关。

（四）胫前黏液性水肿

见于少数患者，皮损多呈对称性，多发生在胫骨前下 1/3，也见于踝关节、足背、手背、肩部或手术瘢痕处等。早期皮肤呈红褐色或暗紫色，突起不平的斑块或结节，边界清楚，直径 5～30mm 不等，皮损周围的表皮薄而紧张发亮，病变表面及周围可有毳毛增生、变粗，毛囊角化，后期皮肤粗厚如橘皮或树皮样。

（五）特殊表现

1. 甲状腺危象　又称甲亢危象，系甲状腺毒症急性加重而形成的危重综合征。多发生于未治疗的重症甲亢和治疗不充分的患者，常因精神刺激、感染、创伤、术前准备不充分，或手术中过度挤压甲状腺、放射性 ^{131}I 治疗等诱发。其发生与循环血液中甲状腺激素明显增高有关。主要表现为高热、大汗淋漓、心率增快（>140 次 /min）、厌食、恶心、呕吐、腹泻、烦躁、谵妄，甚至休克和昏迷。常因虚脱、心衰、肺水肿、电解质紊乱而死亡，病死率在 20% 以上。

2. 甲状腺毒症心脏病　由于甲亢长时间未控制所并发的心脏病。表现为心脏增大、心律失常（心房颤动为主）、心力衰竭等，在排除其他器质性心脏病变，并在甲亢控制后心脏病变有明显好转或消失，可诊断为甲状腺毒症心脏病。

3. 淡漠型甲亢　多见于老年患者。起病隐匿，甲状腺毒症和甲状腺肿大，以及眼征不明显，而以表情淡漠、嗜睡、反应迟钝、食欲减退、乏力、腹泻、明显消瘦为主要表现，亦可仅表现为原因不明的阵发性或持续性心房颤动。常因明显消瘦而误诊为恶性肿瘤，因心房颤动而被误诊为冠心病。此类型甲亢易发生甲状腺危象。

【辅助检查】

（一）甲状腺激素测定

1. 血清甲状腺激素测定　血清总甲状腺素（TT_4）、血清总三碘甲状腺原氨酸（TT_3）、血清游离甲状腺素（FT_4）和血清游离三碘甲状腺原氨酸（FT_3）等是直接反映甲状腺毒症的指标。甲亢时，TT_3、TT_4 与 FT_3、FT_4 均升高。FT_3 和 FT_4 是血清中具有活性的甲状腺激素部分，不受血浆中甲状腺激素结合球蛋白的影响，直接反映甲状腺的功能状态，比 TT_3 和 TT_4 更为敏感，是诊断临床甲亢的首选指标。

2. 血清 TSH 测定　血清 TSH 浓度的变化是反映垂体 - 甲状腺轴负反馈调节的指标，当甲状腺功能发生改变时，TSH 的波动较 T_3、T_4 更迅速而显著，也是反映甲状腺功能最敏感的指标。甲亢时 TSH 降低，通常小于 0.1mU/L。

（二）甲状腺自身抗体测定

是鉴别甲亢病因、诊断 GD 的指标之一。新诊断的 GD 患者 75%～96% TRAb 阳性；85%～100% 的 GD 新诊断患者 TSAb 阳性。

（三）影像学检查

1. 甲状腺摄 ^{131}I 率　是诊断甲亢的传统方法。3 小时 >25%，24 小时 >45%，且高峰提前，诊断符合率达 90%。该方法目前基本被敏感 TSH 测定技术所取代，现临床主要用于甲状腺毒症的病因鉴别：由甲亢类型引起者 ^{131}I 摄取率增高，^{131}I 摄取率降低则考虑非甲亢类型导致。

2. 超声、放射性核素、CT、MRI 检查　可显示甲状腺弥漫、对称性肿大，血流丰富及眼球后病变性质等。

【诊断和鉴别诊断】

（一）诊断

根据临床症状和体征,对于典型病例诊断一般不难。轻症患者、老年和儿童病例的临床表现不典型,容易漏诊和误诊,常需要借助于实验室检查。诊断思路和步骤:首先确定甲状腺毒症的诊断;再确定是否是甲亢;最后确定甲亢的原因。

1. 甲状腺毒症的诊断依据 ①具有高代谢的症状和体征;②TT_4、FT_4、TT_3、FT_3增高。

2. 甲亢的诊断依据 ①有甲状腺毒症的诊断依据;②甲状腺肿大伴血管杂音和震颤;③血清TT_4、FT_4增高。血清TSH水平降低。

注意有少数患者甲状腺无肿大,淡漠型甲亢高代谢表现不明显等特殊情况。

3. GD 的诊断 ①甲亢诊断成立;②触诊或B超证实弥漫性甲状腺肿大;③眼球突出和其他浸润性眼征;④胫前黏液性水肿;⑤甲状腺自身抗体 TRAb、TSAb、TPOAb 阳性。前两项为诊断的必备条件,后三项为诊断的辅助条件。

（二）鉴别诊断

1. 单纯性甲状腺肿 ①有甲状腺肿大,但无甲亢表现;②血清 TH 基本正常;③甲状腺摄^{131}I 率升高,但高峰不提前。

2. 神经症 ①有神经、精神症候群,但无高代谢状态表现;②甲状腺不肿大,无突眼;③静息时心率不快;④血清 TH 正常。

【治疗】

目前尚无有效的针对病因和发病机制的根治方案。针对甲亢的治疗主要有抗甲状腺药物(ATD)、^{131}I 和手术治疗三种疗法,各有优缺点,关键在于如何正确掌握和选择适应证。

（一）一般治疗

1. 提供安静环境,适当休息。

2. 减少碘摄入是甲亢的基础治疗之一,应食用无碘食盐,禁用高碘食物或药物。给予高热量、高蛋白和富含 B 族维生素的饮食以补充足够的营养和热量;禁止食用刺激性的食物和饮料。

3. 避免精神刺激和感染,有精神紧张、不安和失眠较重者可适当给予镇静药;心率过快时可口服普萘洛尔。突眼严重患者应加强眼部护理。

（二）抗甲状腺药物治疗

抗甲状腺药物(ATD)治疗是甲亢的基础治疗,主要作用机制是通过抑制过氧化物酶抑制 TH 合成,阻滞外周组织的 T_4 转化为 T_3。ATD 对甲状腺和周围组织无损伤,不会发生治疗后永久性甲状腺功能减低,是最安全和方便的方法。但单纯 ATD 治疗的治愈率仅在 50% 左右,且疗程较长,需 1～2 年或更长,停药后复发率较高。

1. 常用药物 目前临床上常用的 ATD 有硫脲类的甲硫氧嘧啶(MTU)和丙硫氧嘧啶(PTU),咪唑类的甲巯咪唑(MMI,他巴唑)和卡比马唑(甲亢平)。

2. 适应证 ①病情轻、中度患者;②甲状腺轻至中度肿大者;③孕妇、年迈体弱者,或合并严重心、肝、肾疾病而不宜手术者;④术前准备及 ^{131}I 治疗前后的辅助用药;⑤手术后复发而不宜用 ^{131}I 治疗者。

3. 使用方法 分两期逐渐减量方式用药,总疗程 1.5～2 年。①治疗期:MMI 10～20mg,每天 1 次,口服;或者 PTU 150～450mg/d,分 2～3 次口服。每 4 周复查血清甲状腺激素水平。②维持期:当血清甲状腺激素达到正常后减量。维持量 MMI 5～10mg,每天 1 次口服,或者 PTU 每次 50mg,每天 2～3 次口服。维持 1～1.5 年,每 2 个月复查血清甲状腺激素。治疗期间不主张伍用左甲状腺素。

在整个疗程中,应避免间断用药,当有应激情况发生时应酌情增加药量,待病情稳定后再进行减量。对于用药后效果不满意的患者,应该寻找原因。同时应密切观察药物副作用。

4. 副作用 ①粒细胞缺乏症：为最主要的毒性反应，多见于开始服药的2～3个月内，故在初治阶段每1～2周检查一次血象，减量或维持阶段也要注意监测。白细胞低于 3.0×10^9/L 或粒细胞低于 1.5×10^9/L 时，应停药，同时给予促进白细胞增生药物，如鲨肝醇、维生素 B_4、利血生等。②药疹：多为轻型，可给予抗组胺药，亦可改换抗甲状腺药物。出现剥脱性皮炎时，应立即停药。③中毒性肝病：多在用药3周后发生，表现为变态反应性肝炎，发生率虽低，但死亡率高，有些可出现暴发性肝坏死，需要立即停药抢救。因此在用药前和用药过程中需要定期检测肝功能。

5. 复发与停药指标 复发系指甲亢完全缓解，停药半年后再度发生甲亢的情形。停药的第1年内复发率高，3年后则明显减少。一般而言，用药疗程越长，停药后的复发率越低。目前认为ATD维持治疗18～24个月可以停药。当甲亢的临床症状完全消失、甲状腺明显缩小、血 TSAb 阴转及血 T_3、T_4 及 TSH 长期稳定在正常范围内预示甲亢可能治愈，复发的可能性较小。

（三）放射性 ^{131}I 治疗

甲状腺具有高选择性摄取 ^{131}I 的能力，口服 ^{131}I 后，大部分被甲状腺摄取，其释放的 β 射线破坏甲状腺组织细胞，使 TH 合成减少。此方法安全简便、费用低，总有效率达95%，临床治愈率85%以上。但治疗后甲状腺功能减退为最常见的远期并发症，是否选择放射性 ^{131}I 治疗需要权衡甲亢与甲减后果的利弊关系。

适应证：①甲状腺肿大Ⅱ度以上；②对 ATD 过敏；③ATD 治疗或手术治疗后复发；④甲亢合并心、肝、肾等多脏器功能损害；⑤甲亢伴白细胞减少、血小板减少或全血细胞减少；⑥有手术禁忌证或浸润性突眼者。治疗后2～4周症状减轻、甲状腺缩小、体重增加，6～12周甲状腺功能恢复正常。如半年后病情仍未缓解，可进行第2次治疗。

本治疗禁用于妊娠或哺乳期妇女。

（四）手术治疗

手术方法为甲状腺次全切除术，总有效率为95%左右。术前必须用 ATD 充分治疗至症状控制，心率 <80 次/min，T_3、T_4 在正常范围。主要并发症为甲减、出血、感染、喉返神经损伤。适用于：①中、重度甲亢，长期服药无效或复发不能坚持用药者；②甲状腺巨大有压迫症状者；③胸骨后甲状腺肿；④细针穿刺细胞学检查怀疑恶变；⑤ATD 治疗无效或过敏的妊娠患者，手术需要在妊娠 T_2 期（4～6个月）施行。禁用于轻症可用药物治疗者、重度活动性 Graves 者、妊娠前3个月或妊娠6个月后、有严重疾病不能耐受手术者。

（五）甲状腺危象治疗

防治感染和充分的术前准备是预防危象发生的关键。诊断主要依靠临床综合表现的判断，一旦发生应积极抢救。

1. 抑制 TH 合成 首选 PTU 500～1 000mg 口服，或经胃管注入，继之250mg 每4小时口服一次，待症状缓解后减至一般剂量。

2. 抑制 TH 释放 首剂 PTU 用药1小时后开始服用复方碘溶液，每次5滴，每6小时1次，一般用3～7日。碘过敏者用碳酸锂 0.5～1.5g/d，分3次口服，连续数天。

3. 降低周围组织对 TH 的反应 如无心功能不全或支气管哮喘，普萘洛尔 60～80mg/d，每4小时口服1次。

4. 拮抗"应激" 氢化可的松 300mg 首次静滴，以后每次100mg 静滴，8小时1次。

5. 降低血循环中 TH 浓度 上述治疗无效可行血液透析、血浆置换以迅速降低血中 TH 浓度。

6. 对症支持治疗 吸氧、抗感染、降温（应避免使用水杨酸类制剂），纠正水和电解质紊乱，纠正酸中毒，监护心、肾功能和微循环功能，补充葡萄糖、热量和多种维生素等。及时消除诱发因素。

【预后和预防】

（一）预后

本病病程长，经过积极正规治疗大多预后良好，少数患者可自行缓解。放射性 ^{131}I 治疗和手术治疗导致甲状腺功能减退者需要终身激素替代治疗。

（二）预防

保持身心愉快，避免精神刺激和感染，防止过度劳累，避免用力压迫甲状腺。按时用药，坚持定期复查。产妇如需要继续服药，则不宜哺乳。

第四节　甲状腺功能减退症

甲状腺功能减退症，简称甲减，是指由多种原因引起的低甲状腺激素血症，或甲状腺激素抵抗而导致的全身性低代谢综合征。起病于胎儿或新生儿，称为呆小病；起病于发育前儿童者，称为幼年型甲减；发病于成人期，称成年型甲减。我国的甲减患病率为 1.0%，女性较男性多见，其患病率随年龄的增加而增长。本节主要阐述成年型甲减。

【病因和发病机制】

（一）病因

1. 原发性甲减　由甲状腺组织本身病变引起，占全部甲减的 95% 以上。自身免疫性甲状腺炎是导致成人原发性甲减最常见的原因，其次是手术和放疗引起的甲状腺破坏。其他病因有碘过量摄入、ATD 过量、先天性甲状腺缺如或发育不全、TH 合成过程中酶缺陷等。上述病因导致甲状腺组织破坏或 TH 合成障碍。

2. 中枢性甲减　是由下丘脑或垂体病变引起 TRH 或 TSH 的合成和分泌减少所导致的甲减，又称继发性甲减。主要病因有垂体外照射损伤、垂体大腺瘤、颅咽管瘤、产后大出血，以及下丘脑因外伤、手术、肿瘤、结核等破坏。下丘脑病变导致的甲减称为三发性甲减。

3. 甲状腺激素抵抗综合征　周围组织对甲状腺激素不敏感，或者存在甲状腺激素结合抗体，使甲状腺激素的生物效应减低或消失。

（二）发病机制

由于甲状腺激素不足或生物效应低下，全身代谢减慢，基础代谢率降低，氧耗与产热减少，影响全身多系统的功能活动。透明质酸、黏蛋白、黏多糖等在各组织内浸润堆积出现黏液性水肿为本病的病理特征。

【临床表现】

临床表现的轻重程度与起病的年龄、激素缺乏的程度，以及个体对甲状腺激素减少的反应差异性有关。本病多见于中年女性，男女之比约 1:(5~10)。大多数起病隐匿，发展缓慢，早期表现缺乏特异性，有的患者长达 10 余年才开始有典型表现。临床上主要表现为全身代谢减慢，其症状复杂多样，典型表现为少汗、动作缓慢、低体温。

（一）一般表现

1. 低代谢表现　逐渐出现易疲劳、乏力、少言懒动、怕冷、少汗、体温低于正常、体重增加等低代谢表现。表情淡漠、颜面和眼睑水肿、面色苍白、唇厚舌肥，呈"黏液水肿性面容"。全身皮肤粗糙少光泽、手脚掌呈姜黄色、指甲厚而脆。全身组织、器官可有不同程度的水肿，下肢水肿常为非凹陷性，严重者可出现浆膜腔积液。

2. 精神神经系统　反应迟钝、注意力不集中、记忆力下降、抑郁、嗜睡等。

3. 心血管系统　心动过缓、心音低钝、心浊音界扩大，血压偏低，超声可发现心包积液，久病者常可并发冠心病和心力衰竭。

4．消化系统　食欲减退、腹胀、便秘、鼓肠，可致缺铁性贫血。严重者出现黏液水肿性巨结肠或麻痹性肠梗阻。

5．内分泌系统　性欲减退，男性阳痿，女性月经过多、经期延长或者闭经。

6．肌肉与关节　肌肉软弱无力，亦可有暂时性肌强直、痉挛、疼痛，胸锁乳突肌、股四头肌和手部肌肉可以出现进行性萎缩。腱反射的弛缓期延长。

（二）黏液性水肿昏迷

是甲减威胁生命的严重并发症，见于病情严重的患者，多在冬季寒冷时节发病。主要的诱发因素为寒冷、感染、手术和使用麻醉和镇静药物、TH 替代治疗中断、严重躯体疾病等。临床表现为嗜睡、低温（<35℃）、呼吸减慢、心动过缓、心音微弱、血压下降、肌肉松弛、反射减弱或消失，甚至出现休克、昏迷、心肾功能不全而危及生命，死亡率较高。

【辅助检查】

1．一般检查　血常规检查呈轻或中度正细胞正色素性贫血；血糖正常或偏低；血胆固醇、甘油三酯、β- 脂蛋白常升高。

2．血清 TH 和 TSH 测定　血清 TSH 增高、TT_4（或 FT_4）降低是诊断本病的必备条件，且与病情程度相关。TT_3（或 FT_3）早期正常，晚期下降。血清 TSH 升高为原发性甲减最早表现。原发性甲减血清 TSH 明显升高；中枢性甲减正常或偏低；甲状腺激素抵抗综合征则轻度升高。亚临床甲减仅有 TSH 增高，TT_4（或 FT_4）正常。

3．TRH 兴奋试验　主要用于原发性甲减与中枢性甲减的区别。静脉注射 TRH 200～500μg 后，血清 TSH 无升高反应者提示垂体性甲减；延迟升高者为下丘脑性甲减；如 TSH 基值已增高，TRH 刺激后更高，提示原发性甲减。

4．甲状腺自身抗体　血清甲状腺过氧化酶抗体（TPOAb）和甲状腺球蛋白抗体（TgAb）阳性提示甲减是由于自身免疫性甲状腺炎引起。

【诊断和鉴别诊断】

根据临床表现和 TH 测定诊断甲减并不难。在确诊甲减的基础上应详细了解病史和进行必要的辅助检查来鉴定病变部位，尽可能作出病因诊断。

（一）诊断

有甲减的症状和体征，如果血清 TSH 增高、TT_4（或 FT_4）降低，考虑原发性甲减；血清 TPOAb 阳性提示病因为自身免疫性甲状腺炎；如血清 TSH 正常或偏低，TT_4（或 FT_4）降低，考虑中枢性甲减；如血清 TSH 和 FT_4 增高，考虑甲状腺激素抵抗综合征（图6-4）。

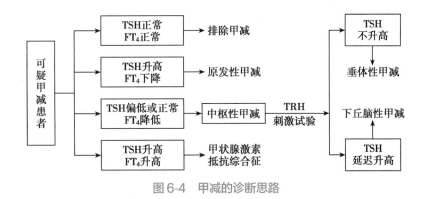

图6-4　甲减的诊断思路

（二）鉴别诊断

本病应与其他原因导致的贫血、特发性水肿、其他原因的心包积液，以及肾病综合征等鉴别。

【治疗】

（一）一般治疗

1. 适当休息，防止劳累，注意保暖。

2. 给予合理的饮食，保证热量，补充维生素 B_1、维生素 B_6 和维生素 C。有贫血者，可根据情况补充铁剂、维生素 B_{12}、叶酸。胃酸缺乏，给予 1% 稀盐酸。

3. 积极治疗原发疾病和诱发因素。

（二）替代治疗

不论何种甲减都需要甲状腺激素替代治疗，可重新建立下丘脑 - 垂体 - 甲状腺轴的平衡，是本病主要和有效的治疗方法。治疗目标是将血 TSH 和 TH 水平控制在正常范围内，以维持机体的正常代谢。治疗剂量取决于患者的年龄、体重，以及病情，同时治疗的个体差异较大，用药剂量应根据临床表现和甲状腺的功能状态进行调整。

首选左甲状腺素片（L-T_4），成年替代剂量为 1.6～1.8μg/（kg•d）；老年人约为 1.0μg/（kg•d）；妊娠期替代剂量需要增加 30%～50%。从小剂量开始，清晨顿服，逐渐调整至替代剂量。使用过程中应注意药物副作用，监测体重和心功能，每 4～6 周复查甲状腺激素水平，按需调整药物剂量。治疗达标后仍然需 6～12 个月复查一次激素指标。

替代治疗后临床症状逐渐改善，一般先表现为尿量增加、低钠血症改善、心率和血压上升、食欲好转、便秘消失，数月后皮肤和头发改善。用药过程中出现心悸、多汗等表现，以及 FT_4 高于正常范围时，应及时减量或停药。评价替代治疗效果的最佳指标是血 TSH 水平，理想的效果是 TSH 恒定在正常范围内。

（三）黏液性水肿昏迷的抢救

1. 立即补充甲状腺激素　首选三碘甲状腺原氨酸静脉注射，每 4 小时 10μg，患者症状改善、神志清醒后改为口服。

2. 补充糖皮质激素　给予氢化可的松 200～300mg/d，静脉滴注，患者症状改善、神志清醒后逐渐减量。

3. 保暖、吸氧、保持呼吸道通畅，必要时机械通气。

4. 适量补液　使用 10% 葡萄糖液或 5% 葡萄糖盐溶液静脉滴注，补液量不宜过多。

5. 抗休克、抗感染、去除诱因，治疗原发疾病。

6. 加强监测和护理。

【预后和预防】

（一）预后

预后取决于起病的缓急和病情轻重。本病一经确诊即需终身依赖甲状腺激素替代治疗，正规治疗疗效较好，大多数患者经过治疗能生活自理坚持工作，病情重者可死于甲减危象。

（二）预防

甲减主要由自身免疫性甲状腺炎、甲状腺次全切除术、甲状腺 ^{131}I 放射治疗等所致，如及早加以防治可减少发病。凡由药物引起者，应注意及时调整药物的剂量或停用。甲减患者在治疗中不能自行停药或减量。积极预防应激（寒冷、感染、手术、外伤）状态发生，一旦发生危象必须立刻进行抢救。

第五节　糖　尿　病

糖尿病（diabetes mellitus，DM）是一组因胰岛素分泌和（或）作用缺陷引起的以慢性高血糖为特征的代谢性疾病。主要导致碳水化合物、蛋白质、脂肪，以及水、电解质代谢紊乱。临床上常表现为多饮、多食、多尿和消瘦,久病可引起多系统损害而出现心脏、肾、眼、血管、神经等组织的慢性进行性病变,病情严重或应激时可发生急性代谢紊乱。

随着生活水平的不断提高、人口老龄化、生活方式的改变,糖尿病在全世界都呈现快速增长的流行趋势。根据国际糖尿病联盟(IDF)统计:2015年全球有糖尿病患者已达4.15亿,较2014年的3.87亿增加近7.2%,糖尿病已经成为继心血管疾病和恶性肿瘤之后的第三大非传染性疾病,是严重威胁人类健康的世界性公共卫生问题。

我国现成年人糖尿病患病率高达10.9%。更为严重的是约60%的糖尿病患者未被诊断;而已接受治疗者,控制状况也很不理想。另外,儿童和青少年2型糖尿病的患病率显著增加。

【糖尿病的类型】

目前国际上通用WHO糖尿病专家委员会1999年提出的病因学分型标准(表6-2)。

表6-2　糖尿病分型

1. 1型糖尿病(胰岛β细胞破坏导致胰岛素绝对缺乏)
①免疫介导性
②特发性
2. 2型糖尿病(胰岛素抵抗为主伴相对胰岛素不足、胰岛素分泌缺陷伴胰岛素抵抗)
3. 其他特殊类型糖尿病
①胰岛β细胞功能的基因缺陷
②胰岛素作用的基因缺陷
③胰腺外分泌疾病
④内分泌疾病
⑤药物或化学品所致的糖尿病
⑥感染
⑦不常见的免疫介导性糖尿病
⑧其他与糖尿病相关的遗传综合征
4. 妊娠糖尿病(GDM)

1. 1型糖尿病(T1DM)　患者胰岛β细胞被破坏或功能缺失,造成胰岛素绝对不足所引起。有免疫介导和特发性两个亚型。主要发生于青少年,多数起病较急,症状较明显,体型多消瘦,有酮症酸中毒的倾向,需要胰岛素维持治疗。T1DM占全部糖尿病的5%。

2. 2型糖尿病(T2DM)　从以胰岛素抵抗为主伴胰岛素进行性分泌不足,到以胰岛素进行性分泌不足为主伴胰岛素抵抗。T2DM占糖尿病总数的90%～95%,发病的危险性随着年龄、肥胖,以及缺乏体力活动而增长。多见于成年人,体型较肥胖,起病比较缓慢,症状较轻,较少发生酮症酸中毒。

3. 其他特殊类型的糖尿病　是目前病因已经明确的继发性糖尿病,分为8个亚型,临床上极为少见。

4. 妊娠糖尿病(GDM)　指妊娠期间发现的不同程度的糖代谢异常。不论是否需用胰岛素,不论分娩后是否持续,均可认为是妊娠糖尿病。

本节主要介绍1型和2型糖尿病。

【病因和发病机制】

病因和发病机制较为复杂,至今尚未完全阐明。糖尿病不是一个单一的疾病,而是包括遗传因素与环境因素在内的多种因素共同作用而引起的综合征。

(一)T1DM

存在遗传特异性,绝大多数属于自身免疫性疾病。在糖尿病易感基因的基础上,某些病毒感染（如柯萨奇 B_4 病毒、风疹病毒）、化学毒物和饮食等外部因素启动了针对胰岛 β 细胞的自身免疫反应，产生多株胰岛细胞抗体（ICA）、胰岛素自身抗体（IAA）、谷氨酸脱羧酶抗体（GADA）等破坏胰岛 β 细胞和胰岛素，使胰岛 β 细胞功能逐渐衰竭，胰岛素分泌不足进行性加重，最终发展成临床糖尿病。病毒感染也可直接损伤胰岛 β 细胞。近年证实 T1DM 也存在胰岛素抵抗。

（二）T2DM

具有更强的遗传倾向，在糖尿病遗传易感性基础上，加上中心型肥胖、体力活动不足、营养过剩、人口老龄化、化学毒物、应激等因素共同促发。胰岛素抵抗和 β 细胞功能缺陷是 T2DM 发病的两个要素。胰岛 α 细胞功能异常和胰高血糖素样肽 -1（GPL-1）分泌缺陷可能在 T2DM 发病中也起重要作用。

【病理生理】

主要是糖、脂肪、蛋白质代谢紊乱。胰岛素的相对或绝对不足，造成葡萄糖在肝、肌肉和脂肪组织的利用减少，以及肝糖原输出增多，出现高血糖和糖尿。胰岛素不足，脂肪合成减少，血清游离脂肪酸和甘油三酯升高；胰岛素极度缺乏时，脂肪大量分解，产生大量酮体，超过机体的处理能力，形成酮症和酮症酸中毒。蛋白代谢紊乱表现为蛋白合成减少，分解增强，导致负氮平衡的发生。

【临床表现】

本病是一个慢性进行性疾病，除了 T1DM 发病可起病急、病情重、进展快以外，T2DM 绝大多数起病缓慢、病程漫长。

（一）代谢紊乱症状群

1. 多尿　血糖增高导致肾小球滤出的糖不能完全被肾小管重吸收，发生渗透性利尿，出现多尿。排糖越多，尿量也越多。

2. 多饮　由于高血糖和多尿失水，血浆渗透压进一步增高，下丘脑口渴中枢受刺激而出现烦渴多饮，其程度与血糖浓度和尿量成正比。

3. 多食　由于不能有效利用葡萄糖作为能量的来源，机体处于半饥饿的能量缺乏状态。为了维持机体活动，患者常出现易饥、多食。

4. 消瘦　外周组织对葡萄糖的利用障碍，使脂肪和蛋白质的分解增多，呈负氮平衡而逐渐出现乏力、体重减轻，在儿童则生长发育受阻。

多尿、多饮、多食和体重减轻（消瘦），称之为"三多一少"症状，是糖尿病的典型表现。T1DM"三多一少"症状多数较明显，但半数以上的 T2DM 往往无典型的"三多一少"症状，甚至无任何症状；不少患者因慢性并发症、伴发病或仅在健康体检时发现高血糖而诊断为糖尿病。

5. 其他　失水致皮肤干燥、全身皮肤瘙痒；女性患者因尿糖刺激局部容易发生外阴瘙痒；高血糖致眼房水、晶体渗透压改变而引起屈光改变，导致视力模糊；部分患者有四肢酸痛麻木、腰痛、性欲减退、阳痿、月经不调、便秘、直立性低血压等，可能与自主神经功能紊乱有关。

（二）常见类型糖尿病的临床特点

1. T1DM

（1）免疫介导性 T1DM（1A 型）：临床表现变化很大，可以是轻度非特异性症状、典型三多一少症状或昏迷。血浆基础胰岛素水平低于正常，胰岛素分泌曲线低平。胰岛 β 细胞自身抗体检查可以阳性。

（2）特发性 T1DM（1B 型）：急性起病，β 细胞功能明显减退甚至衰竭，临床表现为糖尿病酮症甚至酸中毒，β 细胞自身抗体检查阴性。

2. T2DM　起病隐匿，可发生于任何年龄，但多见于成人，常在 40 岁以后起病，症状相对较轻，半数以上无任何症状；相当一部分患者因并发症或体检时发现。常有家族史，临床上高血压、肥胖症、血脂异常等疾病常同时或先后发生。反应性低血糖有时可成为首发临床表现。

3．其他 GDM 通常在妊娠中末期出现，大多无症状，只有轻度血糖增高，分娩后可恢复正常，但未来发生 T2DM 的风险显著增加。

（三）并发症

长期的糖、脂肪、蛋白质代谢紊乱可引起多系统损害而出现并发症，在糖尿病的病程中并发症的发生率高达 96%，是糖尿病致残、致死的主要原因。

1．急性并发症 主要指糖尿病酮症酸中毒（DKA）和高渗高血糖综合征（HHS）。

2．慢性并发症 可累及全身各重要器官，各种并发症可单独出现，也可以不同组合形式同时或先后出现，有的患者甚至在糖尿病诊断之前先发现并发症。80% 的 T2DM 患者死于心、脑、肾的并发症。

（1）大血管病变：表现为大、中动脉粥样硬化，常使主动脉、冠状动脉、脑动脉、肾动脉、肢体外周动脉等受累，引起冠心病、缺血性或出血性脑血管病、肾动脉硬化、下肢动脉硬化。其中冠心病、脑血管病是最严重的并发症，是 T2DM 主要的死亡原因。

（2）微血管病变：是本病特异性并发症，主要表现在视网膜、肾、神经和心肌组织中。重要的有糖尿病肾病（常见于病史超过 10 年的患者，是 T1DM 死亡的主要原因。开始表现为蛋白尿，尿蛋白逐渐增加，并伴有浮肿和高血压，肾功能逐渐减退，最后出现尿毒症）和糖尿病性视网膜病（见于病史超过 10 年的患者，是失明的主要原因之一。眼底改变逐渐发展，临床表现为视力模糊、失明）。

（3）神经病变：以周围神经受累最常见。周围神经病变通常为对称性，下肢重于上肢，进展缓慢。开始表现为袜套样感觉异常伴麻木、刺痛或烧灼样痛，夜间和寒冷季节加重；后期可有运动神经受累，表现为肌力减弱以至肌萎缩（多见于手、足和大腿肌）和瘫痪。腱反射早期亢进，后期减弱或消失。自主神经病变多见而且出现早，如瞳孔异常（不规则缩小、对光反射消失）、排汗异常（多汗、少汗或无汗）、饭后或夜间腹泻、便秘、持续心动过速、直立性低血压、尿失禁或尿潴留、阳痿等。中枢神经系统可出现缺血性脑卒中，脑老化加速和老年性痴呆及伴随严重的 DKA、HHS 或低血糖症出现的神志改变。

（4）糖尿病足：与下肢末梢神经病变、下肢动脉供血不足，以及细菌感染等有关。表现为足部疼痛、畸形、深溃疡、肢端坏疽，是截肢、致残的主要原因。

（5）其他：视网膜黄斑病、白内障、青光眼等。

3．感染性并发症 常见的感染有皮肤反复发生的疖或痈，有时可出现脓毒症；足癣、体癣常见；女性患者容易出现真菌性阴道炎、尿路感染；糖尿病合并肺结核的发生率较高，进展快，易形成空洞，易漏诊或误诊，治疗困难。

【辅助检查】

1．尿糖测定 尿糖阳性是诊断糖尿病的重要线索，但阴性不能排除糖尿病。每日 3 餐前和晚上睡前的尿糖测定也可作为调整降糖药物剂量和疗效判定的参考指标。

2．血糖测定 血糖升高是诊断糖尿病的主要依据，同时也是判断病情和控制情况的主要指标。诊断糖尿病时必须用静脉血浆测定血糖，便携式血糖计（毛细血管全血测定）可用于治疗中对血糖控制程度的随访。

3．口服葡萄糖耐量试验（oral glucose tolerance test，OGTT） 当血糖高于正常范围而又未达到诊断糖尿病标准时可行本试验。禁食至少 10 小时后于清晨空腹进行。成人取无水葡萄糖 75g 溶于 250～300ml 水中，5～10 分钟内饮完。空腹及开始饮葡萄糖水后 2 小时分别测静脉血糖。

4．糖化血红蛋白（GHbA1）测定 能反映取血前 8～12 周血糖的总水平，含量与血糖浓度呈正相关，是糖尿病控制情况的监测指标之一。

5. 血浆胰岛素和 C 肽测定　胰岛素和 C 肽能较准确地反映胰岛 β 细胞的储备功能。正常人空腹基础血浆胰岛素水平约为 35～145pmol/L（5～20mU/L），C 肽约为 400pmol/L。

6. 有关病因和发病机制的检查　ICA、IAA 及 GADA 的联合检测；胰岛素敏感性检查；基因分析等。

7. 并发症检查　根据情况选择肝肾功能、血脂、酮体、电解质及酸碱指标检查，眼、心、脑、肝、肾及神经系统的各项辅助检查。

【诊断】

临床工作中应对糖尿病保持警惕，重视诊断线索，才能做到早诊断、早治疗。糖尿病的诊断是以血糖异常升高作为依据，其诊断应该包括三方面内容：第一，是否是糖尿病；第二，是哪种类型糖尿病；第三，有无糖尿病并发症。

（一）诊断线索

①有"三多一少"症状；②患者以糖尿病常见的并发症而首诊；③高危人群，如 45 岁以上，空腹血糖损害（IFG）及糖耐量损害（IGT），超重或肥胖，有巨大胎儿分娩史或妊娠糖尿病史，T2DM 的一级亲属，多囊卵巢综合征，长期使用激素、利尿剂或抗抑郁药等。另外，凡 30～40 岁以上人群在健康体检或者因病住院时应常规检查血糖。

（二）诊断标准

目前国际上通用 WHO 糖尿病专家委员会 1999 年提出的诊断标准（表 6-3）。

表 6-3　糖尿病诊断标准

诊断依据	静脉血浆葡萄糖水平（mmol/L）
1. 糖尿病症状 + 随机血糖	≥11.1mmol/L
或	
2. 空腹血浆葡萄糖（FPG）	≥7.0mmol/L
或	
3. OGTT 试验 2h 血糖（2hPG）	≥11.1mmol/L

诊断说明：在临床工作中推荐用葡萄糖氧化酶法测定静脉血浆葡萄糖值。空腹指 8～10 小时内无任何热量摄入；任意时间血糖是指一天当中任何时间，不论上次进餐时间和食物摄入量；OGTT 是指以 75g 无水葡萄糖为负荷量。糖尿病症状指多尿、多饮和难以解释的体重减轻；FPG 3.9～6.0mmol/L 为正常；6.1～6.9mmol/L 为空腹血糖受损（IFG）；≥7.0mmol/L 应考虑糖尿病。OGTT 试验中，2hPG≤7.8 为正常糖耐量；7.8～11.0mmol/L 为糖耐量减低（IGT）；≥11.1mmol/L 应考虑糖尿病。

对于无糖尿病症状，仅有 1 次血糖值达到糖尿病诊断标准者，需另一天再次证实才能确诊，对于复查未达标者，应定期复查；不主张作第三次 OGTT；在急性感染、外伤、手术或其他应激情况下可以测出明显高血糖，不能作为糖尿病的诊断依据，必须在应激情况去除后重复检查；儿童糖尿病的诊断标准与成人相同。

（三）糖尿病类型的诊断

最重要的是鉴定 T1DM 和 T2DM。目前主要从疾病的临床特征和发展过程来区别（表 6-4），有些暂时不能归类的患者可以随访逐渐明确分型。同时还应注意某些内分泌疾患、肝脏疾患、胰腺疾患和药物等导致的继发性糖尿病。

（四）并发症的诊断

可以根据肝功能、肾功能、血脂等实验室检查指标，并结合眼科检查和心、脑、肝、肾及神经系统的各项辅助检查综合判断。

表6-4　1型和2型糖尿病的主要区别要点

区别要点	T1DM	T2DM
主要病理生理	胰岛素绝对不足	胰岛素抵抗或不足
发病年龄	幼年和青少年多见	成年和老年多见
体型特点	较瘦	较胖
起病方式	起病急	起病缓
临床表现	"三多一少"明显,病情较重	"三多一少"多不明显,病情较轻
病情稳定性	不稳定	相对稳定
心血管并发症	少	多
酮症酸中毒	常见	少见
辅助检查	①胰岛素水平低下,甚至缺如; ②自身抗体多为阳性	①胰岛素可偏低、可正常; ②自身抗体多为阴性
胰岛素治疗	需要	大多数不需要

思政元素

中国古代医家对糖尿病的认识

消渴之名称,首见于隋甄立言《古今录验方》,惜已遗。其内容见于唐王焘《外台秘要•卷第十一•消中消渴肾消方》,云:"《古今录验论》消渴病有三。一、渴而饮水多,小便数,无(注:当作有)脂似麸片甜者,皆(注:当作此)是消渴病也。二、吃食多,不甚渴,小便少,似有油而数者,此是消中病也。三、渴饮水不能多,但腿肿脚先瘦小,阴痿弱,数小便者,此是肾消病也,特忌房劳。"后世"三消证"之分类及症状表现概源于此。《素问•奇病论》曰:"此肥美之所发也,此人必数食甘美而多肥也,肥者令人内热,甘者令人中满,故其气上溢,转为消渴。"阐释了消渴的病因。

【治疗】

糖尿病缺乏有效的病因治疗。治疗目的是纠正代谢紊乱、消除糖尿病症状、防止或延缓并发症的发生、保障儿童生长发育、维持良好的社会活动能力、提高生活质量、延长寿命、降低病死率。治疗原则是早期治疗、长期治疗、综合治疗、治疗措施个体化。国际糖尿病联盟(IDF)提出了现代糖尿病治疗的五个要点:糖尿病教育、医学营养治疗、运动疗法、血糖监测和药物治疗。

(一)糖尿病教育

是糖尿病重要的基础治疗之一。医务人员应通过不同的方式使患者及家属了解糖尿病基本知识,认识其治疗的长期性和重要性,知晓糖尿病的治疗控制目标和努力的方向(表6-5);学会简单的血糖测量(如使用便携式血糖计)和尿糖测量方法,及胰岛素注射技术;掌握饮食控制的具体方法和运动锻炼的基本要求;熟知治疗药物的副作用及预防、处理措施,重视生活中的注意事项等。通过良好的糖尿病健康教育,可以充分调动患者的主观能动性,促成患者积极配合治疗,从而取得最佳的控制效果。

(二)医学营养治疗

又称饮食治疗,可以减轻胰腺β细胞的负担,促进其功能的恢复,有利于降低血糖,减少降糖药物的剂量。饮食治疗是各类糖尿病最重要的基础治疗措施,必须严格执行和长期坚持。治疗方案包括:

表 6-5 糖尿病综合控制目标（2017 年中国 2 型糖尿病防治指南）

检测指标	目标值
血糖（mmol/L）	
空腹	3.9～7.2
非空腹	≤10.0
HbA1c（%）	<7.0
血压（mmHg）	<130/80
HDL-C（mmol/L）	
男性	>1.0
女性	>1.3
TG（mmol/L）	<1.7
LDL-C（mmol/L）未合并冠心病	<2.6
合并冠心病	<1.8
BMI（kg/m^2）	<24
尿白蛋白/肌酐比值（mg/mmol）	
男性	<2.5（22mg/g）
女性	<3.5（31mg/g）
或：尿白蛋白排泄率	<20μg/min（30mg/24h）
主动有氧活动（min/周）	≥150

1. 计算总热量 根据患者的理想体重和工作性质计算每日所需总热量。成人休息状态下每日每公斤理想体重给予 25～30kcal，轻体力劳动 30～35kcal，中度体力劳动 35～40kcal，重体力劳动 40kcal 以上。儿童、孕妇、乳母、营养不良、消瘦者，以及伴有消耗性疾病者酌增，肥胖者酌减，使患者恢复到理想体重的 ±5% 左右。

2. 计算三大营养物质的量 碳水化合物占总热量 50%～60%，蛋白质占总热量 15%，脂肪占总热量 30%。儿童、孕妇、乳母、营养不良或伴有消耗性疾病者适当增加蛋白质，血尿素氮升高者适当减少蛋白质。依据每克碳水化合物、蛋白质、脂肪分别产热 4kcal、4kcal、9kcal 的比例将各自所占的热量转化为营养成分的重量。推荐蛋白质摄入量成人患者每天每公斤理想体重 0.8～1.2g。

3. 餐量分配 各营养素一般按每日三餐分配为 1/5、2/5、2/5 或者 1/3、1/3、1/3；按每日四餐分配为 1/7、2/7、2/7、2/7。

4. 制定食谱 根据生活习惯、病情和药物治疗情况合理安排并制定成食谱。在食谱的制定时提倡用粗制米面和一定量杂粮，忌食葡萄糖、蔗糖、蜜糖及其制品。蛋白质至少 1/3 来自动物蛋白；每日胆固醇摄入量应在 300mg 以下，以植物油为主；纤维素食物每日不少于 40g，多食用绿叶蔬菜、豆类、块根类、粗谷物、低糖分水果等。食盐摄入量每日不超过 6g，限制饮酒，增加微量元素和纤维素的摄入。

5. 随访调整 当患者需要变换食谱时，应在总热量保持不变的情况下，增加一种食物的同时，撤减热量相当的另一种食物，以保证饮食平衡。当患者因饮食控制而出现饥饿感时，可以增加含糖较低的蔬菜，如大白菜、卷心菜、芹菜等。每周定时定状态测量体重，如肥胖患者在治疗适当的情况下体重无下降，应酌减总热量；当消瘦患者体重增加后也应适当调整，防止营养过度。

（三）运动疗法

适当运动有利于减轻体重，提高胰岛素的敏感性，改善血糖和血脂代谢的紊乱。运动疗法亦是糖尿病的基础治疗之一。根据年龄、体力、病情等不同情况选择适宜的有氧运动方法,如散步、慢跑、太极拳、骑自行车、做广播操等。T1DM 患者运动锻炼宜在餐后 1 小时进行,运动量不宜过大,时间不宜过长。T2DM 患者可以在空腹适当运动锻炼。运动时间每次 15～30 分钟,每日 1～3 次。活动中的心率≈170– 年龄,逐渐增加活动量和时间,以不感疲劳为度。运动疗法强调循序渐进和长期坚持。不宜进行体育锻炼者:①1 型 DM 病情未稳定;②严重高血压或缺血性心脏病者;③合并糖尿病肾病者;④脑动脉硬化、严重骨质疏松者;⑤伴眼底病变者;⑥糖尿病足患者等。

(四)病情监测

近十多年来糖尿病管理方法的重要进展之一就是患者使用便携式血糖计定期自我检测血糖,为调整药物剂量提供依据。同时每 3～6 个月复查糖化血红蛋白,便于及时调整治疗方案。每年 1～2 次心、脑、肾、神经、眼底和血脂情况的复查,及时筛查,及早发现和治疗并发症。

(五)口服降糖药治疗

1. 促胰岛素分泌剂

(1)磺脲类:主要作用是促进胰岛 β 细胞分泌胰岛素。适用于 T2DM 经饮食治疗和运动疗法不能获得良好控制者。对于年龄>40 岁、病程<5 年、空腹血糖<10mmol/L 的患者效果较好。禁忌证:①T1DM;②有严重并发症,或 β 细胞功能很差的 T2DM、儿童糖尿病、妊娠或哺乳期妇女;③大手术围术期、全胰腺切除术后;④对磺脲类过敏或有严重不良反应者等。

常用药物及使用方法(见表 6-6)。

表 6-6 磺脲类常用药物及使用方法

药物名称	每片剂量(mg)	剂量范围(mg/d)	每日服药次数	作用时间(h)
格列本脲(优降糖)	2.5	2.5～15.0	1～2	16～24
格列吡嗪(美吡达)	5	2.5～30.0	1～2	8～12
格列齐特(达美康)	80	80～320	1～2	10～20
格列齐特缓释片	30	30～120	1	12～20
格列喹酮(糖适平)	30	30～180	1～2	8
格列美脲(阿茉立)	1 或 2	1～8	1	24

从小剂量开始,早餐前半小时一次性口服。不宜同时使用各种磺脲类,也不宜与格列奈类合用。

磺脲类最常见而重要的不良反应为低血糖反应,常发生于老年人、肝肾功能不全者、营养不良者;常以用药剂量过大、活动过度、进食不规则等为诱因。其他不良反应有皮肤过敏反应、消化道反应、肝功能损害、白细胞减少等。

(2)格列奈类:是一种快速作用的促胰岛素分泌剂,降糖作用快速而短暂。适用于 T2DM 早期餐后高血糖阶段和以餐后高血糖为主的老年患者。于餐前或进餐时口服。瑞格列奈(诺和龙),每次 0.5～4mg,每天 3 次;那格列奈,每次 60～120mg,每天 3 次。

2. 双胍类

主要作用是抑制肝葡萄糖的输出,改善外周组织对胰岛素的敏感性,促进组织细胞吸收和利用葡萄糖。可作为 T2DM 治疗的一线用药,单用或联合其他药物;对于 T1DM,与胰岛素联合应用可减少胰岛素用量和血糖波动。禁用于 DKA、急性感染、心力衰竭、肝肾功能不全、消瘦、慢性营养不良、缺氧、孕妇、乳母等,儿童和老年人慎用,T1DM 不宜单独使用本药。常见副作用为消化道反应和皮肤过敏反应。常用药物为二甲双胍(甲福明),500～1 500mg/d,分 2～3 次口服,从小剂量开始,进餐时服药。

3．α-葡萄糖苷酶抑制剂　主要作用是抑制餐后肠道对葡萄糖的吸收。适用于 T2DM 尤其是餐后高血糖者。常见副作用为消化道反应，忌用于胃肠功能障碍者，也不宜用于孕妇、哺乳期妇女和 18 岁以下人群。可单独使用也可与磺脲类药、双胍类药或胰岛素合用。常用药物为阿卡波糖（拜糖平），开始每次 25mg，每日 3 次，在进第一口饭时服药，若无副作用，渐增至 50mg，每日 3 次，最大剂量 100mg，每日 3 次。

4．噻唑烷二酮类　主要作用是增强靶组织对胰岛素的敏感性，被视为胰岛素增敏剂。适用于单独或联合其他口服降糖药治疗 T2DM，尤其胰岛素抵抗明显者。不宜用于 T1DM、孕妇、哺乳期妇女、儿童。因有水肿、体重增加等副作用，凡有心力衰竭、肝功能不良者及严重骨质疏松和骨折病史者慎用。常用药物有罗格列酮，4～8mg/d，分 1～2 次口服；吡格列酮，15～30mg/d，一次性口服。

5．二肽基肽酶 4（DPP-Ⅳ）抑制剂　通过抑制 DPP-Ⅳ 活性，提高 GLP-1 水平发挥作用。适用于 T2DM。常见副作用为头痛、超敏反应、肝功能受损等；忌用于孕妇、儿童、胰腺炎、T1DM 或 DKA 及严重肝肾功能不全患者的治疗。可单独使用或与双胍类联合应用。国内上市制剂有西格列汀（sitagliptin），100mg，每日 1 次，口服；沙格列汀（saxagliptin），5mg，每日 1 次，口服；维格列汀（vildagliptin），50mg，每日 1～2 次，口服。

6．钠-葡萄糖共转运蛋白 2（SGLT-2）抑制剂　通过抑制近段肾小管管腔侧细胞膜上的 SGLT-2 的作用而抑制葡萄糖重吸收，降低肾糖阈，促进尿葡萄糖排泄，从而达到降低血糖的作用。适应证：单独使用，或与其他口服降糖药及胰岛素联合使用治疗 T2DM。禁忌证：T1DM；T2DM GFR＜45ml/min 者。临床应用：主要有达格列净，5～10mg，每日 1 次，口服；坎格列净，100～300mg，每日 1 次，口服。

（六）胰岛素治疗

是控制高血糖的重要和有效手段。可补充胰岛素的不足，能在短时间内有效地控制急性代谢紊乱，降低死亡率，同时还可以长期较好地控制血糖，阻止或延缓并发症的发生。

1．适应证　①T1DM；②各种严重的糖尿病急、慢性并发症；③手术、妊娠和分娩；④新发病且与 T1DM 鉴别困难的消瘦糖尿病患者；⑤新诊断的 T2DM 伴有明显高血糖，或在糖尿病病程中出现不明原因体重显著下降者；⑥T2DM β 细胞功能明显减退者；⑦某些特殊类型糖尿病。

2．常用制剂类型（表6-7）

表6-7　胰岛素常用制剂类型

作用类别	制　剂	皮下注射作用时间（h）			用药方法
		开始	高峰	持续	
短效	普通胰岛素（RI）	0.5	2～4	5～8	3～4 次/d，餐前
中效	中性精蛋白胰岛素（NPH）	2.5～3	5～7	13～16	2 次/d，早晚餐前
长效	鱼精蛋白锌胰岛素（PZI）	3～4	8～10	20	1 次/d，早或晚餐前

短效胰岛素起效快，作用时间短，主要控制第 1 餐后高血糖；中效胰岛素主要控制第 2 餐后的高血糖；长效胰岛素无明显的作用高峰，主要是提供基础水平胰岛素。胰岛素不能冷冻保存，以 2～8℃冰箱保存为宜，避免阳光照射和剧烈摇晃。

3．使用方法　无论哪种糖尿病类型，胰岛素治疗都应在综合治疗基础上进行。胰岛素治疗的方案应尽量地模拟正常胰岛素分泌曲线，即在胰岛素基础分泌的基础上有三餐后的高分泌，从而使血糖得到最佳控制。胰岛素剂量强调个体化原则，一般从小剂量开始，根据患者的情况、血糖水平和治疗需要做适当调整。当糖尿病患者在急性应激时，均应按实际需要使用胰岛素以度过急性期,待病情缓解后再调整治疗方案。如需要静脉输注葡萄糖液时,应按每 2~4g 葡萄糖加入 1U 的短效胰岛素配制液体。

（1）1 型糖尿病:目前临床常用的强化胰岛素治疗方案是三餐前注射短效胰岛素加睡前注射中效或长效胰岛素;胰岛 β 细胞功能特别差、血糖波动大者,可另于早餐前给予一次小剂量中效或长效胰岛素以维持日间的基础水平。初次用药应审慎确定剂量,一般初始剂量为 0.5~1U/（kg·d）,总量的 40%~50% 用于维持基础分泌量,剩余的按需要分配于餐前注射。以后根据血糖及尿糖情况逐步调整,以期达到良好控制。在疾病早期或相对稳定阶段,胰岛素剂量常较小,若出现感染、病情加重、手术等其他情况应增加胰岛素剂量。

（2）2 型糖尿病:有胰岛素使用适应证者,空腹血糖在>7.0mmol/L 时,患者白天继续口服降糖药物,于睡前注射中效胰岛素,或每天注射 1~2 次长效胰岛素以维持基础分泌量。空腹血糖>10mmol/L 时,应用胰岛素强化治疗。由于 2 型糖尿病有较明显的胰岛素抵抗,初始剂量可偏大些,待血糖控制后再减少用量。胰岛素用量<0.3U/（kg·d）时,提示可改用口服降糖药。

胰岛素治疗的其他方法:①胰岛素注射笔,匹配专用的胰岛素制剂,定量准确,携带和注射方便,临床已广泛使用;②胰岛素泵,在微型计算机的调节下能模拟人体胰腺分泌胰岛素模式,通过一条与人体相连的塑料软管向体内持续输注胰岛素,使胰岛素使用更符合生理情况,可在 24h 内持续控制血糖和糖化血红蛋白在正常范围,是当今治疗糖尿病的最好方式,俗称"人工胰腺";③胰岛素吸入剂,有经过肺、口腔黏膜和鼻黏膜吸收的三种制剂,已面市;④胰腺移植和胰岛移植,治疗对象为 T1DM 患者。胰腺移植和胰岛细胞的移植在我国已经取得成功,可以分泌足量的胰岛素,改善患者的生活质量。但需要在技术精良、经验丰富的医学中心进行,同时尚有许多问题有待解决。

拓展阅读

4.副作用　胰岛素治疗的主要副作用是低血糖反应和过敏反应。

（1）低血糖反应:多见于 T1DM 患者,尤其是接受强化胰岛素治疗者,多因胰岛素注射过量或注射后未及时进食导致。临床表现为心慌、出汗、流涎、面色苍白、软弱无力、手足震颤等交感神经兴奋症状,和精神不集中、头晕、迟钝、视物不清、步态不稳,甚至昏迷等神经低糖症状。如患者清醒仅表现为心慌等血糖低于 2.8mmol/L。处理措施:轻者进食糖水、果汁或糖果;重者静脉注射 50% 葡萄糖液 60~100ml,可反复注射,直至患者清醒,并密切观察病情;必要时继续静脉滴注 5%~10% 的葡萄糖液。

（2）过敏反应:表现为注射部位瘙痒及荨麻疹样皮疹;出现全身性荨麻疹时,可伴恶心、呕吐、腹痛等症状。严重过敏反应(如过敏性休克)罕见。处理措施:应更换胰岛素制剂;根据不同情况给予抗组胺药物、糖皮质激素;严重者暂时中断胰岛素治疗。

 知识链接

胰岛素制剂的发展

胰岛素是由胰岛 β 细胞分泌的一种蛋白质激素,是机体内唯一的降血糖激素。自从 1921 年它被发现并生产出来后,拯救了千千万万的糖尿病患者,发明者 Banting 和他的同事们因此于 1923 年获得了诺贝尔奖。根据来源,胰岛素可分为动物胰岛素(牛胰岛素、猪胰岛素)、人胰岛素和胰岛素类似物。人胰岛素是通过基因工程生产,纯度高,副作用少,常用的有丹麦诺、诺和灵、优泌林,以及甘舒霖等。人胰岛素类似物有更接近于人类自身胰岛素分泌的特点,使血糖控制得到改善的同时又减少低血糖的发生,分为速效和长效两种。速效胰岛素类似物包括赖脯胰岛素(lispro)和精氨酸胰岛素(aspart),可以有效地控制餐后血糖;长效胰岛素类似物是甘精胰岛素,能较好地模拟基础胰岛素分泌,有效降低空腹血糖,同时餐后血糖也会"水落船低",低血糖反应少,使患者尽快安全达标。

（七）胰升糖素样肽1（GLP-1）受体激动剂

通过激动 GLP-1 受体发挥降糖作用。适用于 T2DM 尤其是肥胖、胰岛素抵抗明显者。常见副作用为消化道反应，忌用于胰腺炎、T1DM 或 DKA 的治疗。可单独使用也可与其他降糖药合用。国内上市制剂有利拉鲁肽，起始剂量每日 0.6mg，1 周后增至每日 1.2mg，每日 1 次任意时间皮下注射，推荐每天同一时间使用；艾塞那肽，起始剂量 5μg，每日 2 次，一月后增至 10μg，于早餐和晚餐前 60 分钟内给药。

【预后和预防】

（一）预后

糖尿病目前不能根治，但早期发现并通过合理治疗可以使患者血糖长期稳定，接近正常，糖尿病患者可以像正常人一样愉快生活。当发生急性并发症和心、脑、肾等并发症则预后不良。

（二）预防

我国针对糖尿病实施的三级预防制度，一级预防是在一般人群和高危人群中预防糖尿病的发生；二级预防是及早检出并治疗糖尿病；三级预防是延缓和防治并发症。

附：糖尿病酮症酸中毒

糖尿病酮症酸中毒（diabetic ketoacidosis，DKA）是糖尿病最常见的急性并发症，多见于 T1DM，T2DM 在一定的诱因作用下也可以发生。感染、胰岛素治疗中断或不适当减量、饮食不当、创伤、手术、妊娠或分娩等是常见的诱发因素。糖尿病加重时，脂肪加速分解，产生大量酮体（包括 β-羟丁酸、乙酰乙酸、丙酮等），酮体为较强的有机酸，超过机体缓冲能力时，发生代谢性酸中毒。

主要临床表现有：糖尿病原有的多尿、烦渴、多饮和乏力等症状加重，酸中毒后病情迅速恶化，出现食欲减退、恶心呕吐、头痛、嗜睡、烦躁不安、呼吸深快，呼气中有烂苹果味。病情进一步发展，出现失水、尿量减少、皮肤弹性差、眼眶下陷、脉搏细速、血压下降，至晚期出现各种反射迟钝甚至消失，以至出现昏迷。尿糖强阳性，尿酮阳性；血糖多为 16.7～33mmol/L，甚至更高；血酮＞1.0mmol/L；CO_2 结合力降低，pH＜7.35。

早期诊断是决定治疗成败的关键。对于临床上原因不明的恶心呕吐、失水、酸中毒、休克、昏迷的患者，均应想到本病的可能，特别是呼气中有烂苹果味有重要的诊断意义。

治疗原则：尽快恢复血容量，纠正失水、电解质和酸碱平衡失调，降低血糖，消除诱因，降低死亡率。

（一）补液

补液是抢救 DKA 首要的、关键的措施。基本原则为"先快后慢，先盐后糖"。补液总量可按原体重 10% 计算。如无心力衰竭，开始补液速度应较快，前 2 小时内输入 0.9% 氯化钠 1 000～2 000ml，以补充血容量，改善周围循环和肾功能。以后根据血压、心率、每小时尿量、末梢循环情况，以及必要时通过测量中心静脉压调整输液速度。前 4 小时输入失水量 1/3 的液体。24 小时输入量包括已失水量和继续失水量。如治疗前已有低血压或休克，快速输液不能有效升高血压，应输入胶体溶液并采用其他抗休克措施；对伴有心脏病、心力衰竭者，应在中心静脉压监护下调节输液速度和输液量。

（二）胰岛素治疗

目前主要采用小剂量短效胰岛素治疗方案，给予 0.1U/（kg•h）胰岛素，加入生理盐水中持续静滴。对于有休克、严重酸中毒、昏迷的患者，应静脉注射首次负荷量普通胰岛素 10～20U。当血糖降至 13.9mmol/L 时，根据血钠情况决定改输 5% 葡萄糖液或葡萄糖生理盐水，并按每 2～4g 葡萄糖加 1U 普通胰岛素静滴。继续每 4～6 小时皮下注射 4～6U 胰岛素。并且每 4～6 小时复查血糖以调节胰岛素的用量。当病情稳定,过渡到胰岛素常规皮下注射。

（三）纠正酸中毒

轻症患者经补液和使用胰岛素后,酸中毒可逐渐纠正,不必补碱。当血 $pH<7.1$ 或 HCO_3^- $<5mmol/L$,用 5% 碳酸氢钠溶液 84ml,以注射用水稀释至 300ml 后静脉滴注。

（四）补钾

应用胰岛素后或患者有尿时即行补钾,每小时补氯化钾 1.5g,24 小时内补充氯化钾总量 6～10g。补钾过程中,最好用心电监护。病情恢复后仍需继续口服钾盐数天。

（五）其他处理

如控制感染,防止和处理脑水肿、肾衰竭等,加强护理。

病案分析

病案:

　　患者 14 岁,男,因多饮、多食、多尿 1 年,加重 2 天就诊。1 年前无明确原因出现喜饮水,尿量也明显增加,容易饥饿,食量大于同龄儿童,但体重未见明显增加。在当地服用"消渴丸、格列本脲"等药物间断治疗,症状反复。2 天前因感冒受凉后出现烦渴多饮、多尿、厌食、恶心、呕吐、头痛、乏力明显、呼吸急促,近 1 天来尿量逐渐减少,精神萎靡不振。体格检查:体温 36.1℃,脉搏 120 次 /min,呼吸 24 次 /min,血压 92/64mmHg,体重 36kg,无力体型,嗜睡,皮肤弹性差,双眼球微下陷,呼气有烂苹果气息,双肺呼吸音粗,未闻及啰音,心率 120 次 /min,心律齐,无杂音,腱反射迟钝。血糖 22mmol/L,尿糖(++++),尿酮体强阳性,pH 7.25。

讨论:

1. 该患者可能的诊断并说明依据。
2. 简述应该采取的紧急处理措施。

（施德泉）

？ 复习思考题

1. 试述甲状腺功能亢进症的诊断要点。
2. 简述抗甲状腺药物的使用方法。
3. 糖尿病的诊断标准是什么?
4. 试述 1 型糖尿病和 2 型糖尿病的主要特点。
5. 糖尿病的现代治疗方法有哪些?

ER-6-4

扫一扫,测一测

第七章　风湿性疾病

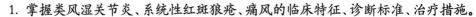

学习目标

1. 掌握类风湿关节炎、系统性红斑狼疮、痛风的临床特征、诊断标准、治疗措施。
2. 熟悉风湿性疾病的相关辅助检查及其临床意义、预后。
3. 了解风湿性疾病的病因和发病机制。

风湿性疾病是指累及骨、关节及其周围软组织，如肌肉、滑膜、滑囊、肌腱、韧带、软骨、神经的一组慢性疾病。其病因多样，发病机制尚不明确，考虑与遗传性、免疫性、感染性、代谢性、内分泌性、退行性、肿瘤性、地理环境等因素相关。风湿性疾病发病率高，有一定致残率，危害人类健康。

【病因和发病机制】

风湿性疾病的病因、发病机制复杂多样，尚未明确，目前考虑相关因素常见的有：①感染性，如反应性关节炎、风湿热等；②自身免疫性，如系统性红斑狼疮、类风湿性关节炎、硬皮病等；③代谢性，如痛风等；④内分泌性，如肢端肥大症、甲减、甲旁亢相关关节病等；⑤退行性，如骨性关节炎；⑥神经功能性，如精神神经风湿症、纤维肌痛症；⑦遗传性，如黏多糖病；⑧肿瘤性，如多发性骨髓瘤；⑨地理环境及其他，如血友病、淀粉样病变等。

【分类】

风湿性疾病根据其发病机制、病理及临床特点分为10大类近200种疾病，常见的如下（表7-1）：

表7-1　风湿性疾病的分类及主要疾病

疾病分类	疾病名称
1. 弥漫性结缔组织病	类风湿关节炎、系统性红斑狼疮、硬皮病、多肌炎、重叠综合征、血管炎等
2. 脊柱关节病	强直性脊柱炎、反应性关节炎、银屑病关节炎、未分化脊柱关节病等
3. 退行性变	（原发性、继发性）骨性关节炎
4. 遗传、代谢和内分泌疾病相关的风湿病	痛风、假性痛风、马方综合征、免疫缺陷病等
5. 感染相关风湿病	反应性关节炎、风湿热等
6. 肿瘤相关风湿病	原发性（滑膜瘤、滑膜肉瘤等）；继发性（多发性骨髓瘤、转移瘤等）
7. 神经血管疾病	神经性关节病、压迫性神经病变（周围神经受压、神经根受压等）、雷诺病等
8. 骨与软骨病变	骨质疏松、骨软化、肥大性骨关节病、弥漫性原发性骨肥厚、骨炎等
9. 非关节性风湿病	关节周围病变、椎间盘病变、特发性腰痛、其他痛综合征（如精神性风湿病）等
10. 其他有关节症状的疾病	周期性风湿病、间歇性关节积液、药物相关的风湿综合征、慢性活动性肝炎等

【病理】

风湿性疾病的病理改变具多样性，有炎症性反应及非炎症性病变，不同的疾病其病变出现在不同靶组织（受损最突出的部位），由此而构成其特异的临床表现（表7-2）。风湿性疾病最常见的表现是关节炎，除痛风性关节炎是由于尿酸盐结晶沉积所致外，其余大部分为免疫反应引起，其表现为病变组织中出现大量淋巴细胞、巨噬细胞、浆细胞等炎症细胞浸润。血管病变是风湿性疾病的另一常见病理改变，以血管壁的炎症为主要表现，造成血管壁增厚、管腔狭窄，最终使局部组织器官缺血，弥漫性结缔组织病的广泛损害和临床表现与此有关。

表7-2 风湿性疾病的病理特点

| 病名 | 靶器官病变主要特征 | |
	炎症性	非炎症性
OA（骨性关节炎）		关节软骨变性
SSc（系统性硬化病）	间质性肺炎	皮下纤维组织增生、微血管病
RA（类风湿关节炎）	滑膜炎	骨质破坏
AS（强直性脊柱炎）	附着点炎	
SS（干燥综合征）	唾液腺炎、泪腺炎	
PM/DM（多发性肌炎/皮肌炎）	肌炎、间质性肺炎	肌萎缩
SLE（系统性红斑狼疮）	小血管炎	
血管炎	不同大小动、静脉炎	
痛风	关节腔炎症	

第一节 类风湿关节炎

类风湿关节炎（rheumatoid arthritis，RA）是一种以侵蚀性、对称性多关节炎为主要临床表现的慢性、全身性自身免疫性疾病。本病好发双侧手、腕、膝、足关节，是一种对称性多关节炎，可伴发热、贫血、皮下结节、淋巴结肿大等关节外表现。其主要病理改变是滑膜炎、血管翳的形成，呈慢性、进行性、侵蚀性发展，并逐渐出现软骨破坏、骨质侵蚀，最终致关节畸形、功能障碍，甚至致残。

RA可发生于任何年龄，80%发病于35～50岁，男女患病比例为1:（2～3）。世界类风湿关节炎患病率为0.5%～1%；我国患病率较低，约为0.32%～0.36%。

【病因和发病机制】

尚未完全阐明。可能是遗传易感因素、环境因素及免疫失调等多因素共同作用的结果。

（一）遗传易感性

流行病学调查显示，RA现症者一级亲属发病率为11%，明显高于普通人群发病率；同卵双生子同时患RA的概率为12%～30%，也明显高于异卵双生子（4%）。说明其发病与遗传因素密切相关。许多地区和国家进行研究发现HLA-DRB4单倍型与RA的发病相关。

（二）环境因素

暂无证据表明感染直接导致本病，但目前认为一些感染因素（如病毒、支原体、细菌等）可通过三个途径影响RA的发病和病情进展：①活化T淋巴细胞和巨噬细胞并释放细胞因子；②活化B淋巴细胞产生自身抗体；③感染因子的某些成分与人体自身抗原通过分子模拟而导致自身免疫性反应。吸烟显著增加RA发生风险。

（三）免疫紊乱

目前认为免疫紊乱是RA主要发病机制，以活化的CD4$^+$T淋巴细胞和MHC-II型阳性的抗原提呈细胞(antigen presenting cell,APC)浸润关节滑膜为特点。关节滑膜组织中的某些特殊成分或体内产生的内源性物质也可作为自身抗原被 APC 提呈给活化的 CD4$^+$T 淋巴细胞,使机体启动特异性免疫应答,导致相应的关节炎症状。另外,B 细胞激活分化为浆细胞,分泌大量免疫球蛋白,后者与类风湿因子(AF)、补体形成的免疫复合物也可以诱发炎症。RA 患者中过量的 Fas 分子或 Fas 分子和 Fas 配体比值的失调都会影响滑膜组织细胞的正常凋亡,使 RA 滑膜免疫炎症反应得以持续。

【病理】

滑膜炎、血管炎是 RA 的基本病理改变。其中,滑膜炎是关节表现的基础,而血管炎是关节外表现的基础,同时也是 RA 预后不良的因素之一。

急性期滑膜表现为充血、水肿、炎细胞浸润。病变发展至慢性期,滑膜变得肥厚,形成许多绒毛状突起,突向关节腔内或侵入到软骨和软骨下的骨质,滑膜表面纤维蛋白沉积。滑膜内形成炎性肉芽组织,即绒毛状突起,并向关节软骨扩展形成血管翳,覆盖关节软骨使之糜烂、坏死。继之,关节腔内纤维蛋白性渗出物逐渐机化导致关节腔变窄、关节面粘连,形成纤维性关节强直,如同时伴有骨组织增生则最终形成骨性关节强直,导致关节畸形。

血管炎可发生于关节及关节外的任何组织,动、静脉均可受累,表现为血管内皮细胞增生、管壁纤维素沉着、淋巴细胞浸润,导致管腔狭窄、阻塞。类风湿结节是血管炎的一种表现,其病理结构分三层:中央为含有纤维素和免疫复合物的片状坏死组织;周围环绕着上皮细胞,呈栅栏状或放射状排列;最外层为纤维肉芽组织。

【临床表现】

RA 的临床表现多样,个体差异大。除主要的关节症状外,还有关节外多系统受累的表现。大多起病缓慢,患者在出现关节症状前数周常有发热(多为低热)、全身不适、乏力、消瘦、食欲减退等症状,以后逐渐出现关节症状。常见的表现有:

(一) 关节表现

是类风湿性关节炎的最突出表现,主要表现为关节僵硬、肿痛、畸形及功能障碍。

1. 关节疼痛与压痛　关节痛往往是最早出现的症状。最常出现的部位是近端指间关节、掌指关节及腕关节,其次为趾、膝、踝、肘、肩等关节,多呈对称性分布,疼痛为持续性,但时轻时重;疼痛的关节往往伴有压痛,受累关节的皮肤可出现褐色色素沉着。

2. 晨僵　见于 95% 以上的 RA 患者。表现为早晨起床后,病变关节呈对称性僵硬,活动后逐渐减轻,持续时间超过 1 小时以上意义较大,其持续时间与病变的严重程度成正比,可作为判定病情是否活动的指标之一。

3. 关节肿胀　多因关节腔内积液、滑膜增生和关节周围软组织炎症水肿引起。凡受累关节均可出现肿胀,常表现为对称性梭形肿胀(图 7-1),但局部皮肤不发红。其常见部位与关节疼痛部位相同,亦多呈对称性分布。

4. 关节畸形　多见于较晚期患者。最为常见的关节畸形是掌指关节或近端指关节半脱位、掌指关节尺侧偏斜(图 7-2),手指过伸呈"天鹅颈"样(图 7-3),及"纽扣花样"表现,腕关节和肘关节强直、向桡侧旋转。关节肿痛、畸形最终导致功能障碍,甚至致残,丧失劳动力。

5. 特殊关节表现　RA 也会引起一些特殊关节受累。①颈椎:颈椎的可动小关节及周围腱鞘受累出现颈痛、活动受限,有时甚至因颈椎半脱位

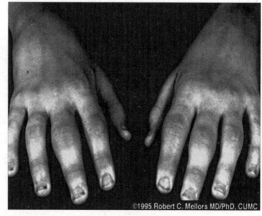

图 7-1　近端指间关节梭形肿胀

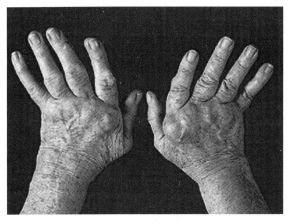

图 7-2　RA 掌指关节尺侧偏移畸形

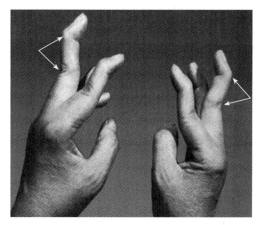

图 7-3　RA 手指过伸呈"天鹅颈"样畸形

而出现脊髓受压。②肩、髋关节：其周围有较多肌腱等软组织包围，由此很难发现肿胀。最常见的症状是局部痛和活动受限，髋关节往往表现为臀部及下腰部疼痛。③颞颌关节：约 1/4 的 RA 患者早期表现为讲话或咀嚼时疼痛加重，严重者有张口受限。

6. 关节功能障碍　关节肿痛和结构破坏都能引起关节活动障碍，影响日常生活。美国风湿病学会将本病影响生活的程度分为四级。①Ⅰ级：可照常进行日常生活和各项工作。②Ⅱ级：可进行一般的日常生活和某种职业工作，但参与其他项目活动受限。③Ⅲ级：可进行一般的日常生活，但参与某种职业工作或其他项目活动受限。④Ⅳ级：日常生活的自理和参与工作的能力均受限。

（二）关节外表现

1. 类风湿结节　为较常见的关节外表现，约 30%～40% 的患者出现，标志着疾病处于活动期。其大小不一，直径自数毫米到数厘米不等，质地坚硬、无压痛，对称性分布。好发于关节隆突和关节伸侧受压部位的皮下组织，如腕、尺骨鹰嘴、踝、跟腱等处。此外，几乎所有脏器，如心、肺、胸膜、眼等均可受累。

2. 类风湿血管炎　可发生于患者的任何系统，多出现于病情重、类风湿因子滴度高的患者，整体发病率不足 1.0%。其皮肤表现各异，包括瘀点、紫癜、指（趾）坏疽、梗死、网状青斑，病情严重者可出现下肢深大溃疡，与血管内皮增生，管壁增厚，管腔狭窄闭塞，局部组织缺血性坏死有关。

3. 心脏　最常累及心包形成心包炎，常见于 RF 阳性、有类风湿结节的患者，但多无临床症状，近半数患者可通过超声心动图检查发现。

4. 肺　肺受累很常见，有时可为首发症状。常出现肺间质病变、胸膜炎、结节样病变。

（1）肺间质病变：是最常见的肺病变，约 30% 患者可出现。主要表现为活动后气促、肺纤维化。肺功能和胸部 CT 有助于早期诊断。

（2）胸膜炎：约 10% 患者可出现。为单侧或双侧少量胸腔积液，偶见大量胸腔积液。积液呈渗出性，糖含量低。

（3）结节样病变：肺内出现单个或多个结节，为肺内类风湿结节表现。结节有时可液化并成为空洞。尘肺患者合并 RA 时易出现大量肺结节，称之为类风湿尘肺，又称卡普兰综合征。

5. 神经系统　神经受压是 RA 患者出现神经系统病变的常见原因。最常受累的神经有正中神经、尺神经，以及桡神经，如正中神经在腕关节处受压可出现腕管综合征。病变累及颈椎关节时，出现上肢感觉异常、肌肉无力，甚至瘫痪。类风湿脑病可表现为脑出血、蛛网膜下腔出血、脑梗死等。

6. 血液系统　有贫血（一般是正细胞正色素性贫血）、中性粒细胞减少及血小板减少。

7. 眼　最常见的表现为干燥综合征，约有 30%～40% 的患者出现口干、眼干，需行口腔黏膜活检结合自身抗体检查进一步证实。如血管炎发生在巩膜，则可表现为巩膜炎，严重者因巩膜软化而影响视力。

8. 肾脏　严重的血管炎可累及肾脏，但很少见。在临床本病出现肾功能异常，多为抗风湿药对肾脏的损害。

【辅助检查】

（一）血常规检查

病程长、病情重者有轻度或中度贫血，多为正细胞正色素性。白细胞数大多正常，活动期血小板可增多。

（二）红细胞沉降率及 C 反应蛋白

疾病活动期红细胞沉降率增快，C 反应蛋白增高。

（三）自身抗体检查

1. 类风湿因子检查　可分为 IgM、IgG 和 IgA 型 RF，临床上主要检测 IgM 型 RF。约 75%～80% 患者呈阳性，但特异性不高，其他慢性感染、自身免疫病及 1%～5% 的健康人群也可出现。因此，必须结合临床表现诊断本病。

2. 抗角蛋白抗体谱　包括抗核周因子（APF）抗体、抗角蛋白抗体（AKA）、抗聚角蛋白微丝蛋白抗体（AFA）和抗环瓜氨酸多肽（CCP）抗体。其中抗 CCP 抗体在此抗体谱中对 RA 的诊断敏感性和特异性高，已在临床中普遍使用。这些抗体有助于 RA 的早期诊断和鉴别诊断，尤其是血清 RF 阴性、临床症状不典型的患者。

（四）关节影像学检查

1. X 线检查　关节 X 线检查对类风湿关节炎的诊断、关节病变的分期、病变演变的监测均很重要。Ⅰ期可见关节周围软组织肿胀影、关节端骨质疏松；Ⅱ期见关节间隙变窄；Ⅲ期关节面出现虫蚀样改变；Ⅳ期可见关节半脱位和关节破坏后的纤维性和骨性强直。诊断应有骨侵蚀，或肯定的局限性，或受累关节近旁明显脱钙。

2. 关节 MRI　对早期诊断极有意义。可以显示关节软组织病变、滑膜水肿、增生和血管翳形成，以及骨髓水肿等，较 X 线更为敏感。

3. 关节超声　高频超声能从滑膜炎症、骨侵蚀破坏和关节腔积液等 3 个方面对类风湿关节炎受累关节进行评价。亦可指导关节腔穿刺及治疗。

（五）关节滑液检查

关节滑液量增多，呈淡黄色或稍混浊，白细胞数增多，以中性粒细胞为主。

（六）类风湿结节活检

出现典型的病理改变有助于本病的诊断。

【诊断和鉴别诊断】

（一）诊断

1. 诊断要点　①多发性、对称性关节疼痛、晨僵、梭形肿胀，后期发生畸形改变，尤以手的小关节明显；②出现类风湿结节；③类风湿因子阳性；④关节 X 线检查有骨质疏松和关节间隙变窄；⑤类风湿结节活检出现典型的病理改变。

2. 诊断标准　目前普遍采用美国风湿病学会（ACR）1987 年推荐的诊断标准（见表 7-3）：①关节内或周围晨僵每天至少 1 小时；②腕、掌指、近端指间关节区中，至少一个关节区肿胀；③3 个或 3 个以上关节肿胀；④对称性关节炎，左右两侧关节同时受累；⑤出现类风湿结节；⑥类风湿因子阳性；⑦X 线表现至少有骨质疏松和关节间隙变窄。上述 7 项中，至少满足 4 项，其中 1～4 项病程至少持续 6 周，并除外其他关节炎者，类风湿关节炎的诊断即可成立。但该标准对于早期、不典型及非活动期 RA 易漏诊，因而 2010 年 ACR 联合欧洲抗风湿病联盟（EULAR）

联合提出了新的 RA 分类标准(ACR/EULAR 2010 标准)(见表 7-4),该标准根据关节受累情况、血清学指标、滑膜炎持续时间、急性时相反应物 4 部分进行评分,总得分 6 分以上可确诊 RA。

表 7-3 ACR 1987 年修订的 RA 分类标准

1. 晨僵	关节或周围晨僵持续至少 1 小时
2. ≥3 个关节区的关节炎	医生观察到下列 14 个关节区域(两侧的近端指间关节、掌指关节、腕、肘、膝、踝及趾关节)中至少 3 个有软组织肿胀或积液(不是单纯骨隆起)
3. 手关节炎	腕、掌指或近端指间关节区中,至少有一个关节区肿胀
4. 对称性关节炎	左、右两侧关节同时受累(双侧近端指间关节、掌指关节及跖趾关节受累时,不一定绝对对称)
5. 类风湿结节	医生观察到在骨突部位、伸肌表面或关节周围有皮下结节
6. 血清 RF 阳性	任何检测方法证明血清中 RF 含量升高(所用方法在健康人群中阳性率<5%)
7. 影像学改变	在手和腕的后前位像上有典型的 RA 影像学改变:必须包括骨质侵蚀或受累关节及其邻近部位有明确的骨质脱钙

注:以上 7 项中满足 4 项或者 4 项以上并除外其他关节炎者可诊断为 RA(要求第 1~4 项病程至少持续 6 周)

表 7-4 2010 年 ACR/EULAR 的 RA 分类标准

项目	评分
1. 受累关节情况	0~5 分
1 个中大关节	0
2~10 个中大关节	1
1~3 个小关节	2
4~10 个小关节	3
>10 个,其中至少一个为小关节	5
2. 血清学指标	0~3 分
RF 和抗 CCP 抗体均阴性	0
RF 或抗 CCP 抗体低滴度阳性	2
RF 或抗 CCP 抗体高滴度阳性(正常上限 3 倍或以上)	3
3. 滑膜炎持续时间	0~1 分
<6 周	0
≥6 周	1
4. 急性时相反应物	0~1 分
CRP 和 ESR 均正常	0
CRP 或 ESR 异常	1

注:受累关节指关节肿胀疼痛;小关节包括掌指关节、近端指间关节、第 2~5 跖趾关节、腕关节,不包括第一腕掌关节、第一跖趾关节和远端指间关节;大关节指肩、肘、髋、膝和踝关节。

(二)鉴别诊断

1. 骨性关节炎 50 岁以上多见。主要累及膝、髋、脊柱等负重关节,关节疼痛于活动后加重,一般无红肿及全身症状,关节畸形少见。RF 阴性。X 线见关节边缘唇样增生或骨疣形成,并有钙化。

2. 强直性脊柱炎 青壮年男性多见,常有家族史。以脊柱及下肢大关节受累为主,为对称性腰背疼痛,伴活动受限。RF 阴性,90% 以上患者 HLA-B27 阳性。典型者脊柱 X 线呈"竹节样"改变可鉴别。

3. 风湿性关节炎　多见于青少年。主要累及四肢大关节，呈游走性、多发性关节炎，极少出现关节畸形，部分患者有风湿性心脏病和心瓣膜病变。RF 阴性，抗链球菌溶血素"O"阳性。

4. 系统性红斑狼疮　育龄女性多见。关节受累为非侵蚀性，且关节外表现如皮肤蝶形红斑、皮疹、蛋白尿等较突出。关节 X 线基本正常。血清抗核抗体、抗双链 DNA 抗体、抗 Sm 抗体阳性有助于诊断。

【治疗】

目前 RA 不能根治，治疗目标是达到临床缓解，或疾病低活动度。临床缓解是没有明显的炎症活动症状和体征。治疗原则为早期、达标、个体化方案，密切监测病情，减少致残。

（一）一般治疗

急性期应注意休息，限制关节活动，严重者需卧床休息。急性期过后应加强关节功能锻炼，以尽快恢复关节功能。

饮食应以清淡为主，少量多餐，不可过量。宜进食富含蛋白、维生素、矿物质，低糖、低盐饮食，避免刺激性及生、冷、硬的食物，保证营养全面合理。贫血时可增加含铁食物；对茶、咖啡及柑橘类酸味水果应适当限制，因其可能会使 RA 的症状加重；不可过食油腻食物及甜食，因油腻食物在体内氧化过程中能产生酮体，易引起酸碱平衡失调，刺激关节，加重炎症疼痛，糖也会加重病情；多补充维生素，尤其维生素 C 有利于病损组织的修复；在补充维生素 B 的同时，需要补充钙，才有利于修复病损关节，因此可适当补充含钙丰富的食物，如牛奶、虾皮、豆制品等（RA 患者一旦开始发病，实际上就已出现了钙的透支，从而导致骨骼中钙的缺失，伴发骨质疏松症，而人体钙的主要来源是食物和钙制剂）；患者长期应用糖皮质激素类药物，会促使蛋白质分解，并抑制蛋白质合成，所以，用药时要注意补充蛋白质。

（二）药物治疗

常用的药物分为四大类，即非甾体抗炎药（NSAIDs）、慢作用抗风湿药（DMARDs）、糖皮质激素、植物药制剂。

1. 非甾体抗炎药（NSAIDs）　其作用机制为抑制环氧化酶活性，使前列环素、前列腺素、血栓素生成减少，从而减轻或消除关节肿胀、疼痛等症状。其只能对症止痛治疗，不能减轻免疫反应和影响疾病的进程，故必须同时应用 DMARDs 以控制病情。该类药物需注意胃肠道反应等不良反应，避免两种或以上 NSAIDs 同时服用。常用的药物有布洛芬，0.3～0.6g/ 次，口服，每日 3～4 次；塞来昔布，200～400mg/d，分 1～2 次服用，有磺胺过敏者禁用；阿司匹林，0.6～1.0g/ 次，口服，每日 3～4 次；萘普生，0.2～0.4g/ 次，每日 2～3 次；双氯芬酸，25～50mg/ 次，口服，每日 3 次。

2. 慢作用抗风湿药（DMARDs）　起效缓慢，一般需 1～6 个月见效，用药时间长，不具备明显镇痛抗炎作用，但可延缓和控制病情进展。一旦确诊，应及早应用以阻止关节破坏，减轻功能障碍。可根据患者病情活动性、严重性和进展选用一种或采用两种及以上 DMARDs 控制病情。该类药物常用的有：

（1）甲氨蝶呤（MTX）：主要抑制二氢叶酸还原酶，从而抑制 DNA 合成，抑制细胞增殖。每周 7.5～20mg，口服或肌内注射，每周一次，至少四周起效，疗程最少半年。是目前国内治疗 RA 首选用药，也是联合治疗的基本用药。不良反应有肝损害、胃肠道反应、骨髓抑制和口炎等。用药初期前 3 个月，每 4～6 周查血常规、肝肾功能一次，稳定后可改为每 3 个月监测一次。肾功能不全者注意减量。

（2）柳氮磺吡啶：可抑制白细胞移动，降低蛋白溶解酶活性，并抑制多种细胞因子。用量为每次 1.0g，口服，每日 2～3 次，小剂量开始，磺胺过敏者慎用。

（3）来氟米特（LEF）：抑制合成嘧啶的二氢乳清酸脱氢酶，新型抗代谢免疫抑制剂。负荷量 50mg，口服，每日 1 次；3 天后 10～20mg，每日 1 次。

（4）羟氯喹和氯喹：羟氯喹每日 0.2～0.4g，分两次服。氯喹每日 0.25g，1 次服。

（5）生物制剂和免疫治疗：TNF-α 拮抗剂、IL-1 拮抗剂、CD20 单克隆抗体等。

（6）其他：①金制剂，适用于早期和轻症患者，现很少使用。②青霉胺，现很少使用。③硫唑嘌呤，通过干扰嘌呤代谢来抑制细胞的合成，同时抑制免疫反应。每次 50mg，口服，每日 2 次，病情缓解后改为每日 50mg 维持量。④环孢素，可抑制细胞免疫及细胞因子诱发的 B 细胞活化。剂量为 3～5mg/（kg·d），口服，每日 1 次。⑤雷公藤多苷，具有抑制免疫反应和抗炎的双重作用。每次 20mg，口服，每日 3 次，病情稳定后减量。

3．糖皮质激素 本类药物抗炎作用强、起效快，但长期使用不良反应多，停药困难，应慎重使用。一般与 DMARDs 联用，用于关节症状重、对非甾体抗炎药无效或慢作用抗风湿药未起作用时。常用泼尼松，单纯控制关节症状，宜小剂量用药，不宜超过 10mg/d；如有系统症状者，在排除系统性感染后可用 30～40mg/d，口服，分 3～4 次服用，症状控制后递减，以每日 5～10mg 维持，逐渐用 NSAIDs 替代；若全身症状已得到控制，有 1～2 个关节症状明显，可关节腔内注射糖皮质激素，一年内不能超过 3 次，注射局部及附近有软组织炎症者禁忌。常用药物有醋酸去炎松 -A 或乙酸倍他米松，前者每次 2.5～10mg，后者每次 1.5～6mg。全身用药需预防骨质疏松。

（三）外科治疗

对药物治疗效果不理想或伴关节畸形者，可行外科手术治疗，但手术不能改变本身病情。轻者可行滑膜切除术，有关节畸形及功能障碍者可行关节置换术。

【预后和预防】

（一）预后

大多数患者呈发作与缓解交替的过程，病情缓慢进展，最终导致关节畸形和功能障碍，影响工作、生活。该病可致残，一旦发现及早规范治疗可控制病情，延缓进展，80% 以上患者能实现病情缓解。

（二）预防

注意休息，避免诱因，如寒冷、感染、潮湿、过度疲劳、精神刺激等。

第二节 系统性红斑狼疮

系统性红斑狼疮（systemic lupus erythematosus，SLE）是一种以致病性自身抗体和免疫复合物形成并造成器官、组织损伤的慢性自身免疫病。临床上常有多系统损害表现，患者血清中具有以抗核抗体为代表的多种自身抗体。本病好发于 20～40 岁的中青年女性，男性少见。我国系统性红斑狼疮的患病率约为（30.13～70.41）/10 万。

【病因和发病机制】

（一）病因

病因尚不清楚，可能与以下因素有关：

1．遗传因素 研究已证明 SLE 是多基因相关疾病。有 HLA-Ⅲ类的 C2 或 C4 的缺损，HLA-Ⅱ类的 DR2、DR3 频率异常。SLE 患者的第一代亲属发病率 8 倍于无 SLE 患者家庭；单卵孪生发病率 5～10 倍于异卵孪生。以上特点均提示本病具有遗传倾向性。

2．环境因素 ①日光、紫外线照射；②某些食物，如芹菜、无花果、烟熏食物、蘑菇；③药物，如肼屈嗪、青霉胺、磺胺类、盐酸普鲁卡因胺、异烟肼、氯丙嗪、甲基多巴等；④生物因素，如病毒感染等。

3．雌激素 SLE 好发于育龄期女性，少年儿童及绝经后的女性发病率明显降低；妊娠可诱发本病；更年期前，男女发病率之比为 $1:9$。

（二）发病机制

外来抗原（病原体、药物等）引起人体 B 细胞活化。具有遗传易感性的个体因机体正常的免疫耐受机制减弱，B 细胞通过交叉反应与模拟外来抗原的自身抗原结合，并将抗原呈递给 T 细胞使之活化，在 T 细胞活化刺激下，B 细胞得以产生大量不同类型的自身抗体，造成广泛性组织损害：①产生致病性自身抗体，如抗 DNA 抗体可与肾组织直接结合，导致肾小球损伤；抗血小板抗体及抗红细胞抗体导致血小板和红细胞破坏，出现血小板减少和溶血性贫血；抗 SSA 抗体经胎盘进入胎儿心脏引起新生儿心脏传导阻滞；抗磷脂抗体引起抗磷脂抗体综合征（血栓形成、血小板减少、习惯性自发性流产）。②形成致病性免疫复合物，沉积于各组织造成组织的损伤。③T 细胞和 NK 细胞功能失调，患者机体不能产生抑制 $CD4^+T$ 细胞的作用，在 $CD4^+T$ 细胞的刺激下，B 细胞持续活化产生自身抗体，而 T 细胞功能异常致使新抗原不断出现，使自身免疫反应持续存在。

【病理】

本病的基本病理改变是炎症反应和血管异常，它可以出现在身体任何器官。中、小血管因免疫复合物（immune complex，IC）沉积或抗体直接侵袭而出现管壁的炎症和坏死，继发的血栓使管腔变窄，导致局部组织缺血和功能障碍。受累器官的特征性改变是苏木紫小体、洋葱皮样病变。另外，在心脏瓣膜及腱索上也可见非细菌性疣状赘生物。几乎所有病例经免疫荧光病理和电子显微镜下检查肾脏都有病变，表现为系膜和肾小球基底膜有循环免疫复合物沉积或原位复合物形成，造成肾小球毛细血管纤维蛋白样变性及坏死，毛细血管基底膜增厚，形成"铁丝圈"样损害。

【临床表现】

可呈隐匿性、急性或暴发性起病，多数为发作与缓解交替的慢性过程。临床表现复杂多样，早期症状不典型。

（一）症状和体征

1. 全身症状　大多数（90%）患者在疾病活动期出现发热，以低热和中度热为多见，常伴有倦怠、乏力、食欲减退、体重下降等。

2. 皮肤与黏膜　约 80% 的患者出现皮肤、黏膜损害，常见于皮肤暴露部位，包括颧部呈蝶形分布的红斑、盘状红斑、指掌部和甲周红斑、指端缺血、面部及躯干出现皮疹等。SLE 皮疹多无明显瘙痒，其中最具特征性的是鼻梁及两侧面颊部的蝶形红斑，边界清楚或模糊不清，表面光滑。病情缓解时红斑消退，留有色素沉着。

此外，患者常有日光过敏、皮肤出现网状青斑，活动期患者还可出现毛发脱落、口鼻无痛性溃疡。

3. 肌肉与关节　关节痛是常见症状之一，患者出现多发性、对称性关节肿痛，常累及指、腕、踝、膝关节，但出现红肿者少见。X 线检查无关节骨质破坏，很少形成畸形。约 50% 患者有肌痛和压痛，5%～10% 可有肌炎。有小部分患者在病程中出现股骨头坏死，目前尚不能肯定是由于本病所致，或为糖皮质激素的不良反应之一。

4. 肾脏　27.9%～70% 的患者有肾脏的病理改变，并出现相应临床症状。表现为狼疮性肾炎及肾病综合征，肾炎时出现蛋白尿、血尿及各种管型尿；随着病情的发展，出现氮质血症、水肿和高血压等；晚期可发展为尿毒症，是本病主要死因。肾病综合征表现为大量蛋白尿、高度水肿、高脂血症和低蛋白血症。

5. 心血管　常有心血管损害。表现为心包炎、心肌炎、心内膜炎、心力衰竭及周围血管病变，其中以心包炎最常见。

6. 肺及胸膜　约 35% 患者出现纤维蛋白性胸膜炎或胸腔积液。SLE 所致的肺间质病变主要是急性、亚急性的磨玻璃样改变和慢性期的肺纤维化，表现为发热、干咳、活动后气促，X线显示肺部片状浸润阴影，以双下肺野多见，激素治疗有效。肺血管炎、肺小血管舒缩功能异常、肺血栓栓塞和广泛肺间质病变，可导致肺动脉高压，这在SLE患者中并不少见，是SLE预后不良的因素之一。

7.消化系统　常有腹痛、腹泻、食欲减退、恶心、呕吐等表现。其中部分患者以上述症状为首发。少数患者在SLE活动期可并发急腹症，如胰腺炎、肠坏死、肠梗阻。消化系统症状与肠壁和肠系膜血管炎有关。若早期出现肝损伤，需考虑预后不良。

8.神经系统　神经精神狼疮（NP-SLE），又称狼疮脑病，中枢神经和周围神经均可受累。可表现为癫痫发作、头痛、脑血管病变、吉兰-巴雷综合征、重症肌无力、精神障碍等。少数患者可表现为脊髓损伤症状，如截瘫、二便失禁等。腰椎穿刺行脑脊液检查及MRI检查有助诊断。

9.血液系统及其他　活动期60%的患者有慢性贫血，大多数为正细胞正色素性贫血，有10%患者属于溶血性贫血，约20%的患者有血小板减少，如减少明显可导致各系统出血。少数患者形成继发性干燥综合征及眼部损害。

（二）并发症

1.感染　是常见的并发症，也是最常见的死因及病情恶化的主要因素。长期接受激素及免疫抑制剂治疗是主要易感因素，且加重感染的严重程度；尿毒症及疾病本身免疫功能低下也是原因之一。肺炎、肾盂肾炎及败血症最常见，致病菌可为金黄色葡萄球菌、结核菌、隐球菌及病毒等。

2.心血管疾病　长期使用糖皮质激素可导致SLE患者脂代谢、糖代谢、蛋白质代谢等方面的异常；另外，药物可导致水钠潴留，引起继发性高血压，加剧了传统心血管疾病危险因素的产生。

3.股骨头无菌性坏死　由于患者长期大量使用糖皮质激素，易并发骨质疏松、骨折及缺血性骨坏死。因为股骨头是最负重骨头，所以最易受累。

4.癌症　已有证据表明，SLE患者的癌症发病率高于普通人群，尤其是血液系统恶性肿瘤。可能与使用免疫抑制剂或继发干燥综合征有关。

5.过敏　本病易发生药物过敏，且表现较重，一旦过敏则不容易逆转或引起病情恶化。常见易引起过敏的药物有青霉素类、头孢菌素类、磺胺类、雌激素、普鲁卡因胺、苯妥英钠等，故狼疮患者禁用以上药物。部分患者对一些食品也易发生过敏，特别是对动物性肉食如狗肉、马肉、羊肉等。

【辅助检查】

（一）一般检查

1.血常规检查　红细胞减少，呈正细胞正色素性贫血；白细胞减少，常为粒细胞或淋巴细胞减少；血小板常减少。

2.血沉　活动期患者血沉增快。

3.尿常规检查　伴有肾脏损害时，可出现蛋白尿、血尿、管型尿。

4.脑脊液检查　伴有神经精神狼疮者常有脑脊液压力及蛋白含量升高，但细胞数、氯化物和葡萄糖水平多正常。

（二）自身抗体检查

患者血清中可以检测到多种自身抗体。常见的自身抗体依次为：抗核抗体谱、抗磷脂抗体和抗组织细胞抗体。抗核抗体谱中的抗核抗体（ANA）是目前SLE的最佳筛选试验，阳性率约95%，但特异性不高，其他风湿性疾病也可出现，所以血清效价≥1∶80意义较大；抗双链DNA（dsDNA）抗体是诊断SLE的特异性抗体，阳性通常提示处于疾病活动期，对诊断SLE很有价值，其滴度与疾病活动性密切相关；抗Sm抗体是本病的标记性抗体，特异性99%，但敏感度仅25%，有助于早期和不典型患者的诊断；抗SSA抗体、抗SSB抗体、抗磷脂抗体等在SLE患者均可出现，阳性率低、特异性差，其中抗SSA抗体在新生儿狼疮中阳性率高，几乎都能查到。其他如类风湿因子可在部分患者血清中出现。

（三）其他

活动期患者血清补体降低，其中以C_3、C_4降低明显，尤其C_3下降常提示狼疮活动。约60%患者皮肤狼疮带试验阳性。

（四）肾组织活检

对狼疮性肾炎的诊断、预后评估有帮助。

（五）影像学检查

有助于早期发现器官损害。如CT检查可发现脑部梗死或出血灶及肺间质病变。

【诊断和鉴别诊断】

（一）诊断标准

目前普遍采用美国风湿病学会（ACR）1997年推荐的SLE分类标准：①颊部红斑；②盘状红斑；③光过敏；④口腔溃疡；⑤非侵蚀性关节炎，累及2个或更多的外周关节，有关节压痛、肿胀或积液；⑥浆膜炎（心包炎或胸膜炎）；⑦肾脏病变（尿蛋白>0.5g或+++，或管型）；⑧神经系统损害（癫痫发作或精神病）；⑨血液系统疾病（血象异常或溶血性贫血）；⑩免疫学异常（抗dsDNA抗体阳性；或抗Sm抗体阳性；或抗磷脂抗体阳性，包括抗心磷脂抗体、或狼疮抗凝物、或至少持续6个月的梅毒血清试验假阳性三者中具备一项阳性）；⑪抗核抗体阳性。在上述标准11项中符合4项或以上者，在除外感染、肿瘤和其他结缔组织疾病后，可诊断SLE。2012年国际狼疮协作组织（SLICC）对SLE的分类标准进行修订，提高了诊断敏感性，且更强调临床表现和免疫学指标相结合，提高了肾活检在诊断中的重要性，有助于SLE的早期诊断。

知识拓展

随着新的诊治研究结果与新型治疗药物的出现，SLE诊断标准也在不断的更新，为了提高诊断的特异性和敏感性，且提高早期诊断率，基于国际对1997年美国风湿病学会（ACR）、2012年系统性狼疮国际临床合作组（SLICC）和2019年欧洲抗风湿病联盟（EULAR）/ACR制定的SLE分类标准验证结果。中国2020年SLE诊疗指南推荐使用2012年SLICC或2019年EULAR/ACR提出的SLE分类标准对疑似SLE患者进行诊断。SLE分类标准的变迁体现了对SLE早期诊治的重视，为达标治疗奠定了基础。

（二）鉴别诊断

本病早期常缺乏典型表现，往往以其中某一器官损害最突出，易误诊为其他疾病。

早期应注意与类风湿关节炎、原发性肾小球肾炎、各种皮炎、癫痫、精神病、血液系统疾病和其他结缔组织病相鉴别。怀疑本病时应及早行自身抗体检查，尤其是抗核抗体ANA、抗dsDNA抗体、抗Sm抗体阳性对本病早期诊断有帮助。

【病情判断】

诊断明确后要判断患者的病情严重情况和活动度以便采取相应的治疗。根据以下三方面来判定。

（一）疾病的活动性或急性发作

有多种评估标准，现用的标准有SLEDAI、SLAM、SIS、BILAG等。较为简明实用的为SLEDAI（系统性红斑狼疮疾病活动性评分），内容如下：抽搐（8分）、精神疾病（8分）、器质性脑病综合征（8分）、视觉障碍（8分）、脑神经受累（8分）、狼疮性头痛（8分）、脑血管意外（8分）、血管炎(8分)、关节炎(4分)、肌炎(4分)、管型尿(4分)、血尿(4分)、蛋白尿(4分)、脓尿(4分)、新出现或反复出现的炎性皮疹(2分)、脱发(2分)、黏膜溃疡(2分)、胸膜炎(2分)、心包炎(2分)、低补体(2分)、抗 dsDNA 抗体升高(2分)、发热(1分)、血小板减少(1分)、白细胞减少(1分)。根据患者前 10 天内是否出现上述症状而进行计分,凡总分在 10 分或以上者考虑疾病活动。

(二)病情的严重性

依据受累器官的部位和程度判断。

1. 轻型 SLE 诊断明确,仅有光过敏、皮疹、关节炎或轻度浆膜炎,无其他明显器官损害。

2. 重型 SLE 是指除皮肤、黏膜、关节和肌肉以外,合并其他器官损害,受累靶器官功能出现明显异常,或有进一步恶化趋势,如急进性狼疮性肾炎、严重的中枢神经系统损害、严重的溶血性贫血、血小板减少性紫癜、粒细胞缺乏症、严重心脏损害、严重狼疮性肺炎、严重狼疮性肝炎和严重的血管炎等。其中急性危及生命的重症 SLE 称为狼疮危象。

(三)并发症对病情的影响

有肺部或其他部位感染、高血压、糖尿病等往往使病情加重。

【治疗】

目前尚不能根治,若能早期诊断、早期合理治疗,有望长期缓解。应根据病情的活动性和受累器官的不同制定个体化方案。

治疗原则:治疗要个体化,活动期且病情重者,予强有力的药物控制;病情缓解后,则维持治疗。

(一)一般治疗

急性活动期以卧床休息为主。慢性期和稳定期可适当活动及参加轻微工作,注意劳逸结合,避免使用能诱发和加重本病的药物及食物。户外活动时应注意防晒,避免皮肤暴露于强阳光下。缓解期才能做预防接种,但尽可能不用活疫苗。

(二)药物治疗

1. 糖皮质激素 主要适用于:①病情进展迅速,累及肾脏、心脏、肺、肝脏、浆膜、中枢神经系统等重要脏器者;②急性、暴发性狼疮;③伴有急性自身免疫性溶血性贫血;④其他方法治疗无效的轻型患者或慢性患者伴进行性内脏损害者。

病情不严重者选用泼尼松 0.5~1mg/(kg·d),晨起顿服,待病情稳定后 2 周或疗程 6 周内,开始以每 1~2 周 10% 的速度减量,减至小于 0.5mg/(kg·d)后,减药速度按病情适当调慢,维持治疗量尽量小于 10mg/d。

对急性暴发性危重患者(如急性肾衰竭、严重溶血性贫血、血小板显著减少、狼疮性脑病癫痫发作等)应采用激素冲击疗法。给予甲泼尼龙 500~1 000mg,溶于 5% 葡萄糖溶液 250ml,缓慢静滴,每天 1 次,连用 3 天;如病情需要,1 周后可重复使用。病情控制后改为泼尼松口服,用法同上。

2. 免疫抑制剂 单独激素治疗或不能使用激素或严重患者,如狼疮性肾炎、严重心脏病、中枢神经系统损害,应加用免疫抑制剂。

(1)环磷酰胺(CTX):每次 0.5~1g/m²(体表面积),溶于生理盐水 250ml 中缓慢静脉滴注,除病情危急每 2 周 1 次外,通常每 4 周 1 次,连续 8 次后。如病情明显好转,则改为 3 个月静脉滴注 1 次,至疾病活动静止后 1 年为止。

(2)硫唑嘌呤(AZA):1~2mg/(kg·d),适用于中等程度严重患者,脏器损害缓慢进展者。其主要不良反应是骨髓抑制、肝损害。

(3)环孢素:5mg/(kg·d),分两次口服,连续服用 3 个月减量,每月减 1mg/kg,减至 3mg/(kg·d)维持治疗。

(4)羟氯喹(HCQ):目前认为羟氯喹应作为 SLE 的背景治疗,可在诱导缓解和维持治疗中长期应用。羟氯喹 200mg，每日 2 次。用药期间应定期查眼底。

（5）雷公藤多苷：可用于狼疮性肾炎的辅助治疗，剂量为 20mg，每日 3 次，口服，病情稳定后减量，1 个月为一疗程。

3．大剂量免疫球蛋白　一般 0.4g/（kg•d），静脉滴注，连用 3～5 天为 1 个疗程。适用于并发严重全身感染或病情严重者，为强有力的辅助治疗措施。

（三）生物制剂疗法

目前用于临床的主要有抗 CD20 单抗（利妥昔单抗）、贝利木单抗（belimumab，一种抗 -BAFF 抗体）。

（四）血浆置换疗法

对急危重症或经多种治疗无效的患者可进行血浆置换，以挽救生命。通过清除血浆中循环免疫复合物、游离的抗体、免疫球蛋白及补体成分，使血浆中抗体滴度减低，并改善网状内皮系统的吞噬功能。

（五）造血干细胞移植

异体或自体的造血干细胞植入受体内而获得造血和免疫功能重建的医疗手段。作用机制为：①患者在免疫清除治疗后的免疫功能重建过程中，可以对自身抗原重新产生耐受；②免疫治疗中，对自身抗原反应的细胞克隆凋亡，达成新的免疫平衡，异常免疫减弱，自身抗体减少，有利于免疫损伤的修复。

（六）并发症治疗

1．感染　应根据感染的病原体，选用敏感的抗生素治疗

2．神经精神狼疮　甲泼尼龙冲击疗法和泼尼松 1mg/（kg•d），同时 CTX 冲击治疗；也可选鞘内注射地塞米松 10mg 及甲氨蝶呤 10mg，每周一次。有抽搐者同时给予抗癫痫药、降颅压等治疗。有精神症状者给予相应治疗。

3．溶血性贫血或血小板减少　予甲泼尼龙冲击和泼尼松 1mg/（kg•d），可加用免疫球蛋白。

4．抗磷脂抗体综合征　予抗血小板药及华法林。

5．股骨头无菌性坏死　应尽量避免长期大量使用激素，减少负重，注意补钙，必要时可行股骨头减压术、股骨头置换术或髋关节置换术等。

【预后和预防】

（一）预后

目前本病的 5 年及 10 年缓解率明显提高，10 年存活率高达 90% 以上。少数患者甚至处于完全缓解状态。伴有心力衰竭、肾衰竭、中枢神经系统损害者，预后不良，是本病主要死因。慢性肾功能不全、药物不良反应（尤其长期大量使用激素）、冠心病是 SLE 远期死亡的主要原因。

（二）预防

因病因未明确，无法预防发病，但可预防复发。主要预防复发的措施：

1．早期明确诊断，及时正确治疗。

2．避免诱发因素　常见的诱发因素有：①日光曝晒、紫外线照射；②寒冷刺激；③药物诱发，有的狼疮患者发病明显与药物有关，如青霉素、磺胺类、保泰松、肼苯达嗪、盐酸普鲁卡因胺、氯丙嗪、苯妥英钠、异烟肼、口服避孕药等，可使处于缓解期的红斑狼疮患者进入活动期；④妊娠与分娩，系统性红斑狼疮与妊娠有互相不利影响，妊娠对系统性红斑狼疮最为严重的影响是肾脏的损害，红斑狼疮患者的胎儿异常发生率比正常人群高。

3．保持良好的情绪状态，避免各种精神刺激，劳逸结合，适当休息，进行合适的保健锻炼，维持免疫功能的相对稳定，是避免复发、早日康复的重要保证。

第三节　痛　风

痛风是由于嘌呤代谢紊乱和（或）尿酸排泄障碍所致的一组异质性疾病。其主要是由于单钠尿酸盐沉积于骨关节、肾脏和皮下等部位引发急、慢性炎症和组织损伤。该病属于代谢性风湿病范畴，受地域、民族，以及生活方式和饮食结构的影响。据统计，我国痛风的患病率约为 1%～3%。痛风分为原发性和继发性两大类。原发性痛风具有一定的家族易感性，大多数病因未明，常与肥胖、糖脂代谢紊乱、高血压、动脉硬化和冠心病等聚集发生。继发性痛风主要和肾脏疾病致尿酸排泄减少，某些药物抑制尿酸的排泄，骨髓增生性疾病及放疗致尿酸生成增多等原因有关。

【病因和发病机制】

病因和发病机制尚不十分清楚。

（一）高尿酸血症的形成

尿酸作为嘌呤代谢的终产物，主要由细胞代谢分解的核酸和其他嘌呤类化合物及食物中的嘌呤经酶的作用分解而来。血清尿酸在 37℃的饱和浓度约为 420μmol/L，高于此值即为高尿酸血症，但有性别和年龄的差异。高尿酸血症与尿酸排泄减少及生成增多有关。

1．尿酸排泄减少　尿酸排泄障碍是引起高尿酸血症的重要因素，包括肾小球滤过减少、肾小管重吸收增多、肾小管分泌减少及尿酸盐结晶沉积。80%～90% 的高尿酸血症具有尿酸排泄障碍，且以肾小管分泌减少最为重要。

2．尿酸生成增多　主要由酶的缺陷所致。磷酸核糖焦磷酸合成酶、磷酸核糖焦磷酸酰基转移酶、次黄嘌呤-鸟嘌呤磷酸核糖转移酶的缺陷已证实可引起痛风，且为 X 伴性连锁遗传。

原发性高尿酸血症常伴有肥胖、糖尿病、动脉粥样硬化、冠心病和高血压等，目前认为与胰岛素抵抗有关。

（二）痛风的发生

临床上 5%～15% 高尿酸血症患者发展为痛风，表现为痛风性关节炎、痛风性肾病和痛风石等，确切原因不清。痛风患者常有家族遗传史，属多基因遗传缺陷。

急性关节炎是由于尿酸盐结晶沉积引起的炎症反应，因尿酸盐结晶可趋化白细胞，故在关节滑囊内尿酸盐沉积处可见白细胞显著增加并吞噬尿酸盐，然后释放白三烯和糖蛋白等化学趋化因子；单核细胞受尿酸盐刺激后可释放白介素 1。长期尿酸盐结晶沉积导致单核细胞、上皮细胞和巨噬细胞浸润，形成异物结节即痛风石。痛风性肾病是痛风特征性的病理变化之一，表现为肾髓质和锥体内有小的白色针状物沉积，周围有白细胞和巨噬细胞浸润。

【临床表现】

临床多见于 40 岁以上的男性，女性多在更年期后发病，近年发病有年轻化趋势。自然病情有以下 3 个阶段：

（一）无症状期

仅有波动性或持续性高尿酸血症，从血尿酸增高至症状出现的时间可达数年，有些可终身不出现症状，但随年龄增长，痛风的患病率增加，并与高尿酸血症的水平和持续时间有关。

（二）急性关节炎期及间歇期

常由受寒、劳累、饮酒、高蛋白高嘌呤饮食、外伤、手术、感染等诱发。多在午夜或清晨突然起病，关节剧痛，呈撕裂样、刀割样或咬噬样，难以忍受；数小时内出现受累关节的红、肿、热、痛和功能障碍；单侧第 1 跖趾关节最常见，其余为趾、踝、膝、腕、指、肘关节；发作常呈自限性，多于数天或 2 周内自行缓解，受累关节局部皮肤脱屑和瘙痒；可伴高尿酸血症，但部分患者急性发作时血尿酸水平正常；关节液或皮下痛风石抽吸物中发现双折光的针形尿酸盐结晶是确诊本病的依据；秋水仙碱可以迅速缓解关节症状；可有发热等。两次痛风发作之间的无症状期称为间歇期。

（三）痛风石及慢性关节炎期

痛风石是痛风的特征性临床表现。典型部位在耳郭，也常见于跖趾、指间、掌指关节，以及鹰嘴、跟腱、髌骨滑囊等处，常为多关节受累，且多见于关节远端，外观为隆起的大小不一的黄白色赘生物，表面菲薄，破溃后排出白色粉状或糊状物，经久不愈，但较少继发感染。关节内大量沉积的痛风石可造成关节骨质破坏、关节周围组织纤维化、继发退行性改变等，临床表现为持续关节肿痛、压痛、畸形、功能障碍。

（四）肾脏病变

1. 痛风性肾病　起病隐匿，早期仅有间歇性蛋白尿，随着病情的发展而呈持续性，伴有肾浓缩功能受损时夜尿增多，晚期可发生肾功能不全，出现水肿、高血压、血尿素氮和肌酐升高。

2. 尿酸性肾石病　10%～25% 的痛风患者肾脏有尿酸结石，呈泥沙样，常无症状，结石较大者可发生肾绞痛、血尿。当结石引起梗阻时导致肾积水、肾盂肾炎、肾积脓或肾周围炎，感染可加速结石的增长和肾实质的损害。纯尿酸结石能被 X 线透过而不显影，所以对尿路 X 线片阴性而 B 超阳性的肾结石患者应常规检查血尿酸并分析结石的性质。

3. 急性肾衰竭　大量尿酸盐结晶堵塞肾小管、肾盂甚至输尿管，患者突然出现少尿甚至无尿，可导致急性肾衰竭。

【辅助检查】

（一）血尿酸测定

成年男性血尿酸值约为 208～416μmol/L，女性约为 149～358μmol/L，绝经后接近男性。血尿酸波动较大，应反复监测。

（二）尿尿酸测定

限制嘌呤饮食 5 天后，每日尿酸排出量超过 3.57mmol（600mg），可认为尿酸生成增加。

（三）关节液或痛风石内容物检查

偏振光显微镜下可见双折光的针形尿酸盐结晶。

（四）X线检查

急性关节炎期可见非特征性软组织肿胀；慢性期或反复发作后可见软骨缘破坏，关节面不规则，特征性改变为穿凿样、虫蚀样骨质透亮缺损。

（五）CT与MRI检查

CT 扫描受累部位可见不均匀的斑点状高密度痛风石影像；MRI 的 T_1 和 T_2 加权图像呈斑点状低信号。

【诊断和鉴别诊断】

（一）诊断

男性和绝经后女性血尿酸＞420μmol/L、绝经前女性＞358μmol/L 可诊断为高尿酸血症。

痛风性关节炎诊断目前采用 2015 年美国风湿病学会（ACR）和欧洲抗风湿病联盟（EULAR）共同制定的痛风分类标准（表 7-5）。

（二）鉴别诊断

1. 继发性高尿酸血症或痛风　发生在其他疾病（如肾脏病、血液病等）过程中，或有明确的相关用药史及肿瘤放化疗史需考虑。

2. 关节炎　应与化脓性关节炎、创伤性关节炎、反应性关节炎、假性痛风相鉴别。

表 7-5　2015 年 ACR/EULAR 痛风分类标准

	类别	评分
第一步：适用标准（符合准入标准方可应用本标准）	存在至少一个外周关节或滑囊肿胀、疼痛或压痛	
第二步：确定标准（金标准，直接确诊，不必进入分类标准）	偏振光显微镜检证实存在（曾）有症状关节或滑囊或痛风石中存在尿酸钠结晶	
第三步：分类标准（符合准入标准但不符合确定标准时）	≥8 分即可诊断为痛风	
临床表现		
1. 受累的有症状关节、滑囊分布	累及踝关节或足中段（非第一跖趾关节）单或寡关节炎	1
	累及第一跖趾关节的单或寡关节炎	2
2. 发作时关节症状特点：（1）主诉或查体有受累关节皮肤发红；（2）受累关节触痛或压痛；（3）活动障碍	符合 1 个特点	1
	符合 2 个特点	2
	符合 3 个特点	3
3. 发作时间特点（无论是否进行抗炎治疗，符合以下 3 条中的 2 条）：（1）疼痛达峰＜24 小时；（2）症状缓解≤14 天；（3）2 次发作期间疼痛完全缓解	有 1 次典型发作	1
	反复典型发作	2
4. 有痛风石临床证据：皮下灰白色结节，表面皮肤薄，血供丰富，皮肤破溃后可向外排出粉笔屑样尿酸盐结晶；典型部位：关节、耳郭、鹰嘴滑囊、手指、肌腱（如跟腱）		4
实验室检查		
1. 血尿酸水平（尿酸氧化酶法）：应在距离发作 4 周后、还未行降尿酸治疗的情况下进行检测，有条件者可重复检测，取最高值进行评分	＜240μmol/L	-4
	360～＜480μmol/L	2
	480～＜600μmol/L	3
	≥600μmol/L	4
2. 对发作关节或滑囊的滑液进行分析（应由受过培训者进行评估）	未做	0
	尿酸盐阴性	-2
影像学特征		
1. 存在（曾经）有症状关节滑囊尿酸盐沉积的影像学表现：关节超声有"双轨征"；双能 CT 有尿酸盐沉积（任一方式）		4
2. 存在痛风关节损害的影像学证据：X 线显示手和（或）足至少 1 处骨侵蚀		4

【预防和治疗】

痛风防治目的是控制高尿酸血症，预防尿酸盐沉积；迅速控制急性关节炎发作；防止尿酸结石形成和肾功能损害。

（一）一般治疗

调整生活方式和饮食习惯是痛风长期治疗的基础。应控制饮食总热量，限制饮酒和高嘌呤食物的大量摄入，每日饮水量在 2 000ml 以上以增加尿酸的排泄，慎用抑制尿酸排泄的药物如噻嗪类利尿药等，积极治疗相关疾病等。

（二）药物治疗

1. 急性痛风关节炎的治疗　以下三类药物均应及早、足量使用，见效后逐渐减停。急性发作期不进行降尿酸治疗，但已服用降尿酸药物者不需停用，以免引起血尿酸波动，导致发作时间延长或再次发作。

（1）非甾体抗炎药（NSAIDs）：各种 NSAIDs 均可有效缓解急性痛风症状，为急性痛风关节炎的一线用药。常用药物：①吲哚美辛，每次 50mg，每天 3～4 次；②双氯芬酸，每次 50mg，每天 2～3 次；③依托考昔，120mg，每天 1 次。常见的不良反应是胃肠道溃疡及出血，心血管系统毒性反应。活动性消化性溃疡禁用，伴肾功能不全者慎用。

（2）秋水仙碱：是急性发作期的首选用药，48h 内用药效果最佳。首次剂量 1mg，以后每 1～2 小时 0.5mg，24 小时总量不超过 6mg，出现恶心、呕吐腹泻或疼痛缓解停药。一般用药 6～12h 症状减轻，约 90% 患者在 24～48h 内症状完全缓解，缓解后用量 0.5mg～1.0mg，2～3 次 /d 以控制疼痛严重程度。

（3）糖皮质激素：治疗急性痛风有明显的疗效，通常用于不能耐受 NSAIDs 或秋水仙碱，或有肾功能不全者。可短期应用中小剂量的糖皮质激素，口服、肌内注射、静脉给药均可，也可用于关节腔注射。停药后症状易"反跳"。

2. 发作间歇期和慢性期的处理　目的是维持血尿酸正常水平，治疗目标是使血尿酸＜360μmol/L（6mg/dl）并终身保持；对于有痛风石、慢性痛风性关节炎，或痛风发作频繁者，治疗目标为血尿酸控制在 180～300μmol/L。

目前降尿酸药物主要有促进尿酸排泄、抑制尿酸生成两大类。应在急性发作缓解 2 周后小剂量开始，逐渐加量，根据血尿酸的目标水平调整至最小有效剂量并长期甚至终身维持。其他还有碱性药物和尿酸氧化酶等。

（1）促进尿酸排泄药：抑制近端肾小管对尿酸盐的重吸收，增加尿酸的排泄，适合肾功能良好者。常用药物：①苯溴马隆，25～100mg/d，该药不良反应轻，一般不影响肝肾功能；②丙磺舒，初始剂量为 0.25g，每天 2 次，两周后可逐渐增加剂量，最大剂量不超过 2g/d。约 5% 的患者可出现皮疹、胃肠道刺激等不良反应。上述药物当肾小球滤过率＜30ml/min 时无效；已经有尿酸盐结石形成，或每天尿排出尿酸盐＞3.57mmol（600mg）时不宜使用。用药从小剂量开始逐步递增；用药期间多饮水，并服碳酸氢钠 3～6g/d。

（2）抑制尿酸生成药

1）别嘌醇：通过抑制黄嘌呤氧化酶，使尿酸的生成减少，适用于尿酸生成过多，或不适合使用排尿酸药物者。每次 100mg，每日 2～4 次，最大剂量 600mg/d；待血尿酸降至 360μmol/L 以下，可减至最小剂量或别嘌醇缓释片 250mg/d，与排尿酸药物合用效果更好。不良反应有胃肠道刺激、皮疹、肝损害、骨髓抑制等，肾功能不全者剂量减半，严重者可发生致死性剥脱性皮炎。

2）非布司他：主要通过肝清除，不完全依赖肾脏排泄，因而可用于轻至中度肾功能不全者。初始剂量 20～40mg/d，最大剂量 80mg/d。不良反应主要为肝功能异常、恶心、皮疹等。

（3）碱性药物：碳酸氢钠可碱化尿液，使尿酸不易在尿中积聚形成结晶，成人口服 3～6g/d。注意长期大量服用可致代谢性碱中毒，并引起水肿。

3. 伴发疾病的治疗　高尿酸血症和痛风常与代谢综合征伴发，应积极行降压、降脂、减重及改善胰岛素抵抗等综合治疗。

（三）手术治疗

必要时可选择剔除痛风石，对残毁关节进行矫形等手术治疗。

【预后】

痛风是一种终身性疾病，无肾功能损害及关节畸形者，经有效治疗可维持正常的生活和工作。急性关节炎和关节畸形会严重影响患者生活质量，若有肾功能损害预后不良。

（张晓丹）

? 复习思考题

1. 简述类风湿关节炎关节损害与关节外表现。
2. 叙述系统性红斑狼疮皮肤损害的表现。
3. 试述痛风的急性关节炎期表现及痛风急性发作常用的药物治疗。

ER-7-5

扫一扫，测一测

第八章　理化因素所致疾病

> ### 学习目标
>
> 1. 掌握急性有机磷杀虫药中毒的临床表现、诊断要点和治疗措施。
> 2. 熟悉急性一氧化碳中毒、灭鼠药中毒的临床表现、诊断要点和治疗措施。
> 3. 了解中暑、淹溺的临床表现、诊断和鉴别诊断要点、急救措施。

在人类生活的环境中,存在着许多有害于身体健康的物理因素(如高温、低温、雷电、电离辐射、噪声、高气压、低气压等)和化学因素(如重金属、有毒动植物的毒素、药物、农药、毒品等)。本章主要介绍几种常见的急性理化损伤:急性中毒(包括中毒总论、有机磷杀虫药中毒、急性一氧化碳中毒、灭鼠药中毒)、中暑和淹溺。

第一节　急性中毒

一、中毒总论

中毒是指进入人体的化学物质达到中毒量,产生了组织和器官损害,从而引起的全身性疾病。引起中毒的化学物质称为毒物。

中毒可分为急性和慢性两大类,主要由毒物的毒性、接触毒物的剂量和时间所决定。急性中毒是指机体短时间内吸收大量毒物,发病急,病情重,变化迅速,可危及生命;慢性中毒是指长时间小剂量毒物进入人体蓄积中毒,起病慢,病程长,常缺乏特异性中毒诊断指标,容易误诊和漏诊。慢性中毒多见于职业中毒。

【病因和发病机制】

(一)病因

1.毒物种类　造成中毒的毒物广泛存在于人类生存的环境中,有工业性毒物、农药、灭鼠药、药物、有毒动植物等。

(1)药物:①阿片类,如吗啡、海洛因、可待因等;②巴比妥类,如苯巴比妥、异戊巴比妥等;③苯二氮䓬类抗焦虑药,如氯氮䓬、奥沙西泮、阿普唑仑等;④吩噻嗪类抗精神病药物,如氯丙嗪、硫利达嗪、奋乃静等;⑤三环类抗抑郁药,如阿米替林、多塞平、丙米嗪等;⑥其他,如苯丙胺、阿托品、瘦肉精等。

(2)农药:①有机磷类,如甲拌磷、甲胺磷、乐果、马拉硫磷等;②氨基甲酸酯类,如呋喃丹、西维因、叶蝉散等;③拟除虫菊酯类,如氯菊酯、溴氰菊酯等;④沙蚕毒类,如杀虫双、多噻烷等;⑤百草枯;⑥杀鼠剂,如毒鼠强、灭鼠优等。

(3)有害气体:①刺激性气体,如氯化氢、硫化氢、氨、光气、甲醛等;②氰化物;③一氧化碳;④氧中毒。

（4）有机溶剂：苯、汽油、四氯化碳、二硫化碳、甲醇等。

（5）金属：铅、汞、锰、铍、镍等。

（6）强酸强碱类：硫酸、硝酸、盐酸、氢氧化钠、氢氧化钾等。

（7）急性酒精中毒。

（8）动物毒中毒：毒蛇咬伤、蜇伤（蜂类、毒蜘蛛、蝎）、蜈蚣咬伤，及蟾蜍毒、河豚毒、鱼胆等。

（9）植物毒中毒：毒蕈、木薯、白果、发芽马铃薯、亚硝酸盐等。

2. 中毒方式 职业性中毒一般是在工作过程中不遵守安全防护制度或不注意劳动防护，暴露于有毒物质而发生中毒。生活性中毒则因误食、意外接触、用药过量、自杀、谋杀而发生。

（二）中毒机制

1. 毒物入侵途径 毒物通过呼吸道、消化道和皮肤、黏膜等途径进入人体。

2. 毒物对人体的损害方式

（1）腐蚀作用：强酸和强碱可吸收组织中的水分，与蛋白质或脂肪结合，造成细胞变性和坏死。

（2）缺氧：一氧化碳、氰化物、亚硝酸盐等通过阻碍氧的吸收、转运和利用造成机体缺氧。对缺氧敏感的脑和心肌，易发生中毒损伤。

（3）麻醉作用：有机溶剂和吸入性麻醉药等亲脂性强的毒物易通过血脑屏障进入含脂量高的脑组织，抑制其功能。

（4）抑制酶活性：酶是生命活动的重要活性物质，许多毒物通过抑制酶活性影响机体功能而引起人体中毒，如有机磷杀虫药通过抑制胆碱酯酶引起中毒；氰化物通过抑制细胞色素氧化酶引起中毒。

（5）干扰细胞或细胞器的功能：二硝基酚、五氯酚等酚类物质可作用于线粒体，阻碍三磷酸腺苷的形成和贮存，造成发热；四氯化碳在体内经酶催化形成三氯甲烷、自由基，后者作用于肝细胞线粒体及内质网使之坏死。

（6）竞争相关受体：如阿托品过量时通过竞争性阻断毒蕈碱受体导致机体中毒。

（7）其他：如毒蛇咬伤引起凝血障碍导致出血。

【诊断】

部分中毒通常根据患者或亲属叙述的毒物接触史，诊断已能确立；但有的则必须进一步探索，以取得确切证据。询问应包括起病经过、健康状况、工种、饮食、服药史等。必要时调查中毒现场，寻找毒源与疾病因果关系的证据。再根据患者面容、呼出气味、特殊体征及排泄物性状等临床表现，考虑此表现与毒物的靶器官损害是否相符，结合病史综合分析作出诊断。

反复呕吐者应考虑金属、强酸强碱或药物过量等中毒；惊厥者需除外中枢兴奋剂如士的宁或樟脑等中毒；嗜睡或昏迷者要警惕镇静药物中毒；瞳孔扩大者应怀疑阿托品、可卡因等中毒；瞳孔缩小高度怀疑吗啡、有机磷农药中毒；发绀伴呼吸困难可能是亚硝酸盐中毒；皮肤黏膜樱桃红色常为急性一氧化碳中毒；颜面潮红常见于阿托品、河豚毒中毒。在诊察时，应尽早选择性采集标本，例如呕吐物或腹泻物、血、尿、唾液及剩余毒物，并送鉴定。

急性中毒伴有下列任何一种临床表现时，均应视为危重的病例：深度昏迷、高血压或血压偏低、高热或体温过低、呼吸功能衰竭、肺水肿、吸入性肺炎、心律失常、精神激动、癫痫发作、抗胆碱能综合征、少尿或肾功能衰竭。

【治疗】

（一）治疗原则

立即终止接触毒物，清除尚未被吸收的毒物，促进已吸收毒物排出；紧急复苏和对症支持治疗；应用解毒药；积极预防、处理并发症。

（二）排毒方法

毒物经呼吸道吸收时，要立即将患者撤离中毒现场，积极吸氧，排除气道内残留毒气。如毒物系由皮肤吸收，应立即脱去污染衣服，用大量微温水冲洗皮肤，特别注意毛发、指甲等部位。对不溶于水的毒物，可用适当溶剂，例如用聚乙烯乙二醇（PEG 400 或 PEG 300）冲洗酚类毒物，也可用适当的解毒剂加入水中冲洗。毒物污染眼内，必须立即用清水或生理盐水清洗，至少 10 分钟。大多数中毒患者为口服摄入，排毒最直接的方法是催吐、洗胃。

1. 催吐　对神志清醒的患者，最简单的方法是用压舌板等刺激咽后壁以催吐。如不易吐出时，嘱患者先喝适量微温清水或盐水，再促使呕吐。如此反复，直至吐出液体变清为止。也可使用药物催吐，如阿扑吗啡。处于昏迷、惊厥状态、吞服腐蚀性毒物和无呕吐反射患者禁忌催吐。

2. 洗胃　用于口服毒物 1 小时以内的中毒患者，越早越好；但对于吸收较慢的毒物，在服毒后 4～6 小时后仍应洗胃。吞服强腐蚀性毒物、食管静脉曲张、惊厥、昏迷患者，不宜洗胃。洗胃方法：患者取左侧卧位，头稍低并转向一侧。应用较大口径胃管，涂石蜡油润滑后由口腔送入食管 50cm 左右。如能抽出胃液，证明胃管在胃内；如不能确定可注入空气，若能在胃区听到"咕噜"声，证明在胃内。首先吸出全部胃内容物送检。然后每次向胃内注入 200～300ml 稍加热的洗胃液。一次注入过多则易促进毒物进入肠腔。反复灌洗，直至洗出液清亮为止。成人洗胃液总量一般 2～10L。拔管时要先将胃管尾部夹住，以免误吸。昏迷患者如必须洗胃，可用细的胃管自鼻孔插入，用注射器抽吸胃内容物，再注入少量液体（100～300ml），反复灌洗。

临床常用洗胃液及其适应证如下。①鞣酸：吗啡类、藜芦碱、铅、银盐等。②高锰酸钾：毒扁豆碱、奎宁、烟碱等。③鸡蛋清：腐蚀性毒物、硫酸铜、砷、汞等。④2%～5% 碳酸氢钠溶液：某些重金属、生物碱、有机磷农药等。⑤钙盐：氟化物或草酸盐中毒。⑥氯化钠：砷化物、硝酸银、毒物不明。⑦活性炭混悬液：为强力吸附剂，适用于多种有机及无机毒物。

3. 导泻　洗胃后，灌入泻药以清除肠道内毒物。一般不用油脂类泻药，以免促使脂溶性毒物吸收。常用 25% 硫酸钠 30～60ml 口服或者由胃管注入。当毒物已引起严重腹泻时，则不必再导泻。

4. 灌肠　除腐蚀性毒物中毒外，适用于口服中毒 6 小时以上、导泻无效及抑制肠蠕动的毒物（巴比妥类、颠茄类、阿片类）中毒患者。可用 1% 温肥皂水，高位连续多次灌肠。

5. 强化利尿　①补液＋呋塞米是促使毒物随尿排出的最简单措施；②碱化尿液，静脉注射碳酸氢钠碱化尿液，使尿液 $pH \geq 8.0$，适用于弱酸性毒物如苯巴比妥、水杨酸类中毒；③酸化尿液，静脉输注维生素 C 或氯化铵，使尿液 $pH < 5.0$，适用于碱性毒物如苯丙胺、士的宁、苯环己哌啶等毒物中毒。

6. 血液净化疗法　①血液透析：适用于分子量较小、水溶性、不与蛋白结合、非脂溶性的毒物，如苯巴比妥、水杨酸类、甲醇、茶碱、乙二醇、锂盐等。一般在中毒 12 小时内进行效果较好。氯酸盐、重铬酸盐能损害肾脏引起急性肾衰竭，是血液透析的首选指征。②血液灌流：血液流过装有活性炭或树脂的灌流柱，毒物被吸附后，血液再回输体内。此法能适用于脂溶性或蛋白质结合率高毒物，如巴比妥类、有机磷农药、乙醇、西泮类、格鲁米特（导眠能）、百草枯等毒物，是目前最常用的中毒抢救措施。血液灌流也能清除血液中正常成分，如血小板、葡萄糖、电解质等，故需严密监测。③血浆置换：用于清除蛋白结合率高的毒物。此法需要消耗大量血浆和血制品，故限制了它在临床的应用。可用于蛇毒、毒蕈中毒等。

（三）解毒药

1. 螯合剂　常用的有氨羧螯合剂和巯基螯合剂。依地酸钙钠是最常用的氨羧螯合剂，可与多种金属形成稳定且可溶的金属螯合物由尿液排出体外，用于治疗铅中毒。巯基螯合剂包括二巯丙醇、二巯丙磺钠和二巯丁二钠，均可与某些金属形成无毒、难解离但可溶的金属螯合物由尿液排出体外。二巯丙醇治疗砷、汞等中毒；二巯丙磺钠治疗汞、砷、铜或锑等中毒；二巯丁二钠治疗锑、铅、汞、铜或砷等中毒。

2．亚甲基蓝　小剂量（1～2mg/kg）亚甲基蓝（美蓝）静脉注射治疗亚硝酸盐、苯胺等中毒引起的高铁血红蛋白血症，可使高铁血红蛋白还原为正常血红蛋白。使用时须防止药物外渗，以免引起局部组织坏死。

3．胆碱酯酶复活药　如碘解磷定、氯解磷定、双复磷等，它和阿托品可用于有机磷农药中毒。

4．氰化物中毒解毒药　立即吸入亚硝酸异戊酯，继而用3%亚硝酸钠溶液10ml缓慢静脉注射，随即用50%硫代硫酸钠50ml缓慢静脉注射。

5．中枢神经抑制剂解毒药　纳洛酮对阿片类麻醉药中毒、酒精中毒或各种镇静催眠药中毒均有催醒作用；氟马西尼是苯二氮䓬类中毒的解毒药。

6．胰高血糖素　是β受体阻滞剂和钙通道阻滞药中毒的解毒剂，也可用于普鲁卡因、奎尼丁和三环抗抑郁药过量。主要应用指征为心动过缓和低血压。

7．甲吡唑　该药和乙醇是治疗乙二醇和甲醇中毒的有效解毒药。

（四）对症支持治疗

很多毒物迄今尚无有效拮抗剂和特异性解毒剂，抢救措施主要依靠及早排毒及积极支持疗法。维持患者的生命仍是急性中毒的救治基础。患者一旦出现呼吸、心跳停止，必须立即进行复苏处理。否则，再有效的解毒药亦无济于事。

如心跳停止者立即进行胸外按压；出现呼吸衰竭时采取吸氧、辅助呼吸、注射呼吸兴奋剂等措施；昏迷患者保持呼吸道畅通，维持呼吸和循环功能，观察生命体征；出现脑水肿时使用甘露醇等脱水剂；惊厥时使用地西泮等抗惊厥药；出现低血压时应采取补充血容量、使用血管活性药物等措施；出现感染时选择敏感的抗生素；出现超高热必须物理降温；出现急性肾衰竭主要是透析治疗等。

【预防】

加强防毒宣传，使群众了解中毒的一般知识；加强毒物管理，避免毒物与人接触；职业人员要严格遵守有关规章制度，注意个人防护，加强对废水、废气和废渣的治理；防止误服毒物或用药过量，医院用药和发药进行严格查对制度；家庭用药加锁保管，远离小孩；预防地方性中毒，如地方饮水中含氟量过高，通过打深井、换水等方法可以预防。

二、有机磷杀虫药中毒

病案分析

病案：

女性患者，35岁，因发现口吐白沫、呼之不应30分钟入院，2小时前曾与其家人吵架。体格检查：体温37℃，呼吸28次/min，血压90/60mmHg，皮肤湿冷，口腔有大蒜味，口角流涎，两侧瞳孔缩小，对光反射迟钝。双肺闻及散在湿啰音，心率60次/min，心律齐，无杂音。腹平软，肝脾未触及。四肢肌肉震颤，腱反射减弱。

讨论：

1. 给出该患者的诊断及诊断依据。

2. 应该采取怎样的处理措施？

有机磷杀虫药（OPI）中毒是指有机磷杀虫药进入人体内抑制乙酰胆碱酯酶（acetylcholinesterase，AChE）活性，引起乙酰胆碱大量蓄积，出现毒蕈碱样、烟碱样和中枢神经系统等中毒症状和体征，严重者常死于呼吸衰竭。

OPI仍是当今生产和使用最多的农药，OPI中毒也十分常见。OPI易挥发，有蒜臭味，在酸性环境中稳定，遇碱则易分解。可经皮肤黏膜、呼吸道、消化道进入人体。

【病因和发病机制】

（一）病因

OPI根据其毒性分为以下4类：

1. 剧毒类　甲拌磷（3911）、内吸磷（1059）、对硫磷（1605）、速灭磷等。

2. 高毒类　甲基对硫磷、甲胺磷、氧乐果、敌敌畏等。

3. 中度毒类　乐果、乙硫磷、敌百虫、乙酰甲胺磷、亚胺硫磷等。

4. 低毒类　马拉硫磷、氯硫磷、碘硫磷、辛硫磷等。

（二）中毒途径

1. 职业性中毒　由于职业关系，在生产、运输、保管过程中，防护不力或有意外情况发生，接触毒物引起中毒。

2. 生活性中毒　①误食、摄入被有机磷杀虫药污染的水和食物；②自杀或他杀。

3. 使用中毒　使用过程中药液污染皮肤或湿透衣服由皮肤吸入，配药浓度过高或直接接触原液也可引起中毒。

（三）发病机制

OPI的中毒作用机制主要是与ChE结合，形成磷酰化ChE，抑制ChE活性，特别是乙酰胆碱酯酶，使其失去降解乙酰胆碱的能力，乙酰胆碱在生理效应部位蓄积，产生胆碱能神经过度兴奋的表现。可累及神经肌肉接头；交感、副交感神经的节前纤维；副交感神经节后纤维；少数交感神经的（控制汗腺和骨骼肌血管收缩的交感神经）节后纤维及中枢神经系统，出现相应的临床表现。OPI可以形成肝肠循环，再由肠道吸收，抑制新生成的ChE致中毒症状迁延，甚至反跳。

某些OPI可与脑和脊髓中的特异蛋白质"神经靶酯酶（neuropathy target esterase，NTE）"结合，使NTE老化，即有机磷抑制轴索内NTE的活性，使轴索内能量代谢障碍，继而变性、发生脱髓鞘病变，引起迟发性神经毒作用。

【临床表现】

急性中毒发病时间和症状与毒物种类、剂量、侵入途径和机体状态（空腹或进餐）有关。口服中毒者在10分钟至2小时、吸入者约30分钟、皮肤吸收者约2~6小时后发病。中毒后出现的表现大致如下：

（一）急性胆碱能危象

1. 毒蕈碱样作用　又称M样症状。主要是副交感神经末梢过度兴奋产生。①平滑肌痉挛表现，如恶心、呕吐、腹痛、腹泻、瞳孔缩小；②腺体分泌增加表现，如大汗、流泪和流涎；③括约肌松弛表现，如大小便失禁；④气道分泌物明显增多表现，如咳嗽、气促，双肺干性或湿性啰音，严重者发生肺水肿。

2. 烟碱样作用　又称N样症状。乙酰胆碱在骨骼肌神经肌肉接头处过多蓄积所致。表现为肌纤维颤动，全身肌肉强直痉挛，而后发生肌力减退和瘫痪，呼吸肌麻痹引起呼吸衰竭或停止。交感神经节节后纤维末梢释放儿茶酚胺，表现为血压升高和心律失常。

3. 中枢神经系统效应　头晕、头痛、烦躁不安、谵妄、抽搐和昏迷，有的发生呼吸衰竭、循环衰竭而死亡。

4. 局部损害　敌敌畏、敌百虫等接触皮肤后可引起皮肤出现红斑、丘疹、水泡和皮肤剥脱；

有机磷杀虫药进入眼内可引起结膜充血、瞳孔缩小。

（二）迟发性多发性周围神经病变（OPIDP）

部分急性中度或重度甲胺磷、敌敌畏、敌百虫等有机磷杀虫药中毒患者，在中毒症状消失后2～3周出现迟发性神经损害，表现为进行性肢体麻木、刺痛，呈对称性手套、袜套型感觉异常，伴四肢无力，双手不能持物，行走困难，重症患者出现轻瘫痪或全瘫，腱反射减弱或消失。目前认为可能是 NTE 老化所致。此时，全血或红细胞 ChE 活性正常。神经 - 肌电图检查提示神经源性损害。

（三）中间型综合征（intermediate symdrome，IMS）

因其发生在急性中毒胆碱能危象控制之后，OPIDP 之前，故而得名。IMS 发生率 7% 左右，多发生在重度甲胺磷、敌敌畏、乐果等中毒患者。约在急性中毒后 24～96 小时，突然出现屈颈肌和四肢近端肌无力及第Ⅲ、Ⅶ、Ⅸ、Ⅹ 对脑神经支配的肌肉无力，表现为眼睑下垂、眼外展障碍、面瘫和呼吸肌麻痹，引起通气障碍性呼吸困难或衰竭，可导致死亡。发病机制尚不清楚，可能与神经肌肉接头处存在传导阻滞有关。

本病尚有非神经系统损害的表现，如心肌损害可表现为各种心律失常和心肌酶谱升高；肝脏损害可表现为转氨酶升高、肝大、黄疸；肾损害主要有蛋白尿、血尿，个别可发生急性肾功能衰竭；重度中毒者尚可有横纹肌溶解。另外，长期接触 OPI 者，血 ChE 活性可明显下降，但无明显临床表现，脱离后 ChE 可缓慢恢复。

【辅助检查】

血 ChE 活力测定是诊断 OPI 中毒的特异性实验指标。但其活力下降与病情轻重并不完全平行，故不单纯以此指标作为中毒严重程度的分级依据。通过对血、尿、胃内容物等标本中农药及其代谢产物的检测，有助于诊断和鉴别诊断。

【诊断和鉴别诊断】

（一）诊断

诊断要点：①OPI 接触史；②呼气有大蒜味、多汗、流涎、流泪、流涕、瞳孔缩小、肌纤维颤动和意识障碍等中毒表现；③血 ChE 活力下降；④血、胃内容物有机磷杀虫药及代谢产物检测阳性。

（二）分级

1. 轻度中毒 仅有 M 样症状，血 ChE 活力 70%～50%。

2. 中度中毒 M 样症状加重，出现 N 样症状；血 ChE 活力 50%～30%。

3. 重度中毒 具有 M、N 样症状，并伴有肺水肿、抽搐、昏迷，呼吸肌麻痹和脑水肿等；血 ChE 活力 30% 以下。

（三）鉴别诊断

1. 非中毒性疾病 如中暑、急性胃肠炎或脑炎，口腔和胃液无特殊臭味，血 ChE 活力正常。

2. 拟除虫菊酯类中毒 生产性中毒者以皮肤黏膜刺激症状为主要表现，如皮肤麻木、烧灼感、刺痒感，及流泪、结膜充血，呛咳等。口服中毒者多先有上腹部灼痛、恶心呕吐等消化道症状，继而精神萎靡、肌束震颤、口腔分泌物增多，尚可有胸闷、心慌、多汗、视物模糊等。血 ChE 活力正常。

【治疗】

（一）一般治疗

1. 患者卧床休息，有躁动和阿托品中毒时应加强防护，防止摔伤；口服有机磷杀虫药后经催吐、洗胃者一般禁食 1 日，然后给予流质、半流质，逐渐过渡到普食。乐果中毒者病情好转时不宜过早进食，以免含毒浓度较高的胆汁排出进入肠道而加重中毒。

2. 注意观察有机磷杀虫药中毒的三大特征：瞳孔缩小、大汗、肌束震颤的变化。观察瞳孔、神志、面色、体温、心率和血压的变化；用阿托品治疗时，应注意患者是否保持在"阿托品化"的状态；给解毒药物时，要仔细观察药物的副作用；病情缓解后，要观察是否有后遗症。

3. 严重中毒患者，应根据病情，注意保持呼吸道通畅，吸氧、吸痰，清除呼吸道分泌物，气管插管或气管切开配合应用机械通气；抽搐时，可给予地西泮；脑水肿时，给予甘露醇和地塞米松；肺水肿应用阿托品，不能使用氨茶碱和吗啡；休克时，给予抗休克治疗。

（二）迅速清除尚未吸收的毒物

通过呼吸和经皮肤吸收中毒者应立即脱离中毒现场，脱去污染衣服，用肥皂水清洗污染的皮肤、毛发和指甲；溅入眼内者可用清水或生理盐水清洗；口服中毒者，用清水或 2% 碳酸氢钠溶液（敌百虫中毒者忌用）或 1∶5 000 高锰酸钾溶液（对硫磷中毒者忌用）反复洗胃，直至洗清为止。然后用硫酸钠导泻：硫酸钠 20～40g 溶于 20ml 水中一次口服或从胃管注入，观察 30 分钟无泻出，则再口服或经胃管注入 500ml 水。

（三）解毒药的应用

应用原则是早期、足量、联合、重复用药，选用合理给药途径及择期停药。中毒早期即联合应用抗胆碱能药与 ChE 复活剂才能取得更好效果。

1. ChE 复能药　此类药通过与磷酰化 ChE 中的磷形成结合物，使其与 ChE 的酯解部位分离，从而恢复 ChE 的活力。但对已老化的 ChE 无复活作用。中毒 24 小时后，磷酰化的 ChE 老化率达 97%，故宜早用。此外该药尚能有效对抗烟碱样毒性作用，对 M 样症状和中枢性呼吸抑制作用无明显影响。常用药物有氯解磷定、解磷定、双复磷等。氯解磷定和解磷定对内吸磷、甲胺磷、甲拌磷中毒的效果较好；双复磷对敌敌畏、敌百虫中毒效果较好。ChE 复能药应用后可有短暂眩晕、视力模糊、复视、血压升高等副作用，用量过大可引起癫痫样发作和抑制 ChE 活力，应予注意。病情严重程度不同，复能剂的使用剂量和用法有所不同（表 8-1）。

表 8-1　有机磷杀虫药中毒解毒药使用方法

药名	用药阶段	轻度中毒	中度中毒	重度中毒
氯解磷定	首剂	0.25～0.5g 稀释后缓慢静脉注射	0.5～0.75g 稀释后缓慢静脉注射	0.75～1.0g 稀释后缓慢静脉注射，半小时后可重复 1 次
	以后	必要时 2 小时后重复 1 次	0.5g 稀释后缓慢静脉注射，每 2 小时 1 次，共 3 次	0.5g/h 静脉滴注，6 小时后如病情显著好转，可停药观察
碘解磷定	首剂	0.4g 稀释后缓慢静脉注射	0.8～1.2g 稀释后缓慢静脉注射	1.0～1.6g 稀释后缓慢静脉注射，必要时半小时后再给予 0.6～0.8g
	以后	必要时 2 小时后重复 1 次	0.4～0.8g 稀释后缓慢静脉注射，每 2 小时重复 1 次，共 3 次	0.4g/h 静脉滴注，6 小时后好转，可停药观察
双复磷	首剂	0.125～0.25g 肌内注射	0.5g 稀释后缓慢静脉注射，2～3 小时后可重复 0.25g	0.5～0.75g 稀释后缓慢静脉注射，半小时后可重复 0.5g
	以后	必要时 2～3 小时重复 1 次	0.25g 酌情用药 1～3 次	0.25g，每 2～3 小时给 1 次，共 2～3 次
阿托品	开始	1～2mg 皮下注射，每 1～2 小时 1 次	2～4mg 静脉注射，1～2mg 每半小时 1 次静脉注射	3～10mg 静脉注射，2～5mg 每 10～30 分钟 1 次
	阿托品化后	0.5mg，皮下注射，每 4～6 小时 1 次	0.5～1.0mg 皮下注射，每 4～6 小时 1 次	0.5～1.0mg 皮下注射，每 2～4 小时 1 次

2. 抗胆碱药　包括 M 和 N 胆碱受体拮抗药。

（1）M 胆碱受体拮抗药：又称外周性抗胆碱药,如阿托品和山莨菪碱。主要作用于外周 M 受体,能缓解 M 样症状,对 N 受体无明显作用。根据病情,阿托品每 10～30 分钟或 1～2 小时给药一次（表 8-1）,直到患者 M 样症状消失或出现"阿托品化"又不能引起阿托品中毒。

阿托品化指征为瞳孔较前扩大、口干、皮肤干燥、肺部湿啰音消失、心率加快。如出现瞳孔明显扩大、意识模糊、烦躁不安、抽搐、昏迷和尿潴留等为阿托品中毒,应立即停用。在阿托品应用过程中,应根据患者有无异常分泌物、体温、脉搏调整剂量。山莨菪碱在解除平滑肌痉挛、减少分泌物、调节体温方面优于阿托品。

（2）N 胆碱受体拮抗药：又称中枢性抗胆碱药,如东莨菪碱、苯那辛等。对中枢 M 和 N 受体作用强,对外周 M 受体作用弱。盐酸戊乙奎醚（长托宁）是新型抗胆碱药,对中枢 M 受体和 N 受体均有作用,能有效防治中枢性呼吸衰竭,以及对抗外周 N 受体的作用。不致心率加快和心肌耗氧增加,引起尿潴留的程度较轻。与阿托品相比,长托宁用药量减少,给药间隔时间延长,并显著减少中间综合征的发生。

3. 复方制剂　是将生理性拮抗剂与 ChE 酶复能药组成的复方制剂。国内有解磷注射液（每支含阿托品 3mg、苯那辛 3mg 和氯解磷定 400mg）。首次剂量：轻度中毒 1/2～1 支,肌内注射；中度中毒 1～2 支；重度中毒 2～3 支。

重度中毒患者,症状缓解后逐渐减少解毒药用量,待症状基本消失,全血 ChE 活力升至正常的 50%～60% 后停药观察,通常至少观察 3～7 天再出院。

（四）中间型综合征治疗

立即给予人工机械通气,应用氯解磷定 1.0g/ 次,肌内注射,酌情选择给药间隔时间,连用 2～3 天,积极对症治疗。

（五）血液净化技术

早期、反复应用血液灌流和血液透析,对于危重且常规治疗无效者有显著疗效。

【预后和预防】

（一）预后

在发展中国家自杀服毒的院内死亡率在 10%～20%,高毒性的有机磷杀虫药的致死率高达 50%～70%。急性有机磷杀虫药中毒早期死亡机制是有机磷杀虫药中毒的毒蕈碱样作用参与的呼吸道分泌物增多导致的缺氧窒息死亡。早期院前急救消除呼吸道分泌物,解除窒息缺氧,将是有机磷杀虫药中毒急救的重要措施,影响其预后。

（二）预防

宣传、普及有机磷杀虫药中毒的有关知识,在生产、运输、保管和使用过程中,严格操作规程,做好环境防护和个人防护。慢性接触者,定期体检和测定全血 ChE 活力。

三、急性一氧化碳中毒

在生产和生活环境中,含碳物质不完全燃烧可产生一氧化碳（CO）,人体吸入过量 CO 可发生急性中毒,称为急性 CO 中毒,俗称煤气中毒。急性 CO 中毒是较为常见的生活性中毒和职业性中毒。

【病因和发病机制】

（一）病因

CO 是无色、无臭、无味的气体,比重 0.967。空气中 CO 浓度达到 12.5% 时,有爆炸的危险。炼钢、炼焦、矿井放炮、内燃机排气等情况都可产生 CO,生产过程中防护不周或通气不良可发生 CO 中毒。家庭用煤炉、煤气热水器、煤气泄漏,则是生活性中毒最常见的原因。连续大量吸烟也可能发生 CO 中毒。

（二）中毒机制

CO 中毒主要引起组织缺氧，对缺氧敏感的脑和心最易受到损害。CO 吸入人体后，立即与血液中红细胞内的血红蛋白（Hb）结合，形成稳定的碳氧血红蛋白（COHb）。CO 与 Hb 的亲和力较 O_2 与 Hb 的亲和力大 240 倍，解离速度为氧合血红蛋白（O_2Hb）的 1/3 600。COHb 不仅不能携带氧，而且还影响 O_2Hb 的解离，阻碍氧的释放，导致低氧血症，引起组织缺氧。同时，高浓度的 CO 还可与含二价铁的肌球蛋白结合，影响氧从毛细血管弥散到细胞内的线粒体，损害线粒体功能。此外，CO 与还原型的细胞色素氧化酶的二价铁结合，抑制细胞色素氧化酶的活性，影响细胞呼吸和氧化过程，阻碍氧的利用。

【临床表现】

（一）急性中毒表现

正常人血液中 COHb 含量可达 5%～10%。中毒是否出现、中毒的程度与血液中 COHb 浓度有密切关系，同时也与患者中毒前的健康状况如有无心、脑血管疾病，以及中毒时的体力活动等情况有关。中毒程度分为以下三级：

1. 轻度中毒 血液 COHb 浓度为 10%～20%。患者出现不同程度的头痛、头晕、心悸、四肢无力、恶心、呕吐等。原有冠心病的患者可出现心绞痛。脱离中毒环境，吸入新鲜空气或氧疗后症状迅速消失。

2. 中度中毒 血液 COHb 浓度为 30%～40%。患者出现胸闷、气短、呼吸困难、视物不清、判断力下降、幻觉、运动失调、嗜睡、意识模糊或浅昏迷。口唇黏膜可呈樱桃红色。经氧疗后可以恢复正常且无明显并发症。

3. 重度中毒 血液 COHb 浓度为 40%～60%。迅速出现昏迷，各种反射均消失。患者可呈去大脑皮质状态。有的可出现脑局灶损害，出现锥体系或锥体外系损害体征；昏迷时肢体受压迫部位皮肤可有大水疱和红肿。眼底检查可见视盘水肿。

（二）急性 CO 中毒迟发性脑病

部分严重患者在抢救苏醒后，经过 2～60 天的"假愈期"，出现下列表现之一：①精神意识障碍，呈现痴呆状态、谵妄状态或去大脑皮质状态；②锥体外系神经障碍，如震颤麻痹综合征；③锥体系神经损害，如偏瘫、病理反射阳性、大小便失禁；④大脑皮质局灶性功能障碍，如失语、失明、不能站立及继发性癫痫；⑤脑神经及周围神经损害，如视神经萎缩、听神经损害及周围神经病变等。

【辅助检查】

（一）血液 COHb 测定

这是诊断 CO 中毒的可靠方法，不仅能够明确诊断，还有助于分级和估计预后。但采血标本要求在脱离中毒现场 8 小时以内尽早抽取静脉血。

（二）脑电图检查

脑电图可呈现弥漫性低波幅慢波，与缺氧性脑病进展相平行。

（三）头部 CT 检查

脑水肿时，病变部位有病理性密度减低区。

【诊断和鉴别诊断】

（一）诊断

根据 CO 吸入史和中枢神经损害症状和体征，诊断一般并不困难。血液 COHb 测定有确诊价值。

（二）鉴别诊断

1. 化脓性脑膜炎 ①突然出现高热、寒战等全身中毒症状；②皮肤瘀点或瘀斑；③明显的脑膜刺激征；④血液检查白细胞总数升高、中性粒细胞百分比明显升高；⑤脑脊液呈脓性，白细胞增多，以中性粒细胞为主；⑥细菌学检查可查到相应致病菌。

2. 病毒性脑炎 ①发病前常先有上呼吸道或胃肠道感染史；②突然出现高热、头痛、抽搐等表现；③免疫学检查可查到特异性病毒抗体。

3. 脑震荡 ①明确的头部外伤史；②昏迷不超过 30 分钟；③逆行遗忘。

4. 糖尿病酮症酸中毒 ①糖尿病病史；②呼气有烂苹果味；③血糖和血酮升高、尿糖和尿酮阳性。

【治疗】

主要是积极纠正缺氧和防治脑水肿。

（一）立即脱离中毒现场，转移至空气新鲜处，保持气道通畅。

（二）吸氧

是治疗 CO 中毒的关键措施：①立即吸入高流量（6～8L/min）的纯氧或 95% 氧与 5% 二氧化碳的混合气体；②病情较重者（COHb＞25%，出现神经精神症状、心血管症状者，老年人，妊娠妇女）应给予高压氧舱治疗。高压氧舱治疗能够增加血液中物理溶解氧，提高总体氧含量，促进氧释放和加速 CO 排出，迅速纠正组织缺氧，缩短昏迷时间和病程，降低病死率；使用高压氧舱治疗还可以预防迟发性脑病。

知识链接

高压氧舱

高压氧舱的舱体是一个密闭圆筒，通过管道及控制系统把纯氧或净化压缩空气输入。舱外医师通过观察窗和对讲器可与患者联系。大型氧舱有 10～20 个座位，治疗时是通过将人体置于一个舱内，在高压状态下吸氧以达到治疗疾病的目的。高压氧舱治疗应用范围十分广泛，如心脑血管疾病、煤气中毒、脑外伤、骨折术后、植皮术后、皮肤坏死、糖尿病、突发性耳聋等。与普通吸氧相比，高压氧的力度更大，效果更好，能够直接利用氧量解决缺氧问题。高压氧还具有抗菌等效果。

（三）机械通气

对于呼吸衰竭或呼吸停止者行气管内插管和机械通气支持治疗。

（四）防治脑水肿

急性 CO 中毒 2～4 小时即可出现脑水肿，24～48 小时达高峰，并可持续多日。故应及早应用高渗脱水剂、利尿剂和糖皮质激素。常用 20% 甘露醇 1～2g/kg 快速静脉滴注（10ml/min），6～8 小时一次；同时配合使用利尿剂、三磷酸腺苷、地西泮、糖皮质激素等。

（五）防治并发症和后遗症

苏醒后，应绝对卧床，密切观察 2 周，加强护理；及时发现并治疗各种并发症，如迟发性脑病。

（六）对症治疗

主要症状及其处理包括：①高热：头部用冰帽、体表用冰袋等物理降温，或冬眠疗法；②抽搐：首选地西泮静脉注射；③危重患者：可考虑血浆置换；④昏迷：加强护理、供给足够营养、防止褥疮等并发症；⑤感染：选择有效抗生素。

【预后和预防】

（一）预后

轻度中毒可完全恢复；重度中毒昏迷时间过长，有严重并发症者，多提示预后差，但也有不少患者仍能恢复；迟发性脑病恢复较慢，多数患者两年内可获明显进步甚至完全恢复，少数患者恢复不全可遗留器质性神经损害。

（二）预防

加强一氧化碳中毒知识的宣传教育，居室内安装火炉做饭或取暖时，要注意通风和防止管道漏气。厂矿企业应认真执行安全操作规程，定时监测工作环境一氧化碳浓度，加强个人防护。

四、灭鼠药中毒

灭鼠药是指一类可以杀灭啮齿类动物（如鼠类）的化合物。灭鼠药中毒是一定量的灭鼠药进入人体后引起的身体损害性疾病。由于灭鼠药的广泛使用，灭鼠药中毒在临床上较为常见。

【病因和发病机制】

（一）病因

1. 抗凝血灭鼠药 最广泛使用，如敌鼠、杀鼠灵（华法林）、氯鼠酮、溴敌隆等。

2. 痉挛剂 如氟乙酰胺、氟乙酸钠、毒鼠强等。

3. 硫脲类 如安妥、抗鼠灵等。

4. 有机磷酸酯类 如毒鼠灵、除毒灵等。

5. 氨基甲酸酯类 如灭鼠安、灭鼠腈等。

6. 无机化合物 如磷化锌、硫酸钡、三氧化二砷等。

7. 天然植物类 如红海葱、士的宁等。

（二）中毒途径

①误食、误用灭鼠药制成的毒饵。②自杀或他杀：有意自服或他人投放灭鼠药。③二次中毒：灭鼠药被动、植物摄取后，以原形存留其体内，当人食用或使用中毒的动、植物后，造成二次中毒。④皮肤接触或呼吸道吸入：在灭鼠药生产、运输、保管、使用过程中，防护不当，经皮肤或呼吸道吸收。

（三）中毒机制

1. 抗凝血类灭鼠药 主要中毒机制是干扰肝脏利用维生素 K，使凝血因子合成减少，造成出血。

2. 毒鼠强 该药通过拮抗 γ-氨基丁酸使中枢神经系统产生强烈兴奋，出现剧烈的惊厥。

3. 氟乙酰胺 该药在体内脱氨形成氟乙酸，通过氟乙酸与三磷酸腺苷和辅酶结合，导致三羧酸循环中断，同时柠檬酸及丙酮堆积，使心、脑、肝、肾等组织细胞发生变性、坏死，出现肺水肿、脑水肿等表现。

4. 磷化锌 该药口服后，在胃酸作用下分解产生磷化氢和氯化锌，磷化氢抑制细胞色素氧化酶，造成神经细胞内呼吸障碍；氯化锌通过对胃黏膜的强烈刺激和腐蚀作用导致胃黏膜出血、溃疡。磷化锌经呼吸道进入后，则造成肺充血、水肿，同时损害心血管、肝、肾等脏器，以至出现多器官功能衰竭。

【临床表现】

（一）毒鼠强中毒

起病急骤，主要表现为严重的阵挛性惊厥和脑干刺激性癫痫大发作。

（二）氟乙酰胺中毒

潜伏期短，起病急骤，根据病情严重程度可分为轻、中、重三型。

1. 轻型 头痛、头晕、视力模糊、乏力、四肢麻木、抽搐、口渴、呕吐、上腹痛。

2. 中型 在轻型的基础上，出现烦躁、分泌物增多、呼吸困难、肢体痉挛、血压下降、心肌损害等表现。

3. 重型 昏迷、惊厥、严重心律失常、瞳孔缩小、肠麻痹、大小便失禁、心肺功能衰竭。

（三）抗凝血类灭鼠药中毒

1. 早期 恶心、呕吐、腹痛、低热、食欲减退、情绪不良。

2. 中晚期 全身广泛出血，可出现休克。

（四）磷化锌中毒

1. 轻者 胸闷、咳嗽、鼻咽发干、呕吐、腹痛。

2. 重者 呕吐物有大蒜味、口腔黏膜糜烂、肌肉抽动、惊厥。

3. 严重者 肺水肿、脑水肿、心律失常、昏迷、休克。

【辅助检查】

（一）灭鼠药检测

取患者呕吐物、胃内容物、血液、尿液等标本检测。灭鼠药中毒时可查到相应灭鼠药成分或其代谢产物。

（二）出血与凝血检查

抗凝血类灭鼠药中毒时，出血时间延长，凝血时间及凝血酶原时间延长，凝血因子Ⅱ、Ⅶ、Ⅸ、Ⅹ减少。

（三）血磷与血钙检查

磷化锌中毒时，血清磷升高，血清钙降低。

（四）心电图检查

毒鼠强、氟乙酰胺中毒时，因心肌损害，可出现心律失常、ST-T 改变等。

【诊断】

诊断要点：①灭鼠药服用或接触史；②各类灭鼠药中毒的相应表现；③患者排泄物可检测到相应灭鼠药成分或其代谢产物；④不同灭鼠药中毒的不同辅助检查结果，如血中凝血功能改变，钙、磷代谢改变等。

【治疗】

（一）一般治疗

1. 患者应卧床休息；给予高热量、高蛋白和高维生素饮食，不能进食者应采用鼻饲供给。洗胃后可给予氢氧化铝凝胶或生鸡蛋清保护消化道黏膜。磷化锌中毒时禁用牛奶、鸡蛋清、油类、脂性食物（因可促进磷的吸收和溶解）。

2. 注意观察瞳孔、神志、体温、呼吸、心率和血压的变化；观察抽搐情况，观察心电图改变。

3. 毒鼠强和氟乙酰胺中毒时，易致心肌损害，可静脉滴注极化液、1,6- 二磷酸果糖或能量合剂以保护心肌细胞；预防继发感染；对有精神症状者可根据表现给予相应的治疗；抽搐可予抗惊厥治疗。

（二）减少毒物吸收

立即脱离中毒环境，迅速清除尚未吸收毒物

1. 皮肤吸收中毒 脱去污染衣服，清洗皮肤。

2. 呼吸道吸入中毒 脱离中毒环境，移至空气新鲜处。

3. 口服中毒 立即催吐、洗胃、导泻，越快疗效越好。

（1）毒鼠强、抗凝血类灭鼠药中毒：清水洗胃后经胃管注入活性炭 50～100g 吸附毒物，再注入 25% 硫酸镁 60ml 导泻。

（2）氟乙酰胺中毒：1∶5 000 高锰酸钾洗胃，洗胃后经胃管注入适量白酒或食醋 150～300ml 解毒。

（3）磷化锌中毒：①催吐：服用 0.5%～1% 硫酸铜催吐，首次 10ml，每隔 5～10 分钟 1 次，连续 3～5 次。②洗胃：清水洗胃，反复洗至回收液无味、澄清为止。③导泻：洗胃后口服硫酸钠 20～30g 导泻（禁用硫酸镁、蓖麻油及其他油类）。

（三）解毒疗法

1. 毒鼠强中毒　①抗惊厥：可使用地西泮、苯巴比妥钠等抗惊厥药。地西泮每次10～20mg静脉注射，或50～100mg加入10%葡萄糖液250ml中静脉滴注，总量不超过200mg。苯巴比妥钠0.1g，每6～12小时肌内注射，1～3天。②血液净化：必要时使用血液灌注、血液透析、血浆置换等方式加速毒鼠强排出。

2. 氟乙酰胺中毒　①特效解毒剂：乙酰胺（解氟灵）0.1～0.3g/（kg·d），分3次肌内注射。重型中毒首次可用全日剂量的1/2（约10g），肌内注射，连用5～7天/疗程。②血液净化：考虑用于重度中毒患者。

3. 抗凝血类灭鼠药中毒　①特效对抗剂：维生素K_1，10～20mg，每3～4小时1次，肌内注射。亦可维生素K_1 10～20mg静脉注射后，以静脉滴注维持，每日静脉滴注总量不超过120mg。②补充凝血因子：输新鲜血浆300ml。

4. 磷化锌中毒　①头痛、头晕，可用布洛芬0.2g，每日3次，口服；②烦躁，可用苯巴比妥钠0.1g或地西泮10mg肌内注射；③呕吐、腹痛，可用阿托品0.6mg肌内注射；④抽搐或惊厥，可用10%水合氯醛15～20ml保留灌肠。

（四）其他

毒鼠强中毒时禁用阿片类、吗啡类药物。

【预后和预防】

（一）预后

灭鼠药中毒往往病情危急、治疗棘手，一旦延误治疗危及生命，留下难以逆转的后遗症。

（二）预防

宣传、普及灭鼠药中毒的有关知识，在生产、运输、保管和使用过程中，严格操作规程，做好环境防护和个人防护。

第二节　中　暑

中暑是在高温、高湿及无风环境中，因体温调节中枢功能障碍、散热障碍、体液丢失过多而出现相关临床表现的一系列热损伤疾病。根据发病机制和临床表现分为三型：热痉挛、热衰竭、热射病。

【病因和发病机制】

（一）病因

1. 个体因素　气候适应差、脱水、训练不当、感染发热、肥胖、疲劳、老年、衣着过多。

2. 环境因素　高温天气、湿度高、通风差。

3. 基础状态　酒精中毒、心血管病、皮肤或汗腺病、糖尿病、甲亢、慢阻肺、精神疾病、低钾血症等。

4. 药物　苯丙胺、抗胆碱药、抗组胺药、抗抑郁药、巴比妥类、利尿药、乙醇、β受体阻滞剂等。

（二）发病机制

人体作为一个恒温机体，主要依靠神经内分泌系统来维持产热与散热的平衡，从而维持体温恒定。下丘脑通过对肌张力、血管张力、汗腺功能的控制来调控体温。常温下散热的主要机制是辐射，其次是传导、对流和蒸发。当环境温度超过皮肤温度时，散热仅依靠出汗及皮肤和肺泡表面的水分蒸发。人体深部的热量通过循环血流至皮下组织经扩张的皮肤血管散热。如果机体产热大于散热或散热受阻，则体内就有大量的热蓄积，引起多器官功能损害。当深部体温＞42℃

时,体内蛋白酶发生变性,线粒体功能受损,细胞膜稳定性差,氧依赖的代谢途径遭破坏,多系统衰竭常伴随存在。

常见的损害部位有中枢神经系统(如出血、脑水肿、颅内压增高和昏迷)、心血管系统(如心律失常、心力衰竭)、呼吸系统(如呼吸性碱中毒、ARDS)、消化系统(如上消化道出血、肝损害、胆汁淤积)、泌尿系统(如急性肾衰竭)和血液系统(如DIC),并可引起严重肌肉损伤和水、电解质代谢紊乱。

【临床表现】

(一)热痉挛

主要是高温环境下依靠大量出汗来散热时,使得水、钠和氯丢失过量,使肌肉产生疼痛性痉挛。常于高温下运动后数小时突然起病,四肢肌肉先受累,阵发性痉挛。当痉挛影响到腹部肌肉时,疼痛类似急腹症。常伴有恶心、呕吐和乏力。生命体征一般平稳。

(二)热衰竭

多见于老年人、儿童和慢性病患者,也是运动员中最常见的热损伤类型。可以热痉挛为前驱表现,由于严重脱水和电解质紊乱,以及周围血管扩张、循环血量不足而发生低血容量性休克。表现为多汗、疲乏、无力、头痛、头晕、恶心、呕吐和肌肉痉挛,进一步发展为循环衰竭,皮肤苍白、湿冷、大量出汗、低血压、神志改变。热昏厥是热衰竭中较轻的表现,主要是由于长时间在高温环境下站立,血液流向下肢扩张的血管所致。体温升高可不明显。

(三)热射病

是一种致命急症,主要表现为高热(直肠温度≥41℃)和意识障碍。早期受影响的器官依次为脑、肝、肾和心脏。根据发病时患者所处的状态和发病机制,分为劳力性和非劳力性两种热射病。

1.劳力性热射病 主要是内源性产热过多造成,患者多为平素健康的年轻人。大多是高温环境下剧烈活动数小时后发病。常有大量出汗(约50%患者)、心动过速(心率可达160~180次/min)、脉压增大。严重时患者可发生骨骼肌溶解、急性肾衰竭、急性肝衰竭、弥散性血管内凝血、多脏器衰竭,甚至死亡。由于多在烈日直射下发病,故也称日射病。

2.非劳力性热射病 此为典型的热射病。主要是在高温环境下体温调节功能障碍引起散热减少所致。多发生于居住拥挤和通风不良的体弱老年人。此外,精神分裂症、帕金森病、慢性酒精中毒、偏瘫或截瘫患者亦为高危人群。表现为皮肤干热无汗、发红,直肠温度常在41℃以上,最高可达46.5℃。病初常有各种行为异常或癫痫发作,继之出现谵妄、昏迷、瞳孔对称性缩小,严重时出现低血压、休克、心律失常、心力衰竭、肺水肿、脑水肿、急性肾衰竭等,可有轻、中度弥散性血管内凝血。患者多在发病后24小时左右死亡。

【辅助检查】

热痉挛常见血钠、血氯降低,尿肌酸增高。热衰竭常有血细胞比容增高、高血钠、轻度氮质血症和肝功能异常。热射病可有高钾、高钙、血液浓缩,白细胞增多,血小板减少,肌酐、尿素氮、转氨酶、乳酸脱氢酶、肌酸磷酸激酶增高,代谢性酸中毒,蛋白尿。心电图常有心律失常和心肌损害。

【诊断和鉴别诊断】

根据高温环境和剧烈运动的病史,结合相应的临床表现,排除其他疾病即可诊断。热痉挛腹痛时需与急腹症鉴别;热衰竭需与中毒、出血、外伤性休克等鉴别;热射病需与脑炎、甲状腺危象,以及各种中毒相鉴别。

【治疗】

(一)一般治疗

1.热痉挛和热衰竭患者应迅速转移至阴凉通风处休息,饮用凉盐水等饮料以补充体液,有周围循环衰竭者应静脉补充生理盐水、葡萄糖溶液、氯化钾。一般数小时内可恢复,但患者需休息1~3天才能重返劳动岗位。热射病患者预后差,死亡率高,幸存者可能遗留永久性脑损伤,需积极抢救。

2.监测　①降温期间应连续监测体温变化；②留置导尿管，监测尿量，保持尿量＞30ml/h；③监测血气分析，注意 PaO_2、$PaCO_2$、pH 等指标；④严密监测凝血酶原时间（PT）、活化部分凝血活酶时间（APTT）、血小板计数和纤维蛋白原。

（二）降温治疗

1.物理降温　①体外降温：迅速将患者转移至阴凉、通风处，脱去衣服，同时进行皮肤肌肉按摩，进行散热。如无虚脱征象，患者可用冷水浸浴或冰水浸浴，并且不停地搅动水，以保持皮肤表面有冷水，在头顶部周围放置用湿毛巾包裹的冰块，此法能在 20 分钟内将体温从 43.3℃ 降至 40.0℃ 以下。循环虚脱者可采用蒸发散热降温，如用 15℃ 冷水反复擦拭皮肤或同时应用电风扇或空气调节器，当体温降至 39.0℃ 时，停止降温。②体内降温：体外降温效果不好时，可用冰盐水做胃或直肠灌洗，也可用 20℃ 或 9℃ 生理盐水进行腹膜透析或血液透析。必要时，将自体血液体外冷却后回输体内。

2.药物降温　氯丙嗪 25～50mg 加入生理盐水 500ml 中静脉滴注 1～2 小时，用药过程中应注意监测血压。

（三）对症治疗

昏迷者易发生肺部感染和褥疮，须加强护理；提供必需营养物质以供恢复；保持呼吸道通畅，吸氧；积极纠正水、电解质、酸碱平衡紊乱；补液不宜过快，以免诱发心衰，心衰时给予洋地黄制剂；应用升压药纠正低血压；甘露醇防治脑水肿；激素对肺水肿、脑水肿有一定效果，但剂量过大易继发感染。针对各种并发症采取相应的治疗措施。

【预后和预防】

（一）预后

热射病病死率介于 20%～70%，50 岁以上患者可高达 80%。决定预后的不是发病初始体温，而是在发病 30 分钟内的降温速度。如果发病后 30 分钟内能将直肠内温度降至 40℃ 以下，通常不发生死亡。此外，降温延迟、各器官损伤程度、血乳酸浓度、年老、衰弱和酒精中毒等因素都可影响预后。昏迷超过 6～8 小时或出现 DIC 者预后不良。体温恢复正常后，大脑功能通常也可很快恢复，但有些患者也可遗留大脑功能障碍。轻或中度肝、肾功能衰竭患者可以完全恢复；严重肌损伤者，肌无力可持续数月。

（二）预防

加强防暑降温的宣传教育，改善年老体弱、慢性病患者及产褥期妇女居住环境；有慢性心血管、肝、肾疾病者和年老体弱者避免从事高温作业，暑热季节要改善劳动及工作条件，在高温环境中停留 2～3 小时应饮用含钾、镁和钙盐的防暑饮料；炎热天气应穿浅色宽松透气衣服，避免穿紧身绝缘衣服；有易患倾向者应避免从事高温下工作。

第三节　淹　溺

淹溺是指人淹没于水或其他液性介质中，液性介质充满呼吸道和肺泡，或因惊恐、寒冷、异物等刺激，引起喉、支气管反射性痉挛，声门关闭，及液性介质或杂物堵塞呼吸道，从而导致肺的通气及换气功能障碍并窒息。淹溺后窒息合并心脏停搏者称为溺死，若心脏未停搏则称近乎溺死。淹溺后短暂恢复数分钟到数日，最终死于淹溺并发症者为继发性淹溺；浸没至少低于体温 5℃ 的水后出现心搏骤停或猝死为淹没综合征；继发于肺泡毛细血管内皮损伤和渗漏致肺部炎症反应，引起肺泡表面活性物质减少或灭活，引起急性呼吸窘迫综合征（acute respira-tory distress syndrome，ARDS）者称为淹没后综合征。

【病因和发病机制】

（一）病因

各种原因的落水。

（二）发病机制

1. 缺氧　缺氧是淹溺后最主要的病理生理改变。水进入气道后可稀释表面活性物质、肺顺应性下降、呼吸膜损坏、肺泡塌陷和肺不张。缺氧可继发性引起心、脑、肾等脏器功能障碍，甚至多器官功能衰竭。

2. 水、电解质、酸碱平衡紊乱　窒息后缺氧和高碳酸血症可引起代谢性、呼吸性或混合性酸中毒。吸入淡水可进一步进入血液循环引起血液稀释和高血容量。海水淹溺则反之，循环血容量被吸入肺泡，导致血液浓缩和低血容量。另外两者均可引起相应的电解质紊乱。

3. 低温综合征　低于 35℃ 为低温。淹溺者常可出现，儿童脂肪较薄更易发生。低温可引起机体系列的功能改变，如心血管系统先是血管收缩、血压升高、心率加快，当低于 28℃ 时可出现室颤和停搏；呼吸系统可出现肺高通气表现但弥散和氧合效应下降；肾上腺功能先亢进后抑制；中枢神经系统脑电活动减少；低温性利尿低血容量等。

4. 潜水反射　是因面部三叉神经受刺激后引起的反射，表现为呼吸暂停、心动过缓和外周血管剧烈收缩。和低温相互作用，可使淹溺者处于低氧耗和低代谢状态，且保证重要脏器血供，具有防御作用。

5. 围营救期虚脱　是指有些淹溺者（甚至意识清醒者）被营救上岸后可突发虚脱和致命性的心律失常而死亡。水温越低越容易发生。

（1）营救出水面前虚脱：指淹溺者得知要被营救的瞬间发生虚脱。可能是因为淹溺者一旦得知要被营救，交感兴奋性下降，儿茶酚胺分泌减少，导致冠脉循环血量下降而发生。

（2）刚营救出水面时虚脱：原因较多。主要是因为躯体离开水面后外周静脉回流的静水压骤减，血液潴留在外周血管，回心血量骤减所致。

（3）营救出水面后虚脱：多发生在复温时。复温可使低温时极度收缩的外周血管舒张，发生有效血容量不足而虚脱。

6. 淹溺的水成分不同，引起的病变亦有差异

（1）淡水淹溺：淡水进入血液循环，引起高血容量，稀释血液，导致低钠、低氯和低蛋白血症。红细胞在低渗环境中也容易溶血，溶血后高血钾可使心搏骤停，大量的游离血红蛋白堵塞肾小管，导致急性肾衰竭。

（2）海水淹溺：海水约含 3.5% 氯化钠及大量钙盐、镁盐。海水淹溺后，除少数因喉头、气管反射性痉挛引起急性窒息外，导致死亡的主要原因是海水淹溺肺水肿，甚至海水型呼吸窘迫综合征。海水中的矿物质和微生物可直接或间接引起肺结构和功能损害，且较淡水更为严重。肺泡上皮细胞和肺毛细血管内皮细胞受海水化学性刺激和损伤后，大量蛋白和水向肺间质和肺泡腔渗出引起肺水肿，同时导致低血容量。高钙血症可使心跳减慢、心律失常、传导阻滞，甚至停搏。高镁血症可抑制中枢和周围神经，扩张血管和降低血压。

发生在污水或被化学毒物污染水中的淹溺，还可出现严重的肺部感染及水中腐生物或化学毒物刺激引起的严重中毒表现。严重淹溺患者可出现脑水肿、ARDS、DIC、急性肾功能衰竭等严重并发症。

（三）病理

尸检发现，双侧肺含水量多、重量均明显增加，伴有不同程度出血、水肿、肺泡壁破裂。约70% 溺死者呼吸道有呕吐物、泥沙或水生植物吸入。继发性溺死者肺泡上皮脱落、出血、透明膜形成和急性炎症渗出。尚可见急性肾小管坏死。

【临床表现】

淹溺患者常出现神志不清、呼吸停止，或大动脉搏动消失，处于临床死亡状态。近乎淹溺患者临床表现个体差异较大，临床严重程度与溺水持续时间长短、吸入水量多少成正比，与吸入介质的性质和器官损伤严重程度也有密切关系。

（一）症状

近乎淹溺者可有头痛或视觉障碍、剧烈咳嗽、胸痛、呼吸困难，并可发生急性肺水肿，患者出现显著呼吸困难，并咳粉红色泡沫痰等。溺入海水者，口渴感明显，最初数小时可有寒战和发热。

（二）体征

1.淹溺者口腔和鼻腔内充满泡沫或泥污、皮肤黏膜苍白或发绀、四肢厥冷、颜面肿胀、球结膜充血。

2.精神和神志状态改变　包括烦躁不安、肌张力增加、抽搐、昏睡，甚至昏迷。

3.呼吸系统　呼吸表浅、急促或停止，肺部可闻及干、湿啰音；发生急性肺水肿时，满肺可闻及大、中、小水泡音和哮鸣音。

4.心脏体征　心律失常（多较严重）、心音微弱或心搏停止。

5.腹部膨隆。

6.跳水或潜水发生淹溺者可伴有头部或颈椎损伤。

【辅助检查】

（一）血和尿液检查

外周血白细胞轻度增高。海水淹溺者，可出现轻度高钠血症或高氯血症；淡水淹溺者，血和尿液中可检测出游离血红蛋白，血钾升高。淹溺者罕见致命性电解质平衡失常。严重患者可出现 DIC 的实验室表现。

（二）心电图检查

常见有窦性心动过速、非特异性 ST-T 改变。出现室性心律失常或完全性房室传导阻滞时，提示病情严重。

（三）动脉血气检查

约 75% 病例有严重混合性酸中毒；所有患者都有不同程度的低氧血症。

（四）X 线检查

胸部 X 线检查常显示斑片状浸润，急性肺水肿患者胸片可出现典型肺水肿征象。住院 12～24 小时吸收好转或进展恶化。疑有颈椎损伤时，应进行颈椎 X 线检查。

【诊断和鉴别诊断】

根据淹溺病史和见证人即可诊断。同时须注意是否合并其他器官损伤（如头、颈、胸、腹损伤）。

【治疗】

（一）现场救护

是抢救的关键。立即清除口鼻中的污泥、杂草，保持气道通畅，将患者腹部置于抢救者屈膝的大腿上，头部向下，按压背部促使呼吸道和胃内的水倒出。淡水淹溺，液体很快渗入血循环，肺内残留不多，故倒水时间不宜过长而延误复苏；海水淹溺宜头低位充分引流。

课堂互动

在我国，淹溺是伤害死亡的第三位原因，是 0～14 岁年龄组的第一位死亡原因。尤其每年暑假是中小学生溺水死亡高发的时段。

请问：如果你在水库旁边发现淹溺患者，如何对其进行现场救护？

（二）心肺复苏

若存在意识丧失伴大动脉搏动消失,应立即行胸外心脏按压和人工呼吸。

（三）复温

体温过低者,采用体外或体内复温措施,使中心体温至少达到30～35℃。

1.主动体外复温　直接通过体表升温的方法,用于既往体健者。应用电热毯、热水袋,或40～42℃温水浴升温等,复温速度为1～2℃/h。主动体外复温时应将复温热源置于患者胸部。

2.主动体内复温　可通过下列措施复温:①静脉输注加热(40～42℃)液体;②吸入加热(40～45℃)湿化氧气;③应用40～45℃灌洗液进行胃、直肠、腹膜腔或胸腔灌洗升温。复温速度为0.5～1℃/h。也可经体外循环快速复温,复温速度为10℃/h。

（四）吸氧

吸入高浓度氧,采用机械通气或高压氧舱治疗。

（五）维持水、电解质平衡

淡水淹溺者,应适当限制入水量并静脉补充高渗盐水。海水淹溺者,不宜限制补液量,但不用盐水。可输葡萄糖,若溶血明显可输血。

（六）其他

如吸入β受体激动剂解除气道痉挛;肾上腺皮质激素防治脑水肿、肺水肿、ARDS;纳洛酮阻断β内啡肽引起的呼吸抑制、高碳酸血症和窒息;东莨菪碱降低血管通透性,抑制腺体分泌,解除平滑肌痉挛,并有抗休克作用;早期肺泡灌洗可改善海水淹溺性肺水肿和减轻炎症;防治继发感染、急性肾衰竭、横纹肌溶解、DIC、心律失常、心力衰竭等。

【预后和预防】

（一）预后

由水中救出后到自主呼吸恢复时间越短预后越好。近年来,淹溺病死率明显降低,近乎淹溺经治疗后存活者常无后遗症,治疗1小时恢复神志的淹溺者预后较好。约20%淹溺者恢复后遗留不同程度的脑功能障碍、中枢性四肢瘫痪、锥体外系综合征,及外周神经或肌肉损伤。

（二）预防

1. 对从事水上作业者,应进行严格健康检查。
2. 由于酒精能损害判断能力和自我保护能力,下水作业前不要饮酒。
3. 避免在情况复杂的自然水域游泳,或在浅水区潜泳或跳水。
4. 下水前要做好充分准备活动。在水温较低的水域游泳易引起腿脚抽搐,促发淹溺。
5. 有慢性或潜在疾病者,不宜从事水上工作或运动。
6. 经常进行游泳、水上自救互救知识和技能训练;水上作业者应备有救生器材。

（刘　亚）

ER-8-3

思政元素

? 复习思考题

1. 试述有机磷农药中毒的临床表现、治疗原则。
2. 试述一氧化碳中毒的临床表现和治疗。
3. 简述中暑的临床表现和治疗。
4. 试述淹溺的治疗原则。

ER-8-4

扫一扫,测一测

第九章 神经系统疾病

学习目标

1. 掌握特发性面神经麻痹、吉兰 - 巴雷综合征、急性脊髓炎、大血管粥样硬化型脑梗死、脑出血、蛛网膜下腔出血、癫痫，以及重症肌无力、周期性瘫痪的概念及临床表现特点。

2. 熟悉呼吸肌麻痹、全面性强直 - 阵挛发作和癫痫持续状态的临床表现与处置措施；熟悉脑血管疾病处理措施；熟悉癫痫药物的使用原则。

3. 了解脑血管疾病的主要病因、危险因素和预防策略；了解急性脑血管疾病的鉴别诊断。

神经系统是人体结构中最精细，结构和功能最复杂的系统，主要功能是接受身体内外环境变化的信息，经分析综合后再通过神经和体液对全身各系统进行调整，使人体能保持内环境稳定，以及与外环境的适应。神经系统由周围神经和中枢神经两个部分组成，前者包括脑神经、脊神经，主要功能是传递神经冲动；后者包括脑和脊髓，主要功能是分析综合内外环境传来的信息并作出反应。人类的思维、记忆、推理、判断、语言等高级神经功能活动，以及感觉、随意运动等都是通过神经系统的精细管理与支配来实现的。同时，身体的运动需要依赖骨骼肌的正常功能。

神经系统疾病包括由感染、血管病变、外伤、肿瘤、中毒、变性、遗传、免疫障碍、代谢障碍、营养缺乏等原因所致的神经、骨骼肌系统的病变，临床主要表现为感觉、运动、反射等异常，当大脑受损时也可同时出现意识障碍、精神症状（具体内容见《诊断学基础》相关知识）。神经系统疾病发病率高、死亡率高、致残率高，严重威胁患者的生存和生活质量。当前，随着社会老龄化趋势的不断加剧，疾病谱也随之发生巨大变化，脑血管疾病（如脑卒中）和老年变性病（如阿尔茨海默病）明显增多，给患者造成的身心健康危害日趋严重，也给家庭和社会带来沉重的负担，已经成为影响全球的公共健康和社会可持续发展的重大问题。

感觉、运动、反射等异常，以及意识障碍、精神症状，可以是神经系统疾病引起，也可以是神经系统以外的病理损害导致，同时神经系统的疾病也常以其他系统疾病的常见表现作为主诉而就诊。因此，在确定神经系统疾病的诊断时一定要强调整体观念，避免重视局部而忽略整体的片面观点。许多神经系统病变的发生都有与一定解剖部位相关的特性，在诊断时应首先全面而详细了解病情，结合神经解剖、神经生理和病理知识，做出神经系统疾病的定位诊断，再结合患者的年龄、性别、病史特点和阳性体征、必要的辅助检查等资料，进而做出定性诊断，这是正确治疗的前提，也是评估患者预后的依据。由于定位诊断的确立往往为定性诊断提供重要的诊断信息，临床诊断上更为强调定位的内容，通常以病变部位作为划分疾病的主线，再用定性的方式串联各种疾病。需要注意的是定位诊断通常需要遵循一元论的原则，即尽量用一个局灶性的病变解释患者的全部症状和体征，如无法解释时方才考虑多灶性（或弥漫性）病变的可能。

第一节　周围神经疾病

周围神经疾病是指原发于周围神经系统的结构损害或功能障碍的疾病，为临床多发病和常见病。致病原因较多，如遗传、外伤、机械压迫、中毒、肿瘤、血管炎、营养代谢等，上述病因选择性损伤周围神经的不同部位而引起相应的临床表现。

一、特发性面神经麻痹

特发性面神经麻痹，又称贝尔麻痹（Bell's palsy），是面神经非特异性炎症所致的单侧周围性面瘫，在所有面神经麻痹的患者中，本病占 70%，为最常见的自发性面神经瘫痪疾病。本病可发生于任何年龄，以 20～40 岁多见，男性略多于女性。任何季节均可发病，寒冷季节多发。

【病因和发病机制】

（一）病因和诱因

病因未完全阐明。目前认为本病与嗜神经病毒感染有关，常在受凉、上呼吸道感染后发病。

（二）发病机制

骨性面神经管空间狭小，只能容纳面神经通过。病毒感染引起局部神经的自身免疫反应和营养血管痉挛，导致面神经缺血、水肿，并使面神经在面神经管内受压而发病。

【病理】

面神经炎的早期病理改变为神经的水肿和不同程度的髓鞘脱失，严重者有轴突变性。

【临床表现】

部分患者在发病前有受凉、急性上呼吸道感染等病史。急性起病，进展较快，症状可在数小时或 1～2 天内达到高峰。

（一）先兆症状

多数患者起病前无先兆症状，部分患者在发病前 1～2 天可出现患侧耳后、耳内或下颌角部位的持续性疼痛，乳突区压痛等表现。

（二）典型表现

由于面部表情肌麻痹出现一侧周围性面瘫的表现。患者常于晨起时发现颜面动作不灵活、口角歪斜并流涎，漱口时患侧嘴角漏水，鼓腮时患侧嘴角漏气，进食时食物易滞留于患侧齿颊之间，眼泪因下睑外翻而持续外溢。患侧额纹消失，不能皱额、不能蹙眉、不能闭眼或眼裂闭合不全。闭眼时瘫痪侧眼球向外上方转动，显露出白色巩膜，称贝尔征（Bell sign），是本病的重要体征。患侧鼻唇沟变浅，口角下垂并歪向健侧。因患侧口轮匝肌瘫痪，不能鼓腮、不能吹哨、不能示齿。因瘫痪侧颊肌松弛，呼气时面颊鼓起，吸气时面颊又塌陷，称为船帆征。

（三）伴随症状

面神经在不同部位受损时可以出现不同的伴随症状：①鼓索以上面神经纤维受累时，可伴有同侧舌前 2/3 味觉丧失；②镫骨肌神经以上部位受损，除味觉丧失外，还有听觉过敏；③病毒侵及膝状神经节时，除上述表现外，还有瘫痪侧乳突区疼痛、耳郭和外耳道感觉减退、外耳道或鼓膜上出现疱疹，称 Hunt 综合征；④当出现瞬目减少、迟缓或不能闭眼时，可继发同侧角膜或结膜损伤。

（四）分期

根据面神经炎的自然发展过程，一般分为：

（1）急性期：发病 2 周内。

（2）恢复期：病程 3 周～2 年。

（3）后遗症期：病程达 2 年以上，面瘫症状不再好转或出现连带运动、面肌抽搐或痉挛等并发症。

【辅助检查】

主要是面神经传导检查，有助于判断面神经暂时性传导障碍或永久性失神经支配。起病后 7 天内的完全面瘫者受累侧诱发的肌电动作电位 M 波波幅为正常侧的 30% 以上者，在 2 个月内有可能完全恢复，如病后 10 天内出现失神经电位，则恢复缓慢。

【诊断和鉴别诊断】

（一）诊断

诊断要点：①起病急，进展快；②有患侧面部动作不灵活、口角漏水、眼泪外溢等症状；③有患侧周围性面瘫的典型体征，无其他神经系统阳性体征；④患侧出现贝尔征、船帆征；⑤排除颅内器质性病变。

（二）鉴别诊断

1. 中枢性面瘫　常由脑血管意外、大脑半球肿瘤引起。表现为病灶对侧下面部表情肌瘫痪，出现鼻唇沟变浅、口角下垂，不能鼓腮、吹哨和示齿；上面部的表情肌功能正常，皱额、蹙眉、闭眼等无障碍（图 9-1）。

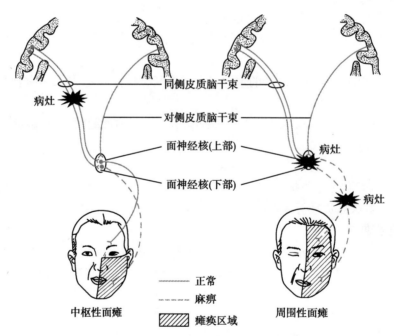

图 9-1　中枢性和周围性面神经麻痹

2. 耳源性面神经麻痹　有明确的原发疾病（如中耳炎、乳突炎、迷路炎等）的病史和特殊症状。

【治疗】

该病具有自限性，但早期合理的治疗可以加快面瘫的恢复，减少并发症的发生。应根据不同病期给予不同的治疗手段。

（一）急性期治疗

治疗原则是改善局部血液循环，减轻面神经水肿，缓解神经受压，促进神经功能恢复。

1. 一般治疗　良好休息，保证睡眠。注意保暖，防止颜面部受到寒冷刺激。给予营养丰富的软食或半流质饮食,避免粗糙、干硬、酸辣等食物。保持口腔清洁。保持情绪稳定,避免不良精神刺激。避免眼部强光刺激,眼裂不能闭合者可根据情况使用眼膏、眼药水,睡觉时可戴眼罩或盖无菌纱布防护。

2. 药物治疗

(1)糖皮质激素:对于无使用禁忌证的 16 岁以上患者,应尽早使用以促进神经损伤的尽快恢复,改善预后。常选用泼尼松 30~60mg/d,清晨一次顿服,连用 5 天后在 7 天内逐渐减量至停用。

(2)B 族维生素:维生素 B_1 100mg、维生素 B_{12} 500μg,肌内注射,每日 1 次,可促进神经髓鞘的恢复。

(3)抗病毒药物:口服阿昔洛韦,每次 0.2~0.4g,3~5 次/d,疗程 7~10 天。

3. 理疗 急性期在茎乳口附近行超短波透热疗法最为常用,一般 7~10 天为一个疗程。也可局部热敷、红外线照射。急性期不宜给予过强的针刺或电针疗法,以免导致继发性面肌痉挛。

(二)恢复期治疗

是尽快使神经传导功能恢复,加强表情肌功能的训练。

1. 碘离子透入疗法,以促进炎症消散。

2. 针刺或电针治疗,穴位的选用视病情而定。

课堂互动

针灸治疗面神经麻痹,疗效好、疗程短,被 WHO 确定为针灸适应证之一。请根据自己所掌握的中医及针灸学知识,提出数个可以用于针刺治疗的穴位和针刺手法要领。

---

3. 运动疗法 患者可自行按摩瘫痪的面肌,每次 5~10 分钟,3~4 次/d;待面肌自主运动开始恢复后,可对镜练习皱额、蹙眉、闭眼、鼓腮、示齿、吹哨等随意运动。

(三)后遗症期

主要是对面部的畸形进行康复性矫治。可考虑做面神经 - 舌下神经、面神经 - 副神经或面神经 - 膈神经吻合术,严重患者可做整容手术。

【预后和预防】

(一)预后

大多数患者通常在发病后 2~4 周开始恢复,3~4 个月后完全恢复。1 周内味觉恢复提示预后良好。面肌完全麻痹的患者,即使未接受任何治疗,仍有 70% 在发病 6 个月后完全恢复。有神经变性症状较重者,常需 3~8 个月甚至 1 年才能恢复,且常有后遗症。

(二)预防

积极锻炼身体,提高抵抗力。注意保暖,防止受凉。避免颜面寒冷侵袭。注意精神调养,避免不良精神刺激。

二、吉兰 - 巴雷综合征

吉兰 - 巴雷综合征(Guillain-Barré syndrome,GBS)是一种自身免疫介导的急性炎症性周围神经病,主要损害脊神经根、周围神经和脑神经。本病的年发病率为(0.6~1.9)/10 万,各年龄组均可发病,但以儿童及青壮年多见,男性稍高于女性。任何季节均可发病,夏秋季节多发。本病包括急性炎性脱髓鞘性多发神经根神经病(acute inflammatory demyelinating polyneuropathy,AIDP)、急性运动轴突性神经病(acute motor axonal neuropathy,AMAN)、急性运动感觉轴突性神经病（acute motor sensory axonal neuropathy，AMSAN）等多种亚型。AIDP 为临床上最为常见、最典型的 GBS 类型，本节重点对该亚型进行阐述。

【病因和发病机制】

确切病因和发病机制尚未明确。

（一）病因

流行病学和临床资料显示，以腹泻为前驱症状的患者空肠弯曲菌（Campylobacter jejuni，CJ）的感染率达 85%，推测发病可能与 CJ 的感染有关。此外，本病还可能与 EB 病毒、巨细胞病毒、肺炎支原体、乙型肝炎病毒、HIV 等感染有关。部分患者病前有免疫接种史。

（二）发病机制

一般认为本病属于一种迟发性过敏性的自身免疫性疾病。分子模拟学说认为感染病原体的某些成分结构与周围神经髓鞘某些成分的结构相同，机体免疫系统发生识别错误，自身抗体和自身免疫细胞对正常的周围神经组分进行免疫攻击导致周围神经脱髓鞘而发病。不同类型 GBS 可识别不同部位的神经组织靶位导致相应损伤，因此临床表现也不尽相同。

【病理】

病理特点为周围神经和神经根组织小血管周围有淋巴细胞和巨噬细胞浸润，神经纤维脱髓鞘，严重病例可继发轴突变性。

【临床表现】

（一）前驱症状

多数患者病前 1～3 周有上呼吸道或消化道感染症状，或疫苗接种史。

（二）主要症状和体征

1. 运动障碍　首发和突出的症状为肢体对称性弛缓性无力。约 80% 的患者首先出现双下肢无力，自远端向近端发展或相反，逐渐加重并向上发展累及躯干和双上肢，出现四肢对称性弛缓性瘫痪。少数患者病初肢体瘫痪可呈非对称性。瘫痪一般下肢重于上肢，近端肌肉无力更明显。严重患者起病不久便出现四肢完全性瘫痪、吞咽肌麻痹、呼吸肌麻痹，可因缺氧、呼吸衰竭或呼吸道并发症而致昏迷、死亡。初期肌肉萎缩可不明显，病变严重者可出现肌肉萎缩。如对称性瘫痪在数日内由下肢上升至上肢，并累及脑神经时，称为 Landry 上升性麻痹。

技能要点

呼吸肌麻痹的判断

在临床的病情观察中，一旦发现患者出现胸闷、气短、发绀、语音低沉、咳嗽无力、胸式或腹式呼吸动度减低、呼吸音减弱，肺活量降至 1L 以下，或 PaO_2 低于 70mmHg，提示呼吸肌麻痹。

2. 反射障碍　腱反射减弱或消失，无病理反射。有 10% 的患者表现为腱反射正常甚至活跃。少数患者可出现克尼格征（Kernig 征）和拉塞格征（Lasègue 征）等神经根刺激症状。

3. 感觉障碍　表现为感觉异常和感觉缺失。多数患者有感觉异常，如麻木、走蚁感、针刺感、烧灼感等，以四肢远端为显著，可先于瘫痪或与之同时出现。少数患者可伴有肌肉疼痛和压痛，尤其以腓肠肌明显。感觉缺失相对较轻，主要表现为肢体远端呈"手套-袜套"样分布的感觉减退。少数患者可无感觉障碍或出现位置觉障碍。

4. 脑神经功能障碍　30%～40% 的患者可有脑神经麻痹，其中以双侧面神经麻痹最常见，表现为双侧周围性面瘫。其次为舌咽、迷走神经麻痹，表现为吞咽困难、构音障碍、咳嗽反射消失，易并发肺炎、肺不张及痰阻窒息。部分患者以脑神经损害为首发症状而就诊。

5. 自主神经功能障碍 可有出汗增多、皮肤潮红、手足肿胀及营养障碍,偶有大小便潴留或失禁。严重病例可有心动过速、直立性低血压。

(三)病程特点

急性或亚急性起病,起病后病情进展迅速,呈进行性加重,多数在 2 周内达高峰。病情危重患者常于 1～2 天内迅速加重。病程有自限性,症状通常在稳定 1～4 周后开始恢复,大多数为单相病程,恢复过程中可以有短暂的病情波动。

(四)并发症

有肺炎、肺不张、窒息、中毒性心肌炎等。

【辅助检查】

(一)脑脊液(cerebrospinal fluid,CSF)检查

本病特征性表现之一是蛋白 - 细胞分离,即蛋白含量增高而细胞数正常。病初蛋白含量正常,第 2～4 周内蛋白不同程度升高,第 4～6 周蛋白质增高最明显,一般不超过 1g/L;白细胞一般不超过 10×10^6/L。糖和氯化物正常。

(二)血清学检查

少数患者出现肌酸激酶轻度升高。部分患者血抗神经节苷脂抗体阳性。

(三)运动神经传导测定

可发现远端潜伏期延长,传导速度减慢。

(四)腓肠神经活检

为本病的辅助诊断方法。可见髓纤维脱髓鞘,部分出现吞噬细胞浸润,小血管周围炎性细胞浸润。

【诊断和鉴别诊断】

(一)诊断

诊断要点:①急性或亚急性起病,2 周内达高峰;②病前 1～3 周有上呼吸道或消化道感染症状,或疫苗接种史;③肢体对称性弛缓性瘫痪、腱反射减弱或消失,可伴有肢体远端感觉障碍及部分脑神经受累;④脑脊液检查有蛋白 - 细胞分离现象;⑤运动神经传导测定周围神经传导速度减慢;⑥病程有自限性。

(二)鉴别诊断

1. 急性脊髓炎 发病前 1～2 周有发热史,急性起病后 1～2 日出现截瘫,受损平面以下伴有传导束性感觉障碍,大小便障碍出现较早,无脑神经受累。

2. 低钾性周期性瘫痪 四肢弛缓性瘫痪出现迅速,呼吸肌和脑神经一般无受累,无感觉障碍。脑脊液检查正常。血钾低,补钾治疗有效。

【治疗】

(一)一般治疗

1. 急性期卧床休息,肢体轻度伸展,下肢瘫痪并有足下垂者可用"T"型板固定。

2. 给予高蛋白、高维生素、高热量、易消化的流质饮食,注意水电解质平衡。有吞咽困难和饮水呛咳者尽早取坐位,并给予鼻饲营养;合并有胃肠麻痹或消化道出血者,应给予静脉营养支持。

3. 定时翻身、肢体按摩和肢体被动活动。保持外阴清洁。

(二)免疫治疗

目的是抑制免疫反应,减轻或消除致病性因子对神经的损害,促进神经的再生。

1. 血浆置换 可迅速降低血浆中抗体和炎症因子,缩短临床症状的持续时间和使用呼吸机时间,降低并发症发生风险。起病 2 周内进行,交换血浆量每次 30～50ml/kg,轻症患者每周 2 次,中至重症患者每周 4 次。禁忌证为严重感染、凝血系统疾病、心律失常、心功能不全。

2．免疫球蛋白静脉滴注　可与大量抗体竞争性阻止抗原与淋巴细胞表面抗原受体结合，治疗急性期病例可获得与血浆置换相近的效果，安全易行，应在出现呼吸肌麻痹前尽早使用。成人剂量为 0.4g/（kg·d），静脉滴注，连用 5 天。发病后 2 周内使用疗效最佳。免疫球蛋白过敏或先天性 IgA 缺乏、肾功能不全、心力衰竭患者禁用。

上述两种治疗方法为 AIDP 的一线治疗措施，但联合使用并不增加疗效，以尽早单一使用为宜。

3．糖皮质激素　不主张应用于一般病情患者。对于无条件应用血浆置换和免疫球蛋白静脉滴注或发病早期的重症患者，可以试用甲泼尼龙 500mg/d，静脉滴注，连用 5 天后逐渐减量；或地塞米松 10mg/d，静脉滴注，7～10 天为一个疗程。

（三）对症治疗和并发症防治

尿潴留者给予下腹部按摩、热敷，无效时导尿；便秘者给予润肠剂、缓泻剂；高血压可使用小剂量的 β 受体阻滞剂；低血压时及时调整患者体位，补充胶体溶液；出现神经痛时可考虑卡马西平、加巴喷丁；给予神经营养药物，促进髓鞘再生和功能恢复，可用维生素 B_1、维生素 B_{12} 等药物；防治感染，如吸痰、导尿等注意无菌操作，勤翻身，保持外阴清洁。当发生感染时，及时选择有针对性的敏感抗生素；因语言交流障碍和肢体瘫痪而致抑郁者，应加强心理疏导，必要时使用抗抑郁药物。

（四）危重症患者的治疗

危重症是指起病不久便出现四肢完全性瘫痪、呼吸肌麻痹和吞咽肌麻痹的患者。呼吸肌麻痹为本病最主要的危险，常可危及生命。对呼吸肌麻痹的抢救是增加治愈率、降低病死率的关键。除上述治疗外还应给予以下相应处理：

1．将患者安排在重症监护病房。

2．密切观察病情变化，如瘫痪的发展、呼吸困难的程度、肺活量和血气分析的改变等。

3．加强气道管理，有效地维持呼吸功能。定时翻身、拍背、雾化吸入、吸痰等以保持呼吸道通畅，必要时吸氧。当患者肺活量下降至正常的 25%～30%，血氧饱和度、血氧分压明显下降时，应尽早气管插管或气管切开，机械辅助通气。

4．预防肺炎及肺不张的发生，必要时使用敏感抗生素。

（五）康复治疗

瘫痪肢体应保持功能位并在病情稳定后尽早进行功能康复训练，包括被动或主动运动、针灸、理疗、按摩及步态训练等，以预防失用性肌萎缩和关节挛缩。

【预后和预防】

（一）预后

本病具有自限性，绝大多数预后良好。瘫痪多在第 3 周后开始恢复，少数患者在恢复过程中出现病情波动。70%～75% 患者神经功能在 2 个月至 1 年内完全恢复正常，约 10% 遗留有较严重的后遗症。本病的病死率为 5% 左右，主要死于呼吸肌麻痹、肺部感染、低血压和严重心律失常。60 岁以上、病情进展迅速、需要辅助呼吸、运动神经波幅降低等是预后不良的危险因素。

（二）预防

加强营养，增强机体抵抗力，避免受凉。发病后早期合理治疗，减少并发症，降低死亡率。

第二节　急性脊髓炎

急性脊髓炎是各种感染后的自身免疫反应所导致的急性横贯性脊髓炎性病变，是临床最常见的一种脊髓炎。临床特征为病变水平以下肢体瘫痪、传导束型感觉障碍和尿便障碍。本病可发生于任何年龄,但以青壮年最常见,男女发病率无明显差异。本病呈散在发病,四季均可见,以春初和秋末居多。

【病因和发病机制】

病因未明。多数患者在病毒感染或疫苗接种后发病,推测可能与病毒感染或免疫接种后引起的自身免疫反应有关。由自身抗原、抗体和补体形成的免疫复合物沉积在脊髓,使脊髓发生变态反应(Ⅲ型)性炎症而受损。本病包括不同的临床综合征,如感染后脊髓炎、疫苗接种后脊髓炎等。

【病理】

绝大多数为脊髓完全性横贯性损害。病变可累及脊髓的任何节段,以胸髓($T_3 \sim T_5$)最常见(占75%),其次是颈髓(占13%)和腰髓(占12%)。肉眼可见受累的脊髓节段肿胀、软脊膜充血或有炎性分泌物。病理切片上见脊髓软化、灰质和白质界限不清。镜下可见软脊膜和脊髓内血管扩张、充血,血管周围有淋巴细胞和浆细胞的浸润,灰质内神经细胞肿胀、尼氏小体溶解,白质内髓鞘脱失和轴索变性等。脊髓严重损害时可软化形成空腔。

病变通常局限于1个脊髓节段。脊髓内如有2个或以上散在病灶,称为播散性脊髓炎。如病变迅速上升波及高颈段脊髓或延髓,称为上升性脊髓炎。

【临床表现】

多数患者发病前1~2周有上呼吸道感染、消化道感染症状或疫苗接种史,受凉、劳累、外伤等为本病常见的诱发因素。起病急、进展快,通常在起病数小时至2~3日内出现的脊髓横贯损害,表现为受累平面以下的完全性瘫痪、感觉障碍和自主神经神经功能障碍。

（一）前驱症状

多数患者有低热,病变部位出现神经根痛,病变节段有束带感,肢体麻木无力。也有部分患者无任何前驱表现而突然出现瘫痪。

（二）典型表现

1. 运动障碍　早期常呈脊髓休克表现,即瘫痪肢体肌张力低、腱反射消失、病理反射阴性。脊髓休克期一般持续2~4周或更长时间,后进入恢复期,表现为肌张力逐渐增高、腱反射活跃并出现病理反射。肌力恢复常由肢体远端开始,逐渐上移,恢复一般常需数周、数月。若下肢任何部位的刺激及膀胱充盈都可引起下肢屈曲反射和痉挛,并伴竖毛、出汗、尿便失禁等表现,称为脊髓总体反射,提示预后不良。

2. 感觉障碍　病变节段以下肢体和躯干的各种感觉丧失,在感觉缺失平面上缘可有一感觉过敏区或有束带样感觉异常。随着病情恢复,感觉障碍的平面逐步下降,但较运动功能恢复慢且效果差。病情较轻的患者感觉障碍平面可以不明显。

3. 自主神经功能障碍　早期出现尿潴留,可出现充盈性尿失禁。随着病变好转,可逐步恢复随意排尿能力。脊髓损伤平面以上可出现发作性过度出汗、皮肤潮红,反射性心动过速。脊髓损伤平面以下可有无汗或少汗,皮肤水肿或干燥、脱屑、趾甲松脆和角化过度等。脊髓休克期尚有便秘。

（三）上升性脊髓炎的表现

急骤起病,迅速进展,病损平面常于1~2天甚至数小时内上升至高颈段脊髓或延髓。瘫痪由下肢迅速波及上肢甚至延髓支配的肌群,而出现四肢瘫痪、吞咽困难、构音不清、呼吸肌麻痹、高热等,可引起死亡。

【辅助检查】

（一）脑脊液检查

压颈试验畅通,如脊髓水肿严重可有不完全梗阻。脑脊液压力正常,外观无色透明,细胞数、蛋白含量可正常或轻度增高,细胞增加以淋巴细胞为主,糖与氯化物含量正常。

（二）影像学检查

1. 脊柱 X 线片　常无异常发现。

2. 脊髓 MRI　可见病变部位脊髓增粗，髓内呈多发片状或弥散的 T_2 高信号，强度不均，可有融合（图 9-2）。部分患者可以始终无异常发现。

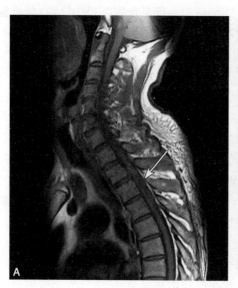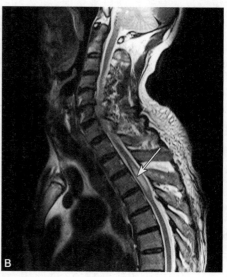

图 9-2　急性脊髓炎的 MRI 表现

A. T_1 加权像显示上胸段水平脊髓局限性增粗，呈较低信号　B. T_2 加权像显示相应节段呈较高信号

（三）电生理检查

下肢体感诱发电位检查波幅明显降低；运动诱发电位异常（可作为判断疗效和预后的指标）；视觉诱发电位正常（可作为与视神经脊髓炎及多发性硬化的鉴别依据）；肌电图可正常或出现失神经改变。

【诊断和鉴别诊断】

（一）诊断

诊断要点：①青壮年患者；②发病前 1～2 周有呼吸道或消化道感染史，或预防接种史；③起病前常有受凉、劳累、外伤等发病诱因；④急性起病，进展迅速；⑤出现脊髓横贯损害的临床表现；⑥MRI 可见病变部位脊髓增粗、信号异常改变。

（二）鉴别诊断

1. 吉兰 - 巴雷综合征　肢体呈弛缓性瘫痪，末梢型感觉障碍，可伴有脑神经损害，括约肌功能障碍少见。

2. 急性硬脊膜外脓肿　临床表现与本病相似，但常有局部化脓性感染灶，全身中毒症状较明显，脓肿所在脊柱剧烈压痛及叩击痛，瘫痪平面常迅速上升，外周血象及脑脊液白细胞增加，脑脊液蛋白含量增高明显，椎管有梗阻，CT 和 MRI 可帮助诊断。

【治疗】

本病无特殊治疗手段，主要措施为减轻脊髓损害，防治并发症，促进功能康复。

（一）一般治疗和护理

预防各种并发症是保证功能恢复的前提，而精心护理可减少并发症的发生。

1. 急性期卧床休息，瘫痪肢体处于功能位，避免厚重的棉被压迫肢体。环境安静，温湿度适宜。

2. 保证营养供给　给予高营养、易消化、纤维素多的食物，鼓励多饮水。高颈段脊髓炎者吞咽困难时应放置胃管，必要时给予静脉高营养。

3. 防止压疮形成　保持床单的清洁和干燥。勤翻身，在骶部、足跟及骨隆起处加垫气圈，以免出现压疮。皮肤出现红肿及硬块时，用 10% 乙醇或温水轻揉，再涂 3.5% 安息香酊。皮肤已发生溃疡时应勤换药，清除坏死组织并应用压疮贴膜。

4. 大小便护理　大小便失禁者应勤换尿布，保持会阴部清洁。尿潴留者留置导尿管，每 4~6 小时开引流管一次，并用 0.02% 呋喃西林溶液定时冲洗膀胱。当膀胱功能恢复，残余尿量少于 100ml 时停止导尿。对便秘者可增加食物纤维素的摄入量，做腹部按摩，必要时给予缓泻剂。

（二）维护呼吸功能

高颈段脊髓炎者有呼吸困难时抬高床头，及时吸氧，协助排痰，保持气道通畅。发现呼吸肌麻痹时尽早行气管插管或气管切开，并进行人工辅助呼吸。选用敏感抗生素控制呼吸道感染。

（三）药物治疗

1. 糖皮质激素　急性期可采用甲泼尼龙短程冲击疗法：500~1 000mg 静脉滴注，每日 1 次，连续 3~5 天；或地塞米松 10~20mg/d，静脉滴注，7~14 天为一疗程。完成上述药物治疗疗程后，改为泼尼松 1mg/（kg·d）口服，维持 4~6 周，后逐渐减量至停用。糖皮质激素治疗有可能控制病情发展，临床症状明显改善通常出现在 3 个月之后。

2. 大剂量免疫球蛋白　可按 0.4g/（kg·d）计算，成人用量一般每次 20g 左右，静脉滴注，每日 1 次，连用 3~5 天为一疗程。

3. B 族维生素　维生素 B_1 100mg 肌内注射，维生素 B_{12} 500~1 000μg，肌内注射或静脉滴注，每日 1~2 次，有助于神经功能的恢复。

4. 抗生素　选用敏感抗生素控制呼吸道、泌尿道感染。抗病毒可选用阿昔洛韦或更昔洛韦。

5. 其他药物　急性期可以选用烟酸、尼莫地平等改善局部血液循环。双下肢痉挛者可服用巴氯芬。

（四）康复治疗

瘫痪肢体应尽早保持功能位置，以防止肢体屈曲挛缩，纠正足下垂。早期进行被动活动、针灸、按摩、理疗等康复治疗可改善肢体血循环，促使功能恢复。部分肌力恢复时，应鼓励主动活动，加强肢体的功能锻炼。

【预后和预防】

（一）预后

预后取决于脊髓损害程度及并发症情况。本病若无严重并发症，通常在 3~6 个月内可恢复到生活自理，如发生并发症则影响病情恢复或留下不同程度的后遗症。上升型脊髓炎和高颈段脊髓炎预后差，患者可于短期内死于呼吸循环衰竭。

（二）预防

加强营养，劳逸结合，增强机体抵抗力，避免受凉。发病后及早到有条件的神经疾病专科诊治。

第三节　脑血管疾病

脑血管疾病（cerebrovascular disease，CVD）是脑血管病变导致脑功能障碍的一类疾病的总称。CVD 具有发病率高、死亡率高、致残率高和复发率高的特点，是神经系统的常见病和多发病。同时，CVD 的发病率、患病率和死亡率随年龄的增长而增高，是危害中老年人身体健康和生命安全的主要疾病之一，给社会和家庭带来沉重的负担和痛苦。随着人口老龄化的加剧，CVD

造成的危害呈日益严重趋势。

　　脑卒中是一组以急性起病、迅速出现局灶性或弥漫性脑功能缺失症状、体征为临床特征的急性脑血管疾病，包括缺血性脑卒中和出血性脑卒中。脑卒中是脑血管疾病的主要临床类型，已经成为目前导致人类死亡的第二位原因，它与心脏病、恶性肿瘤构成人类三大致死疾病。脑卒中也是成人首要的致残疾病，约 2/3 的幸存者遗留有不同程度的残疾。

【脑血管疾病的分类】

　　CVD 病种较多，国内外有多种分类方法。《中国脑血管疾病分类 2015》主要根据脑血管疾病的病因、发病机制、病变部位和临床表现等要素将脑血管疾病分为 13 类（表 9-1），几乎包括了所有相对常见的 CVD，是系统全面了解 CVD 的重要参考。该分类方法对临床疾病的诊断、治疗和预防具有较大的指导意义。

表 9-1　2015 年脑血管疾病分类（简表）

一、缺血性脑血管病	八、其他脑血管疾病
二、出血性脑血管病	九、颅内静脉系统血栓形成
三、头颈部动脉硬化、狭窄或闭塞	十、无急性局灶性神经功能缺损症状的脑血管病
四、高血压脑病	十一、脑卒中后遗症
五、颅内动脉瘤	十二、血管性认知障碍
六、颅内血管畸形	十三、脑卒中后情感障碍
七、脑血管炎	

注：本简表仅列疾病大类名称

【脑的血液供应】

　　脑的血液由颈内动脉系统和椎 - 基底动脉系统供应（图 9-3）。

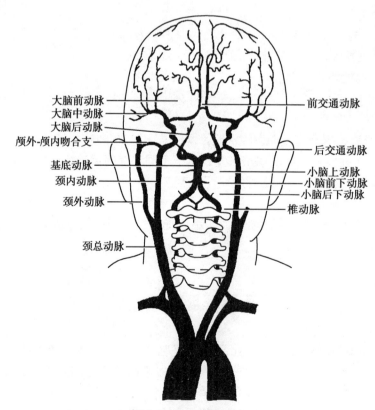

图 9-3　脑的血液供应

1．颈内动脉系统　颈内动脉由颈总动脉分出，经颈内动脉管进入颅内后分出眼动脉、脉络膜前动脉、后交通动脉、大脑前动脉、大脑中动脉，供应眼部和大脑半球前 3/5 部分（额叶、颞叶、顶叶、基底核）的血液。

2．椎 - 基底动脉系统　两侧椎动脉自锁骨下动脉发出，经枕骨大孔入颅后在脑桥下缘汇合成基底动脉。椎 - 基底动脉系统分支有小脑后下动脉、小脑前下动脉、脑桥支、迷路动脉、小脑上动脉、大脑后动脉，供应大脑半球后 2/5 部分（丘脑后半部、脑干、小脑）的血液。

两侧大脑前动脉之间由前交通动脉相互沟通，两侧大脑中动脉与大脑后动脉之间由后交通动脉连接起来，构成基底动脉环，又称为大脑动脉环（图 9-4），是脑部最重要的侧支循环，在某一脑血管狭窄或闭塞时，可以一定程度沟通脑前后、左右的血液供应，起到极为重要的调节和平衡脑血流的作用。

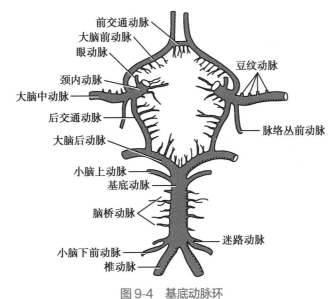

图 9-4　基底动脉环

【脑血液循环的生理和病理】

脑是机体代谢最旺盛的器官。正常成人脑的重量为 1 500g，约占体重的 2%～3%，安静状态下每分钟流经脑组织的血液为 750～1 000ml，占每分钟心搏出量的 20%，氧耗占全身的 20%～30%。脑组织的能量来源主要依赖于糖的有氧代谢，但脑自身几乎没有能源的储备，因此，脑组织对缺氧、缺血十分敏感。如果全脑组织的供血完全中断，6 秒即可出现意识丧失，10 秒自发脑电活动消失，超过 5 分钟则因缺氧而发生特定神经元严重而不可逆性损害，10～20 分钟大脑皮质出现广泛性的神经元坏死。

【脑血管疾病的病因】

能引起 CVD 的原因较多，常见的病因有：

（一）血管壁病变

以高血压性动脉硬化、动脉粥样硬化所致血管壁病变最常见，其次为结缔组织疾病、结核、梅毒和钩端螺旋体等因素导致的动脉炎，再次为血管先天性发育异常和各种原因所致的血管壁损害。此外，还有肿瘤、药物、毒物等引起血管病损。

（二）血流动力学改变

如高血压、低血压、血压骤然波动、心功能障碍、心脏传导阻滞、心脏瓣膜疾病、心肌病、心房颤动等。

（三）血液成分和血液流变学改变

脱水、红细胞增多症、白血病细胞大量增加、高纤维蛋白原血症等原因所致的血液黏度增加。用抗凝剂、抗血小板药物、DIC和各种血液性疾病引起凝血机制异常。

（四）其他病因

包括空气、脂肪、癌细胞及寄生虫等颅外栓子，脑血管受压、外伤、痉挛等。

【脑血管疾病的危险因素】

CVD的危险因素是指经流行病学研究证明与CVD的发生和发展有直接关联的因素，对其进行识别和干预，是CVD预防和治疗的重要基础，是降低其发病率和死亡率的关键。

（一）无法干预的危险因素

1.年龄　CVD的发病率、患病率和死亡率随年龄的增长而增加，是最重要的独立危险因素。55岁以后，年龄每增加10岁，卒中的发病率增加1倍以上。

2.性别　一般男性卒中发病率高于女性。

3.遗传　父亲或母亲有卒中史的子女均增加卒中风险。

（二）可以干预的危险因素

1.高血压　是最重要的独立危险因素，无论收缩压、舒张压和平均动脉压，其高低都与脑卒中的发病率都成正比关系。高血压患者人群的脑卒中危险性是正常人群的3～6倍，控制高血压可显著降低脑卒中的发病率，是预防CVD发生最重要的环节。

2.吸烟　吸烟者与不吸烟者相比较，其缺血性卒中的相对危险度为1.9，蛛网膜下腔出血的相对危险度为2.9。长期被动吸烟者比不暴露于吸烟环境者发生卒中的相对危险增加1.82倍。

3.糖尿病　与微血管、大血管病变和高血脂有密切关系，是缺血性脑卒中的重要的独立危险因素。糖尿病患者发生缺血性脑卒中的危险性是正常人群的2～3倍。

4.心脏病　各种原因所致的心力衰竭均会增加缺血性脑卒中的发病率，是肯定的卒中危险因素。

5.短暂性脑缺血发作（transient ischemic attack，TIA）　既是一种CVD，也是一种危险因素。TIA患者脑卒中年发生率为1%～15%，其发作愈频繁，发生脑卒中的危险性就越高。

6.其他危险因素　颅内外动脉狭窄、脂代谢紊乱、酗酒、缺少体力活动、精神压力过大、腹型肥胖、高盐高脂饮食、口服避孕药物等。

【脑血管病的诊断与治疗】

CVD的诊断应建立在详细的病史、全面的体格检查和必要的辅助检查的基础上。根据突然发病、迅速出现局部或全脑损害的症状与体征，临床可以初步考虑脑卒中。结合脑CT或MRI、数字减影血管造影等必要检查发现的颅内相应病灶或相关证据，以及本组疾病的危险因素、诱发因素等，一般可以作出初步诊断。必须注意的是，在临床上仅依靠患者的症状和体征不能完全区别是出血性还是缺血性脑血管病，必须依靠脑CT或MRI、数字减影血管造影等神经影像学检查才能确定。

由于脑组织在短时间内可能出现不可逆的损伤，因此对CVD的救治应争分夺秒。CVD的治疗原则为挽救生命、降低残疾、预防复发和提高生活质量。有条件的医疗机构应整合多科资源建立卒中单元，及早接纳脑卒中患者给予系统的治疗、护理和康复措施。

技能要点

脑卒中院外快速（FAST）评估法

患者院外发病，由于时间紧迫和条件限制，难以详细进行病史采集、全面体格检查和辅助检查，同时部分脑卒中患者可仅表现为头痛、头晕、呕吐，很容易与其他疾病混淆。可以采用脑卒中的快速（FAST）评估法：

F（Face，脸）：观察微笑时有无一侧的面肌无力与嘴角歪斜，询问有无一侧面部麻木。

A（Arm，手臂）：叮嘱患者闭目抬起双手 10 秒，观察有无一侧无力下垂或不能抬起。

S（Speech，语言）：让患者复述一段话，观察患者说话有无困难或言语不清。

T（Time，时间）：发现有上述三项之一，患者有 80%～90% 患卒中的概率，让患者保持侧卧位，迅速拨打 120 急救电话。尽早送至大医院或卒中救治中心治疗，会最大程度减少卒中带来的损害。

【脑血管病的预防】

CVD 特别是脑卒中目前都缺乏有效的治疗方法，而且致死、致残率高，因此，有效预防十分重要。在制定预防策略时，应强调对 CVD 的预防重点前移。

（一）零级预防（预防危险因素）

预防对象是身体基本健康，无 CVD 危险因素的人群。预防目标是保持和促进个体和群体健康，预防高血压、高脂血症、心脏病、糖尿病等 CVD 危险因素的发生。应特别重视儿童和青少年人群，从小建立采用健康生活方式的能力和习惯。

（二）一级预防（预防卒中发生）

系 CVD 首次发病前的预防，即对具有 CVD 危险因素、有卒中发生倾向但尚无卒中发生的个体，通过采取适当的措施（如纠正不良生活方式、积极控制各种可控危险因素等）最大程度降低日后发生 CVD 的危险。

（三）二级预防（预防进展与复发）

已经患上了 CVD 的患者，病情有可能进展，同时又有复发的风险。首次卒中发生后 6 个月内是复发危险性最高的阶段，复发可使已有的神经功能障碍加重，死亡率明显增高。预防的主要目标是防止或降低再次发生卒中的危险。要积极寻找卒中发生的原因，治疗可逆的病因，纠正所有可逆的危险因素。同时，加强健康教育和病情随访，提高患者对预防措施的依从性。

（四）三级预防（预防并发症）

脑卒中发生后积极治疗，防治并发症，减少残障率，以提高患者的生活质量。

一、短暂性脑缺血发作

短暂性脑缺血发作（transient ischemic attack，TIA）是由颈内动脉系统或椎 - 基底动脉系统病变引起的局部脑或视网膜缺血，导致短暂性、局限性神经功能障碍。临床症状一般不超过 1 小时，最长不超过 24 小时，且无责任病灶的证据。凡是神经影像学检查有神经功能缺损对应的明确病灶者不宜称为 TIA。TIA 多发生于 50～70 岁的中老年人，大多数患者伴有高血压、糖尿病、动脉硬化，以及高脂血症等 CVD 的危险因素。男女之比大致为 3：1，发病率随年龄增加而增长。TIA 占各类脑血管疾病的 6% 左右，是公认的缺血性卒中最重要的危险因素，近期频繁发作 TIA 的患者在 48 小时内发生缺血性脑卒中的风险达 50%，是脑梗死的特级警报，需要紧急干预。

【病因和发病机制】

TIA 的发病与动脉粥样硬化、动脉狭窄、心脏病、血液成分改变，以及血流动力学变化等多种因素有关，其中动脉粥样硬化是最重要的病因。发病机制主要有两种类型：

（一）微栓塞型

颈动脉系统和椎 - 基底动脉系统的动脉粥样硬化不稳定斑块或附壁血栓破碎脱落形成微栓子，随血流进入颅内引起颅内的小血管闭塞，使供血区域内的脑组织缺血而发病。微栓子迅速破碎、溶解，或进入血管的末梢，闭塞的小血管血流恢复，症状缓解。此种类型发作频率一般不高，但每次症状持续时间长。一般症状持续超过 30 分钟，提示微栓子体积稍大，来源于心脏可能性较大。

（二）血流动力型

颈动脉系统和椎-基底动脉系统原有某处动脉严重狭窄或闭塞,平常靠侧支循环尚可维持该处的血液供应。当多种原因导致血流动力学改变,如血压降低致脑血流量减少,原来靠侧支循环供血区可发生一过性缺血。此种类型发作较频,症状持续时间短暂,一般不超过10分钟,每次发作表现类似,变化性小。

【临床表现】

（一）一般临床特点

可于安静或活动时突然起病,多在5分钟内发展至高峰,持续时间短暂,恢复快,24小时内完全恢复,不留神经功能缺损后遗症。常反复发作,每次发作的症状基本相似,临床表现具有短暂性、可逆性、反复性、刻板性的特点。

（二）颅内高压和意识障碍表现

由于微栓塞导致脑缺血范围较小,一般无颅内高压和意识障碍表现。

（三）局灶性脑损害的症状和体征

一般神经功能缺失的范围比较局限,具体临床表现与受累血管有关。

1. 颈内动脉系统 TIA

（1）大脑中动脉供血区的 TIA:主要表现为缺血对侧短暂性的单瘫、轻度偏瘫及面瘫、舌瘫,可伴有对侧偏身麻木或感觉减退、同向偏盲,优势半球受损时可有暂时性失语和失用,非优势半球受损可出现空间定向障碍。

（2）大脑前动脉供血区的 TIA:主要表现对侧下肢无力,同时出现人格和情感障碍。

（3）颈内动脉主干发生的 TIA:可以有特征性的眼动脉交叉瘫、Horner 交叉瘫等表现。

（4）颈内动脉眼支供血区的 TIA:表现为眼前灰暗感、视物模糊,甚至单眼一过性黑矇、失明。

2. 椎-基底动脉系统 TIA

（1）小脑缺血:以眩晕、平衡障碍最常见,大多不伴耳鸣。

（2）Ⅲ、Ⅳ、Ⅵ脑神经缺血:出现眼震、复视。

（3）延髓麻痹:出现构音障碍、吞咽困难、饮水呛咳,系椎动脉或小脑后下动脉缺血所致。

（4）三叉神经脊束核及对侧已交叉的脊髓丘脑束、延髓缺血:出现一侧或双侧面部与口周麻木和交叉性感觉障碍。

（5）病变累及脑干:出现交叉性瘫痪。

（6）特殊症状:①跌倒发作:患者转头、仰头时下肢突然失去张力而跌倒,不伴意识障碍,迅速自行站起,系脑干网状结构缺血使肌张力降低所致。②短暂性全面遗忘症:发作性短暂记忆力丧失,对时间、地点定向障碍,患者对此有自知力,谈话、书写、计算力正常,无神经系统其他异常。一般持续数小时后完全好转,不遗留记忆损害。系颞叶内侧、海马旁回和穹窿缺血引起。③双眼视力障碍发作:短暂性双眼视力下降或完全丧失,对光反射正常,眼底正常,系枕叶视皮质缺血引起。

【辅助检查】

（一）头颈部影像学检查

发病1周内的患者应在就诊当时进行急诊头颅 CT 或 MRI 检查,可以排除小量脑出血及其他可能存在的脑部病变,是最重要的初始诊断性检查。TIA 患者的急诊头颅 CT 或 MRI 检查一般无异常发现。数字减影血管造影(DSA)或彩色多普勒(TCD)检查有助于发现颈部大动脉狭窄、动脉粥样硬化斑块。颈椎 X 片或 CT 检查可见颈椎骨质增生、椎间隙狭窄等。

（二）眼底检查

眼底视网膜中央动脉可发现微栓子,多位于动脉分叉处,可向前移动。

（三）其他检查

包括监测凝血功能、血脂、血糖、血电解质、血流变学、心电图和心脏超声等，可有相应的异常发生。

【诊断和鉴别诊断】

（一）诊断

诊断要点：①起病年龄多在 50 岁以上；②常伴有高血压、糖尿病及动脉粥样硬化等 CVD 危险因素；③突然发生短暂的局灶性神经功能缺失，在 24 小时内完全恢复；④临床表现具有短暂性、可逆性、反复性、刻板性的特点；⑤神经系统检查无阳性体征；⑥头颅 CT 或 MRI 一般无异常发现。

（二）鉴别诊断

1. 梅尼埃病 表现为发作性眩晕、恶心、呕吐，与椎 - 基底动脉系统 TIA 相似。发病年龄多在 50 岁以下，发作时间常超过 24 小时，伴耳鸣或耳塞感，多次发作后听力可减退，除有眼球震颤外无其他神经系统体征。

2. 癫痫的部分性发作 表现为单个或一侧肢体抽搐、麻木，常自局部向周围扩展，可有脑电图的异常，CT 或 MRI 可发现相应的脑部病灶。

【治疗】

治疗目的是消除病因、减少及预防复发、保护脑功能。

（一）一般治疗

1. 卧床休息，避免劳累，注意保暖。

2. 给予低热量、低脂肪、维生素丰富的饮食。多食新鲜的蔬菜、水果，避免暴饮暴食，戒烟限酒。

3. 加强心理疏导，避免不良情绪。

（二）病因治疗

是预防 TIA 复发的关键。积极查找病因并针对病因进行治疗，如控制高血压，纠正心律失常，治疗颈椎病、糖尿病和高脂血症等，消除栓子来源和血液成分异常等。

（三）药物治疗

1. 抗血小板治疗 用于非心源性栓塞型 TIA。发病 24 小时内，具有卒中高复发风险的急性非心源性 TIA，应尽早给予阿司匹林联合氯吡格雷治疗 21 天；发病 30 天内伴有症状性颅内动脉严重狭窄（狭窄率 70%～99%）的 TIA 患者，应尽早给予阿司匹林联合氯吡格雷治疗 90 天。其他 TIA 或小卒中一般单独使用，阿司匹林 50～325mg/d，或氯吡格雷 75mg/d。

2. 抗凝药物 主要用于无抗凝治疗禁忌证（如消化性溃疡、出血倾向等）的心源性栓塞型 TIA，短期内频繁发作、症状逐渐加重的 TIA，以及椎 - 基底动脉系统 TIA、抗血小板治疗无效的 TIA 患者，在神经影像学检查排除脑出血后尽早使用。主要药物有肝素、低分子肝素、华法林和新型口服抗凝药。一般短期静脉使用肝素治疗后改为华法林口服治疗。新型口服抗凝剂可作为华法林的替代药物，选择何种药物应考虑个体化因素。

3. 其他药物 包括血管扩张剂，如盐酸氟桂利嗪（西比灵）、尼莫地平等；扩容药物，如低分子右旋糖酐；具有活血化瘀功效的中药，如丹参、川芎、桃仁、红花，可改善微循环，降低血液黏度。

（四）外科治疗

对于近期 6 个月内发生过 TIA，经检查发现颈内动脉狭窄＞70%，围术期并发症和死亡风险小于 6% 者推荐行颈动脉内膜切除术（CEA），颈动脉血管成形和支架置入术可以作为 CEA 的替代方法。对于在接受最佳药物治疗的同时仍然反复出现症状者，可考虑对椎动脉颅外狭窄患者行血管内介入治疗和手术治疗。

【预后和预防】

（一）预后

未经治疗的 TIA 有 1/3 发展为脑梗死，1/3 可反复发作（TIA 发生 1 个月内再发风险是无 TIA 病史者的 30.4 倍，1～3 个月内再发风险是 18.9 倍），另 1/3 可自行缓解。TIA 患者早期发生卒中的风险较高，进展性 TIA 是即将发展成为脑梗死的强烈预警信号。因此，TIA 是严重的、需要紧急干预的卒中预警事件，也是缺血性卒中二级预防的最佳时机。

（二）预防

倡导健康的生活方式。积极治疗原发病，定期医院检查。出现肢体麻木、无力、视力障碍等，应及时就医。

拓展阅读

TIA 患者发生卒中的风险预测

TIA 发病后 2～7 天内为卒中的高风险期（其中 1/2 发生在 7 天内）。早期对 TIA 患者进行危险分层并积极干预治疗，可以减少脑梗死的发生。ABCD^2 评分法（表 9-2）被认为是 TIA 患者短期内发展为卒中危险性预测较为全面和科学的方法，简单、易行，可以提供预后判断的价值，指导临床医生对高危患者进行紧急医疗干预可以减少卒中的发生，同时也可避免医疗资源的浪费。

表 9-2　TIA 的 ABCD^2 评分量表

评分项目	TIA 的临床特征	得分
A 年龄（age）	≥60 岁	1
B 血压（blood pressure）	收缩压≥140 和（或）舒张压≥90mmHg	1
C 临床症状（clinical features）	单侧无力	2
	语言障碍不伴有无力	1
D 持续时间（duration）	≥60min	2
	10～59min	1
D 糖尿病（diabetes）	有	1

注：1. 血压以患者发生 TIA 后首次获得血压为准。
2. 如果患者一个月内不止 1 次发作，则症状持续时间以其中发作最长的时间计算。
3. 评分层次：低度风险（0～3 分）、中度风险（4～5 分）、高度风险（6～7 分）。
对于症状发作在 72 小时以内者，有以下情况之一者，建议患者住院治疗：①评分>3 分者；②评分 0～2 分，但专科门诊无条件能在 48 小时内完成 TIA 的系统检查者；③评分 0～2 分，但其他证据支持症状发作为脑局部缺血所致者。

二、脑　梗　死

脑梗死（cerebral infarction，CI），又称为缺血性脑卒中，是指各种原因引起脑部血液供应持久障碍，导致局部脑组织缺血、缺氧性坏死，出现相应的神经功能缺损的一类临床综合征。CI 是脑卒中最常见的类型，占脑卒中的 70%～80%。

由于脑梗死的部位及大小、侧支循环代偿能力、继发脑水肿等的差异，其治疗有很大区别，要求在急性期，尤其是超早期（3～6 小时内）迅速准确分型。脑梗死的分型方法有很多种，依据脑组织发生缺血坏死的病理生理机制将脑梗死分为脑血栓形成、脑栓塞和血流动力学机制所致脑梗死；根据脑梗死的部位不同，分为完全前循环梗死、部分前循环梗死、后循环梗死和腔隙性梗死；按病因学分型，将脑梗死分为大动脉粥样硬化型、心源性栓塞型、小动脉闭塞型、其他明确原因型、不明原因型等。

脑梗死的临床表现主要有颅内高压、意识障碍，以及与受累血管和梗死部位有关的局限性脑功能缺损征象。脑梗死的诊断主要依靠临床表现和神经系统影像学检查，特别是局限性脑功能缺损症状是否符合相应的血管受累所导致的临床综合征对临床脑梗死的诊断有很大的帮助。

不同脑梗死的治疗和预防基本原则是一致的：急性期应依据病理类型、严重程度、基础疾病情况，以及并发症的不同，在治疗时间窗内选择合理的、个性化的治疗手段。预防性治疗也应根据疾病类型、危险因素的不同，在遵循循证医学原则的基础上采取个体化的治疗策略，并对于疾病的发展变化给予不断地追踪和评估。

下文将以大动脉粥样硬化型脑梗死、心源性脑栓塞为重点对相关知识进行介绍。

大动脉粥样硬化型脑梗死

大动脉粥样硬化型脑梗死是在脑动脉粥样硬化等动脉壁病变的基础上，血管腔狭窄或闭塞，血栓形成并导致脑局部供血区血流中断，脑组织发生缺血、缺氧性坏死，出现相应的神经系统症状和体征的一种临床综合征。本病多发于中老年人群，男性稍多于女性。

【病因和发病机制】

（一）病因

动脉粥样硬化是本病的根本病因。脑动脉粥样硬化主要发生在 $500\mu m$ 以上的动脉，以动脉分叉处或转弯处多见。动脉粥样硬化随年龄增长而加重，高龄、高血压、高脂血症、糖尿病、吸烟等可加速动脉粥样硬化的进程，是其重要的危险因素。

（二）发病机制

脑动脉粥样硬化形成粥样硬化斑块，斑块体积逐渐增大，导致血管狭窄。粥样硬化斑块分为稳定斑块和易损斑块。易损斑块的特点为纤维帽较薄，斑块表面容易出现溃疡、破裂，以及斑块内出血。目前认为易损斑块破裂是动脉粥样硬化导致血栓栓塞事件的重要原因。当粥样斑块破裂使血管胶原蛋白暴露，血小板黏附于胶原蛋白表面并不断积聚，通过内源性和外源性凝血途径的启动，形成不可逆血小板血栓，导致血管腔进一步狭窄甚至闭塞，脑局部供血区血流进一步减少甚至中断，脑组织发生严重缺血、缺氧，甚至坏死。血压下降、血流缓慢，以及血液凝固性增高在血栓形成中也起重要作用。

脑动脉阻塞后是否发生脑梗死，与缺血脑组织的侧支循环情况和缺血程度有关，也与脑组织缺血时间长短和缺血脑组织对缺血的耐受性有关。

【病理】

脑部任何血管都可以发生血栓形成，但 80% 发生在颈内动脉系统，20% 发生于椎 - 基底动脉系统。闭塞好发的血管依次为颈内动脉、大脑中动脉、大脑后动脉、大脑前动脉及椎 - 基底动脉。血栓形成后，血流受阻或完全中断，若侧支循环不能有效代偿供血，受累血管供血区的脑组织缺血、水肿、软化、坏死。脑缺血一般形成白色梗死（贫血性梗死），如闭塞的血管再恢复血供，血液可经受损的血管壁渗出而呈现为红色梗死（出血性梗死）。

急性脑梗死病灶由中心坏死区及周围缺血半暗带组成。中心坏死区的脑细胞已死亡，而缺血半暗带内因有侧支循环存在而获得部分血供，尚有大量可存活的神经元，如果血流迅速恢复，该区域内脑组织损伤是可逆性的，神经元可恢复功能。如果脑组织已经发生坏死，该部分脑组织的功能必然缺失，以后的所有治疗都无济于事。因此，急性脑梗死的治疗必须在发病早期进行。

【临床表现】

（一）一般特点

大多数患者在安静休息或睡眠时发病，也可发生于休克、脱水之后。部分患者发病前有前驱症状，如一侧肢体无力和麻木，或出现眩晕。约 1/3 的患者病前有 TIA 史。起病后局灶性神经缺失的症状和体征多在 10 余小时或 1～2 天达高峰。

（二）颅内高压与意识障碍表现

一般无头痛、呕吐等颅内高压表现，大多意识清楚或仅有轻度意识障碍，生命体征一般无明显改变。当发生基底动脉血栓或大面积脑梗死时，可出现意识障碍，甚至危及生命。

（三）局灶性脑损害的症状和体征

临床表现取决于阻塞的动脉分支、侧支循环、梗死灶的大小和部位，不同的患者之间存在差异。

1. 颈内动脉系统(前循环)脑梗死表现

（1）颈内动脉闭塞：颈内动脉闭塞后，如侧支循环代偿良好，可无任何症状或体征；若侧支循环不良，则可引起大片脑梗死。颈内动脉缺血可出现单眼一过性视力障碍，触诊可发现颈动脉搏动减弱或消失，颈部闻及高调血管杂音，但颈内动脉完全闭塞则血管杂音消失。

（2）大脑中动脉闭塞：主干闭塞时出现"三偏"综合征(病灶对侧偏瘫、偏身感觉障碍和同向偏盲)，双眼向病灶侧凝视，优势半球受累可有失语，非优势半球受累出现体象障碍。大面积脑梗死继发严重脑水肿，出现意识障碍、脑疝，甚至死亡。

（3）大脑前动脉闭塞：在分出前交通动脉之前的主干闭塞，由于脑底动脉环的代偿作用可无任何症状；在分出前交通动脉之后的主干闭塞可有对侧下肢瘫痪，伴轻度感觉障碍，上肢较轻，一般无面瘫。可有排尿障碍、精神障碍，常有对侧强握及吸吮等原始反射。

2. 椎-基底动脉系统(后循环)脑梗死表现

（1）椎-基底动脉闭塞：①主干闭塞：基底动脉或双侧椎动脉闭塞是危及生命的严重情况，可致脑干广泛梗死，出现四肢瘫痪、延髓麻痹、昏迷、高热，常因病情危重迅速死亡。脑桥病变时出现针尖样瞳孔。②小脑上、后下或前下分支闭塞：常出现眩晕、眼震、复视、构音障碍、吞咽困难、共济失调。③脑桥支闭塞：出现交叉瘫等表现。

（2）大脑后动脉闭塞：主干阻塞常有对侧同向偏盲及一过性视力障碍；深穿支阻塞累及丘脑和上部脑干，表现为对侧偏身感觉障碍、锥体外系症状、动眼神经麻痹、小脑性共济失调。

【辅助检查】

（一）常规检查

包括血常规、血糖、血脂、肝肾功能、凝血酶原时间、部分凝血活酶时间，以及胸部 X 线、心电图、超声心动图等,有利于对初诊脑卒中患者进行溶栓指征的紧急筛查,有利于发现脑梗死的危险因素,也有利于临床鉴别诊断。

（二）头部影像学检查

1. 头颅 CT　是最重要的初始辅助检查,可以排除脑出血和明确脑梗死的诊断,发病后应尽快安排脑 CT 检查。一般在发病 24 小时后逐渐显示低密度梗死灶,发病后 2～15 日呈现均匀片状或楔形的明显低密度灶（图 9-5）。大面积脑梗死可有脑水肿和占位效应。出血性梗死呈现混杂密度。头颅 CT 是最方便、快捷和常用的影像学检查手段,但对脑干、小脑部分的病灶和小梗死灶的分辨率差。

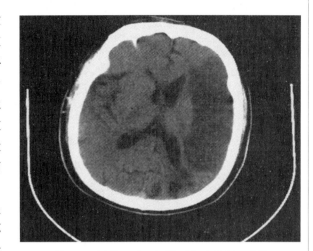

图 9-5　脑梗死 CT 扫描低密度脑梗死病灶

2. 头颅 MRI　发病 6～12 小时后可显示梗死灶,并能发现脑干、小脑或头颅 CT 不能显示的小梗死灶。对脑梗死的检出率达 95%,优于脑 CT。

3. 脑血管造影检查　可发现病变动脉狭窄、闭塞和硬化情况,可为血管内治疗提供依据。

4. 经颅多普勒检查（TCD）　检测脑底动脉血流、颅内脑动脉狭窄或闭塞,评估血管侧支循环建立情况。

（三）脑脊液检查

由于腰椎穿刺有发生脑疝的危险,一般只在无条件进行 CT 检查,脑梗死与脑出血难以区别,患者无明显的颅内高压时可行腰椎穿刺检查。一般脑脊液正常,大面积梗死时脑脊液压力高,细胞数和蛋白量稍高,出血性梗死者脑脊液中可有红细胞。

【诊断和鉴别诊断】

（一）诊断

诊断要点：①中老年患者；②至少有一个以上的动脉粥样硬化卒中危险因素（如高血压、糖尿病、吸烟等）或系统性动脉硬化证据（如冠心病、动脉粥样斑块）；③发病前有肢体无力及麻木、眩晕,或有 TIA 发作病史；④常在安静休息或睡眠状态下发病；⑤一般无明显意识障碍和颅内高压表现；⑥迅速出现局灶性脑损害的症状和体征；⑦头颅 CT 及 MRI 检查发现梗死灶,血管影像学检查血管病变符合动脉粥样硬化改变。

（二）鉴别诊断

1. 与脑栓塞、脑出血和蛛网膜下腔出血鉴别（表 9-3）。

2. 颅内占位病变　颅内肿瘤、脓肿或慢性硬膜下血肿也可逐渐引起局灶性脑损害症状和体征,但肿瘤一般进展较慢,脓肿多有感染表现,慢性硬膜下血肿可有外伤史。脑脊液或 CT、MRI 检查有助于鉴别。

【治疗】

治疗目的为挽救生命,减少残疾,预防复发。为获得最佳治疗效果,应以超早期治疗、个体化治疗、整体化治疗为治疗原则。

（一）急性期治疗

脑梗死患者一般应在卒中中心中接受全面治疗,实施治疗、护理及康复一体化的救治方案,最大程度提高治疗效果,改善预后。

1. 一般治疗

（1）休息与体位：平卧休息,去枕,头稍低（有脑水肿和颅内高压时床头抬高 20°～45°）,瘫痪

表9-3　急性脑血管病的鉴别诊断

鉴别要点	大动脉粥样硬化型脑梗死	脑栓塞	脑出血	蛛网膜下腔出血
发病年龄	多在50岁以上	青壮年多	50～70岁多	青壮年及青少年
常见病因	动脉粥样硬化	风湿性心脏病、亚急性感染性心内膜炎	高血压、脑动脉硬化	动脉瘤、动静脉畸形
TIA史	常有	无	少见	无
起病时状况	安静、血压下降	不定	活动、情绪激动	活动、情绪激动
起病缓急	较缓（时、日）	最急（秒、分）	急（分、时）	急骤（分）
意识障碍	常无或轻	少、短暂	常有、重而持续	少、轻而短暂
头痛、呕吐	多无	少有	常有早期呕吐	头痛剧烈、呕吐频繁
生命体征	多正常	多正常	明显改变	正常或变化
偏瘫	多见	多见	多见	无或轻瘫
脑膜刺激征	无	无	可有	明显
脑脊液	多正常	多正常	压力增高，可含血	压力增高，血性
CT检查	脑内低密度影	脑内低密度影	脑内高密度影	蛛网膜下腔高密度影
DSA	可见阻塞血管	可见阻塞血管	可见破裂血管	可见动脉瘤、血管畸形

肢体保持功能位。定时变换体位，给予瘫痪肢体按摩以促进血液循环，避免下肢输液，防止深静脉血栓和压疮形成。

（2）饮食安排：给予低热量、低脂肪和丰富维生素的流质或半流质饮食。起病24～48小时后仍不能自行进食者应鼻饲。对营养不良或有营养不良风险的患者，可适当补充营养。

（3）气道管理：保持呼吸道通畅，防止误吸。应定时翻身、拍背、排痰。对脑干卒中和大面积梗死等危重患者，给予吸氧、气道支持和辅助通气，血氧饱和度维持在94%以上。

（4）局部清洁：加强口腔护理，保持皮肤和会阴部清洁，尽量避免导尿和留置导尿管。

（5）调控血压：约70%的患者在急性期出现血压升高，如病情稳定、无颅内压增高或其他严重并发症时，多数患者在卒中24小时内出现血压自发性降低。调控血压遵从个体化、慎重、适度的原则。一般急性期不用降压药，以免引起血压过低而加重脑缺血。如发病72小时内，收缩压>200mmHg和（或）舒张压>110mmHg时宜给予缓慢降压治疗。卒中早期24小时内降压不应超过原来血压水平的15%。一般使血压维持在（160～185）/110mmHg左右为宜，病情较轻者可降至160/90mmHg以下。准备溶栓者，应将血压控制在收缩压<180mmHg，舒张压<100mmHg。谨慎采用易控制药量的降血压方法，如在严密监测下，首选对脑血管影响较小的药物，如拉贝洛尔或尼卡地平等静脉滴注。不宜舌下含服短效钙通道阻滞药。卒中病情稳定后，血压持续≥140/90mmHg，可于发病数天后恢复发病前使用的降压药物或开始启动降压治疗。对卒中后出现的持续性低血压，应积极寻找原因，必要时采取扩容升压措施。

（6）病情监测：密切观察生命体征、瞳孔与意识改变，观察大便颜色，反复监测生化指标，直至病情稳定为止。

2. 特异性治疗　是指针对缺血损伤病理生理机制中某一特定环节展开的干预措施，主要包括溶栓、抗血小板、抗凝、神经保护、血液稀释等多种措施。

（1）溶栓治疗：挽救缺血半暗带，减轻原发性脑损伤，是急性脑梗死治疗的最根本目标。溶解血栓是最重要的恢复血流的措施，为国际上公认最有前途的一种治疗手段。尽快使用溶栓药物是治疗成功的关键。使用指征为：①年龄 18～80 岁；②有急性脑梗死导致的神经功能缺损症状；③发病至静脉溶栓开始时间不超过 4.5 小时（使用尿激酶时不超过 6 小时）；④头颅影像学检查排除颅内出血；⑤无全身性出血倾向；⑥患者或家属签署知情同意书。

常用药物有重组组织型纤溶酶原激活物（rt-PA）、尿激酶（UK）。rt-PA 为目前疗效最佳，对血栓具有较高选择性的溶栓剂，一次用量 0.9mg/kg（最大剂量 90mg），先用 10% 的剂量在最初 1 分钟内缓慢静脉注射，剩余部分在 1 小时内持续静脉滴注。UK 剂量一般为 100～150 万 IU，加入 100～200ml 生理盐水中持续静脉滴注 30 分钟。溶栓治疗的主要危险是合并症状性脑出血，约 1/3 的症状性脑出血是致死性的。因此，卒中患者必须在具有确诊卒中和处理出血并发症条件的医院接受溶栓治疗。

（2）抗血小板治疗：未行溶栓治疗的患者应在发病 48 小时内给予阿司匹林 150～325mg/d，2 周后按二级预防的用药方案选择抗凝治疗药物和剂量。不能使用阿司匹林者可改氯吡格雷，一般不联合使用。已经采用溶栓治疗者，24 小时内不宜同时再进行抗凝或抗血小板治疗，以免增加出血的风险。

（3）抗凝治疗：有诱发出血性并发症的风险，一般不推荐急性期使用抗凝药物来预防卒中的复发、阻止病情进展或改善预后。对于长期卧床合并有高凝状态易出现深静脉血栓和肺栓塞者，可采用预防性抗凝治疗。根据情况选用肝素、低分子肝素、华法林等。

在采取上述治疗的同时，应密切观察出、凝血时间和凝血酶原时间，观察皮肤和消化道有无出血倾向，观察患者意识的变化。

（4）脑保护治疗：可试用钙通道阻滞药、阿片受体拮抗剂、自由基清除剂、脑营养剂。有条件可进行高压氧舱治疗，每日 1 次，10 次为一疗程。

（5）血液稀释疗法：适用于血液黏度过高，血容量不足的患者。可选用 10% 低分子右旋糖酐 500ml 静脉滴注，每日 1 次，连用 7～10 日。心功能不全者慎用。

3. 对症治疗及并发症与合并症处理

（1）控制脑水肿，降低颅内压：大面积脑梗死时脑水肿通常在起病后的 3～5 天达到高峰。控制脑水肿有助于降低颅内压、改善脑组织灌注，防止脑疝的发生。适当抬高床头，避免和处理引起颅内压增高的因素，如咳嗽、便秘、激动用力、发热、头颈过度扭转等。常用 20% 甘露醇 125～250ml 静脉滴注，每 6～8 小时 1 次。对心肾功能不全者可改用呋塞米 20～40mg 静脉注射，2～4 次 /d。可酌情同时应用甘油果糖每次 250～500ml 静脉滴注，1～2 次 /d。脱水治疗疗程一般为 7～10 天，用药过程中应注意水电解质平衡和肾功能情况。

（2）癫痫：一般不预防性使用抗癫痫药物。急性期痫性发作控制后不建议长期使用抗癫痫药物，如卒中后 2～3 个月再发癫痫，按常规进行抗癫痫药物治疗。

（3）处理高热：给予冰帽、冰毯、乙醇擦浴等物理降温措施，必要时给予人工亚冬眠疗法。

（4）调控血糖：当血糖水平超过 10mmol/L 时应给予胰岛素治疗，将血糖控制在 7.8～10mmol/L 之间。发生低血糖时可以用 10%～20% 葡萄糖液口服或注射治疗。

（5）预防和治疗消化道出血：病情重和高龄者应常规使用 H_2 受体拮抗剂以预防和治疗上消化道出血。当发生消化道出血时可用冰盐水洗胃、口服云南白药等措施。出血较多引起休克者，考虑输入全血或红细胞以维持有效血容量。

（6）预防和控制感染：急性期呼吸道和泌尿道是感染的易发部位。当出现感染时及时使用敏感抗生素。

4. 外科及介入治疗　大面积脑梗死致颅内高压、脑疝危及生命时，可行开颅减压术。小脑梗死使脑干受压导致病情恶化者可行抽吸小脑坏死组织和颅后窝减压术。对于单侧颈动脉重度狭窄或药物治疗无效者可以考虑颈动脉内膜切除术。血管介入治疗方法有颅内血管经皮腔内血管成形术、血管内支架置入等。

5. 康复治疗 在患者生命体征稳定、症状和体征不再进展时应尽早安排康复治疗措施。遵循个体化原则选择针对性的体能和技能训练项目。要重视语言、运动和心理等多方面的康复训练，制定和实施短期与长期的康复训练计划。常规进行卒中后抑郁的筛查，对无禁忌证的卒中后抑郁患者进行抗抑郁治疗。

（二）恢复期治疗

一般卒中患者病程在 2 周以后意味着进入恢复期。对于病情稳定者，宜及早进行系统、规范及个体化的体能和技能训练，可配合理疗、针灸、中药等治疗，失语者进行语言功能训练。同时，应逐渐增加训练的时间和强度。尽早启动卒中的二级预防措施。

【预后和预防】

（一）预后

本病发病 30 天内的病死率约为 5%～15%，致残率达 50%。存活患者中 40% 以上可能复发，且复发次数越多，致残率越高，最终成为脑血管性痴呆。

（二）预防

建立健康生活方式，戒除烟酒，合理饮食，适当活动。积极防治动脉硬化和高血压、高血脂、高血糖、高血黏度。预防各种诱因，如老年人晨起时起床速度要缓慢以免发生直立性低血压，降压治疗时避免血压下降过多过快，防治严重腹泻、失血、脱水，睡前适当饮水。

心源性脑栓塞

脑栓塞是指各种栓子随血流进入颅内动脉系统，使血管腔急性闭塞或严重狭窄，引起相应供血区脑组织缺血、缺氧性坏死而迅速出现相应神经功能缺损的一组临床综合征，是发病最急的脑卒中。脑栓塞栓子的来源可分为心源性、非心源性（如脂肪栓、空气栓、癌栓、感染性脓栓、寄生虫栓、异物栓等）和来源不明性三种类型。其中心源性栓子最为常见，占 60%～80%。心源性脑栓塞约占全部脑梗死的 20% 左右。任何年龄均可发病，但以青壮年多见。年轻患者多数继发于风湿性心脏瓣膜病，老年人多继发于冠心病、心肌梗死。

【病因和发病机制】

心源性脑栓塞的栓子常来源于心房和心室壁的血栓及心脏瓣膜的赘生物，少数来源于心房黏液瘤。导致心源性脑栓塞的常见病因有非瓣膜性心房颤动、风湿性心脏瓣膜病、急性心肌梗死、充血性心力衰竭、扩张性心肌病、人工心脏瓣膜，相对少见的病因有感染性心内膜炎、左心房黏液瘤、二尖瓣脱垂等。其中，非瓣膜性心房颤动为心源性脑栓塞最常见的原因，约占心源性脑栓塞的 50%。上述疾患在心房和心室壁及心脏瓣膜上形成各种栓子，当栓子在血流冲击下发生脱落，随血流进入颅内动脉后停止于血管分叉处或管腔的自然狭窄部位导致远端供血障碍。

【病理】

心源性脑栓塞 80% 发生在颈内动脉系统，特别是大脑中动脉，约 20% 发生在椎 - 基底动脉系统。

心源性脑栓塞造成栓塞血管供应区的脑组织发生梗死，引起的病理改变与大动脉粥样硬化型脑梗死基本相同。由于栓塞发生突然，侧支循环在短时间内不能建立，局部脑缺血较为严重，梗死范围大。可出现缺血性梗死、出血性梗死、混合性梗死，临床上以出血性梗死最常见，占总数的 30%～50%。除了脑梗死外，部分患者还可出现其他系统器官栓塞的表现。

【临床表现】

（一）一般特点

发病常无明显诱因，可在活动或安静状态下发病。发病前一般无前驱症状。大多数患者有栓子来源的心血管系统原发疾病的临床表现。发病急骤，局灶性脑损害的症状和体征多在数秒或数分钟内达高峰，是发病最急的脑卒中，且多表现为完全性卒中。

（二）颅内高压与意识障碍表现

有无意识障碍取决于栓塞血管的大小和梗死面积。多数患者意识清楚或仅有轻度意识障碍且持续时间短。大面积脑栓塞可发生严重脑水肿、颅内压增高、昏迷、抽搐发作等，病情常较危重。

（三）局灶性脑损害的症状和体征

局灶性脑损害的症状和体征与栓塞的血管有关。临床表现与大动脉粥样硬化型脑梗死基本相同。因大多数栓子阻塞大脑中动脉及其分支，常表现为上肢瘫痪重，下肢瘫痪相对轻，感觉和视觉障碍不明显。本病与大动脉粥样硬化型脑梗死相比较，容易复发和出血，病情常波动较大。

（四）其他部位栓塞表现

大约有 1% 的患者可以同时并发其他部位栓塞的表现，如肾栓塞、肠系膜栓塞、皮肤栓塞等。

【辅助检查】

（一）常规检查

血常规、尿常规、心电图、胸部 X 线等检查，必要时进行血培养、超声心动图检查。

（二）头颅影像学检查

头颅 CT 在 24～48 小时内出现低密度梗死区，或其间有高密度出血影（出血性梗死区）则更支持脑栓塞的诊断。头颅 MRI 检查可早期发现梗死灶。必要时做脑血管造影可发现脑动脉狭窄或闭塞。

（三）脑脊液检查

脑脊液压力正常，大面积脑梗死可增高。出血性梗死时可见镜下红细胞。

【诊断和鉴别诊断】

（一）诊断

诊断要点：①至少存在一种有潜在心源性栓子来源的高度或中度危险因素；②起病急骤，在数秒或数分钟内出现局灶性脑损害的症状和体征；③可同时出现其他部位栓塞征象；④脑 CT 和 MRI 发现梗死病灶；⑤除外大动脉粥样硬化型脑梗死、小动脉闭塞性脑梗死及其他病因明确的脑梗死。

知识链接

心源性脑栓塞的危险因素

高度危险因素：二尖瓣狭窄伴心房颤动、心房颤动（非孤立）、机械心脏瓣膜、病态窦房结综合征、4 周内心肌梗死、左心房或左心耳血栓、左心室血栓、扩张型心肌病、左室壁节段性运动异常、左心房黏液瘤、感染性心内膜炎。

中度危险因素：二尖瓣脱垂、二尖瓣环状钙化、二尖瓣狭窄不伴心房颤动、房间隔缺损、卵圆孔未闭、心房扑动、孤立性心房颤动、生物心脏瓣膜、非细菌性血栓性心内膜炎、充血性心力衰竭、4 周至 6 个月的心肌梗死等。

心源性脑栓塞是由不同疾病导致的一个临床综合征，除了明确脑梗死和心源性脑栓塞的诊断外，还应明确导致心源性脑栓塞的具体病因。

（二）鉴别诊断

1. 应与其他急性脑血管病鉴别（表 9-3）。

2. 有抽搐者应同时注意与癫痫鉴别。

【治疗】

（一）脑栓塞的治疗

脑部损害的急性期和恢复期的治疗原则和具体措施与大动脉粥样硬化型脑梗死基本相同。

因抗凝治疗不比抗血小板治疗更为有效，且还会增加脑出血和全身出血的风险，在急性期一般不推荐抗凝治疗。在合并出血性梗死时，为防止出血加重，应避免使用溶栓、抗凝、抗血小板药物、血液稀释治疗。

（二）原发病的治疗

因原发病的不同而治疗各异，其目的是去除栓子源，防止复发。

【预后和预防】

（一）预后

心源性脑梗死较其他类型脑梗死预后差，致残率高。急性期病死率为 5%～15%，多因脑水肿导致脑疝或并发感染、心力衰竭而死亡。如脑栓塞发生后很快即有神经功能恢复，预后较好。如产生栓子的病因未消除，脑栓塞就有反复发病的可能，复发者预后更差。

（二）预防

积极治疗原发疾病。为防止心内新血栓的形成和脑栓塞的再发，主张进行预防性抗凝治疗和抗血小板治疗。

三、脑　出　血

脑出血（intracerebral hemorrhage，ICH）是指非外伤性脑实质内出血，是脑卒中最凶险的一种类型，病死率和致残率均较高。在我国，脑出血年发病率为（60～80）/10 万，占全部脑卒中的20%～30%，急性期病死率达 30%～40%。本病多见于 50～70 岁年龄组人群，男性略多于女性。冬春季气候变化剧烈时发病较多。

【病因和发病机制】

（一）病因

最常见的病因是高血压合并脑小动脉硬化，其次是先天性颅内动脉瘤及动 - 静脉畸形，其他少见病因有血液病、抗凝或溶栓治疗、抗血小板治疗、夹层动脉瘤、脑血管炎等，少数原因不明。

（二）发病机制

脑内动脉壁中层细胞及外膜结缔组织均较少，且无外弹力层，导致动脉壁较薄弱。长期的高血压容易使颅内小动脉或深穿支动脉壁出现玻璃样变、纤维素样坏死、小动脉瘤或微夹层动脉瘤形成，当血压骤然升高时导致血管壁破裂，血液直接进入脑组织形成血肿，造成局部神经功能障碍。豆纹动脉从大脑中动脉近端呈直角分出，较其他部位的同等动脉承受的血液压力更大，易形成小动脉瘤而破裂，成为脑出血最好发的部位。非高血压性脑出血，因病因不同而发生机制各异。

【病理】

脑出血 70% 发生在基底核附近的壳核和内囊区，其次是脑干、脑叶、小脑等部分各占 10%。出血在局部形成血肿，病理检查可见血肿中心充满血液或紫色葡萄浆状血块，周围水肿并有炎性细胞浸润。血肿使周围脑组织受压、变形、移位。急性期常引起脑水肿，颅内压增高，严重者形成脑疝或压迫脑干，继发脑干出血坏死而危及生命。壳核出血常侵入内囊，出血量大时血液可破入脑室和蛛网膜下腔形成血性脑脊液。1～6 个月后血肿溶解，坏死的脑组织被破坏吸收，在局部形成胶质瘢痕或囊腔。

【临床表现】

（一）一般特点

患者多有高血压、脑动脉粥样硬化病史。常在体力活动、情绪激动状态下起病，少数在寒冷刺激或安静情况下发病。起病急，症状和体征常在数分钟至数小时内达到高峰。一般前驱症状不明显。

（二）基底核区出血

最多见，约占70%。包括壳核、丘脑和尾状核出血。壳核出血、丘脑出血多见，出血较多者可侵及内囊，出现一些共同表现：

1. 颅内高压与意识障碍表现

（1）颅内高压：患者突感剧烈头痛、头晕，随即喷射性呕吐。脉搏缓而有力，呼吸深沉带鼾音，甚至不规则呼吸、潮式呼吸，血压多增高，并常有中枢性高热。若出现双侧瞳孔不等大，提示发生小脑天幕疝。

（2）意识障碍：常有不同程度的意识障碍，严重时出现昏迷。

2. 局灶性脑损害的症状和体征

（1）壳核出血：最常见，占脑出血的50%～60%。常累及内囊而出现"三偏"综合征，出血在优势半球者常有失语。出血量小（<30ml）时，临床症状轻，预后好；出血量大（>30ml）时，临床症状多较重，常出现意识障碍和占位效应，可引起脑疝，甚至死亡。

（2）丘脑出血：占脑出血的10%～15%。常出现对侧偏身感觉障碍（深感觉障碍较浅感觉障碍重）、对侧偏瘫（上下肢瘫痪程度轻）。可有特征性眼征（眼球向下偏斜、凝视鼻尖），意识障碍多见并较重。优势侧丘脑出血可出现丘脑性失语（语言缓慢不清、重复语言、发音困难等）、精神障碍、认知障碍和人格改变等。

（3）尾状核出血：少见，一般出血量不大。主要表现为头痛、呕吐、轻微脑膜刺激征、精神症状，无明显的瘫痪，临床上容易误诊为蛛网膜下腔出血。

技能要点

意识障碍患者肢体瘫痪的检查方法

患者发病急骤，许多患者就诊时已经出现意识障碍，无法按医生指令完成动作，对其有无肢体瘫痪可以采用以下方法检查：

1. 上肢坠落试验　将患者的双上肢同时托举突然放开任其下落，瘫痪上肢下落速度快且显沉重，无瘫痪侧上肢下落慢并向外侧倾倒。

2. 下肢坠落试验　将一侧下肢膝部屈曲90°，足跟着床，突然放手时瘫痪下肢不能自动伸直且向外侧倾倒；如呈弹跳式伸直，并能保持足垂直位，表明无瘫痪。

3. 下肢外旋试验　将双下肢扶直平放并拢，检查者松手后，健侧能维持足垂直位，瘫痪侧足向外旋倾倒。

（三）脑干出血

约占脑出血的10%。多由基底动脉脑桥支破裂所致，出血部分多位于脑桥基底部与被盖部之间。

1. 颅内高压与意识障碍　出血量少时，患者可意识清楚，如出血量大（>5ml）病情严重者迅速陷入昏迷状态，并常有中枢性高热、呼吸不规则、呕吐咖啡色胃内容物，少数可出现去大脑强直发作，多于24～48小时内死亡。

2. 局灶性脑损害　可出现交叉性瘫痪、交叉性感觉障碍、双眼向患侧凝视。严重时患者四肢瘫痪，双侧瞳孔极度缩小呈针尖样。

（四）脑叶出血

占脑出血10%左右，常由脑动静脉畸形、血管淀粉样病变等引起。出血以顶叶最常见，主要表现为偏身感觉障碍、偏瘫轻，对侧下象限盲（病灶对侧下半部分视力障碍）；其次为颞叶出血,表现为Wernicke失语(即语言理解障碍,患者自己可以流利说话,但对别人和自己说话的内容均不理解,答非所问)、精神症状、对侧下象限盲、癫痫;枕叶出血表现为视野缺损;额叶出血表现为偏瘫、尿便障碍、Broca失语(即听觉理解完好,说话发音困难,词汇贫乏,语法结构简单,语言不流利)、强握反射等。出血破入蛛网膜下腔者,脑膜刺激征明显,易误诊为原发性蛛网膜下腔出血。出血量小症状轻,大量出血除出现相应脑叶功能受损征象外,还可出现意识障碍。

(五)小脑出血

占脑出血10%左右。多由小脑上动脉分支破裂所致。发病突然,表现为枕部疼痛、眩晕、呕吐、共济失调等症状。出血较少时主要表现为病灶侧共济失调、眼球震颤,多无肢体瘫痪;出血较多时,病情进展迅速,颅内压增高明显、昏迷加深,脑干受压征象(双侧瞳孔缩小呈针尖样,呼吸不规则等),极易发生枕骨大孔疝死亡。

(六)脑室出血

约占脑出血3%～5%。脑实质内出血破入脑室内,称为继发性脑室出血;脉络丛血管出血及室管膜下动脉破裂者称为原发性脑室出血,比较少见。出血量较小者与蛛网膜下腔出血表现相似:突发剧烈头痛、呕吐、脑膜刺激征阳性,无意识障碍或仅一过性意识障碍,血性脑脊液,一般预后良好,可完全恢复。出血量较大者症状严重:头痛、恶心呕吐、深昏迷、瞳孔极度缩小、两眼分离斜视或眼球浮动、四肢弛缓性瘫痪、脑膜刺激征阳性、生命体征不稳定,预后较差,多迅速死亡。

【辅助检查】

(一)常规检查

血尿常规、血糖、肝肾功能、凝血功能等应列为常规检查,有助于鉴别诊断和了解患者的全身情况。

(二)头部影像学检查

1.头颅CT 是诊断脑出血最有效、最迅速的方法,可明确出血部位、范围、脑水肿及脑室情况,是临床疑诊脑出血的首选检查。发病后头颅CT即可见边界清楚的圆形或卵圆形均匀高密度影(图9-6),为诊断出血病灶的直接证据,并可与梗死鉴别。脑室大量积血时多呈高密度铸型,脑室扩大。同时,动态头颅CT检查还可评价出血的进展情况。发病后应及早安排头颅CT检查。

2.头颅MRI 脑出血的急性期MRI检查不如CT,但对脑干和小脑出血检查效果优于CT。在病程4～5周后CT不能辨识脑出血时,MRI可明确区别陈旧性脑出血和脑梗死。

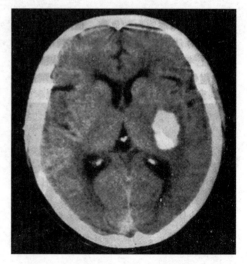

图9-6 脑出血CT扫描
CT横断面扫描显示左基底核卵圆形高密度影

3.磁共振血管成像(MRA) 可显示脑血管畸形、脑动脉瘤,对于明确脑出血的病因有较大帮助。

4.数字减影血管造影(DSA) 一般不安排患者进行该项检查。在怀疑患者有血管畸形血管炎或烟雾病且需要外科手术或血管介入治疗时才考虑检查。DSA可以清晰显示异常血管和造影剂外漏的破裂血管及其部位。

(三)脑脊液检查

因腰椎穿刺有诱发脑疝的危险,一般不进行脑脊液检查。在需排除蛛网膜下腔出血和颅内感染时可慎重进行腰穿。

【诊断和鉴别诊断】

（一）诊断

诊断要点：①中老年患者；②常有高血压、脑动脉粥样硬化病史；③多在情绪激动及体力活动时发病；④起病突然、进展迅速；⑤有不同程度的颅内高压和意识障碍表现；⑥有局限性脑功能损害的症状和体征；⑦脑 CT 示脑实质内高密度影。

（二）鉴别诊断

1. 与其他急性脑血管病鉴别（表 9-3）。

2. 发病突然，迅速昏迷，局灶体征不明显的患者，应与可引起昏迷的全身性疾病，如糖尿病、肝性昏迷、尿毒症、急性酒精中毒、低血糖、药物中毒、CO 中毒等鉴别。

【治疗】

治疗原则为防止继续出血，控制脑水肿，防治并发症，降低死亡率；加强护理、康复训练，降低残疾率。根据出血部位和出血量决定具体治疗方案，病情变化时及时复查头部 CT。

（一）急性期治疗

1. 一般治疗

（1）休息与体位：绝对卧床 2～4 周，取头高脚低位（床头抬高 20°～30°，但低血容量者宜平卧）；保持环境安静，避免情绪激动，尽量减少探视。原则上就地诊治，避免长途搬运。定时变换体位，给予瘫痪肢体按摩以促进血液循环，避免下肢输液。

（2）营养支持：有意识障碍、消化道出血应暂时禁食 24～48 小时。发病 2 日后，如神志仍不清，不能进食者，应鼻饲流质以保证营养。注意水、电解质情况，每日入液量按前一日尿量加 500ml 计算，高热、多汗、呕吐或腹泻患者适当增加补液量。

（3）气道管理：如有意识障碍，应侧卧，及时吸痰，必要时气管切开或气管插管。间歇吸氧，血氧饱和度维持在 94% 以上。

（4）局部清洁：加强口腔护理，保持皮肤和会阴部清洁，尽量导尿和留置导尿管。

（5）调控血压：脑出血患者血压升高是维持有效脑血流量的脑血管自动调节的代偿反应，随着颅内压的降低，血压也随之下降，故通常可不使用降压药。但血压过高又会增加再出血的危险，控制过高的血压是防止再出血的关键。即使需要降血压也应该以脱水降低颅内压治疗为基础。目前认为当收缩压＞200mmHg 或平均动脉压＞150mmHg 时应持续静脉给予作用温和的降压药物，将血压维持在病前略高水平上。由于过度降血压可能会减少脑灌注量，加重脑水肿，因此，在没有颅内压增高证据的情况下，降压目标为 160/90mmHg 或平均动脉压 110mmHg。急性期过后，脑水肿消退时，血压仍持续升高者可系统应用降压药，使血压控制在正常范围内，但应避免使用强效降压药物。当收缩压＜90mmHg，有急性循环功能不全表现时应及时补充血容量，选用升压药（如多巴胺）以维持有效脑灌注所需的血压水平，防止脑损害的进一步加重。

（6）病情监测：密切观察生命体征、瞳孔变化和意识改变情况，观察大便颜色、反复监测血液生化指标，直至病情稳定为止。

2. 特异性治疗

（1）止血治疗：高血压性脑出血并非凝血机制异常所致，同时出血后由于脑水肿的压迫，一次高血压性脑出血通常在 30 分钟内已经停止，患者入院就医时常并无继续出血，因此止血剂和凝血剂对高血压性脑出血的作用不大。如因凝血障碍性疾病所致脑出血时可针对性给予止血药物治疗，如肝素治疗并发的脑出血可以使用鱼精蛋白中和，华法林治疗并发的脑出血可以使用维生素 K_1 拮抗。

（2）亚低温疗法：亚低温疗法具有降低脑组织氧耗量和代谢率、提高对缺氧的耐受性、减轻脑水肿、抑制氧自由基的生成、保护血 - 脑屏障、促进神经细胞功能恢复的功能，是脑出血的辅助治疗方法,在临床中可以试用。

3.对症治疗及并发症与合并症处理

(1)控制脑水肿,降低颅内压:脑出血后脑水肿一般在48小时左右达到高峰,持续3~5天后逐渐消退。如患者意识障碍逐渐加重、频繁呕吐、血压升高和心率减慢,往往提示脑水肿加重,极易出现脑疝。积极控制脑水肿、降低颅内压是降低死亡率的关键。常选用:①20%甘露醇125~250ml,静脉滴注,每6~8小时一次,疗程7~10天,病情重者可适当延长,同时应注意水、电解质平衡和肾功能情况;②呋塞米每次20~40mg,2~4次/d,静脉注射;③呋塞米也可与甘露醇交替使用,可增强脱水效果;④10%白蛋白50~100ml,1次/d,静脉滴注,对低蛋白血症患者更适用,可提高胶体渗透压,作用较持久。一般不主张使用激素来控制脑水肿。

(2)处理高热:多用冰毯或冰帽行物理降温。应用药物进行冬眠疗法时必须慎重,因冬眠合剂可抑制呼吸,同时有降低血压作用。

(3)调控血糖:当血糖水平超过10mmol/L时应给予胰岛素治疗,将血糖控制在7.8~10mmol/L之间。发生低血糖时可用10%~20%的葡萄糖液口服。

(4)处理头痛、烦躁和抽搐:酌情给予镇静止痛药。20%的患者有癫痫发作,可给予苯妥英钠、丙戊酸钠等控制。

(5)处理便秘:可选用缓泻剂以保持大便通畅。

(6)预防和治疗消化性溃疡:可用H_2受体拮抗剂预防应激性溃疡,一旦出血应按上消化道出血处理。

(7)防治感染:合并意识障碍的老年患者易并发肺部感染,或因尿潴留、导尿等易并发尿路感染,应早期使用抗生素。

(8)防治压疮和下肢深静脉血栓:定时变换体位、翻身拍背、按摩肢体,避免下肢输液。下肢深静脉血栓形成高危患者在出血停止、病情稳定、血压控制良好的情况下,可给予低分子肝素进行预防性抗凝治疗。

4.手术治疗　脑出血的外科治疗对挽救重症患者的生命及促进神经功能恢复有益,手术宜在发病后6~24小时内进行。适用于:①壳核出血≥30ml,丘脑出血≥15ml;②小脑出血≥10ml,或血肿直径≥3cm,或合并明显脑水肿;③重型脑室出血(脑室铸型);④合并脑血管畸形、动脉瘤等血管病变。根据经验和具体情况选用去骨瓣减压术、小骨窗开颅血肿清除术、钻空血肿抽吸术、脑室穿刺引流术等。预后与手术前的意识水平有关,昏迷患者通常手术效果不佳。

5.康复治疗　与脑梗死不同,不少脑出血患者病初神经功能缺失严重,但可以相对较好恢复,甚至完全恢复正常,因此及早康复治疗的介入对于促进神经功能恢复,提高生活质量有积极意义。患者病情稳定,生命体征平稳后可尽早开始进行系统的综合康复训练与治疗。

（二）恢复期治疗

与脑梗死相同,尤其注意控制高血压,预防复发。

【预后和预防】

（一）预后

脑出血总体预后较差。脑水肿、颅内压增高和脑疝形成是致死的主要原因。病后30天内病死率为35%~52%,半数以上的死亡发生在病后2天内,平均死亡率为40%左右。轻型病例治疗后明显好转,甚至可恢复工作;出血量大、全身情况差者,病死率高。凡脑干、丘脑和大量脑室出血者预后较差。

（二）预防

防治高血压是减少脑出血最重要、最有效的措施,应推广对高血压的普查、普治。高血压患者应坚持系统用药、戒除烟酒、合理饮食,注意劳逸结合、保持心理健康、避免诱发因素。

病案分析

病案:

患者男性,67 岁。因"突发头痛、肢体无力、神志不清 1 小时"入院。患者入院前 1 小时与人发生争执,过程中突然出现头痛,继之肢体无力而倒地,在几次呕吐后出现神志不清,呼之不应,家属急送入院。患者既往有 12 年的"高血压病"史,间断用药。查体:T 38.4℃,P 96 次/min,R 21 次/min,BP 188/106mmHg,中度昏迷。右侧鼻唇沟变浅,口角左偏。上肢坠落试验发现右上肢下落快且沉重,下肢坠落试验发现右下肢体不能自动伸直并向外侧倾倒,双下肢伸直平放后右足向外旋倾倒。右侧上下肢肌张力较左侧高,腱反射亢进、巴宾斯基征阳性。

讨论:

1. 该患者最可能的诊断是什么?
2. 目前最需要的辅助检查?
3. 主要应与哪几种疾病鉴别?

四、蛛网膜下腔出血

蛛网膜下腔出血(subarachnoid hemorrhage,SAH)是指颅内血管破裂,血液流入蛛网膜下腔的一种临床综合征。颅内血管破裂可以是外伤所致,也可以自发性破裂。自发性又分为原发性和继发性两种类型:原发性蛛网膜下腔出血是指各种原因导致的脑底部或脑表面的病变血管破裂,血液直接流入蛛网膜下腔,占急性脑卒中的 10%;因脑实质内血肿穿破脑组织,血液流入蛛网膜下腔者,称为继发性蛛网膜下腔出血。

本节主要讨论原发性蛛网膜下腔出血。

【病因和发病机制】

(一)病因

1. 颅内动脉瘤 最常见,占病因总数的 75%~80%。先天性粟粒样动脉瘤占动脉瘤的 75% 左右,破裂多发生在 35~65 岁年龄组。高血压动脉粥样硬化性动脉瘤,破裂多见于老年人。

2. 血管畸形 占病因总数的 10% 左右。其中脑动 - 静脉畸形占血管畸形的 80%,破裂多发生在青年人。

3. 其他 脑底异常血管网、颅内肿瘤、垂体卒中、血液病、溶栓或抗凝治疗后等。约 10% 的患者发病原因不明。

(二)发病机制

颅内动脉瘤或动 - 静脉畸形的血管管壁较为薄弱,在体力劳动、情绪激动、酗酒等情况下,血压增高或血液涡流冲击时发生破裂,血液流入蛛网膜下腔。其他如肿瘤等直接侵蚀血管壁最终导致血管破裂出血。

【病理和病理生理】

动脉瘤随着年龄增长破裂的概率增加,直径大于 10mm 的动脉瘤极容易破裂,出血常限于蛛网膜下腔,一般不造成局灶性脑损害。动静脉畸形常由异常血管交通形成,多见于大脑中动脉分布区,出血后常见局灶性脑损害。蛛网膜下腔出血发生后,血液沉积在脑底和脊髓池中,出血量大时形成薄层血凝块覆盖于颅底血管、神经和脑表面。血液刺激痛觉敏感结构、脑膜和神经根,可致剧烈头痛及脑膜刺激征。血液及其产物直接刺激下丘脑引起功能紊乱,出现血糖升高、发热、心律失常等。血细胞崩解，释放 5- 羟色胺等多种活性物质，并引起脑动脉痉挛，可使脑组织发生严重缺血或引起脑梗死。由于颅内容积增加而立即引起颅内压力增高，严重者可发生脑疝。血液在颅底或脑室发生凝固，造成脑脊液回流受阻，引起急性脑积水。

【临床表现】

（一）一般特点

以中青年发病居多，临床表现差异较大，轻者可以没有明显临床症状和体征，重者迅速昏迷甚至死亡。绝大多数患者突然起病，常有咳嗽、剧烈运动、情绪激动、突然用力、过度劳累、饮酒等诱因。约 1/3 的患者在起病前数天或数周有头痛、恶心等前驱症状。

（二）剧烈头痛

为临床最突出的症状。头痛发生突然，往往先由某一部位开始出现撕裂样难以忍受的剧烈头痛，继之头痛波及整个头部。头痛不能缓解，可以持续数日不变，或呈进行性加重，严重患者可因脑疝导致呼吸衰竭死亡。头痛一般 2 周后缓慢减轻，如果头痛再次加重，提示再次出血。通常最先出现头痛的部位即为血管破裂的部位。动 - 静脉畸形破裂时头痛程度常不严重，患者常伴有面色苍白、出冷汗。

（三）脑膜刺激征

是最主要的体征，常于发病后数小时出现。表现为颈项强直、克尼格征阳性和巴宾斯基征阳性，其中以颈项强直最多见，一般持续 3～4 周后消失。小量出血者脑膜刺激征可以不明显。老年及衰竭患者可无剧烈头痛和明显的脑膜刺激征，而以意识障碍和精神障碍为主。

（四）颅内高压和意识障碍表现

患者意识障碍多较轻，极重型的出血患者恶心明显，反复喷射状呕吐，可很快进入昏迷。约 25% 的患者出现淡漠、嗜睡、谵妄、躁动、幻觉等精神症状，常于起病后 2～3 周内自行消失。

（五）局灶性脑损害的症状和体征

因动脉瘤或血管畸形的不同位置，少数患者有短暂或持久神经系统损害的定位表现，如单瘫、偏瘫、失语、视野缺损等。脑神经损伤以一侧动眼神经麻痹最多见，提示该侧后交通动脉瘤破裂。

（六）眼底改变

20% 的患者眼底检查可见玻璃体下片状出血，出现于发病 1 小时内，是急性颅内压增高和眼静脉回流受阻所致，对诊断具有提示意义。

（七）并发症

1. 再出血 是蛛网膜下腔出血的主要急性并发症，也常是致命的主要原因。出血后 2 周内有 20% 的动脉瘤患者发生再出血，使死亡率增加一倍。临床表现与第一次出血表现相似，但程度更重。动静脉畸形在急性期再出血者少见。

2. 脑血管痉挛 75% 的患者可在发病后出现脑血管痉挛，甚至导致 1/3 以上病例脑实质缺血，是死亡和伤残的重要原因。通常在病后 3～5 天开始发生，4～15 天为血管痉挛的高峰期，2～4 周以后逐渐消失。

【辅助检查】

（一）头颅影像学检查

1. 头颅 CT 疑诊本病时的首选检查，出血早期敏感性高，可检查出 90% 以上的蛛网膜下腔出血。CT 显示在出血部位和蛛网膜下腔出现高密度阴影（图 9-7）即可确诊。CT 除了可以显示出血量、血液分布外，前后比较还可以进行动态观察以判断有无再出血及血液吸收情况。脑 CT 也可以确定有无脑实质内出血、脑室出血，以及是否伴有脑梗死、脑积水。

　　2. 数字减影血管造影（DSA）　可显示动脉瘤的部位、大小、数量等信息，还可以发现引起本病的其他病因如动-静脉畸形、血管性肿瘤等，检查阳性率可达 95%，为蛛网膜下腔出血的病因诊断提供可靠的证据，也是目前临床明确有无动脉瘤的诊断"金标准"（图 9-8）。同时，DSA 检查是制定合理外科手术治疗方案的先决条件。在检查时间安排上应注意避开再出血和血管痉挛的高峰期，以病后 3 天内或发病 3～4 周后检查为宜。

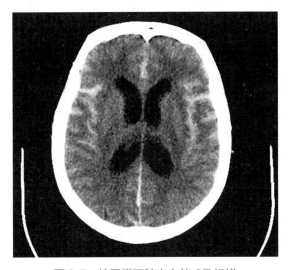

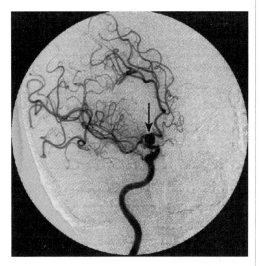

图 9-7　蛛网膜下腔出血的 CT 扫描　　　　　　　图 9-8　动脉瘤 DSA

（二）脑脊液检查

　　对本病有可靠的诊断意义，最好在发病 12 小时后进行。表现为压力升高，均匀一致的血性脑脊液（为蛛网膜下腔出血的特征性表现）。由于腰椎穿刺有诱发脑疝形成的危险，仅在无条件做 CT 检查及病情允许的情况下，或 CT 检查不能确诊而临床又高度疑诊蛛网膜下腔出血时才考虑进行。

【诊断和鉴别诊断】

（一）诊断

　　诊断要点：①中青年患者；②有突然用力、情绪激动等诱发因素；③急性起病，突然发生持续性剧烈头痛伴明显呕吐；④脑膜刺激征阳性；⑤脑 CT 发现脑池和蛛网膜下腔高密度征象；⑥腰穿见均匀一致血性脑脊液。

　　诊断本病后应进行病因学检查。

（二）鉴别诊断

　　1. 与其他急性脑血管疾病鉴别（表 9-3）。

　　2. 脑膜炎　有感染临床表现，脑脊液呈炎性改变，CT 检查无脑池、脑沟高密度出血影。

【治疗】

　　急性期治疗原则是防治再出血，降低颅内压，减少并发症，去除病因和预防复发。SAH 患者应急诊收入住院治疗,尽早查明病因并决定是否外科治疗。

(一)一般治疗

1. 休息与体位 绝对卧床休息 4～6 周,取头高脚低位(床头抬高 15°～20°);避免不必要的搬动,保持环境安静,保持情绪稳定,严格限制探视。

2. 饮食安排 给予高蛋白、高维生素、高纤维素的饮食,保证热量供给,注意水、电解质平衡。

3. 避免诱因 避免一切可能引起血压或颅内压增高的因素。

4. 加强局部清洁 保持口腔、皮肤清洁,预防尿路感染和吸入性肺炎。

5. 控制血压 当收缩压＞180mmHg 或平均动脉压＞125mmHg 时,应在密切监测血压条件下使用短效降压药物(如尼卡地平、拉贝洛尔等),使收缩压稳定在 160mmHg 以下。

6. 病情监测 入住重症监护室,密切监测生命体征和神经系统的体征,维持呼吸道通畅和循环功能。

(二)特异性治疗

1. 预防再出血 除了绝对卧床休息和调控血压外,还可以采用以下措施:

(1)抗纤溶药物:为防止动脉瘤破裂口血块溶解引起再出血,可适当使用抗纤维蛋白溶解药以延迟血块的溶解,使纤维组织和血管内皮细胞有足够时间修复破裂处。抗纤溶药物虽然可以减少再出血,但也可能增加患者缺血性卒中发生率。新近研究提示,在病程的早期短程(＜72 小时)应用抗纤溶药物并结合早期治疗动脉瘤,随后停用抗纤溶药物,同时积极预防低血容量和使用尼莫地平控制脑血管痉挛,是较好的治疗策略。常用抗纤溶药物有氨基己酸、氨甲苯酸、酚磺乙胺等。

(2)破裂动脉瘤的外科和血管内治疗:动脉瘤夹闭或血管内治疗是预防 SAH 再出血最有效的治疗方法。治疗方法的选择应根据患者的情况、动脉瘤或血管畸形的特点由多学科医师讨论决定。

2. 防治脑血管痉挛 脑血管痉挛发生后很难逆转,可能导致脑梗死,是病情加重导致死亡的主要原因之一,应在破裂动脉瘤的早期管理阶段即开始防治脑血管痉挛。早期口服尼莫地平可以有效减少动脉瘤性 SAH 后的不良转归和缺血性神经功能缺失的比例。尼莫地平口服 40mg,4～6 次 /d,连续 3 周以上。注意其低血压的不良反应。其他钙通道阻滞药的疗效仍不确定。

(三)对症处理和并发症防治

1. 降颅内压治疗 可用 20% 甘露醇、呋塞米、白蛋白等。适当限制液体入量,防治低钠血症发生。

2. 止痛镇静 对头痛明显、烦躁不安者可给予地西泮、可待因、颅通定等以保证休息。禁用吗啡、哌替啶等麻醉药,以免抑制呼吸。慎用阿司匹林以免影响凝血功能。

3. 癫痫防治 在病程早期可以预防性使用抗癫痫药物,不推荐长期使用。

4. 脑积水处理 急性期合并症状性脑积水时应进行脑脊液分流术。对于合并慢性症状性脑积水的患者,推荐采用永久性脑脊液分流术。

5. 放脑脊液疗法 对重症患者、出现急性脑积水、不能耐受开颅手术者可腰穿放脑脊液,可以降低颅内压、减轻头痛、降低迟发性脑血管痉挛的发生率。每次 10～20ml,每周 2 次。需注意脑疝、继发颅内感染、再出血的危险。

(四)病因治疗

目的是根除病因,防止复发。

【预后和预防】

(一)预后

SAH 预后与病因、出血部位、出血量、有无并发症及是否得到及时恰当治疗有关。SAH 总体的预后较差,病死率高达 45%,死亡主要发生在病后 2 周内,存活者亦有较高的致残率。脑血管畸形和动脉硬化引起者预后相对较好。近年由于急性期血管内介入治疗技术的广泛进展,本病的预后有了明显改善。

（二）预防

积极进行病因诊断和治疗，必要时手术治疗。避免各种诱发因素，多食蔬菜水果保持大便通畅。女性患者 1～2 年内避免妊娠。控制危险因素，如高血压、吸烟、酗酒、吸毒等。

第四节 癫 痫

癫痫是一组由已知或未知病因导致大脑神经元高度同步异常放电所引起的临床综合征，表现为慢性反复发作性短暂脑功能失调。由于异常放电神经元的位置与传播方向及范围的不同，发作时表现形式各异，可有运动、感觉、行为、精神、意识、自主神经等功能障碍，或兼而有之。每次发作或每种发作的短暂过程称为痫性发作，一个患者可以有一种或数种形式的痫性发作。在癫痫发作中，有特殊病因，有特定的症状和体征所组成的特定癫痫现象称为癫痫综合征。

癫痫是发作性意识丧失的常见原因，其患病率仅次于脑卒中，是神经内科最常见的疾病之一。最新流行病学资料显示，国内癫痫的总体患病率为 7.0‰，年发病率为 28.8/10 万，目前有癫痫患者约 900 万，活动性癫痫患者约 600 万，每年新发病例 65 万～70 万，约 30% 为难治性癫痫。癫痫可发生于任何年龄，青少年阶段发病居多，随着年龄的增长发病数逐渐减少，66% 的患者发病年龄在 30 岁以前，50 岁以后发病者小于 15%。发病年龄不同主要与致病因素有关。

【病因】

癫痫不是一个独立的疾病，而是一组疾病或临床综合征。导致癫痫的病因十分复杂，根据病因的不同，可分为三大类：

1. 特发性癫痫 病因不明。目前的检查手段未能确定脑内有引起癫痫发作的器质性病变或功能异常。可能与遗传因素密切相关，有一定年龄依赖性，多在儿童或青年期首次发病。具有特征性临床表现及脑电图特点，有较明确的诊断标准，药物治疗效果较好。

2. 症状性癫痫 由明确的脑结构损伤或功能异常及全身性疾病影响脑代谢失常引起。癫痫发作是脑部疾病或全身性疾病的一种症状。病因较复杂，不同年龄阶段脑损害的原因不尽一致：婴儿期主要为产伤、缺氧性脑病、大脑发育异常；儿童和青少年则主要为脑炎、脑外伤、中毒性脑病；成年期发病者多为脑外伤、脑肿瘤、颅内动 - 静脉畸形；而脑血管病、脑萎缩、脑肿瘤等为老年人的主要原因。药物治疗效果较差。

3. 隐源性癫痫 临床表现提示为症状性癫痫，但以目前的检查手段无法明确病因，这类患者约占全部癫痫病例数的 60%～70%。随着影像技术的发展及遗传病因学的发展，这类癫痫会逐渐减少。

【影响因素】

（一）遗传因素

可影响癫痫的易患性。特发性癫痫患者的近亲患病率为 2%～6%，症状性癫痫患者的近亲患病率为 1.5%，均高于一般人群。

（二）年龄因素

特发性癫痫与年龄有密切关系，如婴儿痉挛症常在周岁内发病，儿童期失神癫痫 6～7 岁为发病高峰，肌阵挛癫痫发病常在青春期前后。

（三）睡眠因素

癫痫发作与睡眠 - 觉醒周期有密切关系，如婴儿痉挛症常在睡前或醒后发作，全面性强直 - 阵挛发作常在清晨醒后发生。

（四）内环境因素

癫痫发作与内环境改变密切相关。少数患者通常在经期和排卵期发作频繁，提示可能与内分泌改变有关。缺乏睡眠、疲劳、饥饿、便秘、饮酒、激动、闪光、情感冲动，以及各种一过性代谢紊乱、过敏反应等，都可能激发患者的痫性发作。

【发病机制】

尚未完全阐明。目前认为神经元结构异常、神经元细胞膜内外电解质紊乱、电位改变，以及各种神经递质的平衡失调等均与癫痫发作有关。无论系何种原因引起的癫痫发作，其电生理改变均表现为大脑神经元异常过度同步放电。各种损伤导致的癫痫病灶是癫痫发作的病理基础。而致痫灶是能够产生痫性放电的特殊部位。研究表明，直接导致癫痫发作的并非是癫痫病灶而是致痫灶。

【癫痫的分类】

癫痫的分类非常复杂，有按癫痫发作分类（指癫痫发作时的临床表现和脑电图特征进行分类）和癫痫综合征分类（根据癫痫的病因、发病机制、临床表现、疾病演变过程和治疗效果等因素分类）的方法。目前应用最广的是1981年国际抗癫痫联盟（ILAE）提出的癫痫发作分类的方案，其分类原则是根据癫痫发作起始的异常放电是源于一侧脑部（部分性发作）还是两侧脑部（全面性发作）、患者的意识是存在（单纯性）还是丧失（复杂性）来区分（表9-4）。

表9-4　国际抗癫痫联盟（ILAE）痫性发作分类

1. 部分性发作
1.1 单纯部分性发作
运动性发作：局灶性运动性、Jackson、旋转性、姿势性、发音性
感觉性发作：特殊感觉（嗅觉、视觉、味觉、听觉）、躯体感觉（痛、温、触、运动、位置觉）、眩晕
自主神经性发作（烦渴、心悸、排尿感等）
精神症状性发作：语言障碍、记忆障碍、认知障碍、情绪变化、错觉、结构性幻觉
1.2 复杂部分性发作
单纯部分性发作后出现意识障碍：从单纯部分性发作开始继之出现意识障碍或自动症
开始即有意识障碍：仅有意识障碍或自动症
1.3 部分性发作继发全身性发作
单纯部分性发作继发全身性发作
复杂部分性发作继发全身性发作
单纯部分性发作继发复杂部分性发作再继发全身性发作
2. 全面性发作
2.1 失神发作
典型失神发作
不典型失神发作：有短暂强直、阵挛或自主神经症状等一种或数种成分
2.2 强直性发作
2.3 阵挛性发作
2.4 强直阵挛性发作
2.5 肌阵挛发作
2.6 失张力发作
3. 不能分类的发作

【临床表现】

癫痫的临床表现复杂多样，不同的癫痫类型可有各自不同的临床表现特点，但基本也都具有如下四个共性特征。①发作性：症状突然发生，持续一段时间后迅速恢复，间歇期正常。②短暂性：发作持续时间一般为数秒或数分钟，一般很少超过 30 分钟（癫痫持续状态除外）。③重复性：第一次发作后，经过不同时间的间歇期后会有再次或更多次发作。④刻板性：每次发作的临床表现几乎一致。

（一）部分性发作

临床表现和脑电图显示发作源于一侧大脑皮质的局灶性异常放电。根据有无意识改变又分以下三类：

1. 单纯部分性发作　可发病于任何年龄。发作时患者无意识障碍，发作持续时间短，一般不超过 1 分钟，具有突发突止的特征。可分为以下四个类型：

（1）部分运动性发作：身体局部发生不自主的抽动，多见于一侧口角、眼睑、手指或足趾，也可涉及整个一侧面部或一个肢体远端。常见发作形式有：①Jackson 发作：抽搐自手指—腕部—前臂—肘部—肩部—口角—面部的顺序逐渐扩展，如发作后遗留暂时性局部肢体无力或轻瘫称为 Todd 瘫痪。②旋转性发作：双眼突然向一侧斜偏，头部不自主同向转动，伴有身体不超过 180° 的扭转。③姿势性发作：表现为一侧上肢外展、肘部屈曲、头部向同侧扭转，眼睛注视同侧。④发音性发作：表现为不自主重复发作前的单音或单词。

（2）部分感觉性发作：①躯体感觉性发作：为肢体麻木和针刺感，多发生在口角、舌、手指或足趾。②特殊感觉性发作：表现为视、听、嗅、味等的幻觉。③眩晕性发作：表现为眩晕感、漂浮感、坠落感等。

（3）自主神经性发作：表现为烦渴、欲排尿感、出汗、面部、及全身皮肤发红、呕吐、腹痛等，发作年龄以青少年为主，临床症状以胃肠道症状居多。

（4）精神性发作：表现为各种类型记忆障碍、情感障碍、错觉、复杂性幻觉等。精神性发作可以单独出现，也可以是复杂部分性发作的先兆，甚至继发全面性强直阵挛发作。

2. 复杂部分性发作　占成人癫痫发作的 50% 以上，大多数为颞叶病变引起，又称颞叶癫痫。主要特征有意识障碍及在感觉运动障碍的基础上出现错觉、幻觉、自动症等，故也称为精神运动性发作。发作前可先出现单纯部分性发作，继而意识障碍，再做出具有一定协调性和适应性的无意识活动，即自动症。患者往往先瞪视不动，然后做出无意识动作：①机械地重复动作，如吮吸、咀嚼、舔唇、清咽、搓手、抚面、脱衣解扣、摸索衣裳和挪动桌椅等；②游走、奔跑；③无目的的开门、关门、乘车、上船；④自动言语或叫喊、唱歌等。

3. 部分性发作继发全面性发作　单纯部分性发作可发展为复杂部分性发作，单纯或者复杂部分性发作可转化为全面性强直阵挛发作。

（二）全面性发作

最初的临床表现和脑电图都提示发作起源于双侧脑部神经元广泛性异常放电，意识丧失常为早期表现。

1. 全面性强直阵挛发作（generalized tonic-clonic seizure，GTCS）　以意识丧失和双侧强直后阵挛为主要临床特征，为最常见的发作类型之一。可以由部分性发作演变而来，也可起病即表现为全面性强直阵挛发作。早期出现突发意识丧失，跌倒在地，随后发作过程分为三个期：

（1）强直期：全身骨骼肌呈持续性收缩。上眼睑上牵，眼球上窜或凝视；咀嚼肌收缩出现张口后猛烈闭合，可咬破舌尖；喉肌痉挛，呼吸肌强制性收缩发出叫声，呼吸暂停；颈部和躯干先屈曲后反张，上肢先上举、后旋转为内收、前旋；下肢自屈曲转变为强直。约持续 10~20 秒后转入阵挛期。

（2）阵挛期：不同肌群痉挛与松弛交替出现，阵挛频率由快变慢，松弛期逐渐延长，最后一次强烈阵挛后，抽搐突然终止。持续约 1/2~1 分钟。

以上两期都有心率加快、血压升高、呼吸暂停、发绀,汗液、唾液和支气管分泌物增多,口鼻可喷出泡沫或血沫(咬伤舌或口腔黏膜所致),瞳孔扩大及光反射消失、巴宾斯基征阳性等表现。

(3)发作后期:阵挛期后尚有短暂的强直痉挛,造成牙关紧闭和大小便失禁。呼吸首先恢复,继而心率、血压、瞳孔等恢复正常,肌肉张力松弛,意识逐渐苏醒。

从发作开始到意识恢复历时5~15分钟。清醒后常感到头昏、头痛、疲乏无力,对抽搐全无记忆。

2.失神发作 分为典型失神发作和不典型失神发作。典型失神发作主要起病于儿童期,进入青春期前停止。特征性表现为突然意识短暂中断和正在进行的动作突然停止,两眼瞪视不动,呼之不应,可伴有简单的自动性动作,如咀嚼、吞咽、擦鼻等,或手中持物可能坠落,但一般不会跌倒,持续约5~10秒,发作和终止均突然。事后立即清醒并继续原来的活动,对发作无记忆。无先兆表现和局部症状。每日可发作数次至数百次。

3.肌阵挛发作 快速、短暂、触电样肌肉收缩,可遍及全身,也可限于某个肌群,常成簇发生。可见于任何年龄。

4.强直性发作 多见于弥漫性脑损害的儿童及青少年,睡眠中发作较多。表现为四肢肌肉强直性收缩,使头、眼、肢体固定在特殊位置,多呈角弓反张位,伴有明显的自主神经症状。发作持续数秒至数十秒。

5.阵挛性发作 仅见于婴幼儿,表现为全身重复性阵挛性抽搐伴意识丧失。全身性阵挛性抽搐前无肌强直性发作,临床较少见。

6.失张力发作 多见于有脑弥漫性损害的儿童。表现为肌张力突然丧失,可导致头或肢体下垂,严重时病儿跌倒在地。

【辅助检查】

(一)一般检查

血常规、血糖、血钙、大便虫卵、脑脊液检查,了解有无贫血、低血糖、低血钙及寄生虫感染等。

(二)脑电图(EEG)检查

EEG是诊断癫痫最重要、最有效的检查方法,对癫痫诊断、分型、抗癫痫药物的选择、预后判断均有较大的价值。

1.全面性强直阵挛发作 典型的脑电图改变是在强直期出现逐渐增强的10次/s棘波样节律,继之波幅逐渐增高但频率不断降低。在阵挛期呈弥漫性慢波伴间歇性棘波。发作后期则呈明显脑电抑制状态。

2.典型失神发作 典型的脑电图改变为双侧规律对称的3Hz棘-慢综合波。

其他癫痫类型也可有相应的EEG改变。实际临床工作中由于技术和操作上的局限性,常规头皮脑电图仅有50%癫痫患者能见到各种痫样放电的脑电图波形,部分正常人中偶尔也能记录到痫样放电。因此,不能单纯依据脑电活动的异常或正常来确定是否是癫痫。一般脑电图描记的时间越长,阳性率越高。目前,临床上运用24小时长程脑电监测、视频脑电图等检查使发现痫样放电的阳性率大为提高。

(三)神经影像学检查

包括CT、MRI,可确定脑的结构性损害,对于诊断和分类及病因的明确有十分重要的作用。MRI较CT更敏感。功能影像学检查如正电子发射计算机断层(PET)和单光子发射计算机断层(SPECT)能从不同角度反映局部代谢变化,辅助癫痫病灶的定位。

(四)神经病理学检查

对手术切除的癫痫病灶进行的病理检查,可以确定癫痫病因是否由脑瘤、瘢痕、血管畸形、硬化、炎症、发育异常或其他异常引起。

【诊断和鉴别诊断】

（一）诊断

诊断应遵循以下四个步骤：

1. 判断是否为痫性发作　诊断的依据主要是病史，特别是家属或目击者对发作过程详细而可靠地描述。判断临床表现是否具有发作性、短暂性、重复性和刻板性等痫性发作的"共性"特征，辅以脑电图痫性放电证据并排除其他发作性疾病即可确诊。

2. 明确发作类型或癫痫综合征的类型　通过完整和详尽的病史采集、发作的表现特征、脑电图特征或长程脑电监测、视频脑电图、神经影像学等检查结果进行分析判断。但确有少数患者其发作类型难以从病史得到明确的答案，需要动态观测。

3. 探究病因　进一步明确是特发性还是症状性，是脑器质性病变引起还是全身代谢性疾病所导致。通过详细病史询问、全面身体检查后，对所怀疑的病因进行选择性检查以进一步明确病因。

4. 寻找诱因　许多癫痫患者常在某些诱因的刺激下发生癫痫，通过详细了解癫痫发作前的身心状态与环境情况，寻找出发作诱因并加以避免，有利于预防癫痫的发作。

（二）鉴别诊断

1. 癔症样发作　发作大多与情感因素有关，每次发作时间较长。多有人在场时发作，常伴有哭泣和叫喊，表演痕迹明显，容易受暗示的影响。发作时无意识丧失、无创伤和大小便失禁，瞳孔光反应灵敏。

2. 晕厥　系大脑短暂缺血缺氧引起短暂意识丧失和跌倒。多有明显的诱发因素，如看见鲜血、疼痛刺激、排尿、低血糖、低血压、用力咳嗽等，常有头昏、眼前发黑、胸闷、心悸、无力、冷汗等先兆表现，平卧后意识恢复迅速，一般不超过 15 秒，清醒后常有肢体发冷、乏力等表现，脑电图检查正常。

【治疗】

目前尚无纠正癫痫基本病理异常的疗法和药物，本病不能短期治愈。癫痫治疗的首要目标是控制癫痫发作；其次是处理由反复痫性发作所造成的神经精神系统的功能障碍，使患者恢复原有的生理、心理和社会功能状态，从而提高患者的生活质量。

（一）一般治疗

1. 给予患者心理疏导，帮助患者坚定治疗信心、保持积极乐观的情绪、建立良好的生活规律。

2. 在安全前提下适当参加体育锻炼。避免从事有危险的工作，如驾驶、高空作业、潜水、烧锅炉等。

3. 饮食宜营养丰富、清淡，避免辛辣等刺激性食物，戒除烟酒。

4. 休息环境舒适，避免和消除诱发因素。

5. 当出现发作先兆时应立即平卧，防止外伤发生。

（二）病因治疗

是本病根本的治疗措施。一旦病因明确，应针对治疗。

（三）癫痫发作期的治疗

1. 预防外伤和防止并发症　一般痫性发作时间较短，任何药物都无法立即控制本次发作。除了癫痫持续状态外，痫性发作本身对患者生命的威胁不大。处理原则不是立即用药，而是及时采取措施保障呼吸道通畅，预防外伤和防止并发症。

痫性发作时现场处理：①立即将患者平移至安全环境中躺下侧卧，头下垫柔软物（衣服、毛巾等）；②移开周围尖锐的危险物品；③解开过紧的衣领、领扣和腰带；④快速取出患者口中义齿、食物；⑤用毛巾或外裹纱布的压舌板快速塞入齿间，以防舌被咬伤，必要时托起下颌，用舌钳牵拉舌体,防止舌根后坠;⑥现场守护并保护患者,抽搐时不得用力按压肢体以免骨折、关节脱臼,不要掐人中,不要抱或背及反复搬动患者,也不可强行喂水、灌药、肌内注射、输液;⑦待抽搐停止后,将头转向一侧,便于分泌物流出,避免窒息;⑧患者清醒后应及时安慰患者,帮助做好清洁卫生以维护患者的形象与自尊。

2. 对症处理 如有误吸,可酌情使用抗生素以预防呼吸道感染。发生外伤给予及时处理。患者因担心病情复发常有较重的心理负担,应及时给予心理辅导与社会帮助。

癫痫发作停止后的间歇期如常人。但当有某些诱发因素持续存在时,可以导致癫痫发作时间明显延长,或短时间内频繁发作而成为癫痫持续状态,应及时将患者送至医院进行救治。

知识链接

癫痫持续状态及其处理

癫痫在短期内频繁发作以致发作间歇期内仍然昏迷,或发作持续 30 分钟以上未自行停止,称为癫痫持续状态。任何类型的癫痫均可出现癫痫持续状态,但以 GTCS 最为常见,危害也最大。癫痫持续状态常见诱因有:不恰当停用抗癫痫药物、急性感染、急性脑病、外伤、疲劳、酗酒、精神刺激、急性中毒、睡眠不足、孕产等。由于癫痫发作持续时间长,多伴有发热、脱水、电解质紊乱、酸中毒,属于神经系统常见急危重症,若处理不及时可导致脑细胞坏死、脑水肿、肺部感染、呼吸衰竭,致残率和死亡率高,必须紧急处理。

1. 迅速控制发作 为治疗成功的关键。①地西泮:首选,以不超过 2mg/min 静脉注射,单次最大剂量<20mg,15 分钟后如复发可重复给药。有效后用 60~100mg 溶于 5% 葡萄糖盐水中,于 12 小时内缓慢静注。儿童首次剂量为 0.25~0.5mg/kg,一般<10mg。出现呼吸抑制时需立即停止注射,必要时加用呼吸兴奋剂。②10% 水合氯醛:20~30ml(儿童 0.5ml/kg)加等量植物油保留灌肠,8~12 小时一次。使用上述药物控制发作后,应用苯巴比妥 0.1~0.2g 肌内注射,2 次/d,连续 3~4 日巩固和维持。选择有效抗癫痫药鼻饲,逐渐过渡到长期维持治疗。

2. 一般治疗和护理 ①吸氧、保持呼吸道通畅,必要时气管切开;②高热时给予物理降温;③出现脑水肿时快速降颅内压;④防治感染;⑤维持水、电解质平衡,纠正酸中毒;⑥建立通畅的静脉通道并采用生理盐水维持;⑦给予营养支持治疗;⑧牙关紧闭者应放置牙套;⑨加装床栏,专人护理;⑩进行心电、血压、呼吸、脑电等监测。

(四)药物治疗

主要是使用抗癫痫药物(AEDs)。药物治疗应达到三个目的:①控制发作或最大程度减少发作次数;②长期治疗而无明显不良反应;③患者能保持或恢复原有的生理、心理状态和社会适应能力。近年来,新型抗癫痫药物不断问世,药代动力学监测技术的发展、用药方案的优化,使得癫痫患者药物治疗的预后有了很大的改善,约 70%~80% 的患者癫痫发作得到有效控制。

1. 常用抗癫痫药物(表 9-5)。

2. 任何疾病的药物治疗均应遵循一定的原则,才能提高疗效,在癫痫的治疗中尤为重要。药物应用原则如下。

(1)确定是否用药:一般来说,半年内发作两次以上,诊断明确者应当及早使用 AEDs。

(2)根据发作类型正确选药:一种 AEDs 常对某一发作类型疗效最佳,对其他类型的发作疗效差或无效,甚至有相反的作用。因此,根据癫痫发作类型选用 AEDs 是最重要的用药原则。2006 年国际抗癫痫联盟推出针对不同发作类型癫痫的药物选择指南(表 9-6)可供临床用药时参考。

表9-5 常用抗癫痫药物适应证、常用剂量与不良反应

药物	有效发作类型	成人剂量（mg/d）		常见不良反应
		起始量	维持量	
苯妥英钠	GTCS、部分性发作	200	300～500	胃肠道反应、齿龈增生、毛发增长、小脑征、精神症状、皮疹，骨髓、肝、心肌损害，可加重失神发作和肌阵挛发作
卡马西平	部分性发作首选、复杂部分性发作	200	600～1 200	胃肠道症状、复视、嗜睡、体重增加、低钠血症、骨髓与肝损害、皮疹，可加重失神发作和肌阵挛发作
苯巴比妥	小儿癫痫首选、单纯部分性发作、复杂部分性发作	30	60～90	疲劳、嗜睡、复视、认知行为异常、皮疹、肝损害
扑痫酮	GTCS、单纯部分性发作、复杂部分性发作	60	750～1 500	疲劳、嗜睡，复视、认知行为异常、皮疹，肝损害、血小板减少
丙戊酸钠	GTCS 合并典型失神发作首选、部分性发作	200	600～1 800	肥胖、震颤、毛发减少、踝肿胀、嗜睡、月经失调、骨髓与肝损害、胰腺炎
乙琥胺	单纯失神发作	500	750～1 500	胃肠症状、嗜睡、精神异常、骨髓损害
拉莫三嗪	部分性发作、GTCS、失神发作、肌阵挛发作	25	100～300	头晕、嗜睡、恶心、共济失调、攻击行为、皮疹，肝损害、再生障碍性贫血
托吡酯	部分性发作 GTCS、婴儿痉挛症	25	75～200	厌食、注意力下降、感觉异常、体重下降、急性闭角性青光眼
奥卡西平	部分性发作、复杂部分性发作	300	600～1 200	疲乏、复视、头晕、共济失调、低钠血症、皮疹
加巴喷丁	部分性发作、GTCS	300	900～1 800	疲乏、复视、头晕、记忆力下降、感觉异常

表9-6 癫痫初始治疗的选药原则（根据发作类型）

发作类型	推荐级别	可供选择药物
成人部分性发作	A 级	卡马西平、苯妥英钠
	B 级	丙戊酸钠
	C 级	加巴喷丁、拉莫三嗪、奥卡西平、苯巴比妥、托吡酯
儿童部分性发作	A 级	奥卡西平
	B 级	无
	C 级	卡马西平、苯巴比妥、苯妥英钠、托吡酯、丙戊酸钠
老年部分性发作	A 级	加巴喷丁、拉莫三嗪
	B 级	无
	C 级	卡马西平
成人全面强直 - 阵挛发作	A 级	无
	B 级	无
	C 级	卡马西平、拉莫三嗪、奥卡西平、苯巴比妥、苯妥英钠、托吡酯

续表

发作类型	推荐级别	可供选择药物
儿童全面强直-阵挛发作	A级	无
	B级	无
	C级	卡马西平、苯巴比妥、苯妥英钠、托吡酯、丙戊酸钠
儿童失神发作	A级	无
	B级	无
	C级	乙琥胺、拉莫三嗪、丙戊酸钠

注：A、B、C代表效能/作用的证据水平由高到低排列。A级：有效；B级：很可能有效；C级：可能有效。

（3）尽量单药治疗：由于两种或以上AEDs联合使用易致慢性中毒而使癫痫发作频繁。经临床正规治疗，70%~80%的新诊断癫痫患者可以通过单药治疗而有效控制癫痫发作，且不良反应小。单一用药已成为国际公认的用药基本原则。从小剂量开始口服，缓慢增量至最低有效剂量。药量需采取个体化原则。有条件者应监测血药浓度以指导用药，减少用药过程中的盲目性。

（4）掌握用药方法：AEDs主要为口服使用，需要根据药物的半衰期安排用药次数，一般半衰期长者每日用药1~2次，如苯巴比妥、苯妥英钠；半衰期短者每日用药3次。大多数AEDs口服后可能产生胃肠道反应，尽量分次饭后服用；对于发作多在夜晚和清晨的患者，可以集中在下午和入睡前用药；剂量较大的药物可以在睡前服用，以减少白天的镇静作用。

（5）坚持长期规律用药：AEDs治疗控制发作后必须坚持长期服用。间断用药和不规则用药不利于控制病情，甚至可以诱发癫痫持续状态。同时还应规律服药，才能保持稳定有效的血药浓度以达到最佳抗癫痫疗效。有自动症者需要长期服药。

（6）合理联合用药：对于少数先后使用两种单药，均经正规治疗不能控制发作及特殊需要时，可以考虑合理的联合治疗，但不宜联用化学结构相同的药物，如苯巴比妥与扑米酮；副作用相同的药物不宜联用，如苯妥英钠和丙戊酸盐均可导致肝损害。一般以不超过3种药物为宜。

（7）遵循剂量调整原则：①增减药物：增加药物剂量可适当快，减少药物剂量一定要慢，且必须逐一增减，以有利于确定评估疗效和毒副作用。②换药：当一种一线药物达到最大耐受剂量并经2~3个月观察仍未能控制发作或因不良反应而不能继续应用时，应改用次选药物。方法为先逐渐增大新药剂量至发作控制或达到最大耐受剂量后才逐渐减少原药剂量直至停用以实现单药控制，换药期间应有5~7天的过渡期。③停药：应遵循缓慢逐渐减量再停药的原则，一般GTCS完全控制4~5年后，失神发作停止6个月以后才能考虑停药。停药前应有1~1.5年的缓慢减量过程，在无癫痫发作后才能完全停用AEDs。在减量过程中若有癫痫复发，则需要重新给药。

（8）监测和处理不良反应：多数不良反应为暂时性的，缓慢减量后可以明显减少。出现严重反应时应减量或者停药、换药。用药前和用药期间还应定时检查血、尿常规及肝、肾功能，发现损害要及时采取相应的处理措施。有条件者应做血药浓度的监测。

（五）手术治疗

癫痫的手术治疗是应用神经外科的技术手段，采用切除、离断病灶或阻断癫痫电传导的方法来控制癫痫的发作。患者经过长期的正规单药治疗或先后使用两种AEDs达到最大耐受剂量，以及经过一次正规的联合治疗病情未能得到有效控制者可以考虑手术治疗。难治性癫痫（指用各种 AEDs 治疗 2 年以上，血药浓度在正常范围内，每月仍然有 4 次以上的发作，甚至出现对 AEDs 耐药者）也可以考虑手术治疗。

目前认为手术治疗的基本条件是：①癫痫病灶定位明确；②需要切除的病灶相对局限；③手术后无严重功能障碍的风险。

【预后和预防】

（一）预后

未经治疗的患者 5 年自然缓解率在 25% 以上，经合理而正规的治疗，约 70% 的患者癫痫发作可以得到有效控制，其中 50%～60% 的患者经 2～5 年的治疗可以治愈。

（二）预防

预防癫痫应着眼于三个层次。一是筛查和防治癫痫病因：强调遗传咨询，对有家族史者进行产前诊断或新生儿期筛查，注重孕妇的产前健康，避免产伤发生，积极防治小儿中枢神经系统各种疾病，去除或减轻引起癫痫的原发病等。二是预防和救治癫痫发作：避免癫痫的诱发因素，坚持对癫痫患者进行正规长期的药物治疗，患者外衣口袋中应随身携带个人疾病资料卡片（信息包括患者姓名、地址、病史及家属联系电话等内容），一旦癫痫发作能及时得到救治。三是消除或减少身心困扰：宣传和普及疾病知识，增强患者战胜疾病的信心；杜绝社会传统观念对癫痫患者的歧视，及时给予患者必要的心理辅导和社会帮助。持续的人文关怀有助于最大程度避免本病对患者身心和社会适应能力上带来的负面影响，使其能回归正常的家庭和社会生活，提高患者的生活质量。

ER-9-4
思政元素

第五节　神经 - 肌肉接头疾病和肌肉疾病

骨骼肌受运动神经支配。从大脑运动中枢发出的电冲动，需要经过神经末梢与骨骼肌之间的神经 - 肌肉接头或突触间化学传递才能引起骨骼肌的有效收缩。神经 - 肌肉接头间传递障碍所引起的一组疾病统称为神经 - 肌肉接头疾病，如重症肌无力、Lambert-Eaton 肌无力综合征。原发于骨骼肌的疾病称为肌肉疾病，如周期性瘫痪、多发性肌炎、进行性肌营养不良症等。

本节主要讨论重症肌无力、周期性瘫痪。

一、重症肌无力

重症肌无力（myasthenia gravis，MG）是一种神经 - 肌肉接头传递功能障碍的获得性自身免疫性疾病，主要由神经 - 肌肉接头突触后膜上乙酰胆碱受体（AchR）的损害引起。一般人群发病率为（8～20）/10 万，患病率约为 50/10 万。任何年龄均可发病，成人有两个发病高峰：20～40 岁，以女性多见；40～60 岁，以男性多见且多合并胸腺瘤。我国南方的发病率较高，少数患者有家族史。

【病因和发病机制】

（一）病因

1. 遗传因素　家族性重症肌无力的发现及本病与人类白细胞抗原的密切关系，都提示本病的发病与遗传因素有关。

2. 环境因素　如病毒感染、精神刺激、过度疲劳、妊娠与分娩等，也是本病常见的诱发因素。

（二）发病机制

重症肌无力是获得性自身免疫性疾病，与自身抗体介导的突触后膜乙酰胆碱受体（AchR）的损害有关。其发病机制未完全明了，推测在一些特定的遗传素质个体中，由于病毒感染或其他非特异性因子刺激后，导致胸腺中的"肌样细胞"（该细胞类似横纹肌细胞并在突触后膜上存在AchR）的 AchR 构型发生变化而成为新抗原，通过刺激机体免疫系统产生 AchR 抗体。AchR 抗体既可以与"肌样细胞"上的 AchR 相互作用，又可以同骨骼肌突触后膜上的 AchR 的相互作用。同时，胸腺淋巴细胞增生，B 细胞活性增强产生过量 AchR 抗体。进入血循环中的 AchR 抗体与骨骼肌突触后膜上 AchR 结合并在补体的参与下发生免疫反应，破坏了大量的骨骼肌突触后膜上的 AchR，导致突触后膜传递障碍。当连续的神经冲动到达时，不能引起肌纤维的动作电位而产生肌无力。在 80%～90% 的 MG 患者血清中可检出 AchR 抗体，这种抗体具有特异性，在其他肌病患者中一般不易检出，对诊断本病具有特征性意义。

【病理】

80% 患者的胸腺肥大，重量增加，淋巴滤泡增生，10%～20% 患者合并有胸腺瘤。神经-肌肉接头处突触间隙增宽，突触后膜皱褶变浅且数量减少。肌纤维本身变化不明显，部分患者可见肌纤维凝固、肿胀、坏死。慢性患者可发生肌萎缩。

【临床表现】

（一）主要临床特点

1. 肌无力的特征　受累骨骼肌呈病态疲劳，表现为肌肉连续收缩后出现严重的肌无力甚至瘫痪，经休息后减轻。肌无力症状多于下午或傍晚劳累后加重，早晨和休息后减轻，呈现规律的"晨轻暮重"特点。

2. 受累肌群分布　全身骨骼肌均可受累，受累肌肉常明显地局限于某一组，以后范围逐渐扩大。即使同一患者，其受累肌群的范围和程度在病程中也可有不断地变换。受累肌群的分布与某一运动神经受损后出现的肌无力表现不相符合。平滑肌和心肌一般不受累，腱反射通常不受影响，感觉正常。

3. 不同肌群受累的表现

（1）眼外肌麻痹：脑神经支配的肌肉最先受累，90% 的患者有眼外肌麻痹。首发症状多为一侧或双侧非对称性眼外肌麻痹，出现眼睑下垂、斜视、复视，重者眼球运动明显受限，甚至眼球固定，但瞳孔括约肌不受累，对光反射正常。

（2）面部和口咽肌受累：面部皱纹减少、表情淡漠、示牙无力、连续咀嚼困难、饮水呛咳、吞咽困难、构音不清等。

（3）斜方肌和胸锁乳突肌受累：转颈和耸肩困难，颈软不能抬头。

（4）四肢肌肉受累：一般近端重于远端，表现为抬臂、梳头不能，行走、上楼、爬坡困难。

4. 治疗反应　胆碱酯酶抑制剂（如新斯的明、依酚氯铵等）治疗有效，是本病的重要临床特征。

5. 病程特征　大多数患者隐匿起病，病程迁延，整个病程表现为复发与缓解交替。部分患者在发病 2～3 年可自然缓解，晚期肌无力比较严重且无力状态恒定不变，虽经休息也不能完全缓解。病程长短不一，可数月至数十年。

（二）重症肌无力危象

当病情急骤加重或治疗不当发生呼吸肌麻痹，出现咳嗽无力甚至呼吸困难，需要呼吸机辅助通气时称为重症肌无力危象，是本病最危险的状况，也是死亡的主要原因。大约 10% 的患者可以出现重症肌无力危象。主要的诱发因素有呼吸道感染、手术（包括胸腺切除）、精神刺激、全身疾病等。有三种类型：

1. 肌无力危象　最常见，占 95% 左右。多由感冒、手术、分娩、使用麻醉镇静药物等各种诱因和抗胆碱酯酶药物减量或突然停药诱发。给予胆碱酯酶抑制剂后症状很快消失。

2. 胆碱能危象　较为少见。由胆碱酯酶抑制剂过量所致，除肌无力症状加重外，有烟碱样中毒症状和毒蕈碱样症状。给予阿托品注射后症状可改善。

3. 反拗危象　由抗胆碱酯酶药物不敏感所致。在长期大剂量胆碱酯酶抑制剂治疗后发生，给予胆碱酯酶抑制剂后无反应。

（三）临床分型

目前国内外广泛采用 Osserman 分型（表 9-7）。

表 9-7　重症肌无力 Osserman 分型

临床类型	所占比例	临床特点
Ⅰ型（单纯眼肌型）	20%	仅限于眼外肌受累
ⅡA 型（轻度全身型）	30%	四肢肌群轻度受累，可合并眼肌受累，生活能自理
ⅡB 型（中度全身型）	25%	骨骼肌和延髓肌严重受累，出现咀嚼、吞咽及构音困难，但无呼吸肌麻痹。生活自理有一定的困难
Ⅲ型（急性重症型）	15%	累及全身骨骼肌群和呼吸肌，症状危重，进展迅速，在数周至数月内达到高峰，生活不能自理，死亡率高
Ⅳ型（迟发重症型）	10%	由Ⅰ、ⅡA、ⅡB 型经 2 年以上逐渐发展而来，症状同Ⅲ型，预后较差
Ⅴ型（肌萎缩型）	1%	少数患者于发病后半年出现肌萎缩

【辅助检查】

（一）一般检查

血尿常规、脑脊液检查正常。常规肌电图检查正常。

（二）AchR 抗体测定

AchR 抗体测定对 MG 的诊断具有特征性意义。85% 以上的患者血清 AchR 抗体阳性。抗体滴度的高低与病情严重程度不完全一致。AchR 抗体阳性可支持本病诊断，但抗体阴性不能否定诊断。

（三）胸部 CT、MRI 检查

可发现胸腺肥大或胸腺瘤。

（四）重复神经电刺激

发现神经 - 肌肉传递障碍为具有确诊价值的电生理检查结果。以低频（3～5Hz）和高频（10Hz）重复刺激尺神经、正中神经和膈神经后，第 5 个波比第 1 个波在低频刺激时动作电位波幅衰减 10% 以上，在高频刺激时动作电位波幅衰减 30% 以上。90% 的患者低频试验呈阳性结果。需要在停用新斯的明 17 小时后进行检查，否则容易出现假阳性。

【诊断和鉴别诊断】

（一）诊断

1. 诊断要点　①有 MG 家族史或可找到引起 MG 的诱因；②受累骨骼肌呈病态疲劳表现，具有"晨轻暮重"的特征；③肌无力常从一组肌群开始，逐渐累及其他肌群或全部肌群；④受累肌群的分布与某一运动神经受损后出现的肌无力表现不相符合；⑤血清 AchR 抗体阳性，重复神经电刺激呈阳性表现；⑥症状不典型者诊断性试验为阳性。

2. 诊断性试验　对症状不典型者可做以下试验，阳性有助于本病的诊断。

（1）疲劳试验（Jolly 试验）：嘱患者用力眨眼 30 次后观察到眼裂明显缩小，或双臂持续平举后出现上臂下垂，或起蹲 10～20 次后不能再继续坚持，休息片刻后又恢复为阳性。

（2）胆碱酯酶抑制剂试验：最常用。成人新斯的明肌内注射 0.5～1mg，20 分钟后肌无力症状好转为阳性，可持续 2 小时左右。

（二）鉴别诊断

1. 吉兰-巴雷综合征　肢体呈弛缓性瘫痪，近端重于远端，可伴有脑神经损害，脑脊液有蛋白-细胞分离现象，肌电图神经源性损害。

2. Lambert-Eaton 肌无力综合征　是一组自身免疫性疾病，约 2/3 患者伴发恶性肿瘤，以小细胞肺癌多见。主要表现为四肢近端肌肉无力，下肢更明显，短暂用力收缩后肌力反而增强，而持续收缩后又呈疲劳状态。眼肌受累少见。神经低频重复试验刺激波幅无明显衰减、AchR 抗体测定阴性。

【治疗】

（一）一般治疗

1. 保持环境安静，病情较重或进展时应卧床休息，缓解期可适当活动。

2. 给予高热量、高蛋白、高维生素饮食。进餐时间安排在用药后半小时左右（此时的药效最强）。如患者进食呛咳、吞咽困难，或行气管插管、气管切开时，应给予鼻饲。必要时静脉补充营养。

3. 有呼吸困难者应抬高床头，及时吸痰、吸氧，必要时行气管插管或气管切开。

4. 密切观察病情变化，特别注意有无危象出现。

（二）药物治疗

1. 免疫抑制剂

（1）糖皮质激素：可以抑制自身免疫反应，减少 AChR 抗体的生成，促使运动终板的再生和修复，改善神经-肌肉接头的传递功能。适用于各种类型的 MG。两种用药方法：①小剂量递增法：泼尼松从隔日清晨顿服 20mg 开始，每周增加 10mg，直至 60～80mg，待病情稳定改善 4～5 天后逐渐减量至 5～15mg，维持数年。②冲击疗法：对较危重、气管插管、使用呼吸机的患者，可采用大剂量甲泼尼龙 1 000mg/d，静脉滴注 3～5 天，随后每日剂量减半，即 500mg、250mg、125mg，继而改用泼尼松每日 50mg，待病情稳定后逐步减量；也可以采用地塞米松 10～20mg/d，静滴 7～10 天，症状稳定后停地塞米松，改为泼尼松 60～100mg 隔日顿服，待症状消失后逐渐减量至 5～15mg，维持 1 年以上；也可以一开始即采用泼尼松每日 60～80mg 口服，当症状缓解后逐渐减量。激素应避免减量过快导致"反跳现象"，如病情波动则需要及时调整剂量，同时注意补钾和钙。

（2）细胞毒性药物：适用于不能耐受大剂量激素或激素效果不佳，或因有基础疾病（如高血压、溃疡病、糖尿病等）不能使用激素的患者。①硫唑嘌呤：每次 50～100mg，1～2 次/d，口服，一般 4 周后开始起效。②环磷酰胺：每次口服 50mg，2～3 次/d，总量 6～8g。③环孢素 A：口服 6mg/（kg·d），疗程 12 个月。应定期检查血象和肝肾功能。

2. 胆碱酯酶抑制剂　为一线对症药物，能抑制胆碱酯酶对 Ach 的水解，使突触间隙 Ach 增加，肌力可获得一过性改善。适用于除胆碱能危象外的所有 MG 患者。从小剂量开始，逐步加量。剂量因人而异，以不良反应最小，改善肌力效果最好为原则指标。不宜单独长期使用，应配合其他免疫抑制剂等治疗。

（1）溴新斯的明：餐前半小时口服 15～30mg，3～4 次/d。如出现毒蕈碱样副作用时可用阿托品对抗。

（2）溴吡斯的明：餐前半小时口服 60～120mg，3～4 次/d。

（三）血浆置换疗法

通过正常人血浆或血浆代用品置换患者的血浆，清除患者血浆中的 AchR 抗体、补体及免疫复合物。每次血浆交换量为 2 000ml，1～3 次／周，连续 3～8 次。起效迅速、安全，缺点是维持时间短，易于复发。适用于重症肌无力危象及难治性 MG。

（四）免疫球蛋白疗法

外源性 IgG 可干扰 AchR 抗体与 AchR 的结合，使 AchR 不被抗体所阻断，作为辅助治疗手段可缓解疾病进程，可用于各种类型的危象。400mg/（kg•d），静脉滴注，5 日为一疗程。

（五）胸腺治疗

对有胸腺肥大和高 AChR 抗体效价者、伴胸腺瘤的各型重症患者、年轻女性全身型 MG 患者、对胆碱酯酶抑制剂治疗反应不佳者，可以考虑胸腺摘除。70% 的患者在手术后症状可以得到缓解。不适合行胸腺切除者可行胸腺深部 ^{60}Co 放射治疗。

（六）危象的治疗

无论何种危象，首要的抢救措施是维持呼吸道通畅，给予患者吸氧，使用敏感抗生素控制感染，消除诱发因素，并根据不同的危象类型采取相应的措施：

1．肌无力危象　加大胆碱酯酶抑制剂的剂量。

2．胆碱能危象　可静脉注射依酚氯胺 2mg，如症状加重则立即停用胆碱酯酶抑制剂，待药物代谢完后可重新调整剂量。

3．反拗危象　依酚氯胺试验无反应，应停止使用胆碱酯酶抑制剂，给予静脉补液。3～4 天后再重新确立胆碱酯酶抑制剂的用量。

经上述早期处理无好转，呼吸困难持续加重，血气分析 $PaO_2 < 50mmHg$，$PaCO_2 > 50mmHg$，$pH < 7.25$ 时，应立即行气管切开或气管插管，采取人工呼吸器辅助呼吸；停止使用胆碱酯酶抑制剂以减少气管内分泌物；给予糖皮质激素冲击疗法或大剂量丙种球蛋白疗法；必要时采用血浆置换术等。

【预后和预防】

（一）预后

一般预后良好，但危象是 MG 患者最危险的状态，病死率为 15.4%～50%。

（二）预防

避免过度疲劳、注意劳逸结合是本病预防的首要措施。禁用和慎用对病情不利的药物，积极治疗胸腺疾患。

🌐 知识链接

重症肌无力禁用或慎用的药物

部分药物因可加重神经 - 肌肉接头传递障碍，或降低肌膜兴奋性，应禁用或慎用：

抗生素：氨基糖苷类、喹诺酮类，以及新霉素、多黏霉素、巴龙霉素。

心血管类药物：利多卡因、奎尼丁、普萘洛尔、美托洛尔、维拉帕米等。

抗癫痫药物：苯妥英钠、苯巴比妥、乙琥胺等。

抗精神病药物：碳酸锂、苯乙肼、氯丙嗪、氯硝西泮、地西泮等。

麻醉剂：吗啡、乙醚、氯仿等。

其他药物：青霉胺、氯喹、奎宁等。

二、周期性瘫痪

周期性瘫痪是一组以复发作的骨骼肌弛缓性瘫痪为特征的疾病，肌无力持续时间数小时至数周不等，发作间歇期完全正常。本病与钾代谢异常有关，按发作时的血清钾水平可分为三种类型：低钾型、高钾型和正常血钾型。其中以低钾型最常见。由甲亢、醛固酮增多症、肾衰竭、代谢性疾病等所导致低血钾而引起瘫痪者称为继发性周期性瘫痪，并常以原发病名冠名，如甲亢性周期性瘫痪。

本节主要阐述低钾型周期性瘫痪。低钾型周期性瘫痪可发生于任何年龄，以 20～40 岁多见，男女之比为（3～4）∶1，发作频率随年龄的增长而逐渐降低。

【病因和发病机制】

（一）病因

低钾型周期性瘫痪为常染色体显性遗传性疾病，我国多为散发病例。

（二）发病机制

尚未完全清楚，大多认为肌细胞膜内、外的钾离子平衡失调是引起发病的主要原因，同时还与肌细胞膜内外其他离子的分布及肌细胞膜上离子通道的功能改变有关。

【病理】

主要病理改变为肌质网空泡化。肌原纤维被圆形或椭圆形空泡所分隔，空泡内含有少量糖原颗粒和透明液体。

【临床表现】

为发作性肌无力、血钾降低，补钾后肌无力迅速缓解。饱食（尤其是过量碳水化合物食物）、酗酒及受寒、过度疲劳、月经前期、感染、创伤、情绪激动、使用胰岛素和激素等均可诱发本病。

（一）先兆表现

如肢体酸胀、针刺感、口渴、恶心、多汗、少尿、皮肤潮红、嗜睡等。

（二）肌肉瘫痪的特征

常于饱餐后、夜间睡眠或清晨起床时发现肌肉对称性无力或完全瘫痪。肌肉瘫痪一般从下肢开始，逐步累及上肢、躯干和颈部肌肉，症状在数小时至 1～2 天达到高峰。瘫痪通常下肢重于上肢，近端重于远端。瘫痪肢体肌张力低，腱反射减弱甚至消失。发作一般持续数小时或数周后逐渐恢复。最先受累出现症状的肌群也最先开始恢复。发作后可有几天受累肌肉的疼痛或者强直。补钾治疗后肌无力迅速改善。脑神经所支配的肌肉一般不受累，呼吸肌和膀胱直肠括约肌亦很少受累。

（三）其他表现

一般无感觉功能障碍和意识障碍。少数重症患者可以出现尿潴留、心律失常、血压下降、呼吸肌麻痹等而危及生命。

（四）发作频率

发作频率因人而异，一般数周至数月发作一次，也有数年发作一次，个别患者每天均有发作。伴甲亢者发作较频，每次持续时间短（一般在 24 小时内缓解），但当甲亢控制后发作频率降低。发作间歇期一切均正常。

【辅助检查】

（一）血清钾

发作时血清钾浓度常低于 3.5mmol/L，但降低的程度与瘫痪程度不相关。发作间歇期血清钾浓度正常。

（二）心电图

发作时可见典型的低钾改变：QRS 波群增宽，T 波平坦或倒置，U 波出现，P-R 间期与 Q-T 间期延长，S-T 段降低。部分病例可有心律失常。

（三）肌电图

运动电位波幅低、时限短。完全瘫痪时运动单位电位消失、电刺激无反应，膜静息电位低于正常。

【诊断和鉴别诊断】

（一）诊断

诊断要点：①常于饱餐后、夜间睡眠或清晨起床时发病；②骨骼肌对称性、弛缓性瘫痪反复发作；③不伴意识障碍、感觉障碍和括约肌功能障碍；④发作时血清钾降低，心电图呈低血钾改变；⑤最先受累的肌群最先开始恢复；⑥补钾治疗后肌无力迅速改善。

（二）鉴别诊断

1．继发性低血钾性瘫痪　如甲亢、原发性醛固酮增多症、糖尿病，以及呕吐、腹泻等可引起低血钾性瘫痪，但均有原发病的病史、体征和相应的实验室检查发现。

2．重症肌无力　亚急性起病，累及四肢及脑神经支配肌肉，有晨轻暮重为特征的病态疲劳症状。疲劳试验及新斯的明试验阳性。血清钾正常。

【治疗】

（一）一般治疗

1．避免过度劳累、剧烈运动、寒冷刺激、暴饮暴食等诱发因素。

2．给予低盐高钾饮食，不宜摄入过量高糖食物。

3．有甲亢、肾衰竭者应积极进行相关治疗。

4．消除紧张、恐惧心理。

（二）补钾治疗

发作时以口服补钾为主，每日总量 10g。先给予 10% 氯化钾 40～50ml 顿服，剩余补充剂量在 24 小时内分次口服，一般在数小时内即可显现疗效，至肌力完全恢复后停药。也可静脉补钾，10% 氯化钾加入生理盐水或林格液中静脉滴注，每小时不超过 1g 的补给速度，视病情和血钾水平及时调整，每天总量不超过 8g。

（三）对症治疗

1．严重心律失常者应在心电监护下积极纠正。

2．出现呼吸肌麻痹时应及时吸痰、给氧，并给予辅助呼吸。

3．不完全瘫痪者鼓励其适当活动，或电刺激肌肉组织以促进恢复。

【预后和预防】

（一）预后

本病预后良好，随患者年龄的增长发作次数减少，中年以后逐渐停止发作。

（二）预防

避免各种已知的诱发因素。慎用糖皮质激素、胰岛素等药物。多食含钾丰富的蔬菜、水果，给予低钠、高钾饮食。继发性者应积极治疗原发疾病。对发作频繁者，发作间歇期口服下列药物之一以预防发作：①钾盐，每次 1g，3 次 /d；②螺内酯，每次 20～40mg，3 次 /d；③乙酰唑胺，每次 250mg，2 次 /d。

（于晓斌）

？复习思考题

1. 呼吸肌麻痹是吉兰 - 巴雷综合征等病症最危险的情况，哪些临床表现提示患者出现了呼吸肌麻痹？

2. 如何区别中枢性面瘫和周围性面瘫？

3. 应从哪几个层面做好脑血管疾病的预防工作？

4. 请简述发生脑卒中时，脑水肿与颅内高压的危害、临床表现和处理措施。

5. 使用癫痫药物时应遵从哪些用药原则？

第十章 精神疾病

PPT课件

知识导览

学习目标

1. 掌握常见精神障碍疾病的临床特点。
2. 熟悉精神障碍的常见症状。
3. 了解精神障碍的常见病因。

人类所有的精神活动均由大脑调控，脑的结构、神经化学与精神活动密切相关。WHO 在第 66 届世界卫生大会提出"没有精神健康就没有健康"。精神健康是成功履行精神功能的一种状态，这种状态能产生建设性活动、维持良好的人际关系、调整自己以适应环境。精神障碍是一类具有诊断意义的精神方面的问题，特征为认知、情绪、行为等方面的改变，可伴有痛苦体验和（或）功能损害。

第一节　精神障碍的病因和常见症状

【精神障碍的病因】

大多数功能性精神障碍至今未找到确切的病因与发病机制，也未找到敏感、特异的体征和实验室异常指标。精神障碍与其他躯体疾病一样，均是生物、心理、社会（文化）因素相互作用的结果。影响精神健康的主要致病因素大致可以分为遗传、神经发育、感染、躯体疾病、创伤、营养不良、毒物等。

（一）生物学因素

1. 遗传与环境因素　功能性精神障碍（如精神分裂症、情感障碍、儿童孤独症等）的家族聚集性研究显示，这些疾病具有遗传性，是基因将疾病的易感性一代传给一代。与亨廷顿（Huntington）病等单基因遗传性疾病不同的是，绝大多数精神障碍都不能用单基因遗传来解释，大概有 100 多个遗传位点与精神分裂症有关，目前仍未找到"致病基因"。一般认为，精神障碍是由多个基因，甚至微效基因的相互作用，加上环境因素（社会心理、营养、健康保健等）的参与，产生的疾病。

2. 神经发育异常　遗传因素与早期环境因素干扰神经系统的正常发育，可导致神经元增殖、分化异常，突触多度修剪或异常联系，出现脑结构和功能可塑性改变，包括额叶、颞叶内侧及海马等脑区的灰质和白质减少和体积缩小等，而不同脑区发育异常则分化为各种不同的精神疾病，表现出不同的临床特征。

3. 感染　弓形虫、梅毒螺旋体、人类免疫缺陷病毒（HIV）、单纯疱疹性病毒、链球菌等寄生虫、病毒或细菌感染，无论发生在子宫内还是儿童或成年后，都有可能透过血脑屏障，进入大脑，可直接影响大脑，也可产生免疫反应，甚至误导自身免疫系统攻击大脑细胞，产生一系列精神神经症状。

（二）心理与社会因素

1. 人格特征　人格是个体在日常生活中所表现出的总的情绪和行为特征，相对稳定，并可

363

预测。人格障碍与精神障碍关系十分密切,如具有表演型性格的人容易罹患分离障碍,具有强迫性格的人容易罹患强迫症,分裂样人格障碍者患精神分裂症的可能性较大。

2. 应激性生活事件　任何个体都不可避免地会遇到各种各样的生活事件,如恋爱、婚姻与家庭内部问题,学校与工作场所中的人际关系常是应激源的主要来源。社会生活中的战争、洪水、地震、交通事故,以及个人的某些特殊遭遇(被虐待、遗弃、强暴等)则是应激源的另一重要来源。除外来的生活事件外,个体内部需求得不到满足、动机行为在实施过程中受挫,也会产生应激反应。

知识链接

急性应激反应,是指在遭受到急剧、严重的精神创伤性事件后数分钟或数小时内所产生的一过性的应激反应。在没有更多生活事件影响的情况下,一般患者可在数小时或数天内缓解,最迟不超过1个月。

引起急性应激反应的事件包括直接经历的创伤性事件,亲眼目睹发生在他人身上的创伤性事件,获悉亲密的家庭成员或朋友身上发生了创伤性事件,反复经历或极端接触于创伤性事件令人作呕的细节中等。主要表现为:①创伤性重复体验、回避与麻木、高度警觉状态;②分离症状,如麻木、情感反应迟钝、意识清晰度下降、非真实感、分离性遗忘、人格解体或现实解体等;③其他症状,如持续地不能体验到正性情绪,注意力狭窄等。

急性应激反应发生后,最主要的处理方法是进行危机干预和心理治疗。创伤性事件发生时是危机干预的最佳时机,心理治疗是缓解症状的首选方法。

【精神障碍的常见症状】

精神症状是异常精神活动的表现,通过仪表动作、言谈举止、神态表情,以及书写内容等人的外显行为表现处理。每种精神症状均具有各自不同的表现,但往往具备以下共同特点:①症状的出现不受患者意志的控制;②症状一旦出现,难以通过注意力转移等方法使其消失;③症状的内容与周围客观环境不相称;④症状往往会给患者带来不同程度的痛苦和社会功能损害。

(一)感知觉障碍

1. 感觉障碍　感觉是大脑对客观刺激作用于感觉器官所产生对事物个别属性的反映,如形状、颜色、大小、重量和气味等。感觉障碍包括:①感觉减退:是对刺激的感受性降低,感觉阈值增高,表现为对外界强烈的刺激产生轻微的感觉体验或完全不能感知(后者称为感觉缺失)。②感觉过敏:是对刺激的感受性增强,感觉阈值降低,表现为对外界一般强度的刺激产生强烈的感觉体验,如感到阳光特别刺眼等。③内感性不适:是躯体内部产生的不舒适和难以忍受的异样感觉,如咽喉部堵塞感等。

2. 知觉障碍　知觉是在感觉基础上,大脑对事物的各种不同属性进行整合,并结合以往经验,形成的整体印象。知觉障碍包括:

(1)错觉:是对客观事物歪曲的知觉。错觉可见于正常人,如在光线暗淡的环境中看错物体,正常人的错觉经过验证后可认识到自己的错误并加以纠正。病理性错觉多表现为错视和错听,常带有恐怖色彩,如患者把输液管看成一条正在吸血的蛇等。

(2)幻觉:是没有现实刺激作用于感觉器官时出现的知觉体验,是一种虚幻的知觉。根据涉及的感觉器官,幻觉可分为以下几种。①幻听:即患者听到了并不存在的声音。幻听是最常见的幻觉,又以言语性幻听最常见,幻听的内容通常与患者有关,且多对患者不利,患者常为之苦恼和不安,并可产生自言自语、对空谩骂、拒绝饮食、自杀自伤或伤人毁物等行为。②幻视:即患者看到了并不存在的事物,可以是单调的光、色或片段的形象,也可以是复杂的人物、景象、场面等。③幻味：患者尝到食物或水中并不存在的某种特殊的怪味道，因而常常拒饮拒食。④幻嗅：患者闻到环境中并不存在的某种难闻的气味，如腐败的尸体气味等。⑤幻触：在没有任何刺激时，患者感到皮肤上有某种异常的感觉，如虫爬感、针刺感等。⑥内脏幻觉：是患者身体内部某一部位或某一脏器虚幻的知觉体验，如感到骨头里的虫爬感、血管的拉扯感等。

3. 感知综合障碍 患者对客观事物的整体属性能够正确感知，但对某些个别属性，如大小、形状、颜色、距离、空间位置等产出错误的感知，有视物变形症（视物显大症、视物显小症）、自身感知综合障碍、时间感知综合障碍、空间感知综合障碍、非真实感等。

（二）思维障碍

思维是人脑对客观事物间接概况的反映，它可以揭露事物内在的、本质的特征，是人类认识活动的最高形式。思维包括分析、综合、比较、抽象、概况、判断和推理等基本过程。思维障碍主要包括思维形式障碍和思维内容障碍。

1. 思维形式障碍 主要是思维过程的联想和逻辑障碍，常见症状如下。①思维奔逸：指思维联想速度加快、数量增多和转换加速，患者表现为特别健谈，说话滔滔不绝，口若悬河，感到脑子特别灵活。②思维迟缓：指思维联想速度减慢、数量减少和转换困难，患者表现为语量少、语速慢、语音低和反应迟缓，感到脑子像生锈了的机器一样。③思维贫乏：指联想概念与词汇贫乏，患者表现为寡言少语，回答问题简单，感到脑子空空荡荡。④思维散漫、思维破裂：指思维的连贯性障碍，即联想概念之间缺乏必要的联系，思维散漫患者表现为说话东拉西扯缺乏主题，思维破裂患者表现为言语或书写内容有结构完整的句子，但各句含义互不相关。⑤思维中断：指思维联想过程突然发生中断，患者表现为在无意识障碍又无外界干扰时，言语突然停顿，片刻之后又重新开始，但所谈主题已经转换。⑥病理性赘述：指思维联想活动迂回曲折，联想枝节过多，表现为患者对某种事物做不必要的过分详尽的描述，言语啰嗦，但最终能回答出有关问题。⑦语词新作：指概念的融合、浓缩和无关概念的拼凑，患者自创一些奇特的文字、符号、图形或语言并赋予特殊的意义，他人无法理解，如"∞"表示亲密友好。⑧象征性思维：指患者以无关的具体概念代替某一抽象概念，不经患者本人解释，他人无法理解，如患者反穿衣服来表示自己"表里如一"。⑨逻辑倒错性思维：指推理缺乏逻辑性，表现为患者推理缺乏依据或因果倒错。⑩强迫思维：指患者脑中反复出现的某一概念或相同内容的思维，明知不合理和没有必要，但又无法摆脱，常伴痛苦体验。

课堂互动

患者视力正常，但最近手中总是拿着一副眼镜，见人就向对方晃动手中的眼镜。患者解释："我是想警告他们，不要把我当傻子，单位里发生的那些事情，我都看得清清楚楚。"

请问：该患者表现属于以上哪一个症状？

---

2. 思维内容障碍 主要表现为妄想，它是在病态推理和判断基础上形成的一种病理性的歪曲的信念。按妄想的主要内容分类，常见症状如下。①关系妄想：患者认为周围环境中所发生的与自己无关的事情均与自己有关，如认为别人咳嗽是针对自己。②被害妄想：患者坚信自己被某些人或某组织迫害，如投毒、跟踪、监视、诽谤等。③夸大妄想：患者认为自己拥有非凡的才能、智慧、财富、权力、地位等，如称自己是著名的大富翁等。④罪恶妄想：患者毫无根据地坚信自己犯了严重的错误或罪恶，甚至认为自己罪大恶极、死有余辜，应受到严厉惩罚。⑤疑病妄想：患者毫无根据地坚信自己患了某种严重的躯体疾病或不治之症，因而到处求医，各种详细的检查和反复的医学验证也不能纠正。⑥钟情妄想：患者坚信自己被某异性或许多异性钟情，对方的一言一行都是对自己爱的表达。⑦嫉妒妄想：患者毫无根据地坚信自己的配偶对自己不忠诚，为此翻

看配偶的手机信息、跟踪和监视配偶的日常活动、检查配偶的衣物等。⑧非血统妄想：患者毫无根据地坚信自己的父母不是亲生的。⑨物理影响妄想：患者感到自己的思想、情感和意志行为受到某种外界力量（电磁波、超声波或某种特殊的先进仪器等）的控制而身不由己。⑩内心被揭露感：患者感到内心所想的事情，虽然没有说出，也没有用文字写出来，但被别人知道了，至于别人通过什么方式知道的，患者则不能描述。

课堂互动

　　患者说："别看我只有初中文化，但我比大学生还有本事。我要开一家发明公司，发明的电脑比现在的电脑快千百倍，发明的汽车可以水、陆、空三用。"
　　请问：该患者表现属于以上哪一个症状？

（三）注意障碍

注意是个体精神活动集中指向一定对象的心理过程。主动注意是自觉的、有目的的注意，被动注意是被外界刺激所激发、没有目的的注意。常见注意障碍有：

1. 注意增强　主动注意的兴奋性增高，表现为过分关注某些事物。如被害妄想的患者，对周围环境保持高度的警惕。

2. 注意减退　主动及被动注意的兴奋性减弱和注意稳定性降低，表现为注意力难以唤起和维持。

3. 注意涣散　被动注意兴奋性增强和注意稳定性降低，表现为注意力不集中，容易受到外界的干扰而分心。

4. 注意狭窄　注意广度和范围的显著缩小，表现为当注意集中于某一事物时，不能再注意与之有关的其他事物。

5. 注意转移　注意转换性增强和稳定性降低，表现为主动注意不能持久，很容易受外界环境的影响而使注意对象不断转换。

（四）记忆障碍

记忆是既往事物经验在大脑中的重现，包括识记、保持、再认和回忆三个基本过程。记忆障碍常见有：

1. 记忆增强　病理性的记忆力增强，表现为患者对病前已经遗忘且不重要的事都能重新回忆起来，甚至包括事件的细节。

2. 记忆减退　记忆基本过程功能的普遍减退。轻者表现为近记忆力的减弱，如记不住刚见过人的名字；严重时远记忆也减退，如不能回忆个人的经历等。

3. 遗忘　记忆痕迹在大脑中的丧失，表现为对既往感知过的事物不能回忆。根据是否能够恢复分为暂时性遗忘和永久性遗忘，根据对事件遗忘的程度分为部分性遗忘和完全性遗忘。按遗忘与疾病的时间关系分为：①顺行性遗忘，指对紧接着疾病发生以后一段时间的经历不能回忆；②逆行性遗忘，指对疾病发生之前一段时间的经历不能回忆；③界限性遗忘，指对某一特定时间段的经历不能回忆，通常与该时间段内的不愉快事件有关；④进行性遗忘，指随着疾病的发展，遗忘逐渐加重。

4. 虚构　指在遗忘的基础上，患者以想象的、未曾亲身经历的事件来填补记忆的缺损。

5. 错构　指在遗忘的基础上，患者对过去所经历过的事件，在发生的地点、情节，尤其是在时间上出现错误的回忆，并坚信不疑。

（五）智能障碍

智能是人们获得和运用知识解决实际问题的能力。智能障碍常见有：

1.智力发育障碍 指先天或发育成熟以前,由于各种原因影响智能发育导致的智能低下和社会适应困难状态。

2.痴呆 指智力发育成熟以后,由于各种原因损害原有智能导致的智能低下状态。痴呆的发生往往有脑器质性病变基础,表现为记忆力、计算力、理解力、判断力下降,工作和学习能力下降,严重时甚至生活不能自理。

(六)定向力障碍

定向力指一个人对时间、地点、人物,以及自身状态的认知能力。定向力障碍指对环境或自身状况认知能力的丧失或认知错误。

(七)情感障碍

情感和情绪是指个体对客观事物的态度和因之而产生的相应的内心体验。情感主要是指与人的社会性需要相联系的体验,具有稳定性、持久性,不一定有明显的外部表现,如爱与恨等;情绪主要是指与人的自然性需要相联系的体验,具有情景性、暂时性和明显的外部表现,如喜与怒等。情感障碍常见有:

1.情感高涨 是指正性情感活动的明显增强。表现为不同程度的、与周围环境不相称的病态喜悦,患者谈话时语音高昂、眉飞色舞、表情丰富。

2.欣快 是指在智能障碍基础上出现的与周围环境不协调的愉快体验。表现为患者自得其乐,但表情比较单调刻板,往往给人以呆傻的感觉。

3.情感低落 是负性情感活动的明显增强。表现为忧愁、苦闷、唉声叹气、暗自落泪等,严重时可因悲观绝望而出现自杀观念或行为。

4.情感淡漠 是指对外界刺激缺乏相应的情感反应。表现为面部表情呆板,对周围发生的事物漠不关心,即使对与自身有密切利害关系的事情也如此。

5.焦虑 是指在缺乏相应客观刺激情况下出现的内心不安状态。表现为患者顾虑重重、坐立不安,严重时可有搓手顿足,似有大祸临头的感觉,常伴有心悸、出汗、手抖、尿频等自主神经功能紊乱症状。

6.恐惧 可见于正常人,是指面临某种事物或处境时出现的紧张不安反应。病态的恐惧是指与现实威胁不相符的恐惧反应,表现为过分害怕、提心吊胆,往往伴有回避行为。

7.易激惹 是指情感活动的激惹性增高。表现为极易因一般小事而引起强烈的不愉快情感反应,如暴怒发作。

8.情感不稳 是指情感活动的稳定性障碍。表现为患者的情感反应极易发生变化,从一个极端波动至另一个极端,显得喜怒无常。

9.情感倒错 是指情感表现与其内心体验或处境明显不协调,甚至截然相反。如听到亲人去世时,却放声高歌。

10.情感矛盾 是指患者在同一时间对同一人或事物产生两种截然不同的情感反应,但患者并不感到这两种情感的矛盾和对立,没有痛苦和不安。如患者因怀疑母亲迫害自己而憎恨她,但同时又对她亲近关心。

(八)意志障碍

意志是人自觉地确定目标,并根据目标调节支配自身的行动,克服困难,实现预定目标的心理过程。意志障碍常见有:

1.意志增强 指意志活动增多。表现为在病态情感或妄想的支配下,患者持续地坚持某些行为,如被害妄想的患者反复报警等。

2.意志减退 指意志活动的减少。表现为动机不足,缺乏积极主动性及进取心,对周围一切事物缺乏兴趣,不愿活动,工作学习感到吃力,严重时整日呆坐或卧床不起,日常生活也懒于料理。

3．意志缺乏　指意志活动缺乏。表现为对任何活动都缺乏动机、要求，生活处于被动状态，处处需要别人督促和管理，严重时行为孤僻、退缩，对饮水、进食等本能要求也没有，常伴感情淡漠和思维贫乏。

4．矛盾意向　表现为对同一事物，同时出现两种完全相反的意向，但患者并不感到这两种意向的矛盾和对立，没有痛苦和不安。如患者碰到朋友，想去握手，却把手缩回来。

（九）动作行为障碍

动作是指简单的随意和不随意运动，如挥手、点头等。行为是一系列动作的有机组合，是为了达到一定目的而进行的复杂的随意运动。动作行为障碍常见有：

1．精神运动性兴奋　指患者的动作行为及言语活动明显增多。根据与思维、情感、意志等精神活动及周围环境是否协调，分为协调性和不协调性两类。

2．精神运动性抑制　指动作行为和言语活动显著减少。主要症状如下。①木僵：指动作行为和言语活动被完全抑制。表现为患者不语、不动、不饮、不食，肌张力增高，面部表情固定，对刺激缺乏反应，经常保持一种固定姿势，甚至大小便潴留。②蜡样屈曲：在木僵的基础上，患者肢体任人摆布，即使是极不舒服的姿势，也能较长时间维持不动，形同蜡塑。若患者平躺时将其枕头取走，患者仍能长时间保持头部抬高的姿势不变，称为"空气枕头"。③缄默症：指言语活动的明显抑制。表现为患者缄默不语，不回答任何问题，有时仅以手示意或用书写交流。④违拗症：指患者对于他人的要求加以抗拒。主动违拗表现为不仅拒绝执行他人要求，而且还做出与要求截然相反的行为；被动违拗表现为对他人的各种要求一概拒绝执行。

3．模仿动作　指患者无目的地模仿别人的动作。如医生动一下头发，患者也跟着动一下自己的头发。

4．刻板动作　指患者机械刻板地反复重复某一单调的动作。如长时间反复地将苹果拿起和放下。

（十）意识障碍

意识是指个体对周围环境、自身状态感知的清晰程度及认识反应能力。意识障碍可表现为意识清晰度的降低、意识范围缩小及意识内容的变化。

（十一）自知力障碍

自知力是指患者对自己精神状态的认识和判断能力。不同精神疾病自知力的损害程度是不同的，如焦虑障碍患者的自知力一般保持完整，精神分裂症等重性精神障碍患者的自知力一般是缺乏的。自知力缺乏是重性精神障碍的重要标志，临床上往往将有无自知力及自知力恢复的程度作为判断病情轻重和疾病好转程度的重要指标。

【精神疾病综合征】

临床上，通常将具有一定内在联系且往往同时出现的一组精神症状称为精神疾病综合征。常见有：

1．幻觉妄想综合征　以幻觉为主，并在幻觉的基础上产生相应的妄想，二者紧密联系、相互影响。多见于精神分裂症。

2．躁狂综合征　以情感高涨、思维奔逸和活动增多为特征。多见于躁狂发作。

3．紧张综合征　突出表现为患者全身肌张力增高，包括紧张性木僵和紧张性兴奋两种状态。前者常有违拗症、刻板语言及刻板动作、模仿语言及模仿动作、蜡样屈曲等症状，状态可持续数日或数年，可无任何原因地转入兴奋状态；后者表现为突然爆发的兴奋激动和暴烈行为，状态持续较短暂，发作后往往再次进入木僵状态或缓解。多见于精神分裂症、抑郁发作、急性应激障碍等。

4．遗忘综合征　又称为科萨科夫综合征（Korsakoff's syndrome），患者无意识障碍，智能相对完好，主要表现为近事记忆障碍、定向力障碍和虚构。多见于慢性酒精中毒、颅脑损伤等所致的精神障碍。

第二节　精神分裂症

精神分裂症是指以明显的阳性症状、阴性症状、精神运动性障碍及现实检验能力严重受损为特征的精神障碍，多起病于青壮年，疾病对患者的影响严重而持续，是最常见的重性精神疾病之一。

【流行病学】

精神分裂症可见于各种文化和地理区域中，男女患病率大致相等，性别差异主要体现在首发年龄和病程特点上。90%的精神分裂症起病于15～55岁之间，发病的高峰年龄段男性为10～25岁，女性为25～35岁。

【病因和发病机制】

（一）遗传

精神分裂症患者的一级亲属的平均患病率为：父母5.6%、同胞10.1%、子女12.8%，均较普通人群（0.9%）高。同卵双生子的同病率（约为50%）至少为异卵双生子的3倍。目前，精神分裂症确切的遗传模式不清。

（二）神经发育

精神分裂症患者边缘系统和颞叶结构缩小，半球不对称，海马、额叶皮质、扣带回和内嗅脑皮质有细胞结构的紊乱，推测是脑发育阶段神经元移行异位或分化障碍造成，破坏了皮质联络的正常模式。

（三）神经生化

主要有多巴胺假说、5-羟色胺假说、谷氨酸假说、γ-氨基丁酸假说等等，至今尚无定论。

（四）心理社会因素

文化、职业、社会阶层、孕期饥饿、社会隔离、应激事件等因素可以促发精神分裂症。

【临床表现】

（一）阳性症状

是指异常心理过程的出现，普遍公认的阳性症状包括幻觉、妄想及言语和行为的紊乱（瓦解症状）。

1. 幻觉　以幻听最常见。一般来说，在意识清晰状态下出现持续的评论性、争论性或命令性幻听常指向精神分裂症。幻听还可以以思维鸣响的方式表现出来，即患者所进行的思考，都被自己的声音读出来。

2. 妄想　妄想是精神分裂症出现频率最高的症状之一，临床上以被害、关系、嫉妒、钟情、非血统等妄想多见。在疾病的初期，部分患者对自己的某些明显不合常理的想法也许还会持将信将疑的态度，但随着疾病的进展，逐渐产生病态信念，患者受妄想的影响而做出某些反常的言行。

3. 瓦解症状群　包括思维形式障碍（如病理性赘述、思维散漫等）和思维过程障碍（如思维奔逸、思维贫乏等）、怪异行为和紧张症行为，以及出现与外界环境和内心体验不协调的情感。

（二）阴性症状

是指正常心理功能的缺失，涉及情感、社交及认知方面的缺陷。主要有意志减退、快感缺乏、情感迟钝、社交退缩、言语贫乏，其中前两项是最常见的阴性症状。意志减退为患者从事有目的性的活动的意愿和动机减退或丧失，轻者表现为安于现状，无所事事，对前途无打算、无追求、不关心，个人卫生懒于料理；重者终日卧床少动，孤僻离群，行为被动，个人生活不能自理，甚至本能欲望也缺乏。快感缺乏表现为持续存在的、不能从日常活动中发现和获得愉快感，尤其是对即将参与的活动缺乏期待快感。

（三）焦虑、抑郁症状

约 80% 的精神分裂症患者在其疾病过程中会体验到明显的抑郁和焦虑情绪，尤以疾病的早期和缓解后期多见。抑郁情绪明显的患者常具有阴性症状较少，情感体验能力、思维概括能力较好及预后较好的特点，但发生自杀和物质滥用的风险也更高。

（四）激越症状

主要有攻击暴力和自杀两种情况。一般认为，精神分裂症患者发生攻击暴力行为的可能性比常人大四倍，但精神分裂症患者成为攻击暴力受害者的可能性远比常人更大。暴力攻击行为的高危因素包括：男性患者，病前存在品行障碍、反社会型人格特征，物质滥用及受幻觉妄想的支配等。20%～50% 的精神分裂症患者在其疾病过程中会出现自杀企图，自杀行为多在疾病早期或在入院、出院不久时发生。引起自杀最可能的原因是抑郁症状（尤其是期望值高、病后失落感严重、意识到理想难以实现、对治疗失去信心的年轻男性患者）。

（五）定向、记忆、智能和自知力

精神分裂症患者对时间、空间和人物一般能进行正确的定向，意识通常清晰，一般的记忆和智能没有明显障碍。但患者在疾病发作期常缺乏自知力。

【诊断和鉴别诊断】

（一）诊断要点

根据家族史、临床症状、病程特点，典型病例诊断一般不难。躯体和神经系统检查及实验室检查一般无阳性发现。

（二）鉴别诊断

临床上，精神分裂症的诊断需要排除躯体疾病或脑器质性疾病所致的继发性精神障碍，分裂样精神障碍等其他精神病性障碍，严重抑郁或躁狂发作等心境障碍，分裂型或边缘型等人格障碍。

【治疗】

倡导全病程治疗，以抗精神病药物治疗为首选措施，健康教育、工娱治疗、心理社会干预等措施应贯穿全过程。对部分药物治疗效果不佳和（或）有木僵违拗、频繁自杀、攻击冲动的患者，急性治疗期可单用或合用电抽搐治疗。对诊断明确、治疗合作且无潜在风险者，可选择门诊治疗。

（一）药物治疗

建议早期、适量（指药品说明书推荐的治疗剂量）、足疗程、单一用药、个体化用药的原则。大多数情况下推荐口服治疗，应从小剂量开始逐渐加至有效推荐剂量，一般不要突然停药。治疗程度分急性治疗期（一般 4～6 周）、巩固治疗期（至少 6 个月）、维持治疗期（时间不定）三个阶段。控制阳性症状，奥氮平、氨磺必利、利培酮可能优于其他第一、第二代抗精神病药物。对两种不同作用机制的抗精神病药物经适当治疗反应不佳者，建议选用氯氮平。

（二）物理治疗

电抽搐治疗（electroconvulsive therapy，ECT）是给予中枢神经系统适量的电流刺激，引起大脑皮质的电活动同步化即诱发一次癫痫放电，进而引起患者短暂意识丧失和全身抽搐发作，以达到治疗症状目的的一种方法。改良电抽搐治疗（modified electro-convulsive therapy，MECT）是电刺激前通过静脉麻醉并注射适量肌肉松弛剂，可使抽搐发作不明显，是目前临床使用的主要形式，对急性发作的患者其疗效与抗精神病药物疗效相当，且优于心理治疗。

（三）心理与社会干预

行为治疗（社会技能训练）能改进个体的社会适应能力，心理教育、家庭支持及危机处理等家庭干预治疗对降低复发率有效，以个案管理为基础的社区服务治疗对降低住院率很有效。

【病程】

精神分裂症典型病程特征是多在青少年时期起病,大多数会呈现恶化和缓解交替的病程。首次发作后,经适当治疗,多数患者会逐渐缓解并在较长时间内表现相对正常的社会功能,但多数患者会复发。病程变化在疾病的前 5 年最大,然后进入一个相对的平台期。患者每复发一次,可能导致更进一步的功能恶化。每次发作后不能回到病前功能水平是此病不同于分裂情感障碍及心境障碍的大体特征之一。总体上,随着病程的进展,阳性症状会变得缓和,而阴性症状会愈发严重。

【预后和预防】

（一）预后

多数研究认为,女性,已婚,初发年龄较大,急性或亚急性起病,病前性格开朗、人际关系好、职业功能水平高,以阳性症状为主症,症状表现中情感症状成分较多。家庭社会支持多,家庭情感表达适度,治疗及时、系统,维持服药依从性好等指标是提示结局良好的因素。

（二）预防

1964 年,Caplan 首先倡导对预防精神障碍的重视,并提出了"三级预防"模式。

1．一级预防　即病因预防,是通过消除或减少病因或致病因素来防止或减少精神障碍的发生,属于最积极、最主动的预防措施。

2．二级预防　重点是早期发现、早期诊断、早期治疗,并争取疾病缓解后有良好的预后,防止复发。

3．三级预防　主要是指精神障碍的康复,要点是防止疾病复发,做好精神障碍患者的康复训练,最大程度地促进患者生理、心理、社会和职业功能的恢复,减少功能残疾,阻断疾病进程,提高患者的生活质量,力争回归社会。

第三节　抑　郁　障　碍

抑郁障碍是指由多种原因引起的以显著和持久的抑郁症状群为主要临床特征的一类心境障碍。其核心症状是与处境不相称的心境低落和兴趣丧失。抑郁障碍患者的高自杀率已成为重要的公共卫生问题。

【流行病学】

据 WHO 统计,全球约有 3.5 亿抑郁障碍患者,平均每 20 人就有 1 人曾患或目前患有抑郁障碍。国际精神疾病流行病学联盟调查发现,大多数国家抑郁障碍的终身患病率在 8%～12%之间。

【病因和发病机制】

（一）遗传

抑郁障碍患者的一级亲属罹患风险大约是一般人群的 2～10 倍,遗传度是 31%～42%。目前研究表明,抑郁障碍可能涉及多个基因的异常。

（二）神经生化

人类大脑内主要有三大神经递质系统,分别是去甲肾上腺素（NE）、多巴胺（DA）和 5- 羟色胺能神经递质系统。神经生化失调假说认为,抑郁障碍患者的神经递质功能和内稳态功能失衡,抗抑郁药可通过恢复上述系统的正常调节而发挥药理学作用。

（三）神经内分泌

抑郁障碍患者的下丘脑 - 垂体 - 肾上腺轴（hypothalamic-pituitary-adrenal axis，HPA）功能异常,表现为血中皮质醇水平增高、应激相关激素分泌昼夜节律改变,以及无夜间自发性皮质醇分泌抑制等。下丘脑 - 垂体 - 甲状腺轴（hypothalamic-pituitary-thyroid, HPT）可能也参与了抑郁障碍的发病，但甲状腺功能异常与抑郁障碍之间的因果关系和病理生理学基础尚不清楚。

（四）心理社会因素

一般来说，生活中的应激事件如亲人丧失、婚姻关系不良、失业、严重躯体疾病等是抑郁障碍发生的危险因素。若多个严重不良的生活事件同时存在，则可能协同影响抑郁障碍的发生。

【临床表现】

抑郁障碍的临床表现可分为核心症状、心理症状群、躯体症状群三个方面。

（一）核心症状

1. 心境低落　是指自我感受或他人观察到的显著而持久的情绪低落和抑郁悲观。患者心情不好，愁眉苦脸，可出现典型的抑郁面容（眉头紧锁、长吁短叹），严重者甚至痛不欲生、悲观绝望，有度日如年、生不如死之感。这种低落的情绪几乎大部分时间都存在，且一般不随外界环境的变化而变化。

2. 兴趣减退　患者对各种过去喜爱的活动或事物丧失兴趣或兴趣下降，做任何事都提不起劲，即使勉强去做，也体会不到以前的愉快感。

3. 快感缺失　患者体验快乐的能力下降，不能从日常从事的活动中体验到乐趣，即使从事自己以前喜欢的事情或工作也体会不到任何快感。

（二）心理症状群

患者可出现思维迟缓，出现行为和言语活动显著减少的精神运动性迟滞，出现焦虑，出现注意力下降、反应时间延长等认知功能损害表现，甚至出现认为自己无价值、灾难化看待所处环境或未来等负性认知，患者会产生自责自罪，常伴有消极自杀的观念或行为，感到生活中的一切都没有意义。部分患者还会出现"扩大性自杀"行为，认为自己的亲人活着也非常痛苦，帮助亲人死亡是对他们的解脱，于是选择杀死亲人后再自杀，导致极其严重的不良后果。

（三）躯体症状群

睡眠障碍是患者最常见躯体症状之一，表现为早段失眠（入睡困难）、中段失眠（睡眠轻浅、多梦）和末段失眠（早醒）。入睡困难最多见，一般睡眠潜伏期超过 30 分钟。早醒最具有特征性，一般比平时早醒 2～3 小时，醒后无法再次入睡。焦虑抑郁状态的患者可出现自主神经功能紊乱相关症状，如头晕、头痛、心悸、出汗、皮肤感觉异常（冷热感和发麻感）等。患者进食紊乱，表现为食欲下降伴体重减轻，严重者完全丧失进食的欲望。患者精力下降，表现为无精打采、疲乏无力、懒惰。很多抑郁障碍患者存在性欲的减退乃至完全丧失。

【诊断和鉴别诊断】

（一）诊断要点

为明确诊断，必须对存在抑郁症状的患者进行全面的心理、社会和生物学评估。具体内容包括现病史、目前症状、是否有自杀意念，既往是否有过躁狂发作或精神病性症状发作，目前的治疗情况及疗效、过去的治疗史、躯体疾病病史、家族史等。汉密尔顿抑郁量表 -17 项（HAMD-17）或蒙哥马利 - 艾斯伯格抑郁评分量表（MARDS）通常用来评估抑郁障碍的治疗效果。

《国际疾病与分类第 10 版》(ICD-10)建议抑郁障碍的诊断标准包括三条核心症状：①心境低落；②兴趣和愉快感丧失；③精力不济或疲劳感。及七条附加症状：①注意力降低；②自我评价和自信降低；③自罪观念和无价值感；④认为前途暗淡悲观；⑤自伤或自杀的观念或行为；⑥睡眠障碍；⑦食欲下降。

《国际疾病与分类第 11 版》(ICD-11)根据抑郁发作次数分为单次与多次发作，根据严重程度分为轻度、中度和重度三种类型。①轻度抑郁：具有至少 2 条核心症状和至少 2 条附加症状，且患者的日常工作和社交活动有一定困难，对患者的社会功能轻度影响。②中度抑郁：具有至少

2 条核心症状和至少 3 条(最好 4 条)附加症状,且患者的工作、社交或生活存在相当困难。③重度抑郁:3 条核心症状都存在和具备至少 4 条附加症状,且患者的社会、工作和生活功能严重受损。

诊断抑郁发作时,一般要求病程持续至少 2 周,且存在具有临床意义的痛苦或社会功能受损。

(二)鉴别诊断

1.精神分裂症 伴有精神病症状的抑郁发作或抑郁性木僵需与精神分裂症鉴别。鉴别要点:①原发症状:抑郁障碍以心境低落为原发症状,而精神分裂症通常以思维障碍和情感淡漠等为原发症状。②协调性:抑郁障碍患者的思维、情感和意志行为等精神活动之间尚存在一定的协调性,而精神分裂症患者的精神活动之间的协调性缺乏。③病程:抑郁障碍多为间歇性病程,间歇期患者基本处于正常状态;而精神分裂症多为发作进展或持续进展,缓解期常有残留的精神症状。

2.创伤后应激障碍 创伤后应激障碍常伴有抑郁症状,与抑郁障碍的鉴别要点在于,创伤后应激障碍在起病前有严重的、灾难性的、对生命有威胁的创伤性事件,如强奸、地震、被虐待等,以对创伤事件的闯入性记忆反复出现在意识或梦境中为特征性症状,出现焦虑或情感麻木、回避与创伤有关的人与事等为主要临床表现,可有不同程度的抑郁症状,睡眠障碍多为入睡困难,创伤有关的噩梦、梦魇多见,不同于抑郁发作以早醒为特征。

知识链接

创伤后应激障碍(post-traumatic stress disorder, PTSD):是由于受到异乎寻常的威胁性、灾难性心理创伤,导致延迟出现和长期持续的精神障碍。PTSD 最初是用来描述退伍军人、战俘,以及集中营的幸存者在经历战争性创伤事件后的一系列后果,随后逐渐被用于描述各种人为和自然灾害的受害者出现的一系列应激症状。

PTSD 临床上主要出现四大核心症状群。①侵入性症状群:患者常常以非常清晰的、极端痛苦的方式进行着"重复体验",包括反复出现以错觉、幻觉构成的创伤性事件的重复体验(称闪回)。创伤性体验的反复侵入是 PTSD 最常见也是最具特征性的症状。②持续性回避:患者对与创伤有关的事物采取持续主动回避的态度。③认知和心境的负性改变:患者可表现出无法记住创伤性事件的某个重要方面,对创伤性事件的原因或结果出现持续的认知歪曲,责备自己或他人,对自己、他人或世界出现持续放大的负性信念。④警觉性增高:表现为过度警觉,惊跳反应增强,注意力不集中,激惹的行为和愤怒的爆发,自我毁灭行为等。

【治疗】

半数以上的抑郁障碍患者在疾病发生后 2 年内会复发,为改善预后,提倡全病程治疗。①急性期治疗(8~12 周):以控制症状为主,尽量达到临床痊愈,同时促进患者社会功能的恢复,提高患者的生活质量。②巩固期治疗(4~9 个月):以防止病情复燃为主,应保持与急性期治疗一致的治疗方案。③维持期治疗:一般认为维持期至少 2~3 年,对多次反复发作或残留症状明显者建议长期维持治疗,维持治疗后若患者病情稳定且无其他诱发因素可缓慢减药直至停止,一旦发现有复发的早期征象,应迅速恢复治疗。

(一)药物治疗

选择抗抑郁药物应遵循个体化原则,一般不主张联合用药。在治疗前需综合评估患者的病情、躯体情况、社会功能及社会家庭支持等,在治疗中应重点观察患者症状的变化情况及对药物的反应等。

新型抗抑郁药物有选择性 5- 羟色胺再摄取抑制剂（SSRIs），如氟西汀、舍曲林、帕罗西汀等；选择性 5- 羟色胺和去甲肾上腺素再摄取抑制剂（SNRIs），如文拉法辛、度洛西汀等；去甲肾上腺素和特异性 5- 羟色胺能抗抑郁药（NaSSAs），如米氮平；去甲肾上腺素和多巴胺再摄取抑制剂（NDRIs），如安非他酮；5- 羟色胺受体拮抗剂 / 再摄取抑制剂（SARIs），如曲唑酮，是抗抑郁治疗的一线推荐药物。

目前，中草药主要用于轻中度抑郁障碍的治疗，获原国家食品药品监督管理总局正式批准治疗抑郁障碍的药物有：①圣约翰草提取物片，从圣约翰草中提取的一种天然药物，其主要药理成分为贯叶金丝桃素和贯叶连翘；②舒肝解郁胶囊，是由贯叶金丝桃、刺五加复方制成的中成药胶囊制剂，治疗轻中度单相抑郁障碍属肝郁脾虚者；③巴戟天寡糖胶囊，治疗肾阳虚证的轻中度抑郁障碍。

（二）心理治疗

支持性心理治疗，通过倾听、安慰、解释、指导和鼓励等方法帮助患者正确认识和对待自身疾病，使患者能够积极主动配合治疗，该疗法几乎适用于所有抑郁障碍的患者。

认知行为治疗，通过帮助患者认识并矫正自身的错误信念，缓解情感症状、改善应对能力，并减少抑郁障碍的复发。常用干预技术有：①识别自动性想法，治疗师可用提问、想象和角色扮演等技术让患者学会识别自动想法，尤其识别出那些在抑郁情绪之前出现的特殊想法；②识别认知错误和逻辑错误，通过听取和记录患者的自动想法和"口头禅"（如我应该、必须等），然后采用苏格拉底式提问，帮助患者归纳和总结出一般规律，建立合理的认知思维方式；③真实性检验，让患者将自己的自动想法当成一种假设并在现实生活中去检验，结果患者可能发现现实生活中的这些消极认知或想法在绝大多数情况下是与实际不符合的。

短程精神动力学治疗可让患者自我感悟和修通，对焦点冲突问题达到新的认识；人际心理治疗可用于识别抑郁的促发因素和处理患者当前面临的人际交往问题；婚姻治疗可发现和解决夫妻之间的问题，家庭治疗可改善家庭的应对功能。

（三）物理治疗

改良电抽搐治疗（MECT）可有效地缓解重性抑郁障碍患者的症状，治疗频次一般 8～12 次，对伴有自杀观念的患者有较好的疗效，可在较短时间内快速地控制自杀意念，从而降低患者自杀死亡率，但疗效维持时间较短，建议与抗抑郁药联合治疗，避免治疗停止后症状复发。

重复经颅磁刺激治疗（rTMS）可能通过影响深部脑组织如基底核、纹状体、海马、丘脑和边缘叶等局部大脑皮质兴奋性和血流活动，改变脑内神经递质、细胞因子及神经营养因子而发挥作用，其最大不良反应是诱发癫痫发作。

迷走神经刺激（VNS）是临床上难治性癫痫发作的常规治疗手段，因其可使患者发生情绪改变，可作为抑郁障碍的辅助治疗手段。深部脑刺激（DBS）目前尚处于试验性治疗阶段，是将脉冲发生器植入脑内，通过释放弱脉冲刺激脑内相关核团以改善抑郁症状，对多种药物、心理和ECT 治疗效果较差的难治性抑郁障碍患者可考虑尝试使用。

【预后和预防】

（一）预后

经抗抑郁治疗，大部分患者的抑郁症状可以缓解或显著减轻，但仍有约 15% 的患者无法达到临床治愈。首次抑郁发作缓解后约半数患者不再复发，但对于三次及以上发作或未接受维持治疗的患者，复发风险可高达 90% 以上。

（二）预防

预防抑郁障碍复发应有效利用心理治疗和社会支持系统，帮助患者解决生活和工作中的实际困难，增强其应对能力，尽可能解除或减轻患者的心理压力，并积极创造良好的社会环境。

第四节 焦虑与恐惧相关障碍

一、广泛性焦虑障碍

广泛性焦虑障碍（generalized anxiety disorder，GAD）是最常见的焦虑障碍，是一种以焦虑为主要临床表现的精神障碍，患者常常有不明原因的提心吊胆、紧张不安，显著的自主神经功能紊乱症状、肌肉紧张及运动性不安。患者往往能够认识到这些担忧是过度和不恰当的，但不能控制，因难以忍受而感到痛苦。

【流行病学】

GAD 终身患病率估计为 4.1%～6.6%，女性患者约是男性的 2 倍，45～55 岁年龄组患病比例最高。

【病因和发病机制】

（一）遗传

有明显家族聚集性，遗传度为 30%～40%。

（二）神经生物学

苯二氮䓬类（BZDs）药物激动 γ - 氨基丁酸（GABA）受体有抗焦虑作用，提示 GABA 系统参与发病过程，SSRIs 治疗有效提示 5- 羟色胺（5-HT）系统参与发病过程。

（三）心理相关因素

行为主义理论认为，焦虑是对某些环境刺激的恐惧而形成的一种条件反射。心理动力学理论认为，焦虑源于内在的心理冲突，是童年或少年时期被压抑在潜意识中的冲突在成年后被激活。童年时期不安全的依恋关系、照料者矛盾情感、父母的过度保护、被虐待、与养育者过多分离均可能是焦虑产生的原因。

【临床表现】

GAD 起病缓慢，常为慢性病程，多表现为反复发作，症状迁延。

（一）精神性焦虑

精神上的过度担心是焦虑症状的核心。表现为对未来可能发生的、难以预料的某种危险或不幸事件经常担心。有的患者不能明确意识到担心的对象或内容，而只是一种提心吊胆、惶恐不安的强烈内心体验（称为自有浮动性焦虑）；有的患者担心的也许是现实生活中可能将会发生的事情，但其担心、焦虑和烦恼的程度与现实很不相称（称为预期焦虑）。同时，患者可出现警觉性增高（对外界刺激敏感，易于出现惊跳反应）、注意力难以集中（易受干扰）、难以入睡和睡中易惊醒、易激惹等。

（二）躯体性焦虑

表现为运动性不安与肌肉紧张。前者可表现为搓手顿足、不能静坐、不停地来回走动、无目的小动作增多；后者表现为主观上的一组或多组肌肉不舒服的紧张感，严重时有肌肉酸痛，多见于胸部、颈部及肩背部肌肉，紧张性头痛亦常见。

（三）自主神经功能紊乱

表现为心动过速、胸闷气短、头晕头痛、皮肤潮红、出汗或苍白、口干、吞咽梗阻感、胃部不适、恶心、腹痛、腹胀、便秘或腹泻、尿频等症状。

（四）其他症状

可合并出现抑郁、强迫、恐惧、惊恐发作及人格解体等症状，但这些症状一般不是疾病的主要临床表现。

GAD 是一种共病率高的疾病,约 2/3 的患者合并抑郁障碍,故常被认为是抑郁障碍的危险因素。合并抑郁障碍的患者自杀风险明显增高,在中老年人中相对多见。约 1/4 的患者伴有惊恐障碍,有些还伴有社交焦虑障碍、强迫障碍。

目前常用的焦虑严重程度评估工具为医用汉密尔顿焦虑量表(HAMA),总分≥14 分可明确达到焦虑发作的严重程度标准。

【诊断和鉴别诊断】

（一）诊断

必须在至少 6 个月内的大多数时间存在焦虑的原发症状:①过度的焦虑和担忧(为将来的不幸烦恼,感到忐忑不安,注意困难等);②运动性紧张(坐卧不宁、紧张性头痛、颤抖、无法放松等);③自主神经活动亢进(出汗、心动过速或呼吸急促、上腹不适、头晕、口干等)。

（二）鉴别诊断

1. 躯体疾病相关焦虑　甲状腺功能亢进、低血糖、嗜铬细胞瘤、系统性红斑狼疮等均可有焦虑症状,相关的临床和实验室检查可以明确诊断。代谢综合征、高血压、糖尿病等导致全身血管病变的同时也导致冠心病、脑梗死、脑出血等心脑血管疾病,常常是中老年焦虑的器质性因素。同时,患者对疾病的焦虑反应加重了原有的疾病,治疗应同时针对原发疾病和焦虑障碍。

2. 精神障碍相关焦虑　几乎所有的精神障碍都伴有焦虑症状。GAD 与抑郁障碍有许多症状重叠,目前临床常用方法为分别评估抑郁和焦虑的严重程度和病程,且优先考虑抑郁障碍的诊断;GAD 常合并其他焦虑障碍,尤其是惊恐障碍,若焦虑是对特定对象和情景的反应,并达到恐惧障碍的诊断标准,则分别列出;有时精神分裂症患者也会出现明显的焦虑,但只要发现有精神病性症状,就不考虑 GAD 的诊断。

3. 药源性焦虑　许多药物在长期应用、过量或中毒、戒断时可发生典型的焦虑症状。如哌甲酯、甲状腺素、类固醇、茶碱、酒精、镇静催眠药戒断时、抗精神病药物(过量)使用等,根据用药史可资鉴别。

【治疗】

药物治疗和心理治疗的综合应用是获得最佳治疗效果的方法。急性期以缓解或消除焦虑症状及伴随症状,提高临床治愈率,恢复社会功能,提高生活质量为目标。GAD 易复发,在急性期治疗后,巩固治疗和维持治疗对预防复发非常重要,巩固期至少 2~6 个月,维持治疗至少 12 个月。

（一）药物治疗

1. 有抗焦虑作用的抗抑郁药　SSRIs 和 SNRIs 对广泛性焦虑有效,且药物不良反应少,患者接受性好,如帕罗西汀、文拉法辛、度洛西汀等。临床上多在早期将 BZDs 与 SSRIs/SNRIs 或三环类药物合用,维持 2~4 周,然后逐渐停用 BZDs 药物。

2. 其他药物　5-HT 受体部分激动剂丁螺环酮、坦度螺酮等无依赖性,但起效较慢;β- 肾上腺素能受体阻滞剂对减轻自主神经功能亢进所致的心悸、心动过速等躯体症状有较好疗效。

（二）心理治疗

1. 健康教育　让患者明白疾病的性质,以增进治疗合作,在焦虑发作时对焦虑体验有正确的认知,避免进一步加重焦虑。鼓励患者进行适当的体育锻炼,并坚持正常生活工作。

2. 认知行为治疗　GAD 患者容易出现两类认知错误:一是过高地估计负性事件出现的可能性,尤其是与自己有关的事件;二是过分戏剧化或灾难化地想象事件的结果。歪曲的认知是导致该病迁延不愈的原因之一,需要治疗者帮助患者改变不良认知并进行认知重建。松弛训练、呼吸控制训练能部分缓解焦虑。

【预后和预防】

（一）预后

GAD 自行缓解较少,甚至可能随着病程迁延愈发严重而影响到正常的生活和社会功能。

（二）预防

日常生活中做好情绪放松、保持积极的心态是预防焦虑障碍的有效方法。除了常规的药物和心理治疗之外，仍然需要强调亲人朋友的支持和鼓励。

二、惊恐障碍

惊恐障碍（panic disorder，PD），又称急性焦虑障碍，是一种慢性复发性疾病。该病主要特点是突然发作的、不可预测的、反复出现的、强烈的惊恐体验，一般历时 5～20 分钟，伴濒死感或失控感，患者常体验到濒临灾难性结局的害怕和恐惧，并伴有自主神经功能失调的症状。患者往往伴随显著的社会功能损害，其日常功能甚至明显低于其他严重慢性躯体疾病如糖尿病、关节炎的患者。

【流行病学】

PD 终身患病率为 1%～4%，女性是男性的 2～3 倍。起病年龄呈双峰模式，第一个高峰出现于青少年晚期或成年早期，第二个高峰出现于 45～54 岁，儿童时期发生的惊恐障碍往往不易被发现或表现出与教育相关的回避行为。

【病因和发病机制】

（一）遗传

从家系和双生子研究推断其遗传度为 40% 左右，遗传学研究发现儿茶酚胺氧位甲基转移酶（COMT）Val158Met 多态位点与惊恐障碍关联，但这一基因位点也与其他精神疾病存在关联。

（二）神经生物学

1. CO_2 超敏学说　PD 患者吸入 5% 的 CO_2 或静脉输入乳酸钠／碳酸氢钠可诱发惊恐发作，而健康人无此反应；高碳酸血症刺激脑干的感受器，患者出现过度通气和惊恐发作。惊恐障碍患者可能存在脑干 CO_2 感受器的超敏。

2. GABA 系统　BZDs 药物能迅速控制惊恐障碍的发作，与 BZD-GABA$_A$ 受体复合物抑制神经兴奋传导有关。

（三）心理社会因素

焦虑理论认为，惊恐发作是个体害怕潜意识的冲动影响现实生活，但无科学性验证；行为主义理论认为，惊恐障碍是与生活中创伤性事件形成的条件联系，但多数患者不能找到相关的创伤性事件。

【临床表现】

惊恐障碍的特点是莫名突发惊恐，随即缓解，间歇期有预期焦虑，部分患者有回避行为。

（一）惊恐发作

患者在无特殊的恐惧性环境时，突然感到一种突如其来的紧张、害怕、恐惧感，此时患者伴有濒死感、失控感、大难临头感，出现肌肉紧张，坐立不安，全身发抖或全身无力，常伴有严重的自主神经功能紊乱症状，部分患者可有人格或现实解体。惊恐发作通常起病急骤，终止迅速，一般持续 20～30 分钟，很少超过 1 小时，但不久可突然再发。发作期间患者始终意识清晰。

（二）预期焦虑

患者在发作后的间歇期仍心有余悸，担心再发和（或）担心发作的后果，不过此时焦虑的体验不再突出，而代之以虚弱无力，需数小时到数天才能恢复。

（三）回避行为

60% 的患者对再次发作有持续性的焦虑和关注，害怕发作产生不幸后果，从而出现与发作相关的行为改变，如回避工作或学习场所等。部分患者常寻求他人陪伴，或回避一些自认为可能会再次出现惊恐发作的场所和活动（如独自离家、排队、过桥或乘坐交通工具等），称为场所恐惧症。

约30%的患者在数年内缓解较好不会再发，约45%的患者缓解较差，病程超过6个月者易慢性化。40%的患者可共病抑郁障碍，使惊恐障碍的预后变差。不伴场所恐惧的患者治疗效果较好，伴场所恐惧的患者复发率高且预后欠佳。约7%的患者可能出现自杀行为。

【诊断和鉴别诊断】

（一）诊断

以惊恐发作为主要症状，并伴有自主神经相关症状，在至少一次发作后的1个月内存在：①持续担心再次发作；②担心发作的后果和可能不良影响；③与发作相关的行为改变。

（二）鉴别诊断

1. 躯体疾病　对胸闷、胸痛、呼吸困难、恐惧的患者首先需要进行心电图和心肌酶学检查，以排除心血管疾病；应详细询问病史并进行相应实验室和功能检查以排除甲状腺功能亢进、癫痫、短暂性脑缺血发作、嗜铬细胞瘤、低血糖、狂犬病等。

2. 药物使用或精神活性物质滥用及戒断　哌甲酯、甲状腺素、类固醇、茶碱、SSRIs/SNRIs等药物，酒、苯丙胺、可卡因等精神活性物质的使用及戒断和BZDs药物戒断，可导致惊恐发作。详细询问病史可帮助确定个体是否在物质使用之前已有惊恐发作。

【治疗】

惊恐障碍的治疗目标是减少或消除惊恐发作，改善期待性焦虑和回避行为，提高生活质量，改善社会功能。

（一）药物治疗

BZDs药物治疗惊恐发作起效快，如劳拉西泮、阿普唑仑等，但长期使用易导致依赖性；SSRIs和SNRIs治疗惊恐障碍有效，尤其是当惊恐障碍与抑郁障碍、社交焦虑障碍、广泛性焦虑障碍、创伤后应激障碍或物质滥用等共病时，因其作用广谱而是更合适的用药选择，通常2~3周起效，无滥用和依赖倾向，长期服用SSRIs能明显降低患者的复发率。

临床上常采用BZDs药物联合抗抑郁药治疗，患者症状最初改善比单用抗抑郁药快，且可以缓解抗抑郁药早期的不良反应，但到第4~6周时无更多优势，并可能出现耐受，在此之前可渐停BZDs。经8~12周的急性期治疗，可转入巩固和维持期治疗，时间至少1年。病程长、反复发作、治疗效果不满意、伴有抑郁或其他焦虑障碍则持续治疗时间常常为数年。

（二）认知行为治疗

通常分三步治疗：①让患者了解惊恐发作、发作的间歇性及回避过程；②内感受性暴露，患者暴露于自己的害怕感觉（过度呼吸引起的眩晕、脸上发热和其他不适等）和外界害怕环境（拥挤环境、公交车上、路途中等），使患者注意这些感受，从而耐受并控制这些感受；③认知重构，患者原来认为"我将晕倒""我将不能忍受这些感受"，通过认知重构让其发现惊恐所导致的结果与既往的认识有很大差距，以达到新的认知重组而缓解症状。

【预后和预防】

（一）预后

由于惊恐障碍发作不稳定，因此预后也较不稳定。预后较差的危险因素包括更严重的初始惊恐发作、疾病持续时间较长、共病抑郁、曾经与父母分离等。

（二）预防

惊恐障碍应从多方面进行预防。包括平时注意锻炼身体，因惊恐障碍主要与担心躯体状况有关；关注儿童的幼年早期发育，有研究发现惊恐障碍与童年创伤有关；降低不确定性，更多了解各种可能发生的情况，以降低焦虑。

（陈　刚）

ER-10-3
扫一扫,测一测

? 复习思考题

1. 妄想的概念及主要特征是什么?
2. 精神分裂症药物治疗的基本原则是什么?
3. 抑郁发作的主要临床表现是什么?

主要参考书目

1. 葛均波, 徐永健, 王辰. 内科学[M].9 版. 北京: 人民卫生出版社, 2018.

2. 郝伟, 陆林. 精神病学[M].8 版. 北京: 人民卫生出版社, 2018.

3. 李凌江, 陆林. 精神病学[M].3 版. 北京: 人民卫生出版社, 2015.

4. 赵岩, 曾小峰. 风湿病诊疗规范[M]. 北京: 人民卫生出版社, 2022.

5. 国家卫生健康委员会医师资格考试委员会, 国家中医药管理局中医师资格认证中心. 医师资格考试大纲 (中医类别中医、中西医结合)(2022 年版). 北京: 中国中医药出版社, 2022.

6. 贾建平, 苏川. 神经病学[M].8 版. 北京: 人民卫生出版社, 2018.

7. 陈生弟, 邓钰蕾, 刘晓英. 癫痫[M].3 版. 北京: 中国医药科技出版社, 2021.

复习思考题答案要点

模拟试卷

西医内科学教学大纲